AF551675

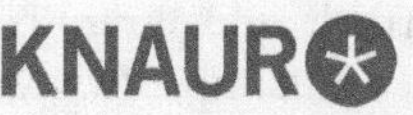
KNAUR

Über die Autorin:
Emily Nagoski ist Sexualpädagogin mit über 25 Jahren an Erfahrung sowie Autorin und Rednerin. Sie hat in Health Behaviour ihre Doktorarbeit geschrieben, während ihres Studiums forschte sie am Kinsey Institute. Acht Jahre lang leitete sie den Fachbereich Wellness Education am Smith College in Northampton. Ihre Kerngebiete sind: Weibliche Sexualität und sexuelle Aufklärung, Beziehungen und Kommunikation sowie Stressmanagement.
Informationen zu ihrer Arbeit und ihren Trainings sowie Videos und Arbeitsblätter sind zu finden auf: https://www.emilynagoski.com/

Emily Nagoski

Komm, wie du willst

Das neue Frauen-Sex-Buch

Aus dem Amerikanischen
von Inka Marter
und Henriette Zeltner

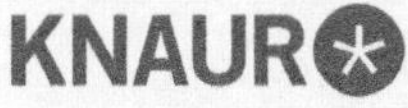

Die amerikanische Originalausgabe erschien 2015 unter dem Titel
»Come as you are: the surprising new science that will transform your sex life«
bei Simon & Schuster, New York. Sie wurde 2021 in einer überarbeiteten
und aktualisierten Ausgabe neu publiziert.

Besuchen Sie uns im Internet:
www.knaur.de

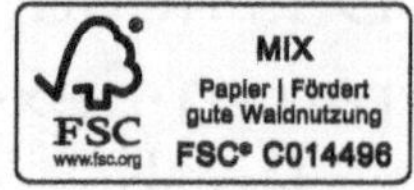

Vollständige, überarbeitete und aktualisierte
Taschenbuchausgabe Februar 2022
Knaur Taschenbuch

Ein Imprint der Verlagsgruppe
Droemer Knaur GmbH & Co. KG
Landsberger Straße 346, 80687 München

Redaktion: Antje Steinhäuser
Illustrationen: Gisela Rüger
Covergestaltung: Miriam Bloching, Berlin,
nach einem Entwurf von Scribe
Coverabbildung: Scribe
Satz: Wilhelm Vornehm, München
Druck und Bindung: GGP Media GmbH, Pößneck
Printed in Germany
ISBN 978-3-426-79147-9

Kontaktadresse nach EU-Produktsicherheitsverordnung:
produktsicherheit@droemer-knaur.de

6 8 9 7

Für meine Studentinnen

INHALT

Einführung: Ja, Sie sind normal 13
Sex – die wahre Geschichte 15
Wie dieses Buch aufgebaut ist 20
Ein paar Hinweise 24
Falls Sie das Gefühl haben, mit Ihnen stimmt etwas nicht 27

Teil 1 Die (gar nicht so einfachen) Grundlagen 31

1. Anatomie: Jede(r) ist anders 33
Aller Anfang 37
Die Klit, die ganze Klit und nichts als die Klit 40
Darf ich vorstellen, Ihre Klitoris 43
Lippen, groß und klein 46
Wahrheiten rund ums Hymen 48
Ein Wort zu Wörtern 50
Von Sekreten und Ejakulaten 51
Zwitter-Teile 54
Warum es wichtig ist 57
Ändern Sie Ihre Sichtweise 61
Eine bessere Metapher 62
Was es IST, nicht was es BEDEUTET 64

2. Das Duale Kontrollmodell: Ihre sexuelle Persönlichkeit 66
Die Anturner an-, die Abturner abschalten 72
Ihr sexuelles Temperament 77
Was »durchschnittlich« bedeutet 85
Bei Mädchen anders ... manchmal 88
Was turnt Sie an? 89
Können Sie Ihr Gehirn ändern? 94

3. Kontext: der »Eine Ring« (sie alle zu knechten, alle zu beherrschen) im emotionalen Gehirn 99
Empfindung im Kontext 108
Sex, Ratten und Rock 'n' Roll 112
Mögen, Wollen und Lernen 117
Sie können es nicht erzwingen 125
»Stimmt was nicht mit mir?« (Antwort: Nee!) 126

Teil 2 Sex im Kontext 147

4. Emotionaler Kontext: Sex in einem Affenhirn 149
Der Stress-Reaktions-Zyklus: Kämpfen, Fliehen und Erstarren 152
Stress und Sex 157
Defekte Gesellschaft – defekte Stress-Reaktions-Zyklen 161
Schließen Sie den Kreis! 163
Wenn Sex zum Löwen wird 168
Sex und die Überlebende 172
Ursprung der Liebe 177
Verlieben wissenschaftlich betrachtet 180
Bindung und Sex: die dunkle Seite 182
Bindung und Sex: Sex, der die Handlung voranbringt 184
Bindungsarten 188
Bindung leben: Ihre Gefühle als schlafender Igel 192

Die Gesellschaft überleben 195
Wasser des Lebens 198

5. Gesellschaftlicher Kontext: sexpositives Leben in einer sexnegativen Welt 204
Die moralische, die medizinische und die mediale Message: drei Botschaften 209
Sie sind schön 216
Selbstkritik = Stress = weniger Lust am Sex 220
In jeder Größe gesund 223
»Igitt« 227
Wenn jemand Ihre Vorlieben eklig findet 232
Vorlieben maximieren … mit wissenschaftlicher Unterstützung! Teil 1: Selbstliebe 237
Vorlieben maximieren … mit wissenschaftlicher Unterstützung! Teil 2: Kognitive Dissonanz 243
Vorlieben maximieren … mit wissenschaftlicher Unterstützung! Teil 3: Medienkonsum 244
Sie prägen sich selbst 246

Teil 3 Sex in Aktion 253

6. Erregung: Feucht sein ist kein Grund 255
Nichtübereinstimmung messen und definieren 257
Lauter gleiche Teile, nur unterschiedlich zusammengesetzt: »Dies ist ein Restaurant« 263
Nichtübereinstimmung bei anderen Emotionen 265
Feuchtigkeits-Irrtum Nr. 1: Genitale Reaktion = Verlangen 269
Feuchtigkeits-Irrtum Nr. 2: Genitale Reaktion = Lust 274
Feuchtigkeits-Irrtum Nr. 3: Nichtübereinstimmende Erregung ist ein Problem 281
»Schatz … meine Erregung stimmt nicht überein!« 285

7. Verlangen: spontan, responsiv, großartig 292
Verlangen = Lust im Kontext 296
Gute Nachricht! Wahrscheinlich sind's nicht die Hormone 301
Noch eine gute Nachricht! Es ist auch nicht die Monogamie 304
»Warum kann ich nicht einfach eine Pille nehmen?« 309
Es könnte die Drängeldynamik sein 313
»Sex, der es wert ist, ihn zu wollen« 319
Ihren Garten teilen 325

Teil 4 Ekstase für alle 329

8. Orgasmus: Lust ist das Maß 331
Nichtübereinstimmung – jetzt auch beim Orgasmus! 336
Jede(r) ist anders 337
Lauter gleiche Teile … 338
Ihre Vagina ist okay, so oder so 342
Orgasmusschwierigkeiten 346
Ungeduldige kleine Beobachterinnen 351
Ekstatischer Orgasmus: Sie sind ein Schwarm! 354
Medikamente für einen Schwarm? 360
Der Ekstase entgegen 363

9. Lieben Sie das, was richtig ist: der ultimative sexpositive Kontext 368
Warum Selbstvertrauen alleine nicht genug ist 371
Schritt 1: Ihre Gefühle sind immer richtig 374
Die Landkarte und das Terrain: ein Werkzeug für einen Realitätscheck 377
Schritt 2: Der schwierigere Teil (oder »Wie man nicht urteilt«) . 386
Nicht urteilen 1: »Kein guter Grund« 391
Nicht urteilen 2: Traumata heilen 392
Nicht urteilen 3: Schmerz 394

Nicht urteilen 4: Lust ... 397
Nicht urteilen 5: Sich davon befreien und betrauern, »wie es sein sollte« ... 401
Sich »normal« vorkommen ... 403

Fazit: Sie selbst sind die geheimnisvolle Ingredienz ... 412
Warum ich dieses Buch geschrieben habe ... 413
Wo Sie weitere Antworten finden ... 414

Anhang 1: Therapeutische Selbstbefriedigung ... 419
Anhang 2: Ausgedehnter Orgasmus ... 424
Dank ... 428
Quellen ... 431
Anmerkungen ... 451
Register ... 469

Einführung

Ja, Sie sind normal

Sexualpädagogin zu sein bedeutet, dass man Fragen gestellt bekommt. Ich habe schon in einer Uni-Mensa gestanden und mit einem Teller in der Hand Fragen zum Thema Orgasmus beantwortet. Man hat mich schon während einer wissenschaftlichen Konferenz in der Hotel-Lobby aufgehalten, um mich zu Vibratoren zu befragen. Ich habe schon auf einer Parkbank gesessen, um auf meinem Smartphone die Social-Media-Neuigkeiten zu checken, und stieß dabei auf die Fragen einer mir Unbekannten zur Asymmetrie ihrer Genitalien. Ich habe schon E-Mails von Studentinnen erhalten, von Freunden, von deren Bekannten und von mir total Fremden, und zwar zu Themen wie sexuelles Verlangen, sexuelle Erregung, sexuelle Lust, Schmerzen beim Sex, Orgasmus, Fetisch, Fantasien, Körperflüssigkeiten und vielem anderem mehr.

Fragen wie …

- Sobald mein Partner die Initiative ergreift, bin ich Feuer und Flamme, aber anscheinend kommt es mir nie in den Sinn, selbst damit anzufangen. Woher kommt das?
- Mein Freund sagte: »Du bist nicht bereit, du bist noch ganz trocken.« Dabei war ich so was von bereit. Aber warum war ich dann nicht feucht?

- Ich habe einen Bericht über Frauen gesehen, die keine Freude am Sex empfinden können, weil sie sich dauernd Gedanken über ihren Körper machen. So bin ich auch. Wie schaffe ich es, damit aufzuhören?
- Ich habe von Frauen gelesen, die in einer Beziehung nach einer Weile keinen Sex mehr möchten, obwohl sie ihren Partner immer noch lieben. Mir geht's genauso. Wie schaffe ich es, dass ich wieder Sex mit meinem Partner haben will?
- Habe ich beim Orgasmus gepinkelt …?
- Hatte ich womöglich noch nie einen Orgasmus …?

Hinter all diesen Fragen steht eigentlich nur eine einzige:

Bin ich normal?

(Und die Antwort lautet fast immer: Ja.)

Dieses Buch ist eine Zusammenstellung von Antworten. Darunter sind solche, die meiner eigenen Erfahrung nach das Leben von Frauen verändert haben. Andere basieren auf den relevantesten wissenschaftlichen Erkenntnissen oder den persönlichen Geschichten von Frauen, deren zunehmendes Wissen über Sex ihr Verhältnis zum eigenen Körper gewandelt hat. Diese Frauen sind meine Heldinnen. Und ich hoffe, dass ich Sie anhand ihrer Geschichten dazu bringen werde, Ihren eigenen Weg zu finden, Ihr ureigenes und einzigartiges sexuelles Potenzial zu entfalten.

Sex – die wahre Geschichte

Wie kann es sein, dass wir alle nach den ganzen Büchern, die schon über Sex geschrieben wurden, den ganzen Podcasts, Zeitschriftenartikeln und Ratgebersendungen in Fernsehen und Radio immer noch so viele Fragen haben?

Nun, die frustrierende Wahrheit ist, dass wir alle belogen wurden – nicht absichtlich, also ist niemand daran schuld, aber trotzdem hat man uns die falsche Geschichte erzählt.

Lange, lange Zeit wurde die weibliche Sexualität in der westlichen Wissenschaft und Medizin als Light-Version der männlichen betrachtet – im Grunde genommen das Gleiche, nur nicht ganz so gut.

Beispielsweise nahm man einfach an, dass, weil Männer Orgasmen beim Penis-in-Vagina-Sex (Geschlechtsverkehr) haben, auch Frauen beim Verkehr Orgasmen haben sollten. Und wenn dem nicht so ist, liegt es daran, dass etwas mit ihnen nicht stimmt.

In der Realität kommen jedoch nur etwa ein Viertel der Frauen zuverlässig beim Geschlechtsverkehr zum Höhepunkt. Die übrigen 75 Prozent manchmal, selten oder sogar nie, dabei sind sie alle gesund und normal. Eine Frau kann dafür auch auf vielerlei andere Weise einen Orgasmus haben – durch Stimulation mit den Händen, Oralsex, Vibratoren, Bruststimulation, Saugen an den Zehen oder so ziemlich jede andere Weise, die

Sie sich vorstellen können – aber vielleicht trotzdem nicht beim Geschlechtsverkehr. Das ist normal.

Man nahm auch einfach an, dass die Genitalien der Frau ihrem emotionalen Erleben entsprechen sollten, weil die Genitalien des Mannes sich schließlich typischerweise so verhalten, wie er empfindet – wenn ein Penis erigiert ist, fühlt die zugehörige Person sich angeturnt.

Und auch hier gilt: Die Geschlechtsorgane mancher Frauen tun dies, viele jedoch nicht. Eine Frau kann absolut normal und gesund sein und keine »übereinstimmende Erregung« verspüren, das heißt, dass ihre Genitalien nicht ihrer Gefühlslage entsprechend reagieren (mit Feuchtigkeit oder Trockenheit) oder auch nicht.

Und schließlich ging man außerdem davon aus, dass, weil Männer spontan und aus heiterem Himmel Lust auf Sex haben, auch Frauen spontan Sex haben wollen sollten.

Wieder stellte sich heraus, dass das manchmal zutrifft, aber nicht unbedingt zwingend. Eine Frau kann total normal und gesund sein und nie spontane Lust auf Sex verspüren. Stattdessen empfindet sie vielleicht »responsives« Verlangen, das heißt, Lust entsteht bei ihr nur in einem hocherotischen Kontext.

In Wirklichkeit sind Frauen und Männer verschieden.

Aber Moment. Frauen und Männer erleben beide Orgasmen, Lust und Erregung. Und auch Männer können responsives Verlangen, die sogenannte Nichtübereinstimmung der mentalen und körperlichen Erregung, und bei der Penetration ausbleibende Orgasmen erleben. Frauen und Männer sind gleichermaßen imstande, sich zu verlieben, zu fantasieren, sich selbst zu befriedigen, sich in Sachen Sex ratlos zu fühlen und ekstatische Lust zu empfinden. Beide Geschlechter können Flüssigkeiten ausscheiden, in ihrer sexuellen Fantasie verbotene Pfade betreten und erfahren, auf welch unerwartete oder überraschende Weise Sex in jedem Bereich des Lebens auftauchen kann – sehen sich aber auch damit konfrontiert, auf welche unerwartete und überraschende Weise Sex manchmal, höflich oder auch nicht, abgelehnt wird.

Sind Frauen und Männer also wirklich so verschieden?

Das Problem besteht darin, dass wir gelernt haben, Sex rasch mit Verhalten in Verbindung zu bringen anstatt mit den biologischen, psychologischen und gesellschaftlichen Vorgängen, die diesem Verhalten zugrunde liegen. Wir betrachten unsere körperlichen Reaktionen – Durchblutung, Sekretbildung und Puls. Wir beleuchten unser Sozialverhalten – was wir im Bett tun, mit wem und wie oft. Viele Bücher zum Thema Sex richten ihr Augenmerk auf diese Dinge. Sie verraten uns, wie oft pro Woche das Durchschnittspaar Sex hat, oder liefern Anleitungen, um zum Höhepunkt zu kommen, und können wirklich hilfreich sein.

Aber wenn man die menschliche Sexualität wirklich *verstehen* will, dann genügt das Verhalten allein dafür nicht. Das wäre so, als wolle man die Liebe begreifen, indem man sich das Hochzeitsfoto eines Paars ansieht … und ihre Scheidungspapiere. In der Lage zu sein zu beschreiben, *was* passiert ist – zwei Menschen haben erst geheiratet und sich später wieder scheiden lassen –, bringt uns nicht sehr weit. Was wir wissen wollen, ist, *warum* und *wie* es dazu kam. Hat unser Paar sich nach der Eheschließung entliebt und sich daher scheiden lassen? Oder haben die beiden sich nie geliebt und sind nur eine Zwangsehe eingegangen, aus der sie sich mit der Scheidung endlich befreien konnten? Ohne weitere Indizien können wir praktisch nur rätseln.

Bis vor sehr kurzer Zeit galt das auch für Sex – es wurde hauptsächlich gerätselt. Aber nun sind wir an einem zentralen Punkt in der Sexualwissenschaft angelangt, weil wir nach Jahrzehnten, in denen die Forschung vornehmlich beschrieb, *was* bei der sexuellen Reaktion passiert, nun endlich dahinterkommen, *warum* und *wie* es das tut – also zu dem dem Verhalten zugrundeliegenden Prozess.

Im letzten Jahrzehnt des 20. Jahrhunderts entwickelten die Forscher Erick Janssen und John Bancroft am Kinsey Institute for Research in Sex, Gender, and Reproduction ein Modell der sexuellen Reaktion beim Menschen, das eine Art Organisationsprinzip zum Verständnis der wahren Geschichte über Sex liefert. Gemäß ihrem »Dualen Kontrollmodell« *(dual control model)* besteht der sexuelle Reaktionsmechanismus in unserem Gehirn aus einem Paar universeller Komponenten – einem sexuellen Gaspedal und sexuellen Bremsen. Diese beiden reagieren auf eine Vielzahl von Kategorien sexueller Stimulation: darunter Sinnesempfindungen im Genitalbereich, visuelle Reize und emotionaler Kontext. Die Empfindlichkeit dieser beiden Komponenten ist von Mensch zu Mensch verschieden.

Das Ergebnis ist, dass sexuelle Erregung, Lust und Orgasmus zwar fast universelle Erfahrungen sind, doch wann und wie wir sie erleben, hängt größtenteils von der Reizempfindlichkeit unserer »Bremsen« und unseres »Gaspedals« ab sowie von der Stimulation, die sie erfahren.

Diesem Mechanismus unterliegt das Verhalten – das Warum und das Wie. Und er ist das Prinzip hinter der Geschichte, die ich mit diesem Buch erzählen will: Wir sind alle aus den gleichen Teilen gemacht, aber in jedem von uns sind sie auf einzigartige Weise zusammengesetzt, die sich noch dazu im Laufe unseres Lebens verändert.

Und keine Art der Zusammensetzung ist besser oder schlechter als irgendeine andere; ebenso wie keine Phase innerhalb unserer Lebensspanne besser oder schlechter ist. Sie sind nur immer anders. Ein Apfelbaum kann gesund sein, egal, welche Apfelsorte daran wächst – allerdings kann eine Sorte viel Sonne benötigen, während eine andere im Halbschatten besser gedeiht. Und ein Apfelbaum kann schon als Apfelkern und als Setzling gesund sein, am Ende des Herbsts, wenn die Blätter welken, genauso wie im Spätsommer, wenn er voll mit Früchten hängt. Allerdings hat auch ein Baum in jeder Jahreszeit und jeder Lebensphase andere Bedürfnisse.

Auch Sie sind gesund und normal, zu Beginn Ihrer sexuellen Entwicklung, während Ihrer weiteren Entfaltung und in reiferen Jahren, geprägt von Zuversicht und Freude, die Sie in Ihrem Inneren tragen. Sie sind gesund, wenn Sie viel Sonne brauchen, und gesund, wenn Sie es lieber ein bisschen schattig haben. Das ist die wahre Geschichte. Wir sind alle gleich. Wir sind alle verschieden. Wir sind alle normal.

Wie dieses Buch aufgebaut ist

Dieses Buch besteht aus vier Teilen: 1. Die (gar nicht so einfachen) Grundlagen; 2. Sex im Kontext; 3. Sex in Aktion; 4. Ekstase für alle. Die drei Kapitel des ersten Teils beschreiben die grundlegende Hardware, mit der wir geboren werden – ein Körper, ein Gehirn und ein Umfeld. Im ersten Kapitel spreche ich von den Genitalien – ihren Bestandteilen, der Bedeutung, die wir ihnen zuordnen, und den wissenschaftlichen Erkenntnissen, die belegen, dass alle Genitalien definitiv vollkommen gesund und so, wie sie sind, wunderschön sind. Im zweiten Kapitel geht es im Detail um den Mechanismus sexueller Reaktion im Gehirn – um das Duale Kontrollmodell von Hemmung und Erregung oder Bremse und Gaspedal. In Kapitel drei stelle ich Ihnen die Möglichkeiten vor, wie sexuelle Bremse und Gaspedal mit den vielen anderen Systemen in Ihrem Gehirn und Ihrer Umgebung interagieren können, um dafür zu sorgen, dass eine bestimmte Empfindung oder Person Sie auf der Stelle, in diesem Augenblick anmacht.

Im zweiten Teil des Buchs, »Sex im Kontext«, denken wir gemeinsam darüber nach, wie die ganze grundlegende Hardware innerhalb der Realität Ihres gegenwärtigen Lebens funktioniert – in Bezug auf Ihre Gefühle, Ihre Beziehung, Ihr eigenes Körpergefühl und Ihre Einstellung zum Sex. Kapitel vier handelt von zwei primären emotionalen Zuständen – Liebe und

Stress – und der erstaunlichen und widersprüchlichen Form, durch die sie Ihre Empfänglichkeit für Sex beeinflussen können. Das fünfte Kapitel beschreibt die gesellschaftlichen Kräfte, die sexuelle Aktivität prägen und einschränken, und wie Sie die guten Aspekte dieses Prozesses maximieren und die destruktiven überwinden können. Wir lernen dabei, dass der *Kontext* – Ihre äußeren Umstände und Ihre gegenwärtige geistige Verfassung – von ebenso entscheidender Bedeutung für Ihr sexuelles Wohlbefinden sind wie Ihr Körper und Ihr Gehirn. Wenn Sie den Inhalt dieser Kapitel erfasst haben, wird sich Ihr Sexualleben ändern – und im Zuge dessen sehr wahrscheinlich auch Ihr übriges Leben.

Im dritten Teil des Buchs, »Sex in Aktion«, geht es um die sexuelle Reaktion an sich. Dabei räume ich mit zwei langjährigen und gefährlichen Mythen auf. Das sechste Kapitel erläutert den Beweis dafür, dass sexuelle Lust und Verlangen etwas damit zu tun haben kann, aber nicht muss, was in Ihren Genitalien vor sich geht. Hier erfahren wir auch, warum die nichtübereinstimmende Erregung, die ich bereits erwähnt habe, normal und gesund ist. Und nachdem Sie das siebte Kapitel gelesen haben, werden Sie nie wieder jemanden »Sextrieb« sagen hören, ohne sich sofort zu denken: *Sex ist aber kein Trieb.* In diesem Kapitel erkläre ich, wie »responsives Verlangen« funktioniert. Falls Sie oder Ihr Partner/Ihre Partnerin schon jemals eine Veränderung beim Interesse an Sex bemerkt haben – Zu- oder Abnahme –, dann ist dies ein wichtiges Kapitel für Sie.

Der vierte Teil des Buchs, »Ekstase für alle«, erklärt schließlich, wie Sie sich Sex ganz und gar zu eigen machen, also wie Sie für höchste sexuelle Ekstase in Ihrem Leben sorgen. Im achten Kapitel ist von Orgasmen die Rede: was sind sie und was nicht, wie erreicht man sie, und wie werden sie zu dem, was man aus Büchern kennt, wenn aus den Sternen Regenbogen werden. Und in Kapitel neun beschreibe ich schließlich das Allerwichtigste, was Sie tun können, um Ihr Sexualleben zu verbessern. Aber das verrate ich Ihnen auch hier schon: Nicht die Bestandteile Ihres Körpers oder deren Anordnung und ihr Zusammenspiel sind am wichtigsten, sondern *wie Sie* diesen Körperteilen gegenüber *empfinden*. Wenn Sie Ihre Sexualität genau so annehmen, wie sie jetzt gerade ist, dann ist diese Akzeptanz der Kontext mit dem größten Potenzial für ekstatische Lust.

In einigen Kapiteln gibt es Arbeitsaufträge oder andere interaktive Möglichkeiten und Übungen. Viele davon machen richtig Spaß – etwa in Kapitel zwei, wo Sie sich daran erinnern sollen, wann Sie tollen Sex hatten, und herausfinden sollen, welche Aspekte des damaligen Kontexts dazu beigetragen haben, dass der Sex so großartig war. All diese Übungen verwandeln wissenschaftliche Erkenntnis in etwas Praktisches, das Ihr Sexleben wirklich verändern kann.

Im ganzen Buch werden Sie Geschichten von vier Frauen hören – Olivia, Merritt, Camilla und Laurie. Diese Frauen existieren nicht als Individuen. Ich habe diese Figuren aus den wahren Geschichten der vielen Frauen zusammengestellt, die ich unterrichtet, mit denen ich gesprochen oder E-Mails ausgetauscht habe und die mich in meinen zwanzig Jahren als Sexualpädagogin unterstützt haben. Sie können sich jede der vier als eine Collage aus Schnappschüssen vorstellen – das Gesicht stammt von einem Foto, die Arme von einem anderen, die Füße von einem dritten … Jeder Körperteil repräsentiert einen echten Menschen, und hinter der jeweiligen Zusammenstellung zu einer Frau steckt jeweils auch eine bestimmte Bedeutung und Aussage. Die Beziehung der einzelnen Teile zueinander habe ich jedoch arrangiert.

Ich habe mich aus zwei Gründen entschieden, lieber diese Figuren zu konstruieren, anstatt die Geschichten konkreter Frauen zu verwenden. Erstens erzählen mir Leute ihre Erlebnisse im Vertrauen, und um ihre Identität zu schützen, habe ich

Details geändert, damit eine Geschichte genau das bleibt: *ihre* Geschichte. Und zweitens glaube ich, dass ich die möglichst breite Verschiedenheit sexueller Erfahrungen von Frauen besser beschreiben kann, wenn ich mich nicht an bestimmte Geschichten einer einzelnen Frau halte, sondern mir eher umfassende Beispiele überlege, in denen die verbreiteten Themen enthalten sind, die mir in Hunderten Lebensgeschichten von Frauen schon begegnet sind.

Übrigens finden Sie am Ende jedes Kapitels einen Abschnitt mit der Überschrift »Noch einmal kurz zusammengefasst«, inspiriert von »tl;dr« – eine gängige Abkürzung für »too long; didn't read« (zu lang; nicht gelesen). Das bedeutet so viel wie: »Komm einfach auf den Punkt.« Jedes »tl;dr« fasst also kurz und knapp die vier wichtigsten Informationen des Kapitels zusammen. Wenn Sie sich beispielsweise denken: »Meine Freundin Alice sollte dieses Kapitel unbedingt lesen!«, oder: »Ich wünschte, mein Partner/meine Partnerin wüsste das auch«, dann gehen Sie die Sache vielleicht so an, dass Sie ihnen den »Noch einmal kurz zusammengefasst«-Abschnitt zeigen. Oder falls Sie, so wie ich, diese Überlegungen zu aufregend finden, um sie für sich zu behalten, dann können Sie Ihrem Partner/Ihrer Partnerin auch durch die Wohnung folgen, dabei die »Noch einmal kurz zusammengefasst«-Liste laut vorlesen und etwas sagen wie: »Siehst du, Schatz, nichtübereinstimmende Erregung gibt es!«, oder: »Wie es aussieht, habe ich ein responsives Verlangen!«, oder: »Du lieferst mir einen fantastischen Kontext, Süße!«

Ein paar Hinweise

Erstens: Zuweilen werde ich über das sprechen, was der Sexualpädagoge S. Bear Bergman, der transgender ist, »werkseitig eingebaute Teile« nennt – anatomische Details, die Ärzte dazu veranlassen, ein Baby als »Mädchen« oder »Junge« zu bezeichnen. Wenn ich über diese Teile spreche, werde ich aus Gründen der Klarheit und Einfachheit die Worte »weiblich« und »männlich« verwenden und damit auf die biologischen Kategorien Bezug nehmen, die nicht nur Menschen, sondern viele sich sexuell fortpflanzende Spezies beschreiben können. Wenn ich über eine ganze Person spreche, werde ich die Wörter »Frau« oder »Mann« verwenden und mich dabei auf die Identität und gesellschaftliche Rolle der Person beziehen.

Ein weiterer geschlechterspezifischer Hinweis: Da dieses Buch auf der bestehenden Wissenschaft gründet, meine ich meistens, wenn ich in diesem Buch »Frauen« sage, Cis-Frauen – das heißt Menschen, die in Körpern geboren wurden, welche die Erwachsenen um sie herum dazu veranlassten, zu verkünden: »Es ist ein Mädchen!« Und dann wurden sie als Mädchen großgezogen und fühlen sich nun in der gesellschaftlichen Rolle und psychischen Identität einer »Frau« wohl. Es gibt viele Frauen, die eines oder mehrere dieser Kriterien nicht haben. Und es gibt viele Menschen, die sich nicht als »Frau« identifizieren und auf die eines oder mehrere dieser Kriterien zutreffen. Trans- und nonbinäre

Personen verdienen ebenfalls exzellente, wissenschaftsbasierte, lustorientierte Sexualerziehung … und es liegen noch (immer!) zu wenige Forschungsergebnisse zur Sexualität von Transgendern vor, als dass ich mit Gewissheit sagen könnte: Was für das sexuelle Wohlbefinden von Cis-Frauen gilt, trifft auch auf diejenigen zu, die transgender sind. Wahrscheinlich ist es so, und wir werden es vermutlich durch weitere Forschung in den nächsten zehn Jahren herausfinden. Ich bin mir ganz sicher, dass Personen jeden Geschlechts – einschließlich Cis-Männer – viel von der bestehenden Wissenschaft lernen können, auch wenn sie unvollständig ist. Aber während wir auf mehr und bessere Forschung warten, möchte ich darauf hinweisen, dass dieses Buch auf Wissenschaft beruht, die sich fast ausschließlich auf Personen stützt, die cisgender sind.

Drittens: Ich bin eine leidenschaftliche Verfechterin der Idee, dass die Wissenschaft viel zum sexuellen Wohlbefinden von Frauen beitragen kann: ich habe hart dafür gearbeitet, den Forschungsstand auf den Punkt zu bringen, damit Frauen lernen können, voller Selbstvertrauen und Freude in ihrem Körper zu leben. Was die empirischen Details betrifft, habe ich mir sehr genau überlegt, was ich erwähnen oder weglassen sollte. Dazu fragte ich mich: »Verhilft dieses Faktum Frauen zu einem besseren Sexleben oder ist es einfach nur ein total faszinierendes und wichtiges Teilchen des empirischen Puzzles?«

Und dann habe ich den Gedanken an das Puzzle über Bord geworfen.

Ich behielt nur die wissenschaftlichen Aspekte, die ganz unmittelbar relevant für den Alltag von Frauen sind. Was Sie auf diesen Seiten finden, ist daher nicht die vollständige Geschichte von der weiblichen Sexualität – ich bin auch skeptisch, ob die wirklich in ein einziges Buch gepasst hätte. Stattdessen habe ich Dinge aufgenommen, die ich im Rahmen meiner Arbeit als Sexualpädagogin als am wirkungsvollsten für das sexuelle

Wohlbefinden, die Unabhängigkeit und Lust von Frauen erfahren habe.

Ziel dieses Werks ist es, eine neue, wissenschaftlich fundierte Denkweise über das sexuelle Wohlbefinden von Frauen zu liefern. Wie alle neuen Denkansätze wirft auch dieser eine Menge Fragen auf und stellt vieles vom bereits vorher vorhandenen Wissen in Frage. Wenn Sie tiefer in die Materie einsteigen möchten, finden Sie im Anhang Quellen und Details zu dem ganzen komplexen Forschungsgegenstand mit zahlreichen Facetten, aus dem ich die Essenz für dieses praktische Handbuch gewonnen habe.

Falls Sie das Gefühl haben, mit Ihnen stimmt etwas nicht

Eine Anmerkung noch, bevor wir mit dem ersten Kapitel loslegen. Erinnern Sie sich noch an die Stelle, an der ich schrieb, wir seien alle belogen worden? Ich möchte mir einen Moment Zeit nehmen, um den Schaden zu begutachten, den diese Lüge angerichtet hat.

So viele Frauen besuchen meine Workshops, meine Seminare oder öffentlichen Vorträge und sind der Überzeugung, sexuell stimme etwas nicht mit ihnen. Sie fühlen sich gestört. Abnormal. Und noch dazu sind sie verunsichert, frustriert und hoffnungslos, weil sie von medizinischen Fachleuten, Therapeuten, Partnern, Familie und Freunden zu wenig Informationen und Unterstützung bekommen.

»Entspannen Sie sich doch einfach«, bekommen sie zu hören. »Trinken Sie ein Glas Wein.«

Oder: »Frauen wollen einfach nicht so viel Sex. Finde dich damit ab.«

Oder: »Manchmal tut Sex eben weh – kannst du das nicht einfach ignorieren?«

Ich verstehe die Frustration dieser Frauen und ihre Verzweiflung. In der zweiten Hälfte dieses Buchs erkläre ich den neurologischen Vorgang, der Menschen in die Falle von Frust und

Verzweiflung stürzt, ihnen Hoffnung und Freude verwehrt. Und ich beschreibe wissenschaftlich fundierte Möglichkeiten, sich aus dieser Falle wieder zu befreien.

Was ich Sie aber schon jetzt wissen lassen möchte: Die Informationen in diesem Buch werden Ihnen zeigen, dass, was auch immer Sie im Rahmen Ihrer Sexualität erleben – Erregung, Lust, Orgasmus, Schmerz oder keinerlei sexuelle Empfindungen, was auch immer – das Ergebnis Ihres angemessen funktionierenden sexuellen Reaktionsmechanismus ist. Aber eben in einer nicht angemessenen Welt. Sie sind normal; aber die Welt um Sie herum ist gestört.

Das ist also die schlechte Nachricht.

Die gute lautet: Wenn Sie erst einmal verstanden haben, wie Ihr sexueller Reaktionsmechanismus funktioniert, dann können Sie beginnen, Ihre Umgebung und Ihr Gehirn dahin gehend zu beeinflussen, dass Sie Ihr sexuelles Potenzial selbst in einer gestörten Welt maximieren. Und wenn es Ihnen gelungen ist, Ihre Umgebung und Ihr Gehirn zu verändern, dann können Sie auch Ihr Sexleben ändern – und heilen.

Dieses Buch enthält Informationen, von denen ich selbst gesehen habe, wie sie das sexuelle Wohlbefinden von Frauen gewandelt haben. Ich habe erlebt, dass Männer dadurch auf einmal Verständnis für ihre Partnerinnen aufbrachten. Ich habe auch gleichgeschlechtliche Paare beobachtet, die einander anschauten und sagten: »Oh. *Das* steckte also dahinter.« Studentinnen, Freunde, Blog-Leser und sogar Kolleginnen aus der Sexualpädagogik lasen mein Buch oder hörten einen meiner Vorträge und meinten danach: »Warum hat mir das vorher noch niemand gesagt? Das erklärt doch *alles!*«

Ich weiß mit Sicherheit, dass das, was ich in diesem Buch geschrieben habe, Ihnen helfen kann. Es mag nicht ausreichen, um alle Wunden zu heilen, die Ihrer Sexualität von einer Gesellschaft zugefügt wurden, in der es manchmal nahezu unmöglich scheint, als Frau in puncto Sexualität das Richtige zu tun. Aber es liefert Ihnen schlagkräftige Werkzeuge, um bei ihrer Heilung zu helfen.

Woher ich das weiß?

Durch wissenschaftliche Belege natürlich!

Am Ende eines Semesters bat ich meine 187 Studentinnen, eine wirklich wichtige Sache zu notieren, die sie in meinen Lehrveranstaltungen gelernt haben. Hier eine kleine Auswahl ihrer Antworten:

Ich bin normal!

ICH BIN NORMAL

Ich habe gelernt, dass alles NORMAL ist, so dass ich nun den Rest meines Lebens voller Selbstvertrauen und Freude angehen kann.

Ich habe gelernt, dass ich normal bin! Und ich habe gelernt, dass manche Menschen spontanes und andere responsives Verlangen verspüren. Diese Tatsache hat mir wirklich geholfen, mein Privatleben zu verstehen.

Frauen sind verschieden! Und nur weil ich meine Sexualität nicht auf die gleiche Weise erlebe wie viele andere Frauen, heißt das noch nicht, dass ich abnormal bin.

Das sexuelle Verlangen, die Erregung, Reaktionen usw. sind bei Frauen unglaublich verschieden.

Das eine, worauf ich mich im Hinblick auf Sexualität verlassen kann, ist, dass die Menschen verschieden sind, und wie.

Dass jeder anders und alles normal ist. Es gibt keine zwei identischen Personen. Nicht mal zwei!

Und noch mehr in diesem Stil. Über die Hälfte der Befragten schrieb sinngemäß: »Ich bin normal.«

Als ich in meinem Büro saß und diese Antworten las, traten

mir Tränen in die Augen. Meinen Studentinnen war es offenbar wahnsinnig wichtig, sich »normal« zu fühlen. Und anscheinend hatten sie den Weg zu dieser Erkenntnis gefunden.

Die Wissenschaft vom weiblichen sexuellen Wohlbefinden ist noch jung, und es gibt noch viel zu lernen. Aber diese junge Wissenschaft hat bereits Wahrheiten über die Sexualität der Frau enthüllt, die das Verhältnis meiner Studentinnen zu ihren Körpern veränderten – und zweifellos hat sie das auch bei mir bewirkt. Ich habe dieses Buch geschrieben, um die wissenschaftlichen Erkenntnisse, Fallgeschichten und die positive Einstellung zum Sex mit Ihnen zu teilen. Denn all das ist doch der Beweis dafür, dass wir trotz des eigennützigen Interesses der Gesellschaft an unserem Gefühl, unzulänglich, gestört, unattraktiv und nicht liebenswert zu sein, durchaus absolut in der Lage zu selbstbewusstem, lustvollem Sex sind.

Das Versprechen von *Komm, wie du willst* lautet: Egal, wo Sie sich auf Ihrer sexuellen Reise gerade befinden, ob Sie bereits ein fantastisches Sexualleben haben und es noch fantastischer gestalten wollen oder ob Sie zu kämpfen haben und nach Lösungen suchen, Sie werden etwas erfahren, was zum einen Ihr Sexualleben verbessert und zum anderen Ihr Verständnis davon, was es bedeutet, ein sexuelles Wesen zu sein, verändern wird. Und Sie werden entdecken, dass Sie – selbst wenn Sie sich im Moment noch nicht so fühlen – sexuell bereits heil und gesund sind.

Das ist eine wissenschaftliche Erkenntnis.

Und ich kann sie Ihnen beweisen.

TEIL 1

Die (gar nicht so einfachen) Grundlagen

1.
Anatomie: Jede(r) ist anders

Olivia sieht sich gern im Spiegel zu, wenn sie masturbiert.

Wie viele andere Frauen masturbiert Olivia auf dem Rücken und reibt mit der Hand ihre Klitoris. Wie kaum eine andere Frau stützt sie sich dabei manchmal vor einem Ganzkörperspiegel auf dem Ellbogen auf und sieht sich dabei zu, wie sie ihre Finger in den Falten ihrer Vulva bewegt.

»Ich habe als Teenager damit angefangen«, erzählte sie mir. »Ich habe Pornos im Internet gesehen und war neugierig, wie ich selbst aussah. Also holte ich einen Spiegel und zog meine Labien auseinander, um meine Klitoris zu sehen, und was soll ich sagen? Es fühlte sich gut an, und ich habe dann masturbiert.«

Sie masturbiert nicht nur auf diese Art. Sie mag auch die pulsierende Einstellung an ihrem Duschkopf, verfügt über ein kleines Arsenal von Vibratoren und hat sich über mehrere Monate selbst beigebracht, »Atemorgasmen« zu haben, das heißt zu kommen, ohne ihren Körper überhaupt zu berühren.

Frauen erzählen einem so etwas, wenn man Sexualpädagogin ist.

Sie sagte auch, dass sie nach einem Blick auf ihre Vulva ihre Sexualität eher männlich fand. Ihre Klitoris ist ziemlich groß –

»fast eine Babykarotte« –, und deshalb ist sie selbst, wie sie schlussfolgerte, eher wie ein Mann. Ihre Klitoris müsse deswegen größer sein, weil Olivia mehr Testosteron habe, was sie wiederum zu einer ziemlich wuschigen Lady mache.

»Genau genommen gibt es keine Belege für einen Zusammenhang zwischen den Hormonspiegeln einer erwachsenen Frau, der Größe oder Form ihrer Genitalien und der sexuellen Lust«, sagte ich.

»Sind Sie sicher?«, fragte sie.

»Bei manchen Frauen ist Verlangen abhängig von Testosteron«, gab ich nachdenklich zurück, »was bedeutet, dass sie einen bestimmten, sehr niedrigen Mindestspiegel Testosteron brauchen, aber das ist nicht gleich ›hohes Testosteron‹. Und der Abstand zwischen Klitoris und Harnröhrenausgang hat damit zu tun, wie zuverlässig eine Frau beim Geschlechtsverkehr einen Orgasmus hat, aber das ist etwas ganz anderes.[1] *Es wäre spannend, eine Studie zu lesen, die diese Frage direkt stellt, aber die verfügbaren Erkenntnisse legen nahe, dass Unterschiede in Größe, Form und Farbe der weiblichen Genitalien keine Aussagen über ihr sexuelles Interesse erlauben.«*

»Oh«, sagte sie. Und diese eine Silbe sagte mir: Emily, du hast nicht verstanden, worum es geht.

Olivia studiert Psychologie in einem Masterstudiengang – sie ist eine ehemalige Studentin von mir, engagiert sich im Bereich der reproduktiven Gesundheit von Frauen und forscht inzwischen selbst, weshalb wir dieses Gespräch anfingen – ich hatte also begeistert die Gelegenheit ergriffen, über Wissenschaft zu reden. Aber bei diesem leisen »Oh« begriff ich, dass es Olivia gar nicht um Wissenschaft ging. Es ging um den Kampf, ihren Körper und ihre Sexualität so zu akzeptieren, wie sie sind, obwohl so vieles von dem, was sie in ihrem gesellschaftlichen und kulturellen Umfeld für gegeben hielt, dafür sprach, dass etwas mit ihr nicht stimmte.

Ich sagte also: »Ihre Klitoris ist völlig normal. Die Genitalien jedes Menschen sind aus den gleichen Teilen gemacht, sie sind nur auf unterschiedliche Weise zusammengesetzt. Die Unterschiede müssen nichts bedeuten, es sind nur Varianten von schön und gesund. Genau genommen«, sagte ich, »könnte dies das Wichtigste sein, das Sie je über die menschliche Sexualität lernen werden.«

»Wirklich?«, fragte sie. »Warum?«

Dieses Kapitel ist die Antwort auf ihre Frage.

Anatomen des Mittelalters nannten die äußeren weiblichen Genitalien das »pudendum«, vom lateinischen *pudere,* was bedeutet »sich schämen«. Weibliche Genitalien haben ihren Namen also »von der Schamhaftigkeit der Frauen, die sie nicht zeigen mögen«.[2]

Moment mal: *was bitte?*

Es wurde wie folgt argumentiert: Die Genitalien der Frauen stecken zwischen ihren Beinen, als wollten sie sich verstecken, während männliche Genitalien für alle sichtbar vorn sitzen. Und welchen Grund konnte es dafür geben, dass männliche und weibliche Genitalien sich in dieser Weise unterscheiden? Wenn Sie Anatom im Mittelalter sind, ganz erfüllt von einer sexuellen Ethik der Reinheit, ist es Scham.

Nehmen wir nun an, dass die weiblichen Genitalien in Wirklichkeit nicht aus »Scham« unterhalb des Körpers liegen – ich hoffe mal, das ist absolut klar –, warum sind dann, biologisch betrachtet, männliche Genitalien vorn und weibliche unten?

Die Antwort lautet, dass das gar nicht so ist! Das weibliche Äquivalent zum Penis – die Klitoris – liegt vorn, genau an der gleichen Position wie der Penis. Sie fällt weniger auf, weil sie kleiner ist, aber sie ist nicht kleiner, weil sie schüchtern oder schamhaft wäre, sondern weil Frauen ihre DNA nicht vom Inneren ihrer eigenen Körper in das Innere anderer Körper transportieren müssen. Auch das weibliche Äquivalent zum

Hodensack, die Scham(!)lippen, die äußeren Labien, befindet sich ziemlich am gleichen Ort wie der Hodensack, aber da die weiblichen Keimdrüsen (die Eierstöcke) innen liegen und nicht außen wie die Hoden, dehnen die Labien sich nicht so weit über den Körper hinaus aus und fallen weniger auf. Auch die Eierstöcke liegen nicht aufgrund von Scham im Inneren des Körpers, sondern weil Frauen schwanger werden.

Kurzum, weibliche Genitalien wirken nur »versteckt«, wenn man sie durch die Brille gesellschaftlicher Unterstellungen betrachtet anstatt mit den Augen der Biologie.

Das kommt im ganzen Buch immer wieder vor: Die Gesellschaft auf ihrem jeweiligen kulturellen und sozialen Stand greift sich einen zufälligen biologischen Vorgang und versucht, ihn Bedeutsam zu machen, mit einem großen B. Wir metaphorisieren Genitalien und sehen eher, was ihnen ähnlich ist, als was sie sind. Wir überdecken sie mit einer gesellschaftlich geprägten Bedeutung, so wie Olivia ihre eher große Klitoris mit der Bedeutung »männlich« überdeckte und also schlussfolgerte, dass ihre Anatomie eine bedeutende Aussage über sie als sexuell männlich mache.

Wenn Sie Ihren Körper sehen können, wie er ist, und nicht in der Bedeutung, die die gesellschaftliche Umgebung ihm zuschreibt, dann ist es viel leichter, mit Ihren Genitalien und dem Rest Ihrer Sexualität zu leben und sie zu lieben, genau wie sie sind.

Also betrachten wir unsere Genitalien in diesem Kapitel mit den Augen der Biologie, die kulturell-gesellschaftliche Brille wird abgesetzt. Zuerst gehe ich mit Ihnen durch, dass männliche und weibliche Genitalien aus den gleichen Teilen gemacht und nur anders zusammengesetzt sind. Immer wenn die Biologie eine Sache sagt und das kulturelle Umfeld, die Gesellschaft, eine andere, werde ich darauf hinweisen, damit Sie selbst entscheiden können, was für Sie mehr Sinn ergibt. Ich werde erläutern, inwiefern die Vorstellung von gleichen, nur in anderer Weise zusammengesetzten Teilen sich weit über die Anatomie hinaus auf alle Aspekte der menschlichen sexuellen Reaktion erstreckt, und ich glaube, das könnte das Wichtigste sein, was Sie jemals über Ihre Sexualität lernen werden.

Am Ende des Kapitels führe ich eine neue, zentrale Metapher ein, um all die verrückten, tendenziösen oder unsinnigen Metaphern zu ersetzen, die das gesellschaftliche Umfeld den Körpern von Frauen aufzuzwingen versucht hat. Das Ziel dieses Kapitels ist, Ihnen eine alternative Sichtweise auf Ihren Körper und Ihre Sexualität zu zeigen, damit Sie mit seinen eigenen Begriffen über Ihren Körper sprechen können anstatt mit Begriffen, die jemand anders für Sie ausgesucht hat.

Aller Anfang

Stellen Sie sich zwei befruchtete Eier vor, die sich gerade in einem Uterus eingenistet haben. Eines ist genetisch weiblich mit XX-Chromosomen, das andere genetisch männlich mit XY-Chromosomen. Es sind Bruder und Schwester, zweieiige Zwillinge. Die Geschwister werden die gleichen Körperteile ausbilden – Gesicht, Finger und Füße –, die Teile werden jedoch auf unterschiedliche Weise zusammengesetzt, so dass sie individuelle Körper bekommen, durch die man auf Anhieb den einen vom anderen unterscheiden kann. Und so, wie ihre Gesichter zwei Augen, eine Nase und einen Mund haben, alles mehr oder weniger an den gleichen Stellen, sind auch ihre Genitalien aus den gleichen Basiselementen gemacht und auch ungefähr gleich angeordnet. Aber anders als Gesichter, Finger und Füße entwickeln die Genitalien sich vor der Geburt zu Konfigurationen, die ihre Eltern automatisch als »Junge« oder »Mädchen« benennen.

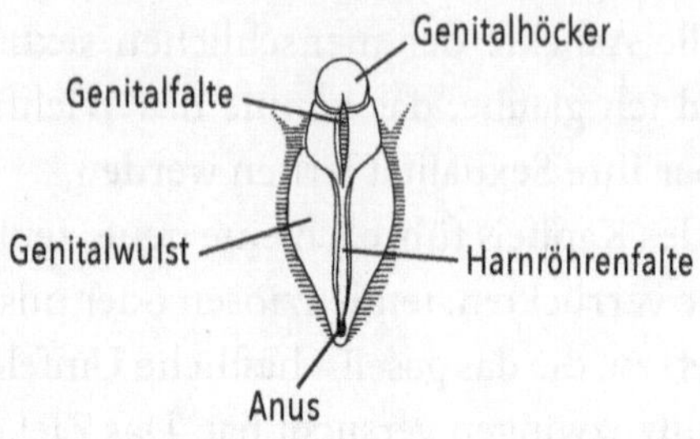

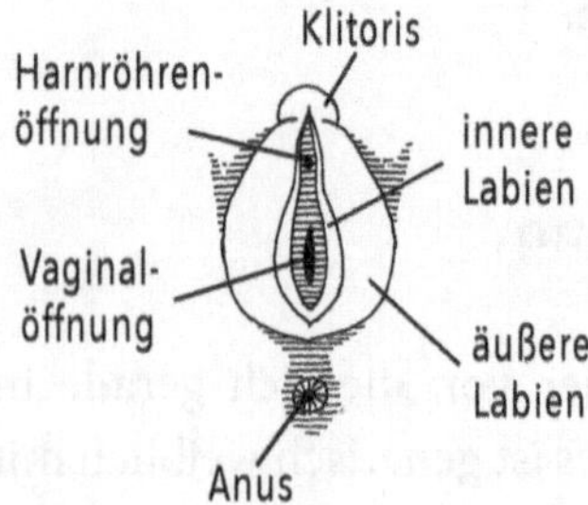

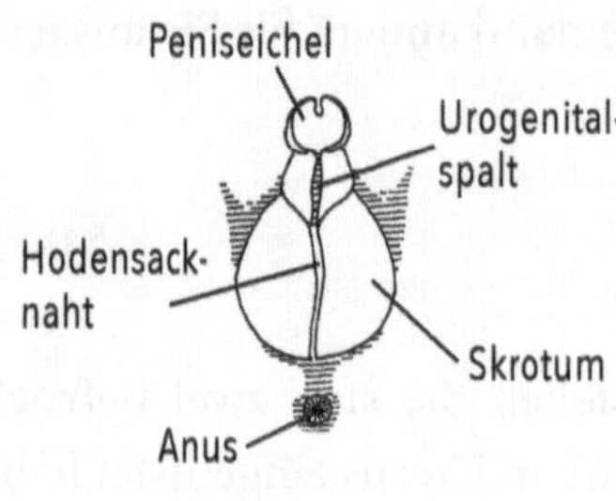

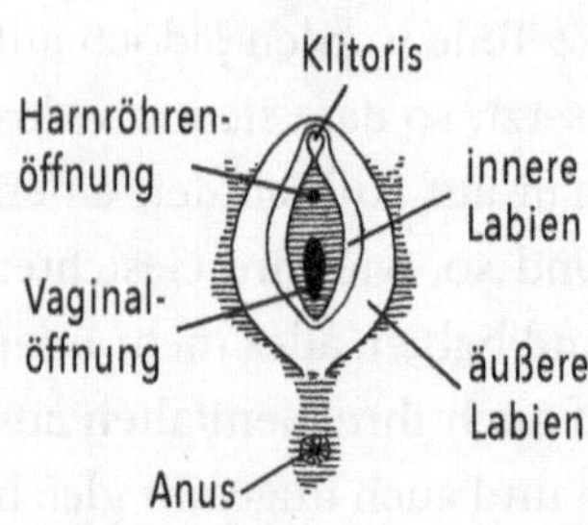

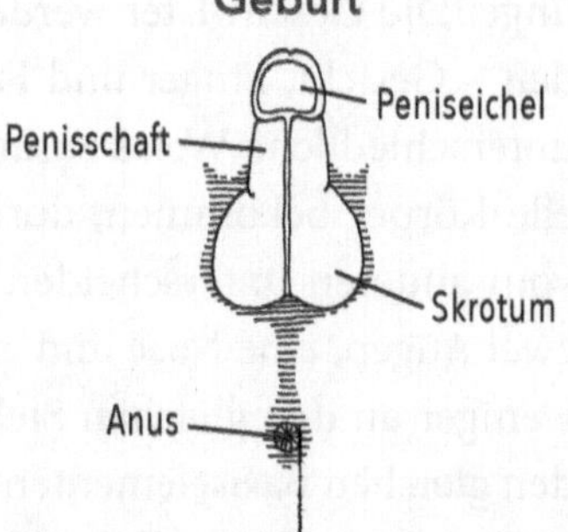

Die gleichen Teile, in unterschiedlicher Weise zusammengesetzt. Alle Genitalien sind gleich bis zur sechsten Woche der Schwangerschaft, wenn die einheitliche genitale Hardware sich entweder in die weibliche oder die männliche Konfiguration ausdifferenziert.

Das passiert folgendermaßen: Etwa sechs Wochen nachdem das befruchtete Ei sich im Uterus eingenistet hat, werden maskulinisierende Hormone freigesetzt. Der männliche Embryo entwickelt seine »vorgefertigte« und einheitliche genitale Hardware daraufhin in die männliche Konfiguration von Penis, Hoden und Hodensack. Der weibliche Embryo reagiert nicht auf diese Hormonflut, und seine vorgefertigte, einheitliche genitale Hardware entwickelt sich stattdessen in die weibliche Konfiguration von Klitoris, Eierstöcken und Labien.

Willkommen in der wunderbaren Welt der biologischen Homologie.

Homolog sind Merkmale mit demselben biologischen Ursprung, auch wenn sie trotzdem unterschiedliche Funktionen haben können. Jeder Bestandteil der äußeren Genitalien hat ein Homologon beim anderen Geschlecht. Zwei von ihnen habe ich schon genannt: sowohl männliche als auch weibliche Genitalien haben ein hochsensibles, vorne abgerundetes Organ mit einem Gefäßgeflecht, das sich bei sexueller Erregung mit Blut füllt. Bei weiblichen Körpern ist es die Klitoris, bei männlichen Körpern der Penis. Und dazu gehört jeweils ein weiches und dehnbares Organ, auf dem nach der Pubertät Haar wächst. Bei weiblichen Körpern sind es die äußeren Labien *(Labia majora)*, bei männlichen Körpern das Skrotum (der Hodensack). Diese Teile ähneln sich nicht nur oberflächlich, sie haben sich aus dem gleichen Fetalgewebe entwickelt. Wenn Sie sich ein Skrotum genauer ansehen, bemerken Sie in der Mitte eine Naht – die Hodensacknaht oder *Raphe scroti*. Wenn die Chemie oder Chromosomen etwas anders gewesen wären, hätte das Skrotum sich entlang dieser Naht in die Labien aufgespalten.

Homologie ist auch der Grund, weshalb Bruder und Schwester beide Brustwarzen bekommen. Die Brustwarzen der Weibchen sind unerlässlich für das Überleben fast aller Säugetierspezies, auch des Menschen (obwohl ein paar Ursäuger wie das

Schnabeltier keine Brustwarzen haben und die Milch durch den Bauch austritt), und daher hat die Evolution dafür gesorgt, dass sie ganz am Anfang unserer fetalen Entwicklung entstehen. Es kostet weniger Energie, sie einfach dort zu lassen, anstatt sie aktiv zu unterdrücken – und die Evolution ist genau so faul, wie es eben geht – also haben Männer und Frauen Brustwarzen. Gleicher biologischer Ursprung – unterschiedliche Funktion.

Die Klit, die ganze Klit und nichts als die Klit

Klitoris und Penis sind die äußeren Geschlechtsorgane, die am dichtesten mit Nervenenden bestückt sind. Der sichtbare Teil der Klitoris, die Klitoriseichel, befindet sich genau oben an den Genitalien – in einigem Abstand zur Vagina, wie Sie sehen werden. (Diese Tatsache wird sehr wichtig, wenn es in Kapitel 8 um den Orgasmus geht.) Die Klitoris ist …

der See – auf dem alle Ihre Entchen schwimmen.

der Turntable auf dem DJ-Pult – genau da geht's ab.

eine Mastercard – Ihre Eintrittskarte für die Welt.

Es ist Ihre Grand Central Station der erotischen Wahrnehmung. Erheblich kleiner als ein Penis, aber bepackt mit fast der doppelten Anzahl von Nervenenden, kann sie in der Größe variieren von einer kaum sichtbaren Erbse bis zu einem anständigen Cornichon und allem was dazwischenliegt, und es ist alles normal, alles schön.

Anders als der Penis hat die Klitoris nur die Aufgabe zu empfinden. Der Penis hat vier Aufgaben: Empfinden, Penetrieren, Ejakulieren und Urinieren.

Zwei Funktionen, ein gemeinsamer biologischer Ursprung.

Der sichtbare Teil der Klit – die Eichel – ist eigentlich nur ihre Spitze, genau wie die Peniseichel – die irgendwie eichelförmige Haube am Ende des Penisschafts – nur die Spitze ist. Es gehört noch viel mehr dazu. Den Penisschaft kennen die meisten. Er besteht aus drei Gefäßgeflechten: zwei Penisschwellkörpern *(Corpora cavernosa)* und dem Harnröhrenschwellkörper *(Corpus spongiosum)*, durch den die Harnröhre verläuft. Die drei Schwellkörper reichen bis weit in den Körper hinein. Der Harnröhrenschwellkörper endet tief im Becken in einer Verdickung *(Bulbus penis)*. Die Penisschwellkörper verlaufen im Körper voneinander weg und liegen am Beckenknochen an.

Die gesellschaftlich geprägte, allgemein verbreitete Auffassung von Klitoris ist »der kleine Knopf oben an der Vulva«. Aber die biologische Auffassung von Klitoris ist eher eine »weitreichende, überwiegend innen liegende Struktur mit einer Spitze, die oberhalb der Vulva sichtbar wird«. Wie der Penis besteht die Klitoris aus drei Gefäßgeflechten: zwei Schenkeln *(Crura)*, homolog zu den Penisschwellkörpern, und dem Vorhofschwellkörper, homolog zum Harnröhrenschwellkörper. Der Scheidenvorhof ist die Öffnung der Vagina, die Vorhofschwellkörper erstrecken sich von der Klitoriseichel in das Gewebe der Vulva hinein, dann trennen sie sich und spreizen sich um die Harnröhre und die Vagina herum. Genau: Die Klitoris reicht bis zum Eingang der Vagina.

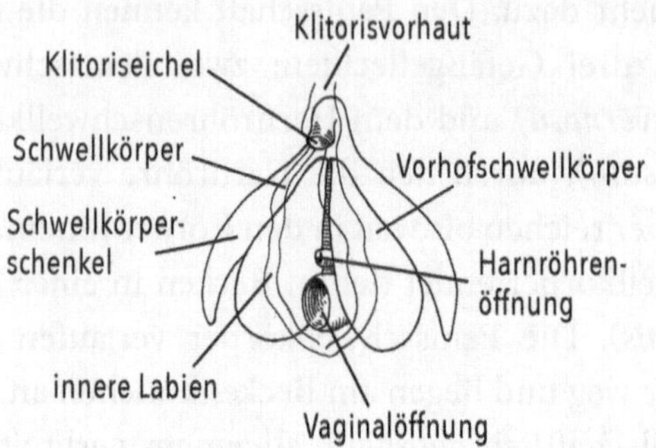

Die Anatomie der Klitoris

Die gesellschaftlich geprägte allgemeine Vorstellung von »Klitoris« ist häufig auf den sichtbaren Teil, die Eichel, beschränkt. Die biologische Definition umfasst einen ausgedehnten Bereich von innen liegendem erigierbarem Gewebe, das sich bis zur Vaginalöffnung erstreckt.

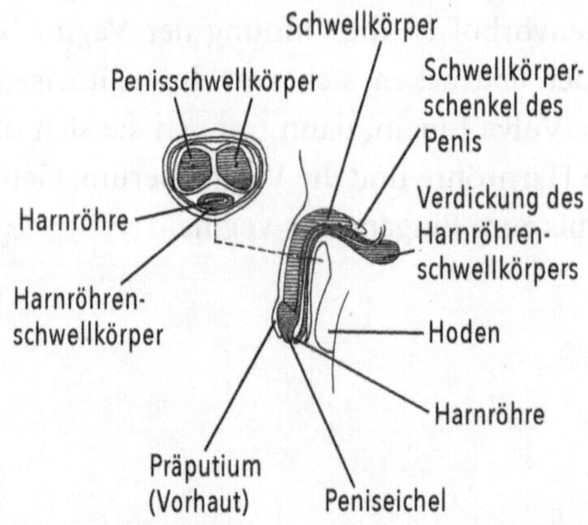

Die Anatomie des Penis

Wie bei der Klitoris umfasst die allgemeine Vorstellung von »Penis« nur den äußeren Teil – die Eichel und den Penisschaft. Und wie bei der Klitoris hat auch der Penis innen liegendes erigierbares Gewebe.

Die gleichen Teile, unterschiedlich zusammengesetzt.

Die Klitorisvorhaut bedeckt die Klitoriseichel, so wie ihr Homologon, die Vorhaut, die Peniseichel bedeckt. Und das Y-förmige männliche Frenulum (Vorhautbändchen) unterhalb der Eichel, das die Vorhaut mit dem Schaft verbindet, ist das Homologon zur weiblichen Fourchette (französisch für »Gabel«), der Hautfalte am unteren Ende der Vagina. Übrigens ein hochempfindsames und ziemlich unterbewertetes Terrain des Körpers.

Darf ich vorstellen, Ihre Klitoris

Falls Sie Ihrer Klitoris noch nie »persönlich« begegnet sind, ist es höchste Zeit. (Und auch wenn Sie sich mit Ihrer Klitoris früher schon nett unterhalten haben, sollten Sie ruhig die Gelegenheit nutzen und Ihre Bekanntschaft erneuern.) Sie können sie ansehen oder sie ertasten. Wenn Sie die nächsten beiden Absätze gelesen haben, legen Sie das Buch weg und versuchen eines von beidem.

Um sie anzusehen, holen Sie einen Spiegel, spreizen die äußeren, weichen, behaarten Labien Ihrer Vulva und *sehen hin*. Sie werden oberhalb der Vulva einen Knubbel bemerken.

Sie können sie auch ertasten. Beginnen Sie mit der Spitze des Mittelfingers an der Stelle, wo die Labien sich teilen. Drücken Sie leicht, bewegen Sie den Finger vor und zurück und rutschen Sie mit der Fingerspitze langsam zwischen die Labien, bis Sie ein gummiartiges kleines Band unter der Haut fühlen. Es kann helfen, die Haut zu straffen, indem Sie mit der anderen Hand den Venushügel nach oben ziehen. Es kann auch helfen, den Finger mit Spucke, im Handel erhältlichem Gleitmittel, allergenfreier Handcreme oder auch etwas Olivenöl zu »schmieren«.

Ich habe einen konkreten Grund, Sie darum zu bitten, sich Ihre Klitoris wirklich anzusehen:

Eine Studentin kam eines Abends nach dem Unterricht zu

mir und erzählte, sie habe mit ihrer Mutter geskypt und von ihren Seminaren erzählt, darunter auch von meinem Seminar »Weibliche Sexualität«. Die Studentin erwähnte, dass ich in meinen Präsentationen neben Diagrammen und Illustrationen auch echte Fotos von Vulven zeigen würde. Und ihre Mutter sagte etwas höchst Frappierendes. Sie sagte: »Ich weiß nicht, wo die Klitoris ist.«

Die Mutter war vierundfünfzig.

Also hat die Studentin ihrer Mutter meine Präsentation gemailt.

Wegen dieser Geschichte handelt das erste Kapitel dieses Buches von Anatomie. Wegen dieser Geschichte würde ich am liebsten T-Shirts drucken lassen mit der Zeichnung einer Vulva und einem Pfeil, der auf die Klitoris zeigt und auf dem steht: DA IST SIE. Ich möchte mich an Straßenecken aufstellen und Flugblätter mit einer Anleitung verteilen, wie man seine Klitoris ansehen oder ertasten kann. Ich will eine GIF-Animation mit einer Frau, die auf ihre Klitoris zeigt, und die sich viral im Netz verbreitet. Ich will eine Werbetafel am Times Square. Ich will, dass alle es wissen.

Aber noch mehr will ich wegen dieser Geschichte, dass jede Person, die das hier liest, sofort das Buch weglegt und einen Blick auf ihre Klitoris wirft. Zu wissen, wo die Klitoris sich befindet, ist wichtig, aber zu wissen, wo *Ihre eigene* Klitoris sich befindet … das gibt Ihnen Macht. Holen Sie einen Spiegel und sehen Sie sich Ihre Klitoris an, zu Ehren dieser Studentin und ihrer mutigen, unglaublichen Mutter.

Als ich meine Klitoris zum ersten Mal betrachtete, am Anfang meiner Ausbildung zur Sexualpädagogin, habe ich geweint. Ich war achtzehn, steckte in einer schlechten Beziehung und suchte nach Antworten. Meine Dozentin hatte gesagt: »Wenn Sie heute Abend nach Hause kommen, holen Sie sich einen Spiegel und suchen Sie Ihre Klitoris.« Das tat ich. Und mir kamen die Tränen, als ich feststellte, dass nichts Ekliges oder Merkwürdiges daran war, sie war einfach Teil meines Körpers. Sie gehörte zu mir.

Dieser Augenblick bereitete den Weg für die zehn folgenden Jahre, in denen ich entdeckte und immer wieder aufs Neue entdeckte, dass ich von meinem eigenen Körper immer noch am meisten über meine Sexualität lernen konnte.

Sehen Sie sich also Ihre Klitoris an.

Und wenn Sie schon in der Gegend sind, können Sie den Rest Ihrer Vulva gleich mit unter die Lupe nehmen.

Ich habe gern untypische Studentinnen in meinen Kursen – solche, die nicht im Alter zwischen achtzehn und zwanzig sind –, und Merritt war so untypisch, wie es irgend geht: eine lesbische Autorin homosexueller Erotika kurz vor der Menopause, mit einer Tochter im Teenageralter, die sie mit ihrer Partnerin aufzog, mit der sie seit fast zwanzig Jahren zusammen war. Als ich sie zum ersten Mal traf, war ich dumm genug, um überrascht zu sein, als sie erzählte, dass ihre koreanischen Eltern christliche Fundamentalisten seien und sie eher mit gesellschaftlich konservativen Werten aufgewachsen sei. Was ihr offenes Leben als Lesbe, ihr Schreiben und ihre Teilnahme an meinem Seminar umso erstaunlicher machte.

Noch mit zweiundvierzig hatte Merritt nie erwogen, ihre Klitoris anzusehen. Ihr war nicht einmal die Möglichkeit in den Sinn gekommen, bis ich es wie immer in der ersten Seminarsitzung vorschlug. Nach der Stunde kam sie zu mir und sagte: »Ist es wirklich eine gute Idee, so jungen Mädchen vorzuschlagen, ihre Körper anzusehen? Was ist, wenn sie einfach … dichtmachen?«

»Das ist eine sehr gute Frage«, sagte ich. »Aber bisher habe ich nie von einer solchen Erfahrung gehört, und es ist ja auch keine Pflicht. Frauen, denen es mit größerer Wahrscheinlichkeit so gehen könnte, versuchen es vielleicht gar nicht erst. Trotzdem

empfehle ich es, vor allem Studentinnen, die Medizin oder Gesundheitswesen studieren wollen, aber jede kann absolut selbst entscheiden, ob sie gucken will oder nicht.«

Merritt tat es nicht.

Stattdessen ließ sie ihre Partnerin Carol einen Blick auf ihre Vulva werfen – was in gewisser Weise mutiger ist, als selbst zu gucken –, und sie sah sich die Vulva ihrer Partnerin an. Und sie sprachen darüber, was sie gesehen hatten, und darüber, dass sie sich vorher nie die Zeit genommen hatten, ihre sexuellen Körper bewusst zu betrachten und darüber zu reden. Und Merritt erfuhr etwas ganz Irres, von dem sie mir in der nächsten Woche erzählte:

»Carol hat mir erzählt, dass sie ihre Vulva schon einmal angesehen hatte! Sie war in den Achtzigern in einer feministischen Gruppe, und sie haben sich alle mit ihren Handspiegeln in einen Kreis gesetzt.«

»Wow«, sagte ich und meinte es auch.

Sie streckte die Hände vor sich aus, als wollte sie ihre Gefühle abwägen. »Ich weiß nicht, warum das für mich so viel schwieriger ist als für sie. Wenn es um Sex geht, habe ich immer das Gefühl, am Rand eines Abgrunds zu stehen und mit den Armen zu rudern.«

Die Ambivalenz, die Merritt empfand, ist absolut normal für eine Person, deren Herkunftsfamilie ihr beigebracht hat, dass Sex an einen bestimmten, vorgegebenen Platz im Leben gehöre und sonst nirgendwohin. Aber Merritt hatte noch andere Gründe dafür, und die haben etwas damit zu tun, wie ihr Gehirn verdrahtet ist. Darum geht es in Kapitel 2.

Lippen, groß und klein

Weibliche innere Labien (*Labia minora* oder »kleine Lippen«) sind manchmal gar nicht »innen«, sondern reichen über die äußeren Labien hinaus – manchmal verstecken sie sich aber auch in der Vulva, und man muss sie suchen. Die inneren Labien können eine einheitliche Farbe haben oder einen Farbverlauf aufweisen, der zu den Enden hin dunkler wird. Alles ist normal und gesund und schön. Kurz, lang, pink, beige, braun – alles normal.

Auch die äußeren Labien unterscheiden sich von Frau zu Frau. Manche sind dicht behaart, und der Haarwuchs setzt sich auf dem Oberschenkel und um den Anus herum fort, während andere kaum Haare haben. Einige Labien sind eher prall und füllig, während andere flach am Körper anliegen. Manche haben die gleiche Farbe wie die umliegende Haut, andere sind dunkler oder heller. Alle normal, alle schön.

Wie bei der Klitoris stimmt das gesellschaftlich geprägte Bild von den Labien nicht mit der biologischen Realität überein. Vulven in Softpornos können digital bearbeitet sein, um einem bestimmten Standard verborgener, »weggepackter« Labien mit einheitlicher Farbe zu entsprechen, sie sind auch weniger detailliert.[3] Das bedeutet, dass gängige Darstellungen von Vulven auf eine sehr geringe Bandbreite beschränkt sind. In Wirklichkeit gibt es aber eine große Vielfalt bei Genitalien – und fast keine der möglichen Varianten ist mit irgendeiner Erkrankung verknüpft. Aber die beschränkten Darstellungen von Frauenkörpern könnten verändern, was Frauen als eine »normale« Vulva wahrnehmen.[4]

Wenn Sie einen Blick auf die Vulva einer anderen Person werfen – was ich übrigens sehr empfehle, allerdings nur mit deren freudigem Einverständnis –, werden Sie bemerken, wie wirklich unterschiedlich alle sind. Nur selten finden Sie die sauber weggepackten Vulven, die man im *Playboy* sieht.

Solange Sie keine Schmerzen haben (und falls das so ist, fragen Sie bei Ihrem Arzt nach!), sind Ihre Genitalien perfekt so, wie sie sind.

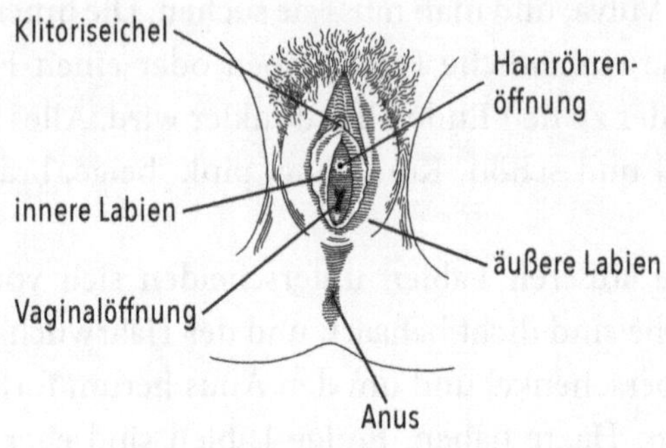

Ein Beispiel für eine Vulva

Wahrheiten rund ums Hymen

Vielleicht haben Sie ein Hymen, vielleicht nicht – ein dünnes Häutchen am unteren Rand Ihrer Vaginalöffnung. Ob Sie eines haben oder nicht, ich kann Ihnen garantieren, dass praktisch alles, was man Ihnen je über das Hymen beigebracht hat, falsch ist.[5]

Am dichtesten an der Wahrheit ist noch, dass das Hymen beim Geschlechtsverkehr Schmerzen verursachen kann, weil es die Dehnung nicht gewohnt ist – einer von vielen möglichen Gründen für Schmerzen bei der Penetration, aber bei Weitem nicht der häufigste. (Am häufigsten ist mangelnde Lubrikation.)

Aber das Hymen zerreißt nicht, um für immer zerrissen zu bleiben, wie eine Art Frischesiegel. Wenn ein Hymen reißt oder verletzt wird, *heilt* es. Und die Größe eines Hymens hat nichts damit zu tun, ob die Vagina penetriert wurde.[6] Außerdem blutet es normalerweise nicht. Blut bei der ersten Penetration ist eher auf Risse in der Vagina aufgrund von mangelnder Lubrikation zurückzuführen als auf eine Beschädigung des Hymens.

Wenn das Hymen regelmäßig gedehnt wird, ist die einzige Veränderung, dass es elastischer wird. Und mit der hormonellen Veränderung am Ende der Adoleszenz (etwa mit fünfundzwanzig) verkümmert das Hymen häufig und ist weniger sichtbar – wenn es überhaupt je sichtbar war.

Das Hymen ist ein weiteres Beispiel für die große Vielfalt der weiblichen Genitalien. Manche von uns werden ohne Hymen geboren. Bei anderen verschließt das Hymen die Vagina vollständig *(Hymenalatresie)*, manchmal gibt es viele kleine Löcher in einer sonst festen Membran *(Hymen cribriformis)*. Manche haben septale Hymen, was sich anfühlt, als würde sich ein Hautfaden über die Vaginalöffnung spannen. Manche Hymen sind strapazierfähig, andere sind fragil. Manche verschwinden während der Adoleszenz, andere sind noch nach der Menopause vorhanden.

Hymen sind so unterschiedlich, weil das Hymen, soweit die Wissenschaft herausgefunden hat, nicht durch die Evolution determiniert wurde. Es hat weder eine Fortpflanzungs- noch eine andere Funktion. Es ist ein Nebenprodukt, eine kleine Zugabe, die wie männliche Brustwarzen von der gewaltigen Maschine des evolutionären Selektionsdrucks übrig gelassen wurde. Sein Homologon ist der Samenhügel, eine Falte in der Wand der männlichen Harnröhre, wo diese durch die Prostata führt und mit den Samenleitern verbunden ist.

Das Hymen ist ein sehr gutes Beispiel dafür, wie Menschen Anatomie metaphorisieren. Es ist ein Organ ohne biologische Funktion, und trotzdem haben die westliche Kultur und Gesellschaft schon vor langer Zeit eine mächtige Geschichte über das Hymen erfunden.

In der Geschichte geht es nicht um Biologie, sondern darum, Frauen zu kontrollieren. Es wurde eine »Barriere« an der Vaginalöffnung gesehen und daraufhin beschlossen, dass dies ein Kennzeichen für »Jungfräulichkeit« sein musste (in biologischer Hinsicht eine unsinnige Vorstellung). Eine so merkwürdige Idee konnte nur in einer Gesellschaft erfunden werden, in der Frauen buchstäblich Besitz waren und ihre Vaginen ihr wertvollster Teil – gut bewachtes Terrain.

Obwohl das Hymen keine physische oder biologische Funktion erfüllt, haben viele Kulturen und Gesellschaften so tiefgreifende Mythen darüber erschaffen, dass man das Hymen sogar operativ »wiederherstellen« lassen kann, als wäre das medizinisch notwendig. (Wer bietet eigentlich eine OP an, um männliche Brustwarzen zu perfektionieren?)

Nur in einer Hinsicht kann das Hymen für die Gesundheit von Frauen von Bedeutung sein: Manche Frauen werden geschlagen oder sogar getötet, weil sie kein Hymen haben. Manchen Frauen wird gesagt, sie »können nicht vergewaltigt worden sein«, da ihr Hymen intakt sei. Für diese Frauen hat das Hymen Auswirkungen auf ihr körperliches Wohlbefinden. Nicht aufgrund ihrer Anatomie, sondern aufgrund der Dinge, die ihre jeweilige Gesellschaft über ihre Anatomie glaubt.

Ein Wort zu Wörtern

Noch etwas zu den Genitalien: Der Name für das ganze Paket ist *Vulva*. *Vagina* meint den inneren Fortpflanzungskanal, der zur Gebärmutter führt. Leute sagen oft *Vagina*, wenn sie die *Vulva* meinen, aber Sie wissen es jetzt besser. Und wenn Sie nackt vor einem Spiegel stehen und das typische Dreieck sehen? Das ist Ihr Venushügel oder -berg, der *Mons pubis*.

Verstanden?

Vagina = Fortpflanzungskanal
Vulva = äußere Genitalien
Venushügel = Bereich über dem Schambein, auf dem Haar wächst

Damit meine ich nicht, dass Sie jetzt ständig Leute korrigieren sollen, die die falschen Wörter benutzen, oder sich bei Aufführungen von *Die Vagina-Monologe* mit Schildern hinstellen, auf denen steht »Eigentlich muss es *Die Vulva-Monologe* heißen«. Aber Sie wissen jetzt, welche Wörter *Sie* benutzen sollten. Sie würden Ihr Gesicht oder Ihre Stirn ja auch nicht Hals nennen, oder? Also nennen wir die Vulva oder den Venushügel auch nicht »Vagina«. Lassen Sie uns die Welt zu einem besseren Ort für Vulven machen.

Von Sekreten und Ejakulaten

Vulven haben zu beiden Seiten der Vaginalöffnung eine Reihe Drüsen, die Bartholin-Drüsen, die bei sexueller Erregung ein Sekret absondern – vielleicht, um die Reibung bei der vaginalen Penetration zu reduzieren, vielleicht um einen Duft zu erzeugen, der den Gesundheitszustand und den Stand der Fruchtbarkeit signalisiert. So werden weibliche Genitalien »feucht«. Und wie sich herausstellt, werden männliche und weibliche Körper beide »feucht«. Das männliche Homologon, die Cowper-Drüsen direkt unter der Prostata, produziert das Präejakulat.

Warum sprechen wir davon, dass Penisse »hart« und Vaginen »feucht« werden, wo doch aus einer biologischen Perspektive männliche und weibliche Genitalien beide hart und feucht werden? Wieder ist es eine gesellschaftliche Prägung. Männliche »Härte« (Erektion) ist eine notwendige Voraussetzung für Verkehr, und »Feuchtigkeit« wird als Hinweis darauf gedeutet, dass ein Körper für den Verkehr »bereit« ist (auch wenn wir in Kapitel 6 sehen, wie falsch das sein kann). Da Geschlechtsverkehr als der Mittelpunkt des sexuellen Universums betrachtet wird, haben wir männliche Härte und weibliche Feuchtigkeit als die ultimativen Indikatoren für Erregung metaphorisiert. Aber genau wie unsere Anatomie besteht auch unsere Physiologie aus den gleichen Komponenten – Veränderungen der Durchblutung, genitale Sekretion usw. –, die nur unterschiedlich zusammengesetzt sind. Wir richten die Aufmerksamkeit bei Männern auf die Härte und bei Frauen auf die Feuchtigkeit, aber genauso gibt es männliche Feuchtigkeit und weibliche Härte.

Vulven haben auch Drüsen an der Harnröhrenöffnung (aus der wir pinkeln), die Skene-Drüsen. Sie sind das Homologon zur männlichen Prostata. Die Prostata hat zwei Aufgaben: Sie schwillt um die Harnröhre herum an, so dass es während sexueller Erregung schwierig bis unmöglich ist, zu urinieren, und sie produziert etwa die Hälfte der Flüssigkeit, in der sich die Samen fortbewegen. Anders gesagt, sie stellt das Ejakulat her. Die Skene-Drüsen schwellen ebenfalls um die Harnröhre herum an und machen es schwieriger zu urinieren, wenn man sehr erregt ist. Wenn Sie jemals versucht haben, direkt nach einem Orgasmus zu pinkeln, haben Sie das schon selbst erlebt – Sie müssen ein paar Mal tief durchatmen und Ihren Genitalien Zeit geben zu entspannen.

Manchmal produzieren die Skene-Drüsen ein Sekret, wahrscheinlich eine Quelle »weiblicher Ejakulation«. Weibliche Ejakulation – *Squirting* – hat in letzter Zeit viel Aufmerksamkeit bekommen, zum Teil weil mehr dazu geforscht wurde, zum Teil weil es in Pornos gezeigt wurde. Deshalb werde ich regelmäßig danach gefragt. Tatsächlich war ich einmal in einem Studentenwohnheim zu Besuch und habe anonyme Fragen aus einer Zettelbox beantwortet. Eine Studentin schrieb: »Wie kann ich Squirting lernen?«, und eine andere: »Wie kann ich das Squirting stoppen?«[7]

Unnötig zu sagen, dass unsere ganze Kultur, unsere Gesellschaft uns widersprüchliche Botschaften über unsere genitalen Sekrete oder das Fehlen derselben vermitteln. Einerseits wird

Ejakulation als etwas wesentlich Männliches betrachtet, und weibliche Genitalien, schon klar, schämen sich. Etwas so Entschiedenes und Nasses zu tun ist für einen weiblichen Körper also inakzeptabel. Andererseits kommt es vergleichsweise selten vor, und wegen der ständigen Suche nach Neuem, in Kombination mit dem einfachen Prinzip von Angebot und Nachfrage, wird die seltene Ware eines ejakulierenden weiblichen Körpers geschätzt und ins Schaufenster gelegt. Wenn Frauen auf kulturelle Botschaften achten, sind sie also verständlicherweise verwirrt.

Die biologische Botschaft ist simpel: Weibliche Ejakulation, wie männliche Brustwarzen und das Hymen, ist ein Nebenprodukt. Egal, wie viel Wind die Gesellschaft darum macht, Menschen sind einfach verschieden. Ich kenne eine Frau, die in ihrem Leben niemals ejakulierte, bis kurz vor der Menopause mit einem neuen Partner. Plötzlich ejakulierte sie bei jedem Orgasmus eine Vierteltasse Flüssigkeit. War es der neue Partner? War es die hormonelle Veränderung der Wechseljahre? Keins von beidem? Ich habe keine Ahnung. Einige Forschungen haben herausgefunden, dass die Zahl der Körperöffnungen der Skene-Drüsen (das heißt, die Zahl der Öffnungen, die aus den Skene-Drüsen hinausgehen) voraussagt, ob jemand ejakuliert.[8] Erhöht das Vorhandensein von mehr Öffnungen die Wahrscheinlichkeit der Ejakulation? Führt Ejakulation zur Entwicklung von mehr Öffnungen? Wiederum keine Ahnung.

Aber das führt mich zu einem wichtigen Punkt: Genitalien werden manchmal feucht, und sie haben einen Duft. Einen Geruch. Ein reichhaltiges, erdiges Bouquet, das an Gras und Ambra erinnert, mit einem Hauch von holzigem Moschus. Genitalien können aromatisch und manchmal auch klebrig sein. Ellen Støkken Dahl und Nina Brochmann, Autorinnen von *Viva la Vagina!*, des Buches über weibliche Sexualität, haben den Ausdruck »Discomaus« eingeführt, um die Vulva nach einem langen, schweißtreibenden Tag zu beschreiben. Die genitalen Sekrete sind in den verschiedenen Phasen Ihres Menstruationszyklus wahrscheinlich unterschiedlich, und sie variieren mit dem Alter und mit der Ernährung – Frauen verändern sich.

Wenn Sie den Geruch oder das Gefühl der Feuchtigkeit nicht wunderschön und berückend finden, ist das nicht weiter verwunderlich, wenn man bedenkt, wie wir Menschen beibringen, ihre Genitalien wahrzunehmen. Aber es ist nur angelernt, wie Sie Ihre Genitalien und deren Sekrete wahrnehmen, und Ihren Körper zu lieben, wie er ist, wird Ihnen intensivere Erregung und größere, bessere Orgasmen schenken. Mehr darüber in Kapitel 5.

Zwitter-Teile

Die Genitalien von Intersexuellen[9], die bei der Geburt nicht eindeutig männlich oder weiblich sind, bestehen ebenfalls aus den gleichen Teilen, die irgendwo zwischen der männlichen und der weiblichen Standardkonfiguration zusammengesetzt sind. Die Penisgröße, die Position der Harnröhrenöffnung und die Spalte des labioskrotalen Gewebes, alles liegt irgendwo dazwischen.

Homologie kann ziemlich gut erklären, wie sich Intersexgenitalien entwickeln. Bei Menschen, deren Genitalien »irgendwo dazwischen« sind, gab es eine leichte Variation im extrem komplexen Ablauf der biochemischen Ereignisse, die an der Entwicklung des Fötus beteiligt sind. Solche leichten Variationen führen zu leicht veränderten Genitalien bei einem von sechs Neugeborenen.[10] Es ist alles in Ordnung mit diesen Genitalien, genau wie bei einer Person, deren Labien einzigartig groß oder klein sind.[11] Es sind immer noch die gleichen Teile, die in anderer Weise zusammengesetzt sind. Die männliche Harnröhrenöffnung kann zum Beispiel irgendwo an der Spitze des Penis sitzen, selten befindet sie sich am Penisschaft, aber auch das ist okay, solange es das Urinieren nicht erschwert oder zu Entzündungen führt (und das tut es meistens nicht). Solange die Genitalien keinen Schmerz verursachen und nicht anfällig für Infektionen oder andere gesundheitliche Probleme sind, sind sie gesund und brauchen keinerlei medizinische Behandlung. Wie gesagt: Wir sind alle aus den gleichen Teilen gemacht, sie sind nur anders zusammengesetzt.

Deshalb muss ich Ihre Genitalien nicht sehen, um Ihnen zu sagen, dass sie normal und gesund sind. Sie haben genau die gleichen Teile, zusammengesetzt auf ihre eigene einzigartige Art.

Wie viele Sexualpädagogen zeige ich Bilder verschiedener Vulven in der Präsentation für meinen Anatomievortrag.

Wo finde ich diese Fotos? Natürlich im Internet.

Das einzige Problem ist, auch wirklich verschiedene zu haben – meist finde ich Bilder von jungen, dünnen, weißen und komplett rasierten Vulven. Ich muss sehr genau suchen, um gute, sexpositive Bilder von älteren Vulven, Vulven von People of Color und von Menschen mit unterschiedlichen Körperformen, chirurgisch gestalteten Vulven und Vulven mit ihrem gesamten Schamhaar zu finden.

Eines Tages saß ich auf einer rege besuchten Comic-Convention herum und sprach mit Camilla über dieses Problem. Wie ich ist sie ein bisschen nerdig und war früher im College Tutorin für Sexualpädagogik, aber im Unterschied zu mir hat sie einen Abschluss in Gender Studies und Bildender Kunst, ist Afroamerikanerin und arbeitet als Illustratorin – alles Gründe, weshalb sie mein kleines Problem gut verstehen konnte.

»Echt jetzt, Emily?«, sagte sie. »Du googelst so was wie ›schwarze Vulva‹? Bei der Arbeit?«

Entschuldigend zuckte ich mit den Schultern. »Wurst, Gesetze und Vorträge über Sexualerziehung. Du willst nicht wissen, wie sie gemacht werden.«

Und Camilla sagte: »Lass mich raten: Du findest nur pornomäßige Bilder, keine künstlerischen oder solche, die feministischen Standards entsprechen oder ein positives Körperbild vermitteln?«

»Pornographie und medizinische graphische Darstellungen«, sagte ich. »Ich habe es mit ›feministische farbige Vulva‹ versucht, bekam aber nur Stickprojekte bei Pinterest und Etsy.«

Camilla lachte, sagte aber: »Stell dir vor, du bist eine junge Frau und willst wissen, wie eine normale, gesunde Vulva aussieht. Wenn du weiß bist, ist alles klar, Tumblr ist voll davon. Aber als Schwarze oder Asiatin oder Latina, was gibt es? Porno und medizinische Graphiken. Was sagt dir das?«

»Ich kann ja kaum hingehen und sagen: ›Liebe farbige Frauen, postet mehr Bilder eurer Vulven im Internet, damit andere Frauen wissen, dass sie normal sind‹«, gab ich zurück.

»Nein«, sagte Camilla. »Aber die Bilder, die wir sehen – oder nicht sehen –, sind wichtig. Kennst du diese Escher Girls?«

»Nein. Was ist ein Escher Girl?«

»Es sind weibliche Comic-Charaktere mit so flachen Bäuchen, dass es für innere Organe keinen Platz gibt, und so unmöglich verdrehten Wirbelsäulen, dass man beide Titten und beide Pobacken gleichzeitig sieht. Ihre Körperhaltungen sind anatomisch so absurd, dass sie nach einem Künstler benannt wurden, der für seine unmöglichen Illusionen bekannt war.«

»Klingt wie die schlechten Pornos, die ich gesehen habe«, sagte ich.

»Stimmt«, sagte Camilla. »Hab ich auch als Teenager gesehen. Es war fast, als hätten sie alles darüber gesagt, wie eine Frau zu sein hatte, und weil es nicht das war, was Frausein für mich bedeutete, beschloss ich, dass ich in erster Linie Geek war. Nicht Frau, nicht schwarz, sondern Geek. Gamerin. Es hat lange gedauert, auch die anderen Teile meiner Identität zu integrieren, weil ich nicht sehen konnte, wie alles zusammenpassen sollte. Man sagt uns, was geht, was zusammenpasst, was dazugehört und was nicht dazugehört. Und wir versuchen ja alle nur, irgendwie dazuzugehören.«

Diese Aussage war für mich ein Geschenk. Wenn ich meine Vorträge schreibe, komme ich immer wieder auf diese Idee zurück. Ich verbringe Stunden damit, im Internet nach sexpositiven Bildern einer großen Vielfalt von Vulven zu suchen, denn meine Studentinnen sind unterschiedlich – jede ist anders –, und sie sollen wissen, dass ihre Körper normal sind und dass sie in meinem Seminar dazugehören.

Warum es wichtig ist

Warum wohl ist die anscheinend simple Tatsache, dass alle menschlichen Genitalien aus den gleichen Teilen geschaffen und nur anders zusammengesetzt sind, das Wichtigste, was Sie je über die menschliche Sexualität lernen werden?

Zwei Gründe:

Erstens: weil es bedeutet, dass Ihre Genitalien normal sind – und nicht nur normal, sondern atemberaubend und attraktiv und appetitlich und bildschön und begehrenswert und das ganze Alphabet runter bis »zauberhaft« – egal, wie sie aussehen. Sie sind einzigartig bei Ihnen. Die gesamte Vielfalt ist normal. Schön. Perfekt.

Und zweitens: weil dies für absolut jede Facette des menschlichen sexuellen Ausdrucks gilt. Wie wir in den folgenden Kapiteln sehen werden, bestehen auch die sexuelle Physiologie und Psychologie und unser Begehren, von der einfachen genitalen Reaktion bis hin zu Fetisch-Spanking, aus den gleichen Teilen und sind nur in unterschiedlicher Weise zusammengesetzt.

Wenn wir diese simple, tiefgreifende Idee akzeptieren – die gleichen Teile in unterschiedlicher Weise zusammengesetzt –, beantwortet das eine ständig gestellte Frage: Ist die Sexualität von Männern und Frauen gleich oder unterschiedlich?

Antwort: Ja.

Sie besteht aus den gleichen Teilen und ist unterschiedlich zusammengesetzt.

Obwohl wir deutliche Gruppenunterschiede wahrnehmen, wenn wir die Gesamtheit der männlichen und weiblichen Körper betrachten, gibt es mindestens ebenso große Abweichungen innerhalb dieser Gruppen wie zwischen ihnen.

Ich kann das mit einem Beispiel aus einem anderen Bereich verdeutlichen. Die durchschnittliche Größe erwachsener Frauen ist 1,62 Meter, die erwachsener Männer 1,77 Meter. Der Unterschied zwischen den Mittelwerten beider Gruppen beträgt 15 Zentimeter. Aber die Körpergröße variiert viel stärker innerhalb der Gruppen. Wenn man die Körpergröße von tausend zufällig ausgewählten Personen misst – fünfhundert Männer und fünfhundert Frauen –, wird man feststellen, dass fast alle Frauen zwischen 1,52 Meter und 1,72 Meter groß sind, innerhalb der Gruppe ergibt das einen Größenunterschied von 20 Zentimetern. Fast alle Männer sind zwischen 1,62 Meter und 1,92 Meter groß, es gibt also einen Unterschied von 30 Zentimetern. Beachten Sie also drei Dinge: Es gibt eine größere Differenz innerhalb jeder Gruppe (20 bis 30 Zentimeter) als zwischen beiden Gruppen (15 Zentimeter). Zwischen beiden Gruppen gibt es eine Überschneidung von 10 Zentimetern. Ein- bis zweihundert Personen von diesen tausend liegen noch außerhalb dieser Spanne.[12]

Das gilt auch für Sex. Innerhalb jeder Gruppe finden wir eine breite Vielfalt – und ich meine das nicht nur in Bezug auf die Anatomie. Ich meine es in Bezug auf sexuelle Orientierung, sexuelle Vorlieben, Geschlechtsidentität und -ausdruck und – Thema des restlichen Buchs – die sexuelle Funktion: Erregung, Verlangen, Lust und Orgasmus. Wir finden auch eine Überschneidung zwischen beiden Gruppen, und wir finden Menschen, die sich extrem vom »Durchschnitt« unterscheiden, auch wenn sie absolut normal und gesund sind.

Manche Autoren argumentieren, dass die Unterschiede zwischen Männern und Frauen wichtiger seien als die Ähnlichkeiten. Andere behaupten, dass die Ähnlichkeiten wichtiger seien als die Unterschiede. Meiner Ansicht nach ist das Wichtigste die Homologie: die gleichen Teile, unterschiedlich zusammengesetzt.

Vielfalt könnte das einzige wirklich allgemeingültige Merkmal der menschlichen Sexualität sein. Von unseren Körpern bis zu unserem Verlangen und Verhalten gibt es so viele »Sexualitäten«, wie Menschen auf der Erde leben. Jede(r) ist anders.

So in etwa sieht ein Gespräch aus, wenn du Sexualpädagogin bist und mit Freundinnen etwas trinken gehst:

Laurie: »Ich kenne eine Frau, die hat gesagt, wenn sie jemals Kinder bekommt, geht sie direkt nach der Geburt zum Schönheitschirurgen, weil sie glaubt, dass ihr Intimbereich hinterher nicht mehr gut aussieht.«

Camilla: »Hast du ihr gesagt, dass die kosmetische medizinische Industrie einen Haufen Geld ausgegeben hat, damit sie ihren Körper so wahrnimmt, um Profit aus ihrer unnötigen Selbstkritik zu schlagen, trotz der Tatsache, dass es keinen unvoreingenommenen Beweis gibt, dass es die sexuelle Aktivität verbessert?«[13]

Laurie: »Nein, ich habe ihr gesagt, falls sie Kinder bekommt, ist ihr Partner danach so froh, wenn er ihren Intimbereich überhaupt noch mal zu Gesicht bekommt, dass es völlig gleichgültig ist, wie er aussieht.«

Emily: »Lass uns ein Ritual erfinden, mit dem Frauen die Veränderung ihres Körpers nach der Geburt feiern. Es ist doch nicht nur das Aussehen, das sich verändert, es ist die Bedeutung deines Körpers, für dich und die Welt.«

Laurie war die einzige Mutter in der Runde, und sie war die Einzige, die mich nicht ansah, als hätte ich Drogen genommen. Sie sagte: »Ich will unbedingt so ein Ritual. Damit es einfacher wird, in einem Körper zu leben, der sich anfühlt wie ein Ballon, aus dem die Luft rausgelassen wurde.«

»Aber du bist wunderschön!«, sagten alle sofort.

Die Komplimente über Lauries unbestreitbare Schönheit flossen schneller als der Wein, aber ein paar Tage später sagte Laurie, dass sie genau das Gegenteil brauchte.

»Ich muss von jemandem hören, dass ich ruhig traurig darüber sein darf, dass mein Körper nie wieder so sein wird, wie er war. Ich habe mir solche Mühe gegeben zu lernen, meinen Körper zu lieben, und jetzt muss ich von vorn anfangen und diesen neuen Körper lieben lernen.«

Also sagte ich: »Du darfst ruhig traurig darüber sein, dass dein Körper sich für immer verändert hat.«

Laurie brach in Tränen aus – was sie in letzter Zeit häufig tat. Plötzliche kleine leise Stürme, die sie immer dann überkommen, wenn sie selbst die Zuneigung und Aufmerksamkeit erfährt, mit denen sie sonst andere überschüttet.

»Eigentlich sollte mir egal sein, ob ich meinen Körper mag oder nicht«, schniefte sie. »Das hat sich wirklich verändert, nachdem ich Trev bekommen habe. Ich sollte mir Gedanken machen, ob er tut, was er soll.«

Mit »was er soll« meint Laurie die Entbindung – supercool zu Hause in der Badewanne hockend –, über ein Jahr zu stillen und fast drei Jahre lang nie mehr als vier Stunden am Stück zu schlafen. Die Aussage »Trevor ist ein schlechter Schläfer« erklärt nicht einmal ansatzweise die dunklen Ringe unter Lauries Augen. Lauries Körper ist unglaublich.

Aber für sie fühlt er sich nicht so an.

Der Gedanke »die gleichen Teile, unterschiedlich zusammengesetzt« trifft genauso auf die Art und Weise zu, in der der Körper einer Frau sich im Laufe ihres Lebens verändert, wie auf die Art und Weise, in der die Genitalien der Menschen untereinander variieren. Und genau wie alle Genitalien normal und schön sind, sind auch alle Frauenkörper normal und schön.

Aber meistens wird das Frauen nicht so vermittelt. Meistens wird uns vermittelt, dass unsere Körper eine bestimmte Form haben sollten – sonst stimmt etwas nicht *mit uns. Darüber – und wie man es überwindet – spreche ich in Kapitel 5.*

Ändern Sie Ihre Sichtweise[14]

Einfach zu sagen »Ihre Genitalien sind perfekt und schön« wird nichts verändern, falls Sie sich mit Ihren Genitalien unwohl fühlen, das ist mir schon klar. Aber falls es Ihnen schwerfällt, die Schönheit Ihrer einzigartigen und gesunden Genitalien wahrzunehmen, möchte ich, dass Sie zwei Dinge tun:

1. Nehmen Sie einen Handspiegel und betrachten Sie Ihre Vulva, wie oben im Kapitel beschrieben. (Manchmal verwenden Personen die Selbstporträt-Funktion ihrer Handykamera. Das funktioniert auch!) Merken Sie sich dabei alles, was Sie von dem, was Sie sehen, *mögen*. Schreiben Sie es auf. Sie werden feststellen, dass Ihr Gehirn auflisten möchte, was Sie nicht mögen, aber schreiben Sie das nicht mit auf die Liste. Wiederholen Sie das jede Woche. Oder zweimal die Woche. Oder öfter. Jedes Mal wird Ihnen das, was Sie mögen, etwas mehr ins Auge springen, und das störende Hintergrundrauschen wird leiser werden. Sie könnten auch jemand anderem erzählen, was Sie sehen und was Sie mögen. Und besser noch: Erzählen Sie es jemandem, der diese Übung auch gemacht hat!

Diese Aktivität wird als »kognitive Dissonanz« bezeichnet, weil sie uns zwingt, uns der guten Dinge bewusst zu werden, obwohl wir dazu neigen, »negative« Dinge wahrzunehmen. Probieren Sie es aus.

2. Bitten Sie Ihren Partner/Ihre Partnerin, wenn Sie jemanden haben, Ihre Vulva anzusehen. Machen Sie das Licht an, ziehen Sie sich aus, legen Sie sich auf den Rücken und lassen Sie sie gucken. Bitten Sie sie, Ihnen zu sagen, was sie

sehen, wie sie es finden, was für Erinnerungen sie an Ihre Vulva haben. Lassen Sie Ihren Partner/Ihre Partnerin wissen, was Ihnen Sorgen gemacht hat, und bitten Sie sie um Hilfe, damit Sie selbst auch sehen können, was sie sehen. Hören Sie zu, was sie sagen – hören Sie mit dem Herzen zu, ohne Angst.

Eine bessere Metapher

Am Anfang dieses Kapitels haben wir darüber reflektiert, wie wir Anatomie metaphorisieren, indem wir aus zufälligen biologischen Vorgängen Bedeutungen erschaffen, die schließlich dazu führen, dass wir uns in unseren Körpern unbehaglich fühlen. Um all das rückgängig zu machen, benutze ich gern eine andere Metapher: einen Garten. Erinnern Sie sich an den Apfelbaum aus der Einleitung? Nun, die Gartenmetapher erlaubt uns, urteilsfrei darüber nachzudenken, in welcher Form die sexuelle Hardware, mit der wir geboren wurden (unsere Körper und Gehirne), und die Familien, Gesellschaften und Kulturen, in die wir hineingeboren wurden, interagieren, um das individuelle sexuelle Selbst entstehen zu lassen, das wir als Erwachsene entwickeln.

Das geht so: Am Tag, an dem Sie geboren werden, bekommen Sie eine kleine Parzelle guten und fruchtbaren Boden, ein kleines bisschen anders als die Parzellen der anderen. Und sofort fangen Ihre Familie, Ihre gesellschaftliche Umgebung und Ihre Kultur an, Dinge zu pflanzen und den Garten für Sie zu bestellen, bis Sie alt genug sind, sich selbst darum zu kümmern. Sie pflanzen Sprache und Haltungen und Wissen über Liebe und Sicherheit und Körper und Lust. Und sie bringen Ihnen bei, Ihren Garten zu bestellen, denn beim Übergang von der Adoleszenz zum Erwachsensein müssen Sie die volle Verantwortung für seine Pflege übernehmen.

Sie haben sich nichts davon ausgesucht. Weder die Parzelle noch die ausgebrachte Saat noch die Art und Weise, wie der Garten in Ihren ersten Lebensjahren bestellt wurde.

Sobald Sie die Adoleszenz erreichen, fangen Sie an, sich selbst um den Garten zu kümmern. Und vielleicht stellen Sie fest, dass Ihre Familie und Ihre Gesellschaft ein paar schöne, gesunde Dinge gepflanzt haben, die in einem gut gepflegten Garten gedeihen. Und Sie bemerken vielleicht Dinge, die Sie ändern wollen. Vielleicht sind die Strategien, die man Ihnen gezeigt hat, um den Garten zu kultivieren, ineffizient, also müssen Sie andere Formen der Gartenpflege finden, damit er gedeiht (die finden Sie in Kapitel 3). Vielleicht sind die ausgesäten Samen nicht von der Art, die in Ihrem speziellen Garten gedeihen können, also müssen Sie etwas finden, das besser passt (in Kapitel 4 und 5).

Manche von uns sind glücklich mit dem Boden und der Bepflanzung. Sie haben gesunde und gedeihende Gärten von den ersten bewussten Momenten an. Und manche von uns haben das Pech, dass ziemlich toxischer Mist in ihren Gärten wächst. Sie haben die Aufgabe, den ganzen Schrott mit der Wurzel auszureißen und stattdessen etwas Gesünderes zu pflanzen, das sie sich selbst aussuchen.

Ihr physischer Körper – einschließlich Ihrer Genitalien – ist ein Teil der elementaren Hardware Ihrer Sexualität, der Parzelle. Ihr Gehirn und Ihre Umwelt sind der Rest davon, und darum geht es in den Kapiteln 2 und 3.

Olivia nutzte ihre Vorstellung über ihre Hormone, ihre »männlichen« Genitalien und ihr ausgeprägtes sexuelles Interesse als einen Schild gegen die durch ihre Umgebung geprägte Kritik, wonach sie … nun, alles Mögliche war, für das sie sich »schämen« sollte. Eine Schlampe. Eine Nymphomanin. Eine, die »Aufmerksamkeit erregen will«, »einen Mann kriegen« oder mit ihrem Körper »Leute manipulieren«. Nichts davon stimmte, war ihr aber an verschiedenen Punkten ihres Lebens an den Kopf geworfen worden. Die Welt hatte Olivia davon überzeugen wollen, dass ihre Sexualität vergiftet war, gefährlich für sie und die Menschen in ihrer Nähe.

Sie hat hart gegen diese Botschaften gekämpft, um ihr sexuelles Wohlbefinden zu verteidigen. Der Schutzschild »Es sind meine Hormone, also ist es normal« war ein wichtiger Teil dieser Verteidigung.

Aber sobald sie die Vorstellung von »den gleichen Teilen, unterschiedlich zusammengesetzt« verinnerlicht hatte, brauchte sie diesen Schutzschild nicht mehr. Sie begriff, dass der Schild sie eigentlich von anderen Menschen abschnitt, während »die gleichen Teile« sie aktiv mit anderen Menschen verband *– damit war sie nicht anders oder getrennt von ihnen. Sie war ihnen gleich – einzigartig, aber trotzdem mit ihnen im großen Ganzen der menschlichen Sexualität verbunden.*

Genau das kann Wissenschaft für uns tun, wenn wir sie lassen. Sie bietet uns eine Möglichkeit, unsere Abwehrhaltung aufzugeben und zu erleben, wie wir alle miteinander verbunden sind.

Ich weiß mit absoluter Sicherheit, dass Olivia sich nicht von Geburt an mit ihren Genitalien oder ihrer Sexualität unbehaglich fühlte, und das haben auch Sie nicht getan. Als Sie zur Welt kamen, waren Sie zutiefst und vollauf mit jedem einzelnen Teil

Ihres Körpers zufrieden (und neugierig darauf). Aber Jahrzehnte sexnegativer Kultur haben das Unkraut der Unzufriedenheit wuchern lassen. In den Kapiteln 3 und 4 wird genau erklärt, wie das Ihr sexuelles Wohlbefinden beeinträchtigen kann, und in Kapitel 5 wird beschrieben, wie Sie diesen Prozess rückgängig machen und wieder ganz in Ihrem Körper leben können; wie Sie zu dem Zustand zurückkehren, in dem Sie geboren wurden, einem Zustand erfüllt von tiefer, warmer Zuneigung für und Neugier auf Ihren eigenen Körper.

Aber bevor wir dorthin gelangen, lassen Sie uns im nächsten Kapitel über Ihr wichtigstes Sexorgan sprechen, und dass es ebenfalls aus den gleichen Teilen besteht wie bei allen anderen Menschen und auf einzigartige Art und Weise zusammengesetzt ist.

Damit meine ich natürlich das Gehirn.

Noch einmal kurz zusammengefasst:

- Die Genitalien jedes Menschen sind aus den gleichen Teilen gemacht, auf unterschiedliche Weise zusammengesetzt. Jede(r) ist anders.
- Leiden Sie unter Schmerzen? Wenn ja, dann sprechen Sie mit einem Arzt. Wenn nicht, sind Ihre Genitalien normal und gesund und schön und perfekt, wie sie sind.
- Genitalien, die Sie in Softpornos sehen, können digital verändert worden sein, um »weggepackter« auszusehen. Fallen Sie nicht darauf herein, nicht alle Vulven sehen so aus.
- Holen Sie einen Spiegel (oder nehmen Sie die Kamera Ihres Smartphones) und sehen Sie sich Ihre Klitoris an. Zu wissen, wo die Klitoris sich befindet, ist wichtig, aber zu wissen, wo *Ihre* Klitoris sich befindet, ist *Macht*.

2. Das Duale Kontrollmodell: Ihre sexuelle Persönlichkeit

Schon vor der Geburt ihres Sohnes Trev war Laurie eigentlich nicht mehr scharf auf Sex mit ihrem Mann Johnny – ich meine richtig scharf. *Zuerst dachte sie, es sei wegen der Schwangerschaft. Dann hielt sie es für ein Wochenbettding.*

Dann dachte sie, sie sei einfach müde.

Oder depressiv.

Dass sie vielleicht ihren Mann nicht wirklich liebte.

Oder irgendetwas nicht mit ihr stimme.

Oder dass Menschen einfach nicht dafür gemacht seien, ihre erotische Verbindung zu bewahren, nachdem sie sich monatelang gegenseitig Babykotze von den Klamotten gewischt hatten.

Es war immer fantastisch gewesen. Bis sie schwanger geworden war, war ihr Sexleben so, wie man es aus Liebesromanen kennt – heiß, geil, leidenschaftlich, süß, liebevoll und gerade schräg genug, dass sie an etwas Verruchtes denken konnten, wenn sie sich zu Thanksgiving über dem Esstisch seiner Eltern in die Augen sahen.

Vielleicht hatten sie die Menge Sex, die ihnen zustand, aufgebraucht. Vielleicht mussten sie für den Rest ihres Lebens ohne auskommen.

Trotzdem haben sie es versucht. Sie kauften Sexspielzeug und

Massageöl. Sie probierten es mit Rollenspielen, nahmen sich auf Video auf, fesselten sie, fesselten ihn, benutzten aromatisiertes Gleitmittel … und manchmal funktionierten diese neuen Möglichkeiten.

Aber meistens nicht. Meistens fühlte Laurie sich am Ende traurig und einsam, weil sie Johnny so sehr liebte, dass es wehtat, es aber trotzdem nicht hinbekam, ihn zu begehren, nicht einmal mit all den Neuheiten und Abenteuern, die ihnen in der Welt der Technologie, Fantasie und Toleranz des 21. Jahrhunderts zur Verfügung standen.

Ein positiver Nebeneffekt der ganzen Sache war, dass Laurie feststellte, mit einem Vibrator in etwa fünf Minuten zum Höhepunkt kommen und danach leichter einschlafen zu können. Also ging sie früh ins Bett und vibrierte sich in den Schlaf. Aber sie verheimlichte es vor Johnny, denn es würde ihn sicher nicht glücklich machen, dass sie allein Orgasmen hatte, mit ihm aber nicht. Sie begriff nicht, warum sie überhaupt Interesse daran hatte, allein einen Orgasmus zu haben, wo doch kaum etwas sie dazu bringen konnte, Sex mit ihrem Mann zu wollen.

Sie war verwirrt und fühlte sich gaga und festgefahren, als sie mit mir darüber sprach.

Ihre Wahrnehmung der Situation – und ihre Hoffnungslosigkeit – veränderte sich völlig, als sie erfuhr, was in diesem Kapitel vorkommt: Ihr sexuelles Gehirn hat ein »Gaspedal«, das auf sexuelle Stimulierung reagiert, aber es hat auch »Bremsen«, die auf alle guten Gründe reagieren, gerade jetzt nicht angeturnt zu sein.

Stellen Sie sich vor, es ist 1964 und Sie arbeiten im Labor der bahnbrechenden Sexforscher William Masters und Virginia Johnson an der Washington University in St. Louis. Sie sind die Speerspitze der Wissenschaft, arbeiten daran, etwas zu verstehen, was nie zuvor untersucht wurde, und verbringen sehr viel Zeit damit, Suchanzeigen in der lokalen Zeitung aufzugeben. Sie suchen Leute, ganz normale Leute, die nicht nur bereit, sondern auch in der Lage sind, in einem Labor einen Orgasmus zu haben, während sie an Maschinen angeschlossen sind, die Herzfrequenz, Blutdruck, Durchblutung und genitale Reaktion messen, und Sie und das Team von Wissenschaftlern im gleichen Raum dabei zusehen.

Wenn eine Frau auf die Anzeige antwortet, laden Sie sie ins Labor ein, wo Sie detailliert ihre medizinische und sexuelle Vorgeschichte aufnehmen. Sie führen eine körperliche Untersuchung durch, um mögliche gesundheitliche Probleme festzustellen, und zeigen ihr die Versuchsräume und die Geräte. Bei ihrem nächsten Besuch übt sie, Orgasmen in einem Versuchsraum zu haben, zuerst allein, dann mit dem Forschungsteam im selben Raum.

Nun wird sie beobachtet, vermessen und ausgewertet, während sie sich mit den Geräten der Forschungseinrichtung bis zum Orgasmus stimuliert. Für die Wissenschaft.

Folgendes werden Sie beobachten:[15]

Erregungsphase. Zu Beginn der Stimulierung steigen Pulsfrequenz, Blutdruck und Atemfrequenz. Die inneren Labien und die Klitoris werden dunkler und schwellen an, wodurch sich die äußeren Labien öffnen. Die Vaginalwände werden feucht und länger. Die Brüste schwellen an und ihre Brustwarzen richten sich auf. Zu einem späteren Zeitpunkt der Erregung könnte die Probandin schwitzen.

Plateauphase. An der Vaginalöffnung beginnt die Lubrikation aus den Bartholin-Drüsen. Die Brüste schwellen weiter an, so sehr, dass die Brustwarzen sich scheinbar in die Brust zurückziehen. Die Probandin hat vielleicht einen *sex flush,* eine Rötung des Brustkorbs. Inzwischen haben die inneren Labien ihre Größe im Vergleich zum Ruhezustand verdoppelt. Die inneren Bereiche der Klitoris heben sich und ziehen den äußeren Teil nach innen und oben, so dass er sich von der Körperoberfläche zurückzieht. Die Vagina selbst dehnt sich tief im Körper weit und offen wie ein »Zelt« um den Gebärmutterhals. Die Probandin spürt eine unwillkürliche Muskelkontraktion, die man Myotonie nennt, einschließlich des Karpopedalspasmus (der Kontraktion von Muskeln in Händen und Füßen). Sie könnte keuchen oder den Atem anhalten, da Zwerchfell und Beckenboden gleichzeitig kontrahieren.

Orgasmus. Alle Schließmuskeln des Beckenbodens – von Harnröhre, Vagina und Anus – kontrahieren gleichzeitig. Die Probandin atmet schnell, ihr Puls geht schnell, und der Blutdruck ist gestiegen. Ihr Becken könnte sich wiegen, verschiedene Muskelgruppen könnten sich unwillkürlich anspannen. Sie erlebt das plötzliche Lösen der Spannung, die sich in den Muskeln ihres Körpers aufgebaut hat.

Rückbildungsphase. Brüste schwellen ab, Klitoris und Labien schwellen ab, Pulsfrequenz, Atemfrequenz und Blutdruck kehren zum Ausgangswert zurück.

Dieses Vier-Stufen-Modell wurde für Sexualtherapeuten, -pädagogen und -forscher schnell zum Fundament für das Verständnis der menschlichen sexuellen Reaktion. Als erste wissenschaftliche Beschreibung der Physiologie der sexuellen Reaktion sollte es als Basis für die Definition von sexueller Gesundheit und sexuellen Problemen dienen.

Stellen Sie sich jetzt vor, Sie sind eine Sexualtherapeutin in den Siebzigern und nutzen das Vier-Stufen-Modell, um Patienten mit sexueller Dysfunktion zu verstehen und zu behandeln. Einigen können Sie helfen. Patienten mit Anorgasmie (fehlendem Orgasmus) können lernen, einen Orgasmus zu haben, solche mit vorzeitiger Ejakulation können lernen, ihren Orgasmus zu kontrollieren, solche mit Vaginismus (Vaginalkrämpfen) können lernen, diese Muskeln zu entspannen. Aber trotzdem spricht eine Gruppe von Patienten einfach nicht auf die Therapie an, die auf dem Vier-Stufen-Modell beruht.

Genau so erging es der Psychotherapeutin Helen Singer Kaplan. Als sie überprüfte, bei welchen Fällen die Behandlung fehlschlug, stellte sie fest, dass es die schlechtesten Ergebnisse bei Patienten gab, die kaum Interesse an Sex hatten. Kaplan begriff, dass im Vier-Stufen-Modell etwas Wichtiges fehlte: das Verlangen. Das Konzept von sexuellem Verlangen war in der vorherrschenden Theorie zur menschlichen sexuellen Reaktion einfach nicht vorhanden.

Im Nachhinein scheint das ein eklatanter Fehler zu sein, aber es musste ja fehlen: Menschen, die in ein Labor kommen, um für die Wissenschaft zu masturbieren, müssen Sex nicht *wollen*, bevor sie anfangen. Sie müssen sich nur für ein Experiment erregen.

Also holte Kaplan das Vier-Stufen-Modell aus dem Labor und passte es an die gelebte Erfahrung ihrer Patienten an. Ihr Drei-Phasen-Modell des sexuellen Reaktionszyklus beginnt mit dem Verlangen, das sie als »Interesse an« oder »Lust auf« begreift, fast wie Hunger oder Durst.[16] Die zweite Phase ist Erregung – Erregungs- und Plateauphase werden also in einer Phase zusammenfasst –, und die dritte Phase ist Orgasmus.

Jahrzehntelang diente Kaplans Drei-Phasen-Modell der sexuellen Reaktion als Grundlage für die Diagnosekriterien im Handbuch der American Psychiatric Association *(Diagnostic and Statistical Manual).* Man konnte normales oder problematisches Verlangen haben, normale oder problematische Erregung und einen normalen oder problematischen Orgasmus. Für manche dieser Diagnosen gibt es inzwischen effektive Behandlungsmethoden, darunter kognitive Verhaltenstherapie, Achtsamkeits-, sensomotorische Therapien und Medikamente.

Und jetzt Schnellvorlauf um zwei weitere Jahrzehnte. Heutzutage sind geringes Verlangen und eine Diskrepanz des Verlangens die häufigsten Gründe, warum Menschen eine Sextherapie aufsuchen – während andere Klienten »Hypersexualität« erleben, also das Gefühl haben, ihr Verlangen und Verhalten nicht unter Kontrolle zu haben. Was ist da los? Wie können so viele Menschen mit mangelndem Verlangen kämpfen, während andere damit kämpfen, dass sie zu viel haben? Warum wechselt das Niveau von Verlangen? Was kontrolliert, ob und wann wir an Sex interessiert sind? Wie viel Verlangen genau ist die »richtige Menge« an Verlangen?

An der Wende zum 21. Jahrhundert schlug ein Duo von Sexualforschern am Kinsey Institute ein Modell der sexuellen Reaktion vor, das diese Fragen beantwortete. Es war nicht einfach nur eine Beschreibung darüber, was im Körper passiert, wie die Arbeit von Masters und Johnson, oder gar eine Beschreibung darüber, was in einer sexuellen Beziehung passiert, wie die von Kaplan. Es war eine Beschreibung des Gehirnmechanismus, der sexuelle Reaktion reguliert. Und das ist das Thema dieses Kapitels.

Im ersten Abschnitt des Kapitels beschreibe ich die Theorie des »Dualen Kontrollmodells« der sexuellen Reaktion, das von der Existenz eines sexuellen »Gaspedals« und sexueller »Bremsen« ausgeht. Und wie vorher beim Verlangen ist es so offensichtlich, sobald einmal jemand darauf hingewiesen hat … und es verändert Ihre gesamte Auffassung davon, wie Sex funktioniert.

Im zweiten Abschnitt dieses Kapitels spreche ich von den individuell unterschiedlichen Empfindlichkeiten von Bremsen und Gaspedal. Diese Abweichungen haben Einfluss darauf, wie jemand auf sexuelle Reize reagiert. Wir werden sehen, dass zwar – wie Sie bestimmt gedacht haben – Männer häufig empfindlichere Gaspedale und Frauen empfindlichere Bremsen haben, dass es aber innerhalb dieser beiden Gruppen sehr viel größere Abweichungen gibt als zwischen ihnen. Und viel interessanter als die Empfindlichkeit dieser Mechanismen ist die Art und Weise, wie sie mit Ihrer Stimmung und Ihrer Umwelt zusammenhängen.

Und im dritten Abschnitt geht es um das, worauf Bremsen und Gaspedal reagieren: Was um Himmels willen ist ein »mit Sex verknüpfter Reiz«? Welche Art von »potenzieller Bedrohung« bringt unsere Gehirne dazu, auf die Bremse zu treten? Woher weiß unser Gehirn, worauf es reagieren soll und worauf nicht? Und können wir das ändern?

Ich wette, Sie wussten schon, bevor Sie dieses Buch in die Hand genommen haben, dass Vagina und Klitoris Teile der weiblichen Genitalien sind, und Sie wussten auch, dass bei der sexuellen Reaktion im Allgemeinen Erregung, Verlangen und Orgasmus erlebt werden. Nachdem Sie dieses Kapitel gelesen haben, möchte ich, dass Sie Ihr Gaspedal und Ihre Bremsen als so grundlegend und wesentlich für Ihre sexuelle Funktion wahrnehmen wie Ihre Klitoris und Ihr Verlangen. Wenn ich auf den nächsten paar Seiten meinen Job mache, dann werden Sie allen, die Sie kennen, sagen: »OMG, Leute, *es gibt eine Bremse!*«

Die Anturner an-, die Abturner abschalten

Darf ich Sie mit dem Dualen Kontrollmodell bekannt machen?

Es wurde in den späten Neunzigerjahren von Erick Janssen und John Bancroft am Kinsey Institute entwickelt und geht weit über frühere Modelle der menschlichen Sexualität hinaus, indem es nicht nur beschreibt, was bei Erregung »passiert« – Erektion, Lubrikation etc. –, sondern auch den zentralen Mechanismus, der die sexuelle Erregung reguliert und kontrolliert, wie und wann Sie auf mit Sex verknüpfte Anblicke, Geräusche, Empfindungen und Vorstellungen reagieren.[17]

Je mehr ich während meines Studiums über das Duale Kontrollmodell erfuhr, desto klarer wurde mein Verständnis der menschlichen Sexualität. Es ist nun seit Jahrzehnten Bestandteil meines Unterrichts, und je länger ich es unterrichte, desto klarer wird mir, wie sehr es Menschen dabei helfen kann, ihr eigenes sexuelles Funktionieren zu verstehen.

Und so sieht es aus:

Ihr zentrales Nervensystem (Gehirn und Rückenmark) besteht aus einer ganzen Reihe von miteinander verbundenen Gaspedalen und Bremsen – wie die Kombination Ihres sympathischen Nervensystems (»Gaspedal«) und Ihres parasympathischen Nervensystems (»Bremsen«). Eine wesentliche Erkenntnis des Dualen Kontrollmodells besteht darin, dass alles, was für andere Aspekte des Nervensystems gilt, auch für das Gehirnsystem gelten muss, das Sex koordiniert: ein sexuelles Gaspedal und sexuelle Bremsen. (Nobelpreisträger Daniel Kahneman schrieb über seine ökonomische Forschung: »Sie wissen, dass Sie einen theoretischen Fortschritt gemacht haben, wenn Sie nicht mehr rekonstruieren können, warum Sie das Offensichtliche so lange übersehen haben.« So war es mit Kahnemans Neuer Erwartungstheorie, und so ist es mit dem Dualen Kontrollmodell. Ich warte auf den Tag, an dem das Nobelpreiskomitee endlich die Kurve kriegt und anerkennt, welche Bedeutung Johns und Ericks Erkenntnisse haben, damit ich den beiden riesige Obstkörbe schicken kann.) Also besteht das Duale Kontrollmodell der sexuellen Reaktion, wie schon der Name sagt, aus zwei Teilen:

System der sexuellen Exzitation oder Erregung (SES). Das ist das Gaspedal Ihrer sexuellen Reaktion. Es empfängt Information über mit Sex verknüpfte Reize in der Umwelt – Dinge, die Sie sehen, hören, riechen, fühlen, schmecken oder sich vorstellen – und sendet vom Gehirn zu den Genitalien das Signal: »Anturnen!« Das SES sucht Ihr Umfeld (einschließlich Ihrer eigenen Gedanken und Gefühle) kontinuierlich nach allem ab, was mit Sex verknüpft ist. Es arbeitet ununterbrochen auf einer Ebene tief unter dem Bewusstsein. Sie nehmen erst wahr, dass es da ist, wenn Sie angeturnt werden und sexuelle Lust wollen.

System der sexuellen Inhibition oder Hemmung (SIS). Ihre sexuellen Bremsen. »Hemmung« bedeutet hier nicht »Schüchternheit«, sondern eher die neurologischen »Abturnsignale«. In Forschungsarbeiten wurde herausgefunden, dass es eigentlich zwei Bremsen gibt, die verschiedenen Funktionen eines hemmenden Systems entsprechen. Eine der Bremsen funktioniert etwa in der gleichen Weise wie das Gaspedal. Sie nimmt die potenziellen Bedrohungen in der Umwelt wahr – alles, was Sie sehen, hören, riechen, fühlen, schmecken oder sich vorstellen – und sendet das Signal »Abturnen!«. Sie ähnelt dem Bremspedal im Auto und reagiert auf momentane Reize. So, wie das Gaspedal die Umwelt nach Anturnern absucht, sucht die Bremse nach allem, was Ihr Gehirn als guten Grund einschätzt, genau jetzt nicht erregt zu werden – das Risiko von sexuell übertragbaren Krankheiten, ungewollte Schwangerschaft, soziale Konsequenzen etc. Und den lieben langen Tag sendet sie in einem unaufhörlichen Strom die Botschaft »Abturnen!«. Diese Bremse hält uns davon ab, mitten in einem Business-Meeting oder beim Essen im Familienkreis unpassenderweise erregt zu werden. Sie ist auch dafür zuständig, den Schalter herumzureißen, wenn beim schönsten Sex plötzlich Ihre Großmutter ins Zimmer platzt.

Die zweite Bremse funktioniert ein bisschen anders. Sie ist eher wie die Handbremse im Auto, ein chronisches »Nein danke«-Signal in niedriger Intensität. Wenn Sie versuchen, mit angezogener Handbremse zu fahren, kommen Sie vielleicht ans Ziel, aber Sie brauchen länger und benötigen deutlich mehr Benzin. Wo das Bremspedal mit »Angst vor den Konsequenzen der Handlung« assoziiert ist, ist die Handbremse mit »Angst vor Versagen bei der Handlung« assoziiert, etwa die Sorge, keinen Orgasmus zu haben.

Für den Rest des Buchs beziehe ich mich immer auf beide Bremsen, ohne zwischen ihnen zu differenzieren, da die effektiven Strategien, sie abzuschalten, die gleichen sind. Da immer neue Wissenschaft entsteht, werden vielleicht Verhaltensstrategien oder sogar Medikamente entwickelt, die auf ein konkretes System abzielen, aber bis dahin müssen Sie nicht wissen, welche Bremse aktiviert ist, um sie zu lösen.

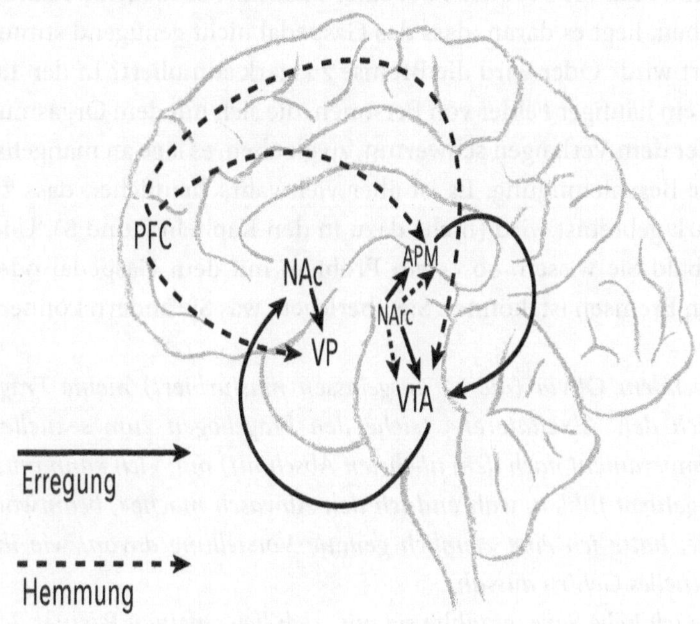

Eine stark vereinfachte Illustration einiger erregender (Gaspedal) und hemmender (Bremsen) Signale im Gehirn. NArc = Nucleus arcuatus; APM = Area preoptica medialis; NAc = Nucleus accumbens; PFC = Präfrontaler Cortex; VP = Ventrales Pallidum, Pallidum ventrale; VTA = Area tegmentalis ventralis/Ventrales tegmentales Areal. Man beachte, dass die Signale des NArc sowohl erregend als auch hemmend sind.

Im Wesentlichen ist das schon das ganze Duale Kontrollmodell: die Bremsen und das Gaspedal. Und es ist keine Metapher, es ist eine wörtliche Beschreibung der erregenden und hemmenden Aktivität des zentralen Nervensystems.[18] Im Detail ist es offensichtlich komplexer, aber schon diese einfache Idee hat große

Wirkung, da man sich die sexuelle Funktion – und alle sexuellen Funktionsstörungen – direkt als ein Gleichgewicht (oder Ungleichgewicht) zwischen Bremsen und Gaspedal vorstellen kann. Falls Sie Probleme bei einer Phase der sexuellen Reaktion haben, liegt es daran, dass das Gaspedal nicht genügend stimuliert wird? Oder wird die Bremse zu stark stimuliert? In der Tat ist ein häufiger Fehler von Personen, die sich mit dem Orgasmus oder dem Verlangen schwertun, zu glauben, es läge an mangelnder Beschleunigung. Es ist aber viel wahrscheinlicher, dass zu stark gebremst wird (mehr dazu in den Kapiteln 7 und 8). Und sobald Sie wissen, ob es ein Problem mit dem Gaspedal oder den Bremsen ist, können Sie überlegen, was Sie ändern können.

Nachdem Olivia (die so ausgelassen masturbiert) meine Frage nach den »Exzitatoren« (siehe den Fragebogen zum sexuellen Temperament nach dem nächsten Abschnitt) mit: »Ich kann mich angeturnt fühlen, während ich den Abwasch mache«, beantwortete, hatte ich eine ziemlich genaue Vorstellung davon, wie ihr sexuelles Gehirn aussah.

»Ich liebe Sex«, erzählte sie mir. »Ich liebe meinen Partner. Ich liebe es, neue Sachen, neue Orte, neue Positionen, neue Toys, neue Pornos, alles mögliche Neue auszuprobieren. Ich bin ein einziges großes Ja.« Und ich sah es ihr an: die Freude, das Selbstvertrauen einer Frau, die voll und ganz in ihrem Körper lebt.

Ich fragte: »Haben Sie manchmal Dinge getan und sich hinterher gefragt: ›Warum habe ich das getan?‹«

Sie verzog das Gesicht und nickte. »Das ist schon passiert. Selten, aber … wenn ich extrem gestresst bin, gehe ich einfach los und stürze mich blindlings in irgendwas rein. Ich hab ein paar dämliche Sachen gemacht.«

»Haben Sie zu manchen Zeiten das Bedürfnis, mehrmals täglich zu masturbieren?«, fragte ich, und sie sah mich an, als hätte ich eine Kamera in ihrem Schlafzimmer installiert.

»Meistens achte ich nicht weiter darauf«, sagte sie. »Aber manchmal macht es mich wahnsinnig. Es ist wie ein Jucken, das nicht weggeht, sosehr man auch kratzt. Ich habe das Gefühl, außer Kontrolle zu sein.«

»Oh, ja«, sagte ich. »Ein empfindliches Gaspedal macht Menschen anfälliger für riskantes und zwanghaftes Verhalten – das Gefühl, außer Kontrolle zu sein.«

»Daran liegt es? Ein empfindliches Gaspedal?«, sagte sie. »Ich habe keinen hohen Testosteronspiegel, sondern einen hohen SES-Wert?«

»Das würde sowohl Ihr ›großes Ja‹ als auch das zeitweilige Gefühl von Kontrollverlust erklären.«

Man glaubt leicht, dass es super ist, ein empfindliches Gaspedal zu haben – und im richtigen Kontext kann es das auch sein. Olivia hat einen Partner, mit dem sie viel Spaß hat, und sie ist extrem offen und probiert ohne Angst oder Sorgen Neues. Sie taucht einfach ein. Aber manchmal, vor allem wenn sie gestresst oder beunruhigt ist, »fühlt es sich an, als ob mein Sextrieb ständig meine Aufmerksamkeit verlangt und mich nicht in Ruhe lässt«.

Und die Probleme, die mit einem empfindlichen Gaspedal einhergehen, können sich auch auf einer anderen Ebene bemerkbar machen. Weil Olivia manchmal das Gefühl hat, von ihrer eigenen Sexualität herumkommandiert zu werden, macht sie sich Sorgen, dass sie wiederum ihren Partner herumkommandiert und zu aufdringlich, zu fordernd, zu sexuell, einfach zu viel ist.

»Ich muss vorsichtig mit meiner Sexualität umgehen, zum Besten der Menschheit«, verkündet sie – ein bisschen im Scherz.

Ein bisschen.

Ihr sexuelles Temperament

Dem Dualen Kontrollmodell zufolge besteht sexuelle Erregung eigentlich aus zwei Prozessen: Das Gaspedal wird aktiviert, und die Bremsen werden deaktiviert. Ihr Grad an sexueller Erregung zu einem bestimmten Moment hängt also davon ab, wie sehr das Gaspedal stimuliert wird und wie wenig die Bremsen stimuliert werden.

Aber Ihre Erregung hängt auch davon ab, wie empfindlich Ihre Bremsen und Ihr Gaspedal auf die Stimulierung reagieren.

Die Bremsen und das Gaspedal sind *Eigenschaften*. Jeder hat sie, und sie sind mehr oder weniger beständig über die gesamte Lebenszeit, aber so wie Introvertiertheit oder Extrovertiertheit sind sie von Individuum zu Individuum verschieden.[19] So, wie wir alle Eicheln und Harnröhren haben (wie wir in Kapitel 1 gesehen haben), haben wir alle ein sexuelles Gaspedal und sexuelle Bremsen in unserem zentralen Nervensystem (wir sind alle gleich!). Aber Bremsen und Gaspedal haben bei uns allen eine *unterschiedliche Empfindlichkeit* (wir sind alle verschieden!), und das führt zu unterschiedlichen sexuellen Temperamenten und Persönlichkeiten.

Manche Leute haben einen hohen Wert bei Bremsen und Gaspedal, andere haben bei beiden einen niedrigen Wert, manche haben einen hohen Wert bei Bremsen, aber niedrigen Wert beim Gaspedal und wieder andere einen hohen Wert bei Bremsen, aber niedrigen Wert beim Gaspedal. Und die meisten von uns sind durchschnittlich. Die Abweichungen sind auf einer schönen Gaußschen Glockenkurve verteilt. Die Werte der meisten Menschen häufen sich in der Mitte, nur wenige liegen an den äußeren Enden.

Sehen wir einmal, was passiert, wenn Bremsen oder Gaspedal besonders empfindlich sind (oder gerade nicht).

Nehmen wir an, Ihr SES-Wert ist hoch und Ihr SIS-Wert

niedrig – ein empfindliches Gaspedal und kaum reagierende Bremsen. Wie sieht Ihre sexuelle Reaktion aus?

Sie sprechen leicht auf mit Sex verknüpfte Reize an, aber nicht auf potenzielle Bedrohungen, Sie sind also leicht angeturnt, und es fällt Ihnen schwer, abzuschalten. Was nicht immer so super ist, wie es klingt, und unter gewissen Umständen verbunden ist mit inkonsistenter Kondombenutzung, mehreren Partnern/Partnerinnen, mehr One-Night-Stands und dem Gefühl, Ihre Sexualität nicht unter Kontrolle zu haben – was ein höheres Risiko für ungewollte Konsequenzen bedeutet.[20]

Die Kombination eines empfindlichen Gaspedals und nicht so empfindlichen Bremsen beschreibt zwischen 2 und 6 Prozent der Frauen und wird mit sexueller Risikobereitschaft und Zwanghaftigkeit assoziiert.[21] Da der Gehirnmechanismus, der für die Wahrnehmung mit Sex verknüpfter Reize zuständig ist, sehr empfindlich ist, sind Sie hoch motiviert, Sex zu wollen. Gleichzeitig arbeitet der Gehirnmechanismus, der Sie davon abhalten soll, Dinge zu tun, die Sie nicht tun sollten, nur minimal, also haben Sie manchmal das Gefühl, keine Kontrolle über Ihre Sexualität zu haben, vor allem, wenn Sie gestresst sind. Wahrscheinlich haben Sie tendenziell mehr Partner/Partnerinnen, häufiger ungeschützten Sex und eher das Gefühl, sich nicht in der Gewalt zu haben. Wahrscheinlich wollen Sie Sex, wenn Sie gestresst sind *(»redliner«)*, während andere Frauen voraussichtlich eher das Gefühl haben, dass ihr Interesse an Sex bei Stress in den Keller sinkt *(»flatliner«)*.

Was ist, wenn die entgegengesetzte Kombination für Sie zutrifft – empfindliche Bremsen und ein nicht so empfindliches Gaspedal? Das beschreibt etwa 1 bis 4 Prozent der Frauen und ist assoziiert mit Erregungsproblemen, wenig Interesse oder Verlangen und Orgasmusschwierigkeiten. Wenn Sie empfindliche Bremsen haben, reagieren Sie stark auf alles, was Sie davon abhält, erregt zu werden, und wenn Sie ein relativ unempfindliches Gaspedal haben, braucht es sehr viel Konzentration und bewusste Aufmerksamkeit, um sich auf Sex einzustimmen.

Empfindliche Bremsen, völlig unabhängig vom Gaspedal, sind der stärkste Prädiktor für sexuelle Probleme aller Art. In einer Studie mit 226 Frauen im Alter zwischen 18 und 81 aus dem Jahr 2008 korrelierten geringes Interesse an Sex sowie Erregungs- und Orgasmusschwierigkeiten signifikant mit Inhibitionsfaktoren, vor allem mit »Erregungskontingenz«, also einer starken Situationsabhängigkeit (»Wenn nicht alles ›genau stimmt‹, fällt es mir schwer, sexuell erregt zu werden«), und Sorge über das eigene sexuelle Funktionieren (»Wenn ich mir Sorgen mache, ob ich zu lange brauche, um erregt zu werden oder zum Orgasmus zu kommen, kann das meine Erregung beeinträchtigen«).[22]

Sie können den folgenden Fragebogen zum sexuellen Temperament ausfüllen, um eine Vorstellung davon zu bekommen, wie empfindlich Ihre eigenen Bremsen und Ihr Gaspedal sind. Verwechseln Sie das nicht mit richtiger Wissenschaft. Es soll Ihnen dabei helfen zu verstehen, wie Ihr innerer sexueller Reaktionsmechanismus Ihre Reaktion auf sexuelle Reize beeinflusst, aber es ist nur eine Annäherung.[23] Denken Sie vor allem daran, dass es zwei unterschiedliche Bremsen gibt – bei manchen Menschen wird die Erregung eher wegen innerer Ängste heruntergefahren (wenn sie etwa zu lange brauchen, um erregt zu werden), andere werden eher von Ängsten vor äußeren Faktoren beeinträchtigt (etwa, sich mit einer sexuell übertragbaren Krankheit anzustecken oder beim Sex erwischt zu werden). Beides kann Ihre Erregung dämpfen oder Sie daran hindern, überhaupt erregt zu werden.

Inhibitoren

Manchmal habe ich so viele Sorgen, dass ich nicht fähig bin, erregt zu werden.

0	1	2	3	4
Trifft überhaupt nicht auf mich zu	Trifft kaum auf mich zu	Trifft ein bisschen auf mich zu	Trifft sehr auf mich zu	Trifft genau auf mich zu

Wenn nicht alles »genau« stimmt, fällt es mir schwer, sexuell erregt zu werden.

0	1	2	3	4
Trifft überhaupt nicht auf mich zu	Trifft kaum auf mich zu	Trifft ein bisschen auf mich zu	Trifft sehr auf mich zu	Trifft genau auf mich zu

Wenn ich mir unsicher bin, was mein Partner/meine Partnerin mir gegenüber empfindet, ist es schwer für mich, erregt zu werden.

0	1	2	3	4
Trifft überhaupt nicht auf mich zu	Trifft kaum auf mich zu	Trifft ein bisschen auf mich zu	Trifft sehr auf mich zu	Trifft genau auf mich zu

Wenn ich mir Sorgen mache, ob ich zu lange brauche, um erregt zu werden oder einen Orgasmus zu haben, kann das meine Erregung beeinträchtigen.

0	1	2	3	4
Trifft überhaupt nicht auf mich zu	Trifft kaum auf mich zu	Trifft ein bisschen auf mich zu	Trifft sehr auf mich zu	Trifft genau auf mich zu

Manchmal fühle ich mich beim Sex so »schüchtern« oder unsicher, dass ich nicht ganz erregt werden kann.

0	1	2	3	4
Trifft überhaupt nicht auf mich zu	Trifft kaum auf mich zu	Trifft ein bisschen auf mich zu	Trifft sehr auf mich zu	Trifft genau auf mich zu

Gesamt (von 20) ________

Exzitatoren

Wenn ich sehe, wie mein Partner/meine Partnerin etwas tut, was seine/ihre Talente oder Intelligenz zeigt, oder wenn ich ihn/sie dabei beobachte, wie er/sie gut mit anderen interagiert, kann mich das sexuell sehr erregen.

0	1	2	3	4
Trifft überhaupt nicht auf mich zu	Trifft kaum auf mich zu	Trifft ein bisschen auf mich zu	Trifft sehr auf mich zu	Trifft genau auf mich zu

Wenn ich an jemanden denke, den ich sexuell attraktiv finde, oder wenn ich über Sex fantasiere, werde ich leicht sexuell erregt.

0	1	2	3	4
Trifft überhaupt nicht auf mich zu	Trifft kaum auf mich zu	Trifft ein bisschen auf mich zu	Trifft sehr auf mich zu	Trifft genau auf mich zu

Wenn es möglich ist, dass jemand sehen oder hören könnte, wie wir Sex haben, ist es für mich schwieriger, erregt zu werden.

0	1	2	3	4
Trifft überhaupt nicht auf mich zu	Trifft kaum auf mich zu	Trifft ein bisschen auf mich zu	Trifft sehr auf mich zu	Trifft genau auf mich zu

Bestimmte Gerüche sind für mich sehr erregend.

0	1	2	3	4
Trifft überhaupt nicht auf mich zu	Trifft kaum auf mich zu	Trifft ein bisschen auf mich zu	Trifft sehr auf mich zu	Trifft genau auf mich zu

Ich denke viel an Sex, wenn ich mich langweile.

0	1	2	3	4
Trifft überhaupt nicht auf mich zu	Trifft kaum auf mich zu	Trifft ein bisschen auf mich zu	Trifft sehr auf mich zu	Trifft genau auf mich zu

Es erregt mich sehr, wenn jemand mich sexuell begehrt.

0	1	2	3	4
Trifft überhaupt nicht auf mich zu	Trifft kaum auf mich zu	Trifft ein bisschen auf mich zu	Trifft sehr auf mich zu	Trifft genau auf mich zu

Gesamt (von 20) _______

Ihr Fragebogen zum sexuellen Temperament

Niedriger SIS-Wert (0–6)

Sie sprechen nicht leicht auf Gründe an, nicht erregt zu werden. Sie neigen nicht dazu, sich über Ihr eigenes sexuelles Funktionieren Sorgen zu machen, und Probleme mit Ihrem Körperbild beeinträchtigen Ihre Sexualität nicht besonders. Während Sie Sex haben, lassen Sie sich nicht so leicht ablenken, und Sie neigen nicht dazu, sich selbst als »sexuell schüchtern« zu beschreiben. Die meisten Situationen können für Sie sexuell sein. Sie finden möglicherweise, dass Ihre größte Herausforderung im Bereich der sexuellen Funktion ist, sich zurückzuhalten und zu zügeln. Sich möglicher Konsequenzen bewusst zu sein kann dabei helfen. Etwa 15 Prozent der von mir befragten Frauen liegen in diesem Bereich.

Durchschnittlicher SIS-Wert (7–13)

Sie liegen genau in der Mitte mit über der Hälfte der von mir befragten Frauen. Das bedeutet, es ist weitgehend vom Kontext abhängig, ob Ihre sexuellen Bremsen anschlagen. Risikoreiche oder neue Situationen wie ein neuer Partner/eine neue Partnerin könnten Ihre Sorgen über das eigene sexuelle Funktionieren, Schüchternheit oder Ablenkbarkeit von Sex steigern. Kontexte, die Sie leicht erregen, sind wahrscheinlich mit geringem Risiko behaftet und eher vertraut, und immer wenn die Belastung durch Stress – einschließlich Besorgtheit, Depression, Überforderung und Erschöpfung – in die Höhe schnellt, verringern Ihre Bremsen Ihr Interesse an und Ihre Reaktion auf sexuelle Signale.

Hoher SIS-Wert (14–20)

Sie reagieren ziemlich empfindlich auf alle Gründe, nicht sexuell erregt zu werden. Sie brauchen ein entspanntes und von Vertrauen geprägtes Setting, um erregt zu werden, und am besten sollten Sie sich in keiner Weise gehetzt oder unter Druck gesetzt fühlen. Sie werden leicht vom Sex abgelenkt. Ein hoher SIS-Wert, unabhängig vom SES-Wert, ist der Faktor, der am stärksten mit sexuellen Problemen korreliert. Falls Sie das also betrifft, achten Sie auf die Arbeitsblätter zu den »sexy Kontexten« im folgenden Kapitel. Etwa ein Viertel der von mir befragten Frauen fallen in diesen Bereich.

Niedriger SES-Wert (0–6)

Sie sind nicht sehr empfänglich für mit Sex verknüpfte Reize und müssen sich bewusst bemühen, um Ihre Aufmerksamkeit in diese Richtung zu lenken. Es ist wahrscheinlicher, dass Sie vertraute Situationen als sexy empfinden als neue. Ihre sexuelle Funktion wird von stärkerer Stimulierung (zum Beispiel mit einem Vibrator) und täglichen Wahrnehmungsübungen profitieren. Ein niedriger SES-Wert wird auch mit Asexualität assoziiert. Falls das bei Ihnen so ist, könnten Sie mit einigen Aspekten der asexuellen Identität harmonisieren. Die von mir befragten Frauen haben wahrscheinlich einen höheren SES-Wert als die Gesamtpopulation – sie sind genügend an Sex interessiert, um an einem Kurs oder Workshop teilzunehmen oder einen Blog über Sex zu lesen –, aber trotzdem fallen über 8 Prozent in diesen Bereich.

Durchschnittlicher SES-Wert (7–13)
Sie liegen genau in der Mitte, es hängt also wahrscheinlich vom Kontext ab, wie Sie auf sexuelle Reize reagieren. In hochromantischen oder hocherotischen Situationen nehmen Sie sexuelle Reize bereitwillig wahr. In wenig romantischen oder ebensolchen erotischen Situationen kann es eine Herausforderung sein, Ihre Aufmerksamkeit auf etwas Sexuelles zu lenken. Akzeptieren Sie die wichtige Rolle, die der Kontext für Ihre Erregung und Lust spielt, und versuchen Sie, die Kontexte Ihres Lebens sexyer zu machen. 70 Prozent der von mir befragten Frauen fallen in diese Gruppe.

Hoher SES-Wert (14–20)
Sie sind sehr empfindlich für mit Sex verknüpfte Reize, vielleicht sogar für Dinge, auf die die meisten von uns nicht reagieren, wie Geruch und Geschmack. Eine ziemlich breitgefächerte Palette von Kontexten kann für Sie sexuell sein, und Neuheit ist wahrscheinlich sehr erregend. Möglicherweise haben Sie gern Sex, um Stress abzubauen – ein hoher SES-Wert ist mit einem höheren Risiko für sexuelle Zwanghaftigkeit assoziiert, Sie sollten also vielleicht darauf achten, wie Sie mit Stress umgehen. Sorgen Sie dafür, Ihrem Partner/Ihrer Partnerin viel Raum und Zeit einzuräumen. Da Sie empfindlich sind, können Sie große Befriedigung aus der Lust Ihres Partners/Ihrer Partnerin ziehen, und so haben Sie beide etwas davon. Etwa 16 Prozent der befragten Frauen gehören in diese Gruppe.

Was »durchschnittlich« bedeutet

Liegen Sie bei beiden Werten genau in der Mitte? Über die Hälfte der Menschen tut das. Bei diesen Eigenschaften sehr hohe oder sehr tiefe Werte zu haben, ist vergleichsweise selten, also liegt der Nutzen des Dualen Kontrollmodells für die meisten Menschen nicht darin zu erkennen: »Wow, mein Gehirn ist besonders empfindlich/unempfindlich für solche Reize, also muss ich darauf achten!« Der Nutzen liegt hingegen darin zu begreifen, dass die Bremsen und das Gaspedal *zwei eigenständige Systeme* sind. Manche Dinge aktivieren Ihr Gaspedal, was Sie ganz feucht und begierig macht. Andere Dinge wirken auf Ihre Bremsen und verlangsamen Ihren Erregungsprozess. Auf manche Reize sprechen sogar beide Systeme an! Eine Leserin meines Blogs schrieb mir in einer Mail, dass das »gleichzeitige Aktivieren von Bremsen und Gaspedal« exakt beschreibe, was sie bei der Lektüre des ziemlich explizit erotischen Romans *Shades of Grey* empfunden habe.

Wenn Sie durchschnittlich sind, können Sie sich sagen: »Hey, ich bin normal!«, und anfangen, darüber nachzudenken, was genau Ihre Bremsen oder das Gaspedal aktiviert und wie Sie Ihr Leben umstellen können, um es Ihrem Gehirn recht zu machen. Wie das geht, erörtere ich in den Kapiteln 3, 4 und 5.

Falls Sie bei einem der Systeme einen hohen oder niedrigen Wert haben – vor allem, wenn Ihre Punktzahl wirklich am äußersten Rand liegt – können Sie sich sagen: »Hey, ich bin normal und noch dazu vergleichsweise außergewöhnlich!« Und während Sie überlegen, was Ihre Bremsen oder das Gaspedal einschaltet, werden Sie feststellen, dass Sie sich auf die sexuelle Welt um Sie herum in einer Weise beziehen, die die meisten anderen Frauen nie erleben.

Camilla, die Künstlerin, ist klug – klug und neugierig. Eines der Dinge, auf die sie neugierig ist, ist Sex. Sie liest nicht irgendwelche Bücher darüber, sie liest originale Forschungsarbeiten.

Und sie hat sich bemüht, ihren intellektuellen Wissensdurst über Sex mit ihrem im Gegensatz dazu geringen Verlangen, überhaupt Sex zu haben, in Einklang zu bringen. An dem Tag, an dem wir über Bilder von Frauen sprachen, erwähnte sie ihre Verwirrung und hob vor allem hervor, dass sie anscheinend nie »aus heiterem Himmel« Verlangen verspüre.

Ich fragte mich, ob sie vielleicht eine empfindliche Bremse haben könnte, und stellte ihr die Fragen nach den »Inhibitoren«: Muss alles für dich »genau stimmen«, damit du erregt wirst? Brauchst du absolutes Vertrauen in deinen Partner? Machst du dir über Sex Gedanken, während du ihn hast?

Eigentlich nicht, eigentlich nicht und eigentlich nicht.

Dann stellte ich ihr die Fragen nach den »Exzitatoren«: Bist du manchmal nur dadurch erregt, dass du deinen Partner dabei beobachtest, etwas (nicht Sexuelles) zu tun, was er gut kann, oder durch seinen Geruch oder wenn du dich sexuell »gewollt« fühlst? Wirst du in neuen Situationen erregt? Machen dich Fantasien an?

Eigentlich nicht, um Himmels willen, nein, und … was für Fantasien?

Camilla hat einen niedrigen SES-Wert. Das heißt nicht, dass sie nicht an der Vorstellung von Sex interessiert ist. Es heißt, dass ihr Körper eine Menge Stimulierung braucht, um die Schwelle zum aktiven Verlangen nach Sex zu überschreiten.

Ich habe sie nach Orgasmen gefragt.

»Zahlenmäßig wenige und es dauert ewig, bis ich komme«, sagte sie. »Und häufig sind sie die Mühe nicht wirklich wert.« Sie meint, am zuverlässigsten mit einem Vibrator zum Orgasmus zu kommen, und das ergibt auch Sinn – mechanische Vibration bietet eine so intensive Stimulierung, dass keine einfache körperliche Stimulierung mithalten kann. Aber für Camilla ist ein Orgasmus manchmal eher eine Art Zeitvertreib als das Ziel von Sex. Sie ist gern mit ihrem Partner zusammen, und sie liebt es, zu spielen und ihn zu erkunden. Aber manchmal ist sie genauso glücklich, wenn sie mit ihm kocht, sie muss nicht unbedingt Sex mit ihm haben.

»Henry ist nicht gerade der triebhafteste Typ auf der Welt«,

sagte sie. (Henry ist ihr Mann. Ein total netter Typ.) »Aber es würde ihn freuen, wenn ich häufiger die Initiative ergreife. Kann ein Mensch das ändern?«

Ja, das geht.

Ein Teil von Camillas Lösung steht in Kapitel 3, aber wir werden bis Kapitel 7 abwarten müssen, um der Sache ganz auf den Grund zu gehen.

Bei Mädchen anders … manchmal

Wenn Sie raten müssten, ob es Männer oder Frauen sind, die durchschnittlich einen höheren SES-Wert haben – ein empfindlicheres Gaspedal –, was würden Sie tippen?

Männer, oder? Genau. In der Gesamtheit haben Männer im Durchschnitt ein empfindlicheres Gaspedal.[24]

Und welche Gruppe hat einen höheren SIS-Wert – empfindlichere Bremsen?

Exakt. Frauen neigen im Durchschnitt dazu, empfindlichere Bremsen zu haben.

Aber erinnern Sie sich an die Größenunterschiede von Männern und Frauen aus Kapitel 1 und dass die Körpergröße innerhalb einer Gruppe sehr viel stärker variiert als zwischen den Gruppen? Vor allem Frauen unterscheiden sich sehr voneinander, wenn es um ihre Bremsen und ihr Gaspedal geht. Sehr. Fragen Sie tausend Frauen, wie häufig sie idealerweise gern Sex hätten, ihre Antworten liegen zwischen nie und fünf Mal täglich, und all diese Antworten sind normal.

Es gibt einen wichtigeren Unterschied als die Empfindlichkeit von Gaspedalen und Bremsen bei Männern und Frauen, und zwar die Beziehung dieser beiden Mechanismen zu anderen Aspekten der männlichen und weiblichen Psychologie – vor allem zu Stimmung und Besorgtheit.

Zum Beispiel berichten 10 bis 20 Prozent der Männer und Frauen von steigendem sexuellen Interesse, wenn sie besorgt oder deprimiert sind.[25] Aber ein Typ, der mehr Lust auf Sex hat, wenn er besorgt oder deprimiert ist, hat wahrscheinlich *weniger empfindliche Bremsen.* Eine Frau hingegen, die mehr Lust auf Sex hat, wenn sie besorgt oder deprimiert ist, hat meist eher *ein empfindlicheres Gaspedal.*

Das zeigt uns, dass es mehr gibt als nur einen Gruppenunterschied zwischen der durchschnittlichen Empfindlichkeit von SIS und SES bei Männern und Frauen. Es scheint auch unterschiedlich zu sein, wie diese beiden Systeme sich auf andere Motivationssysteme im Gehirn beziehen, vor allem auf das System der Stressreaktion. (Wir steigen da in Kapitel 4 tiefer ein.)

Aber hey: Es ist viel zu einfach, die Gruppenunterschiede von SIS und SES zu metaphorisieren, wie frühere Generationen unsere Genitalien metaphorisiert haben. So etwas wie: »Frauen sind leicht abgeturnt und schwer anzuturnen.« Oder: »Frauen wollen weniger Sex als Männer.« Wie wir in den folgenden Kapiteln sehen, ist das gar nicht so – für die meisten Menschen hängt die sexuelle Reaktion genauso stark vom *Kontext* ab wie von Gehirnmechanismen.

Ihre eigenen Bremsen und Ihr Gaspedal und deren Beziehung zu Ihrer Stimmung oder Ihrer Besorgtheit sind einzigartig und individuell. Sie sollen Ihre Bremse und Ihr Gaspedal verstehen, aber nicht, um zu verstehen, wie Männer im Gegensatz zu Frauen sind, sondern um zu verstehen, wie Sie sind. Einzigartig und mit echtem Potenzial zur Großartigkeit.

Was turnt Sie an?

Riesige, schöne Badewannen in einem Bed & Breakfast

Zusehen, wie der Partner die Kinder ins Bett bringt

Eine »Slash-Story« mit Harry Potter und Draco Malfoy
Die Fantasie, Sex in der Öffentlichkeit zu haben
Wirklich Sex in der Öffentlichkeit zu haben

Niemand reagiert von Geburt an sexuell auf irgendetwas davon, aber all diese Beispiele für Anturner haben mir Frauen erzählt. Das Duale Kontrollmodell erklärt fein säuberlich, wie das Gehirn auf Reize reagiert und Ihre Erregung steigert oder verringert. Das Gehirn nimmt mit Sex verknüpfte (wie Fantasien oder einen attraktiven Partner) und potenzielle Bedrohungen (wie verständnislose Zuschauer) wahr und sendet entsprechende Signale aus. Erregung ist der Prozess, bei dem die Anturner an- und die Abturner abgeschaltet werden. Aber deshalb wissen wir noch lange nicht, woher Ihr Gehirn weiß, was ein mit Sex verknüpfter Reiz oder eine potenzielle Bedrohung ist.

Zu lernen, was mit Sex verknüpft und was eine Bedrohung ist, funktioniert in etwa wie das Erlernen einer Sprache. Wir alle haben die angeborene Fähigkeit, jede menschliche Sprache lernen zu können, trotzdem lernen wir nicht wahllos irgendeine Sprache. Wenn Sie unter Menschen aufwachsen, die nur Englisch sprechen, werden Sie kaum Französisch reden, wenn Sie in den Kindergarten kommen. Sie lernen die Sprache Ihrer Umgebung.

Und Sie lernen auch die sexuelle Sprache Ihrer Umgebung. Genau, wie es keine angeborenen Wörter gibt, scheint es auch fast keine angeborenen sexuellen Reize zu geben. Was uns an(oder ab-)turnt, haben wir in unserer Gesellschaft gelernt, in ähnlicher Weise, wie Kinder Vokabular und Akzente durch die Gesellschaft und ihre Kultur lernen.

Ich zeige das an drei Rattenstudien aus dem Labor des Forschers Jim Pfaus.

Stellen Sie sich vor, Sie sind eine männliche Laborratte. Ihre Mutter zieht Sie normal und gesund auf und gibt Ihnen alles, was eine junge Ratte braucht. Zusätzlich zu dieser normalen, gesunden Entwicklung trainieren die Forscher Ihnen an, den Geruch von Zitronen mit sexueller Aktivität zu assoziieren.[26] Normalerweise haben Zitronen für die Rattensexualität exakt die gleiche Bedeutung wie für die menschliche Sexualität: nämlich keine. Aber Ihnen wurde antrainiert, Zitronen und Sex in Ihrem Gehirn zu verknüpfen. Wenn Ihnen also zwei empfängliche Rattenweibchen vorgestellt werden, von denen eine wie ein gesundes, empfängliches Rattenweibchen riecht und die andere wie ein gesundes, empfängliches Rattenweibchen plus Zitrone, dann ziehen Sie das Weibchen vor, das nach Zitrone riecht. »Vorziehen« heißt in diesem Fall, Sie kopulieren mit beiden Weibchen, haben aber 80 Prozent der Ejakulationen mit der zitronigen Partnerin und nur 20 Prozent mit der anderen. Ihr rattiges sexuelles Gaspedal hat gelernt, dass Zitronen mit Sex verknüpft sind, die zitronige Partnerin spricht das Gaspedal also stärker an.

Betrachten wir ein anderes Experiment. Stellen Sie sich diesmal vor, dass Ihr Bruder in normaler, gesunder Rattenart aufgezogen wurde, ohne das Ding mit den Zitronen. Aber vor seinem ersten Mal mit einem empfänglichen Weibchen stecken die Forscher ihn in ein bequemes Jäckchen.[27]

Ihr Bruder, der bei seiner ersten Kopulation mit einem empfänglichen Weibchen sein Rattenjäckchen trägt, wird, wenn er erneut auf ein empfängliches Weibchen trifft, aber die Jacke nicht anhat, gehemmt sein. Seine Bremsen bleiben angezogen, weil sein Gehirn bei der bislang einzigen Erfahrung gelernt hat: »Jacke + brünstiges Weibchen = vernasch sie«, und nicht nur: »brünstiges Weibchen = vernasch sie«.

Die beiden Experimente zeigen uns, dass sowohl das Gaspedal als auch die Bremsen durch Erfahrungen lernen, worauf sie reagieren müssen. Weder Zitronen noch Jacken sind angeboren, beides ist angelernt.

Aber es wird noch grundlegender:

Stellen Sie sich noch einmal vor, eine männliche Laborratte zu sein, glücklich und gesund von Ihrer Mutter aufgezogen. Wenn Sie ans Ende der Adoleszenz kommen und noch immer »sexuell unerfahren« (also Jungfrau) sind, stellen die Forscher Ihnen eine brünstige weibliche Ratte vor. Viel erotischer kann es für ein Rattenmännchen bei seinem ersten Mal eigentlich kaum werden! Aber die Wissenschaftler geben Ihnen keine Gelegenheit, mit ihr zu kopulieren.[28] Sie haben nie wirklich Sex mit diesem willigen Weibchen.

Ergebnis: Sie entwickeln keine Präferenz für den Geruch eines fruchtbaren Weibchens im Vergleich zum Geruch eines unfruchtbaren Weibchens oder sogar eines Männchens. Es braucht eine sexy Erfahrung (also die Erfahrung einer Paarung), damit das Gehirn der männlichen Ratte lernt, dass ein brünstiges Weibchen »mit Sex verknüpft« ist. Der Paarungsinstinkt ist vorhanden, und das Rattenmännchen wird versuchen, sich mit jedem zu paaren – aber wenn ihm diese bestimmte Erfahrung fehlt, kann es nicht lernen, wie es den Instinkt in erfolgreiches Verhalten umsetzen soll.

Angeboren ist nur der Mechanismus, durch den dieses Lernen stattfinden kann: die SI- und SE-Systeme der Ratte und die Fähigkeit, durch Erfahrung und Verknüpfung zu lernen. Aber Ratten brauchen die Erfahrung, um ihren SIS und SES beizubringen, was eine Bedrohung und was mit Sex verknüpft ist.

In ihrer natürlichen Umgebung außerhalb des Labors würde eine Ratte niemals eine Jacke benötigen, um Lust zu verspüren, und beim Geruch von Zitronen würde sie nicht ejakulieren. Die Ratten haben diese Dinge nur gelernt, weil es auffällige Bestandteile ihrer von Menschen geschaffenen sexuellen Umwelt waren. Aber selbst solche Reize, von denen man eigentlich annehmen würde, dass sie angeboren sind – fruchtbare weibliche Ratten –, müssen durch Erfahrung gelernt werden.

»Jahre des Kampfes.«

So beschrieb Merritt ihr Sexleben. Nachdem sie ihren Abschluss gemacht hatte, wurden wir Freundinnen, und damals erzählte sie mir, das Wichtigste, was sie in meinem Unterricht gelernt habe, war, dass es neben einem Gaspedal auch eine Bremse *gab. Es half ihr zu verstehen, warum sie sexuelles Verlangen verspürte, es aber gleichzeitig irgendwie blockiert war. Sie begriff, dass sie eine empfindliche Bremse hatte: Alles musste »genau stimmen«, damit sie erregt werden konnte, und sie brauchte absolutes Vertrauen in ihre Partnerin. Und sie machte sich Sorgen über Sex, während sie ihn hatte. Sie nannte das ihr »lautes Gehirn«.*

»Klar. Total hoher SIS-Wert. Der Lärm sind deine sexuellen Bremsen, die metaphorisch quietschen«, sagte ich. »Das würde auch das Gefühl erklären, ›am Rande eines Abgrunds mit den Armen zu rudern‹, das du mir vor Ewigkeiten beschrieben hast – dein Gaspedal und deine Bremsen werden gleichzeitig aktiviert.«

Merritts sexuelles Motivationssystem hat empfindliche Bremsen und damit das größte Risiko für Probleme bei Verlangen, Erregung und Orgasmus – und sie hat mit allen dreien zu bestimmten Momenten ihres Lebens gekämpft. In letzter Zeit war es der Orgasmus.

»Ich bin so nah dran, und dann ist da wieder dieser Lärm im Kopf.«

Sie hat eine tolle Beziehung. Sie und ihre Partnerin haben auf ziemlich regelmäßiger Basis liebevollen und spielerischen Sex, aber ihre Erregung kommt nicht gegen die Widerstände an, dann gibt es für sie keinen Orgasmus, und dann ist sie frustriert, und Sex ist eher Ärger als Lust. Wir hören mehr über die Gründe für Merritts Problem in Kapitel 4 und ziemlich viel über die Lösung in Kapitel 8.

Können Sie Ihr Gehirn ändern?

Wenn eine Frau sexuelle Probleme hat, müssen wir dem Dualen Kontrollmodell zufolge vier Fragen stellen:

- Wie empfindlich ist ihr Gaspedal?
- Wodurch wird es aktiviert?
- Wie empfindlich sind ihre Bremsen?
- Was löst ihre Bremsen aus?

Sie waren in diesem Kapitel schon eine Sexforscherin in den Sechzigern und eine männliche Laborratte mit Zitronenfetisch. Stellen Sie sich jetzt vor, Sie sind Sexualpädagogin und wollen Leuten dabei helfen, anhand des Dualen Kontrollmodells die Funktionsweise ihrer Sexualität zu verstehen. Die Leute stellen Ihnen frustrierte Fragen und sind unzufrieden mit ihrem sexuellen Reaktionsmechanismus – er tut nicht, was sie wollen oder erwarten, und sie wollen das ändern.

Geht das überhaupt?

Die Antwort besteht aus zwei Teilen, und beide Teile sind gleichermaßen wichtig.

Erstens, Gaspedale und Bremsen sind angeborene Merkmale, die über die Zeit mehr oder weniger beständig bleiben. Die einzigen Variablen, die Einfluss zu haben scheinen, sind bisher die Merkmale des Partners/der Partnerin (Kapitel 3).[29] Generell scheint es so, dass wir nur wenig tun können, um bewusst den Mechanismus in unserem Gehirn zu ändern.

Davon abgesehen liegen bei den meisten Menschen die Empfindlichkeiten von Gaspedal und Bremsen ohnehin im Durchschnitt – nicht überempfindlich und nicht auf problematische Weise unempfindlich. Wenn Sie im Durchschnitt liegen, ist die Veränderung von Gaspedal und Bremse nicht einmal wünschenswert.

Aber die Antwort hat noch einen zweiten Teil: Möglicherweise können Sie den Mechanismus selbst nicht ändern, aber Sie können vielleicht ändern, worauf er reagiert. Häufig kann man ändern, was die Bremse für eine mögliche Bedrohung hält, und diese Bedrohungen, etwa ungewollte Schwangerschaft, sexuell übertragbare Krankheiten und Stress, kann man auf jeden Fall verringern.

Sie können auch ändern, was Ihr Gaspedal für mit Sex verknüpft hält, und Sie können mehr mit Sex verknüpfte Dinge in Ihr Leben holen. Mit anderen Worten, Sie können den Kontext ändern – Ihre äußeren Umstände und Ihre innere Verfassung. Warum und wie Sie das tun, ist das Hauptthema der nächsten drei Kapitel, hier ist die Kurzversion:

Sie wissen, dass Gaspedal und Bremsen auf kaum einen Reiz von Geburt an reagieren. Ihr Gehirn hat lernen müssen, bestimmte Reize mit Erregung oder Hemmung zu verknüpfen. Indem Sie Ihren Kontext ein bisschen frisieren, neu »einstellen« – Ihr Gehirn und Ihre Umwelt –, können Sie Ihr sexuelles Potenzial maximieren.

Wegen ihres geringen Verlangens nahm ich an, dass Laurie einen hohen SIS-Wert habe. Wir machten eine Liste der Dinge, die ihre Bremsen aktivierten: Kind, Vollzeitjob mit einem miesen Chef, ihre Eltern – ganz zu schweigen von der Veränderung ihres Körpers seit der Schwangerschaft, was sie unglücklich machte, und dass es sie unglücklich machte, darüber unglücklich zu sein, denn als Feministin verurteilte sie sich dafür, das willkürliche gesellschaftlich vorgegebene Ideal nicht einfach loslassen und ihren Körper lieben zu können. Was noch? Sie wollte wieder studieren und einen Master machen. Natürlich überhaupt kein Problem.

Sie hatte gar keine besonders empfindliche Bremse – es gab einfach einen Haufen Zeug, der Druck auf eine ziemlich durchschnittliche Bremse ausübte.

»Schon wenn ich das alles schwarz auf weiß da stehen sehe, brauche ich eine Massage«, stöhnte sie.

»Dann bitte Johnny, dich zu massieren«, schlug ich vor.

»Klar doch. Und dann fühle ich mich schuldig, wenn wir danach keinen Sex haben.«

»Ah, gut erkannt! Schreib das mit auf die Liste der Sachen, die deine Bremsen auslösen: das Gefühl, dass Sex von dir erwartet wird.«

Das tat sie. Und in diesem Moment sah ich, dass sie es begriffen hatte. »Die Sextoys und Spiele haben also das Gaspedal aktiviert, während gleichzeitig all diese Alltagssachen die sexuelle Bremse in meinem Gehirn ausgelöst haben … und man kann noch so sehr das Gaspedal aktivieren, wenn die Bremse bis zum Anschlag durchgetreten ist. Ja?«

»Genau.«

»Wie höre ich auf, auf die Bremse zu treten?«

Die Eine-Million-Dollar-Frage.

Die kurze Antwort ist: Reduzieren Sie den Stress, seien Sie liebevoll zu Ihrem Körper und vergessen Sie die falschen Vorstellungen, wie Sex angeblich funktioniert, um in Ihrem Leben Raum dafür zu schaffen, wie Sex wirklich funktioniert.

Die lange Antwort ist … alles, was noch in diesem Buch steht.

Laurie schlug ich vor, sich für eine Weile nicht dazu zu zwingen, unbedingt Sex haben zu wollen. Den Leistungsdruck rauszunehmen.

Sie befolgte meinen Rat nicht – jedenfalls nicht direkt. Stattdessen versuchte sie es mit einem klugen Kontextwechsel, und davon handelt das nächste Kapitel.

Um es mit der Gartenmetapher aus dem ersten Kapitel zu sagen: Ihr Gaspedal und Ihre Bremsen sind Teile der Bodenqualität. Genau wie Ihre Genitalien, Ihr übriger Körper und Ihr Gehirn. Die angeborene Empfindlichkeit von Ihrem Gaspedal und Ihren

Bremsen hat Einfluss darauf, wie Ihr Garten wächst – welche Pflanzen gedeihen, wie dicht Sie sie setzen können –, aber andere Faktoren haben mindestens ebenso viel Einfluss. Wasser, Sonne, die Auswahl der Pflanzen, ob Sie düngen – mit anderen Worten alles von Stress über Liebe und Vertrauen bis zu einem Vibrator –, kann das Gedeihen Ihres Gartens beeinflussen. Sie können den Boden selbst nicht ändern, aber Sie können ihn anreichern und kluge Entscheidungen treffen, wie Sie mit ihm umgehen.

Und darum geht es in Kapitel 3.

Noch einmal kurz zusammengefasst:

- Ihr Gehirn hat ein sexuelles »Gaspedal«, das auf »mit Sex verknüpfte« Reize reagiert - alles, was Sie sehen, hören, riechen, fühlen, schmecken oder sich vorstellen und was Ihr Gehirn gelernt hat, mit sexueller Erregung zu verknüpfen.
- Ihr Gehirn hat auch sexuelle »Bremsen«, die auf »potenzielle Bedrohungen« reagieren - alles, was Sie sehen, hören, riechen, fühlen, schmecken oder sich vorstellen und was Ihr Gehirn als einen guten Grund interpretiert, genau jetzt nicht erregt zu werden. Das kann alles sein von Geschlechtskrankheiten und ungewollter Schwangerschaft bis zu Beziehungsproblemen oder dem gesellschaftlichen Ruf.
- Es gibt praktisch keine »angeborenen« mit Sex verknüpften Reize oder Bedrohungen. Unsere Gaspedale und Bremsen lernen durch Erfahrung, wann sie reagieren müssen. Und dieser Lernprozess ist bei Männern und Frauen unterschiedlich.
- Menschen sind unterschiedlich, ihre Bremsen und ihr Gaspedal sind nicht gleich empfindlich. Machen Sie das kleine Quiz ein paar Seiten vorher und finden Sie heraus, wie empfindlich Ihre sind - vergessen Sie nicht, dass die meisten Menschen im durchschnittlichen Bereich liegen und dass alle Ergebnisse normal sind.

3.
Kontext: der »Eine Ring« (sie alle zu knechten, alle zu beherrschen) im emotionalen Gehirn

Sie würden Henry mögen – er ist höflich, sieht gut aus, lächelt nett, hat eine sanfte Stimme und ist ein bisschen altmodisch. Er steht auf, wenn eine Dame den Raum betritt. Henry ist fast so »geeky« wie seine Frau Camilla. Ein idealer Freitagabend heißt für sie, »Die Siedler von Catan« zu spielen oder »Cards Against Humanity« oder irgendwas von Joss Whedon zu gucken oder vielleicht alles drei.

Und sie haben ein nettes Sexleben, er und Camilla. Henry ist praktisch immer der Initiator, und obwohl er es bestimmt herrlich fände, wenn seine Frau ihn öfter mal verführen würde, ist er ein entspannter Typ, der froh ist, eine Lebenspartnerin zu haben, die seinen Sinn für Humor genauso teilt wie das Bedürfnis nach einem aufgeräumten Badezimmer. Sie sind ein achtsames, rücksichtsvolles, introvertiertes Pärchen.

Als sie sich das erste Mal trafen – ich meine damit, als sie sich das erste Mal von Angesicht zu Angesicht trafen, ohne das wochenlange Flirten online zu zählen –, sahen sie sich in die Augen, und beide spürten es sofort: Ja. Das ist es. Du bist es.

Aber sie sind vorsichtige, nachdenkliche Menschen und sie gingen es langsam an.

»Ich bin noch nicht wirklich bereit für eine Beziehung«, sagten sie einander. »Wir sollten nur Freunde sein.«

Und sie nickten sich ernst zu.

Und sie wurden Freunde.

Ein Jahr lang.

Langsam fing Henry an, um Camilla zu werben. Er brachte ihr Blumen … aus Legosteinen. Er beauftragte ihren liebsten Webcomic-Künstler, ihr Porträt zu zeichnen. Er schrieb Rollenspielszenarien für sie. Er trug Krawatten. Er hielt ihre Hand.

Als sie sich küssten, waren sie beide verliebt – auch wenn keiner es bisher ausgesprochen hatte. Und als sie zum ersten Mal miteinander schliefen, hatten sie sich füreinander entschieden und sagten es sich immer wieder, eindringliches Flüstern in der Dunkelheit.

Camilla, Sie werden sich erinnern, hat einen niedrigen SES-Wert – sie repräsentiert die etwa 4–8 Prozent Frauen, die gegenüber mit Sex verknüpften Reizen nicht sehr empfindlich sind.[30] *Am Tag ihrer Hochzeit allerdings war sie ziemlich empfindlich.*

Fünf Jahre später … nicht mehr so.

»Früher war es anders«, sagte sie. »Ich war in der Küche, und er stellte sich hinter mich und küsste meinen Hals, und ich schmolz praktisch dahin. Jetzt macht er das Gleiche, und ich sag nur: ›Ich versuche, Abendessen zu machen.‹ Ich verstehe nicht, was mit mir nicht stimmt.«

»Nichts stimmt nicht, der Kontext ist nur anders«, sagte ich.

»Was soll daran anders sein? Ich liebe ihn noch genauso sehr wie am Tag, als wir geheiratet haben. Es kommt mir so vor, als wäre mein ›Lusttank‹ leer. Haben Leute einen ›Lusttank‹, und kann der leer sein?«

»Nein … vielleicht so ähnlich? Nicht wirklich. Es ist eigentlich kein Tank, sondern eher … eine Dusche«, sagte ich. »Eine Dusche, aus der manchmal literweise heißes Wasser kommt, wenn Duschkopf und Wasserdruck super sind. An anderen Tagen gibt es kaum

Wasserdruck, oder der Duschkopf ist verkalkt und dreckig. Du kannst natürlich trotzdem duschen, aber all diese Kontextfaktoren beeinflussen, ob das Duschen fantastisch oder frustrierend ausfällt.«

»Kontextfaktoren. Und was ist das im wirklichen Leben? Kerzen und Blumen?« Sie verzog das Gesicht. »Dass dir jemand ein Spitzenkorsett vom Leib reißt?«

»Das wären die Umstände. Situationen. Das gehört dazu, aber mit ›Kontext‹ meine ich auch so was wie Gehirnzustände.«

»Oh!«, sagte sie schon etwas besser gelaunt. »Das klingt interessanter als Kerzen.«

Ist es. Und dieses Kapitel handelt genau davon: wie man es hinkriegt, dass das Wasser schön heiß und der Wasserdruck hoch ist.

Im Rahmen einer Umfragestudie nach »Auslösereizen für sexuelles Verlangen« fragten Katie McCall und Cindy Meston Frauen, was sie scharf mache, und fanden heraus, dass man die Auslöser in vier allgemeine Kategorien einteilen konnte.[31]

Liebe/emotionale Bindungen wie Gefühle von Liebe, Sicherheit, Verbindlichkeit, emotionaler Nähe, Geborgenheit und Unterstützung in der Beziehung sowie das Gefühl, vom Partner/von der Partnerin »besonders beachtet« zu werden. Beispiel: Eine Frau erzählte mir die außerordentlich romantische Geschichte von ihrem Freund, der um den halben Globus geflogen war, um sie am zweiten Jahrestag ihrer Beziehung zu überraschen. Das ist Nähe, Verbindlichkeit und besondere Beachtung. Und ja, dieser Mann wurde *flachgelegt!*

Explizite/erotische Reize wie einen sexy Film sehen, eine erotische Geschichte lesen, andere Leute beim Sex sehen oder hören, Sex erwarten, wissen, dass Ihr Partner/Ihre Partnerin Sie begehrt, oder Ihr eigenes Verlangen oder das Ihres Partners/Ihrer Partnerin wahrnehmen. Beispiel: Eine Frau in den Zwanzigern berichtete, sie sei mitten in der Nacht in der Wohnung ihres Freundes aufgewacht, weil die Nachbarn über ihnen Sex hatten. Das rhythmische Quietschen und das Keuchen und Stöhnen turnten sie sofort an. Sie küsste ihren Freund wach, sie hörten gemeinsam zu und hatten dann schnellen, intensiven Sex.

Visuelle/Umgebungsreize, wie eine attraktive, gut angezogene potenzielle Partnerin oder einen solchen Partner mit durchtrainiertem Körper und jeder Menge Selbstvertrauen, Intelligenz und Klasse zu sehen. Beispiel: Eine Freundin stellte mir einmal eine rhetorische Frage: »Was ist das bloß mit diesen weißen Manschetten, die aus den Ärmeln einer Anzugjacke hervorgucken?« – »Ein Kennzeichen für sozialen Status?«, schlug ich vor, und sie fügte hinzu: »Ja, und Körperpflege. Ein Mann mit makellosen weißen Manschetten ist auch ein Mann, dessen Haut gut schmeckt.«

Romantische/implizite Reize beinhalten vertrautes Verhalten, wie eng zu tanzen, zusammen in einer heißen Badewanne zu sitzen, sich zu massieren, und andere vertraute Berührungen (wie das Gesicht oder das Haar zu berühren), einen Sonnenuntergang anzusehen, miteinander zu lachen oder zu flüstern oder gut zu riechen. Beispiel: Eine Frau in den Zwanzigern erzählte mir, dass sie und ihr Mann darauf sparten, ihr Badezimmer umzugestalten. Sie hatten herausgefunden, dass sie im Urlaub unter anderem so scharf auf Sex war, weil sie in den riesigen Badewannen der Pensionen, in denen sie übernachteten, gemeinsam lange und (in jeder Hinsicht) heiße Bäder nahmen. Je mehr Bäder, desto mehr Sex.

Nichts davon ist allzu überraschend, aber es ist immer toll, einen intuitiven Eindruck mit Zahlen untermauern zu können: Bei Frauen wird das Verlangen durch eine Mischung aus erotischen und romantischen Reizen gesteigert. Die Studie von McCall und Meston sagt uns, was das Gaspedal der weiblichen sexuellen Reaktion aktiviert.

In einer Reihe von neun Gesprächsgruppen mit achtzig Frauen katalogisierten Cynthia Graham, Stephanie Sanders, Robin Milhausen und Kimberly McBride Aussagen von Frauen dazu, weshalb sie erregt wurden oder »die Bremse angezogen ließen«.[32] Die Wissenschaftlerinnen fanden Themen, die interessante Parallelen mit der Studie von McCall und Meston aufweisen. Es folgen die Themen, zur Veranschaulichung immer mit dem Zitat einer Teilnehmerin:

- *Gefühle zum eigenen Körper.* »Es ist viel leichter für mich, erregt zu sein, wenn ich mich wohl in meiner Haut fühle … es ist nicht so leicht, erregt zu sein, wenn ich mich mit mir selbst und meinem Körper unwohl fühle.«
- *Sorge um den Ruf.* »Wie wenn man Single ist und mit einer anderen Person Sex haben will und denkt ›Okay, gehe ich vielleicht zu weit?‹ oder ›Mache ich vielleicht nicht genug?‹ oder ›Was denken die von mir, wenn ich so etwas mache?‹ …«
- *Die Bremse anziehen.* »Man hat vielleicht Lust, aber denkt dann ›Halt, stopp, es geht nicht‹, du hast eine Beziehung oder der Typ ist ein Loser … und plötzlich denkst du nur ›Okay, vergiss es, ich kann nicht. Keine gute Idee‹, und lässt es einfach.«
- *Ungewollte Schwangerschaft/Verhütung.* »Ungewollte Schwangerschaft ist ein echter Abturner, und wenn du mit jemandem zusammen bist, der sich anscheinend keine Gedanken darüber macht, dann kommt es einem wirklich gefährlich vor.«
- *Sich von Partner/Partnerin begehrt vs. benutzt fühlen.* »Ich mag es, wenn [Männer] nicht nur die Teile deines Körpers streicheln, die sexuell erregt werden, sondern zum Beispiel auch die Arme … es fühlt sich an, als ob er dich ganz meint und deinen ganzen Körper wahrnimmt.«

- *Sich von Partner/Partnerin »akzeptiert« fühlen.* »Selbst mein zweiter Mann, und wir waren 16 Jahre zusammen, akzeptierte meine sexuelle Reaktion nicht … Ich bin sehr laut und [bei] meiner Lieblingsart, zum Orgasmus zu kommen, fühlte er sich außen vor … Es war zunehmend so, als würde eine Wand zwischen uns heruntergefahren.«
- *Stil der Annäherung/Initiierung und Timing.* »Sein ›Ding‹ … Sie wissen schon, wie der Mann auf mich zukam, wie er mich dazu brachte, länger als, sagen wir, fünf Minuten, mit ihm zu reden? … Es war die Art, wie er es anfing.«
- *Negative Stimmung.* »Wenn Sie sehr wütend auf den gewählten Partner sind, wenn Sie wegen etwas sehr wütend auf ihn sind, werden Sie auf keinen Fall erregt.«

Durch diese beiden Studien können wir langsam besser verstehen, dass das sexuelle Interesse von Frauen von einem breiten Spektrum von Faktoren abhängt. Auf die Frage »Wie kommen Sie in Stimmung?« antworten Frauen:

- Sie haben eine attraktive Partnerin/einen attraktiven Partner, den/die sie respektieren und so akzeptieren, wie sie sind.
- Durch Vertrauen und Zuneigung in der Partnerschaft.
- Sie sind gesund und selbstsicher – was Emotionen und den Körper betrifft.
- Sie fühlen sich von ihren Partnern/Partnerinnen begehrt, weil die Annäherung auf eine Weise stattfindet, die ihnen das Gefühl gibt, besonders zu sein.
- Durch explizite erotische Reize wie Erotika oder Pornos, oder wenn sie andere Leute beim Sex sehen oder hören.

Zusätzlich sagen diese Antworten aber auch, dass es *auf bestimmte Aspekte ankommt.* Eine Frau, die selbstsicher ist und eine gute Beziehung mit einem Partner/einer Partnerin führt, den/die sie liebt, dem/der sie vertraut und von dem/der sie sich angezogen fühlt, will vielleicht trotzdem keinen Sex, wenn sie krank ist, letzte Woche siebzig Stunden gearbeitet hat oder es lieber mag, wenn sie und ihr Partner/ihre Partnerin vor dem Sex duschen, jetzt aber beide von der gemeinsamen Gartenarbeit hereingekommen sind.

Außerdem sagen uns diese Antworten auch, dass das, was Frauen in Umfragen oder Gesprächsgruppen angeben, nicht alles darüber aussagt, was im wirklichen Leben passiert. In *The Science of Trust* erzählt der Beziehungsforscher John Gottman Geschichten von Frauen in Missbrauchsbeziehungen, in denen sie häufig das Opfer physischer Gewalt wurden.[33] Er und seine Forschungspartnerin waren erstaunt, als die Frauen erzählten, dass sie den besten Sex manchmal nach gewalttätigen Übergriffen hatten. Und in *Die versteckte Lust der Frauen* erzählt Daniel Bergner von Isabel, die es nicht fertigbringt, für ihren respektvollen, wertschätzenden Freund ein bisschen heiße Sehnsucht zu empfinden, sich aber geradezu magnetisch zu dem Idioten hingezogen fühlt, der sie als Objekt sieht, von ihr verlangt, dass sie sich billig kleidet, und von dem sie weiß, dass er sich nie auf eine Beziehung mit ihr einlassen würde.[34] Ähnliche Geschichten habe ich von vielen Frauen gehört, und das können diese Studien nicht erklären. Nichts erklärt uns, warum Versöhnungs- und Trennungssex den Ruf haben, so intensiv zu sein.

Also wo ist das Problem?

Das Problem ist die Beziehung des Dualen Kontrollmechanismus zu den vielen anderen Motivationssystemen. Das Problem ist der *Kontext*.

Kontext besteht aus zwei Dingen: den gegenwärtigen Umständen – wer bei Ihnen ist, wo Sie sind, ob die Situation neu oder vertraut ist, gefährlich oder sicher usw. – und Ihrem gegenwärtigen Gehirnzustand – ob Sie genau jetzt entspannt oder gestresst sind, Vertrauen haben oder nicht, Liebe empfinden oder nicht. Es gibt Anzeichen, dass das weibliche sexuelle Reaktionssystem empfindlicher auf den Kontext, einschließlich Gemütslage und Beziehungsfaktoren, reagiert als das männliche und dass es bei Frauen größere Unterschiede gibt, wie sehr diese Faktoren ihre sexuelle Reaktion beeinflussen.[35]

In diesem Kapitel geht es also um Kontext: Wie können Ihre äußeren Umstände und Ihre innere Verfassung Ihre sexuelle Reaktionsfähigkeit beeinflussen.

Wir beginnen mit der Vorstellung, dass Sie alle möglichen Empfindungen auf unterschiedliche Weise erleben oder wahrnehmen können und dass das von gewissen Faktoren abhängt, darunter äußere Umstände, Stimmung, Vertrauen und Lebensgeschichte. Dann gehen wir der Frage auf den Grund, warum der folgende Satz so wahr und unabänderlich ist: Wenn Ihr Gehirn in einem gestressten Zustand ist, wird beinahe alles als potenzielle Bedrohung wahrgenommen. Und dann zeige ich Ihnen den spezifischen Gehirnmechanismus, der diesen ganzen Prozess lenkt. Diesen Mechanismus zu verstehen – ich nenne ihn unseren emotionalen »Einen Ring« – ist entscheidend, um zu begreifen, wie der Kontext Ihre sexuelle Reaktionsfähigkeit beeinflusst.

Ich will Sie lieber gleich warnen: Dies ist das wissenschaftlichste, nerdigste Kapitel des Buches. Lüften Sie schon mal Ihre kleinen grauen Zellen. Es lohnt sich. Denn immer, wenn sich jemand beklagt: »Frauen sind so kompliziert – gestern mochte sie das eine, heute will sie etwas ganz anderes«, oder Sie sich fragen: »Warum reagiere ich anders als sonst?«, können Sie jetzt sagen: »Kontext! Was eine Frau will und mag, ändert sich je nach den äußeren Umständen und ihrer inneren Verfassung.« Dieses Kapitel erklärt Ihnen, wie Sie den Code knacken und endlich schlau daraus werden.

Lauries Unzufriedenheit mit ihrem Sexleben war nicht das Resultat eines schwierigen Gaspedals oder schwieriger Bremsen, sondern das Resultat eines schwierigen Kontexts. Aber mein Vorschlag, einfach zuzulassen, dass sie für eine Weile keinen Sex wollte, gefiel ihr nicht. Ihr kam es wie aufgeben vor. Sie wollte Sex wollen, und, verdammt noch mal, sie würde es versuchen.

Also dachte sie an die Male in der Vergangenheit, als sie Sex genossen hatte, und erinnerte sich an einen besonders großartigen Urlaub in einem schicken Hotel in den Bergen an einem Jahrestag vor dem Baby.

Aha! Kontext!, dachte sie, und sie und Johnny reservierten ein Zimmer und planten eine Reise, um ihre Leidenschaft zurückzuerobern.

Der Plan scheiterte auf der ganzen Linie. Die Fahrt war lang und anstrengend, sie stritten schon auf der Hinfahrt, und nachdem sie das Abendessen hinter sich hatten, war der Erwartungsdruck übermächtig. Laurie spürte, wie sie dichtmachte, und sagte einfach Nein zu allem. Sie nahm ein heißes Bad, trank ein Glas Wein und ging schlafen. Johnny sah sich einen Film an.

Am nächsten Morgen fühlte sie sich wegen der letzten Nacht so schuldig, dass sie es nicht noch einmal versuchen konnte.

Kurze Zeit später setzten Laurie und Johnny sich an einem Nachmittag zusammen, um herauszufinden, was bei der ersten Reise funktioniert hatte und beim zweiten Mal fehlte.

Nun, ihr ganzes Leben sah jetzt anders aus: Sie waren Eltern, Laurie hatte einen frustrierenden Job, sie hatte wieder angefangen zu studieren … Sie hatten die äußeren Umstände repliziert, aber nicht den Kontext.

»Na prima, du musst einfach kündigen, das Studium abbrechen und Trevor an einen Zirkus verkaufen. Problem gelöst«, sagte Johnny im Scherz. Etwas konstruktiver fügte er hinzu: »Vielleicht denken wir falsch darüber nach. Vielleicht geht es nicht so sehr

darum, wo wir sind oder was wir tun, sondern wie es sich anfühlt. *Wenn du an den großartigen Sex an diesem Jahrestag denkst, wie hat es sich angefühlt?«*

Sie dachte eine Minute darüber nach.

Und dann brach sie in Tränen aus.

Sie sagte ihm, wie sehr sie ihn liebte, wie sehr sie ihn brauchte, um nicht den Verstand zu verlieren in dieser Welt, die speziell dafür geschaffen zu sein schien, sie in den Wahnsinn zu treiben, wie sehr sie ihm zeigen und nicht nur sagen wollte, wie wichtig er für sie war, aber dass sie sich jedes Mal, wenn sie darüber nachdachte, Sex zu haben, einfach nur überfordert fühlte und ihr Körper dichtmachte. Die Trauer floss einfach so aus ihr heraus, während sie sprach – Trauer um ihre verlorene Sexualität, aber auch um ihren verlorenen Seelenfrieden und das verlorene Gefühl zu sich selbst, unabhängig von ihren Rollen als Mutter, Tochter, Ehefrau, Chefin, Angestellte und Studentin …

Und dann, als die Trauer abebbte, hatten sie großartigen Sex.

Danach kam Laurie zu mir und sagte: »Was zum Teufel war das? Wir machen einen romantischen Ausflug, nichts – schlimmer als nichts! Aber ich heule fürchterlich herum, wie sehr ich ihn liebe und wie anstrengend mein Leben ist, und wir haben heißen, schmutzigen Sex. Dieses Kontextding ergibt keinen Sinn!«

Ich habe es ihr erklärt.

Empfindung im Kontext

Stellen Sie sich vor, Sie flirten mit einem besonderen Menschen und er fängt an, Sie zu kitzeln. Sie können sich Situationen vorstellen, in denen das Spaß macht, oder? Sexy ist. Möglicherweise zu einer kleinen Nummer führt.

Jetzt stellen Sie sich vor, sich über diesen besonderen Menschen zu ärgern, und er versucht, Sie zu kitzeln.

Fühlt sich nervig an, stimmt's? So sehr, dass Sie dem Menschen am liebsten eine reinhauen würden.

Es ist die gleiche *Empfindung*, aber weil der Kontext anders ist, ist die *Wahrnehmung* dieser Empfindung anders.

Das trifft für alle Sinnesbereiche zu. Ein Geruch, der erfreulich scheint, wenn er mit »Käse« etikettiert ist, stinkt widerlich, wenn er mit »Körpergeruch« etikettiert ist.[36] Derselbe Geruch + anderer Kontext = andere Wahrnehmung. Auch die Gemütslage verändert Ihre Wahrnehmung von Geschmack: Bei trauriger Stimmung, zum Beispiel nach einem Schmachtfetzen im Kino, ist die Fähigkeit, Fett im Essen zu schmecken, reduziert.[37]

Das trifft auch für alle anderen Sinne zu, nicht nur für die fünf, die man in der Grundschule gelernt hat. Jeder hat es schon mal mit Thermorezeption (Wärmeempfinden) erlebt: Stellen Sie sich vor, Sie haben kein Benzin mehr und Ihr Auto bleibt an einem glühend heißen, furchtbar schwülen Tag zwei Kilometer vor der Tankstelle stehen. Sie gehen die zwei Kilometer durch die feuchte Hitze. Sie betreten die auf 22 Grad Celsius klimatisierten Innenräume der Tankstelle, und es fühlt sich an wie eine erfrischende, eiskalte Bö, eine große Erleichterung nach der Hitze. Jetzt stellen Sie sich vor, Sie haben sechs Monate später kein Benzin mehr. Es ist ein bitterkalter, windiger Tag, und Sie stapfen denselben Weg bis zur Tankstelle. Dieselben 22 Grad Celsius fühlen sich jetzt an wie ein warmer Ofen, eine große Erleichterung von der Eiseskälte. Kontext.

Das alles gilt auch für den Gleichgewichtssinn: Jeder, der nach einer einwöchigen Kreuzfahrt wieder festen Boden unter den Füßen hat, weiß, dass unser Gehirn sich an die Bewegung anpasst. Man fragt sich für zwei volle Tage, warum sich der Boden unter den Füßen bewegt. Nozizeption (Schmerzempfinden): Menschen, die schwere Schmerzen erlitten haben, entwickeln eine höhere Toleranz für künftige Schmerzen.[38] Und Zeitwahrnehmung: Zeit scheint wirklich zu fliegen, wenn Sie Spaß haben und im »Fluss« sind.[39]

Diese Wahrnehmungsabweichungen spielen sich nicht einfach nur »im Kopf« ab. Menschen, die ein entspannendes Medikament bekommen und denen gesagt wird: »Dieses Medikament wird Sie entspannen«, fühlen sich nicht nur entspannter im Vergleich mit Personen, die das Medikament ohne die Information bekommen, sie haben auch mehr von dem Medikament in ihrem Blutplasma.[40] Kontext ändert mehr als nur, wie Sie sich fühlen. Es ändert Ihre Blutchemie.

Das trifft auch auf sexuelle Reize zu. In Kapitel 2 habe ich erklärt, wie der Duale Kontrollmechanismus auf Reize reagiert, die entweder mit Sex verknüpft oder eine Bedrohung sind, und wie wir lernen, welcher Reiz in welche Kategorie gehört – denken Sie an die Ratte mit dem Zitronenfetisch. Aber genau wie der Geruch von Käse und der Geschmack von Fett durch unsere psychische Verfassung und die äußeren Umstände beeinflusst werden, hängt es auch davon ab, in welchem Kontext wir einen konkreten Reiz wahrnehmen, ob er als sexuell anziehend erlebt wird.

Kitzeln ist nur ein Beispiel dafür. Stellen Sie sich vor, Sie sehen Ihrem Partner/Ihrer Partnerin dabei zu, wie er/sie die Wäsche macht. Wenn Sie sich unterstützt und mit ihnen verbunden fühlen, könnte dies als ein Auslöser für erotische Gedanken funktionieren. Aber wenn Sie genervt sind, weil Sie in der letzten Zeit unverhältnismäßig häufig die Wäsche gemacht haben, dann ist es wahrscheinlich befriedigend, ihnen beim Waschen zuzusehen – »Es war auch Zeit!« –, fühlt sich aber nicht sexy an.

Das Gleiche gilt für Reize, die die Bremsen auslösen. Das Ausmaß, in dem die sexuellen Bremsen einer Person, sagen wir, aufgrund von Angst vor einer Geschlechtskrankheit aktiv werden, schwankt je nach der gefühlten Ansteckungswahrscheinlichkeit und den gefühlten Folgen, die diese Krankheit haben kann. Benutzen Sie ein Kondom? Wissen Sie über frühere Krankheiten und das Sexleben Ihres Partners/Ihrer Partnerin Bescheid? Vertrauen Sie darauf, dass Sie beide monogam sind? Dann ist die Bedrohung geringer. Kein Kondom? Keine Informationen? Möglichkeit eines Seitensprungs? Dann ist die Bedrohung größer. Das ist nicht anders bei sozialen Konsequenzen: Potenzieller Schaden für Ihren sozialen Status, Ihren Ruf oder Ihre Beziehung wirkt als Bedrohung, je nachdem, wie wahrscheinlich er scheint und wie negativ die Folgen wären.

Die Kontexte zu erkennen, in denen Ihr Gehirn die Welt als einen sexy Ort wahrnimmt, und fähig zu sein, diese sexy Kontexte zu maximieren, ist entscheidend, um Ihre sexuelle Befriedigung zu steigern. Am Ende dieses Kapitels finden Sie Arbeitsbogen, anhand deren Sie darüber nachdenken können, welche Aspekte von Kontexten Ihre Empfindungswahrnehmung beeinflussen. Auf diesen Arbeitsbogen rekapitulieren Sie drei wirklich großartige sexuelle Erfahrungen und drei nicht so tolle sexuelle Erfahrungen und denken konkret und gezielt darüber nach, was diese Erfahrungen zu dem gemacht haben, was sie waren in Bezug auf äußere Umstände und Ihre innere Verfassung. Nehmen Sie sich die Zeit. Selbst über nur eine wahnsinnig großartige und eine nicht ganz so tolle Erfahrung wirklich gründlich nachzudenken könnte Ihnen ein Gespür dafür verschaffen, welche Kontexte die Tendenz Ihres Gehirns steigern, die Welt als sexy wahrzunehmen, und welche diese Tendenz reduzieren.

Schmerzhaft oder erotisch?

Wenn Ihr Partner/Ihre Partnerin Ihnen den Hintern versohlt, während Sie dabei sind, Ihrem Kleinkind die Schuhe zuzubinden, ist das nervig. Aber wenn sie Ihnen den Hintern beim Sex versohlen, kann es sich sehr, sehr erregend anfühlen. Durch den Kontext können Empfindungen wie Schläge oder Peitschenhiebe, die normalerweise als schmerzhaft wahrgenommen werden, erotisch werden. Sexuelle »Unterwerfung« verlangt es, sich voller Vertrauen zu entspannen - die Abturner abzuschalten - und Ihrem Partner/Ihrer Partnerin zu erlauben, die Kontrolle zu übernehmen. In diesem explizit erotischen, stark auf Vertrauen und gegenseitigem Einverständnis beruhenden Kontext ist Ihr Gehirn extrem offen und bereit, praktisch jede Empfindung als erotisch zu interpretieren. Und in einer Gesellschaft, in der Frauen ständig ihre Bremsen anziehen und Nein sagen müssen, ist es kein Wunder, dass wir Fantasien darüber haben, alle Kontrolle abzugeben, mit absolutem Vertrauen zu entspannen (die Bremsen abzuschalten) und Empfindungen einfach zuzulassen.

Sex, Ratten und Rock 'n' Roll

Was ist der ultimative, wissenschaftliche Beweis dafür, dass der Kontext beeinflussen kann, wie Ihr Gehirn eine Sinnesempfindung wahrnimmt? Sehen wir uns mal an, was mit Rattenhirnen passiert, wenn man ihnen Iggy Pop vorspielt:

Stellen Sie sich vor, Sie sind eine Laborratte und befinden sich in einer Kiste mit drei Kammern.[41] Wissenschaftler haben schmerzlos eine kleine Sonde in Ihrem Gehirn implantiert, um Ihren Nucleus accumbens *(NAc)* elektrisch stimulieren zu können, eine winzige Region tief in Ihrem Gehirn. Er hat die Aufgabe, Ihnen zu sagen, welche Richtung Sie einschlagen sollen – auf etwas zu oder von etwas weg. In der ersten Kammer sind Sie von der ganz normalen Laboreinrichtung umgeben, wie immer. Das Licht ist an, aber es ist ziemlich ruhig. Wenn der Forscher jetzt die obere Region des Nucleus accumbens aktiviert, zeigen Sie Appetenzverhalten, Sie schnüffeln und erkunden den Raum. Der Psychologe John Gottman nennt das »*Was ist das?*«-Verhalten.[42] Neugierig. Forschend. Auf etwas zugehend. Und wenn die Forscher die untere Region Ihres Nucleus accumbens stimulieren, zeigen Sie Aversions- oder »*Was zum Teufel ist das?*«-Verhalten, Sie stampfen zum Beispiel mit den Pfoten und wenden den Kopf ab. Ängstlich. Vermeidend. Von etwas weggehend. All das ist normal und genau so zu erwarten für Sie als bionische, halb ferngesteuerte Ratte.

Dann gehen Sie in die nächste Kammer, wo das Licht aus ist. Es ist ruhig und still, und es riecht heimelig. Sie lieben es, es ist wie ein Wellnesscenter für Ratten. Wenn der Forscher jetzt die obere Region Ihres Nucleus accumbens stimuliert, passiert das Gleiche wie eben – Appetenzverhalten. Und jetzt wird es richtig verrückt: Wenn der Forscher die untere Region des NAc aktiviert … Appetenzverhalten! In einer sicheren, entspannten Umgebung löst fast der gesamte Nucleus accumbens Appetenzverhalten aus!

Sobald Sie in die dritte Kammer gehen, leuchten extrem helle Lichter auf, und plötzlich dröhnt Iggy Pop los – denken Sie an »Lust for Life« in sich zufällig verändernder Lautstärke, so dass Sie sich nicht einmal daran gewöhnen können. Alles in dieser Umgebung versetzt Sie in Stress. Sie fühlen sich wie ein introvertierter Bücherwurm in einem schlechten Nachtclub. Wenn die Forscher in diesem Moment die obere Region Ihres Nucleus accumbens stimulieren, wird nicht Neugier oder Appetenzverhalten ausgelöst wie in den vorherigen Kammern. Nein, in dieser stressigen Umgebung führt das Stimulieren fast jeder Region des Nucleus accumbens zu aversivem »*Was zum Teufel ist das?*«-Verhalten.

Wenn ich sage, Empfindungswahrnehmung ist kontextabhängig, dann meine ich das in diesem Sinn. Ich meine, dass phylogenetisch sehr alte Teile Ihres Gehirns (Ihr »Affengehirn«) unterschiedlich reagieren können, mit Appetenz oder Aversion, abhängig von den Umständen, in denen sie aktiviert werden.[43] In einer sicheren, angenehmen Umgebung ist kaum von Bedeutung, wo genau stimuliert wird, es wird Appetenz, Neugier, *Verlangen* ausgelöst. Und in einer stressigen, gefährlichen Umgebung ist ebenfalls kaum von Bedeutung, wo stimuliert wird, es wird Aversion, Unbehagen, *Furcht* ausgelöst.

»Kontext ändert, wie Ihr Gehirn auf Sex reagiert«, bedeutet nicht nur, dass Sie sich mit Kerzen, Reizwäsche und einer abgeschlossenen Schlafzimmertür in Stimmung bringen können. Es bedeutet auch, dass in einem guten, sexpositiven Kontext fast alles Ihre neugierige, begehrliche »Was ist das?«-Haltung gegenüber Sex aktivieren kann. Und in einem nicht so tollen Kontext – immer bezogen auf die äußeren Umstände oder Ihre innere Verfassung – ist egal, wie sexy Ihr Partner/Ihre Partnerin ist, wie sehr Sie ihn/sie lieben oder wie schick Ihre Unterwäsche aussieht. Fast nichts wird dieses neugierige, genießerische, begehrliche Verhalten aktivieren.

In Kapitel 4 beschreibe ich die evolutionären Gründe dafür, aber für den Moment: Es ist völlig normal, dass der Kontext beeinflusst, wie Sie Empfindungen wahrnehmen. So arbeitet das Gehirn eben.

Hier ist ein Rätsel:

Merritt, ausgestattet mit einer empfindlichen Bremse, hat sich im wirklichen Leben mit Sex ziemlich abgemüht. Dennoch hat sie eine sehr aktive sexuelle Vorstellungsgabe und liest und schreibt seit über zehn Jahren erotische Literatur. Die Geschichten, die sie am liebsten liest und schreibt, handeln von schwuler BDSM – im Scherz nennt sie es »shades of gay«. Irgendetwas an der Vorstellung von zwei in intensive Machtspiele verstrickten Männern regt einfach ihre erotische Fantasie an.

»Ich werde angeturnt von Geschichten über Männer, die abartigen Sex haben, lasse mich aber total leicht abturnen, wenn ich mit der Frau Sex habe, die ich liebe. Wie kann das sein? Ein Geräusch. Ein Fingernagel, den ich nicht erwarte. Sogar ein abschweifender Gedanke. Und trotzdem verbringe ich täglich Stunden damit, über Männer zu schreiben, die in der Öffentlichkeit Sex haben oder auf einer Folterbank oder an einen Baum gefesselt.«

Es half ihr etwas, als sie lernte, dass sie eine sexuelle Bremse hatte, aber erst, als sie und Carol über Kontext sprachen – Welche Kontexte erregen dich? Welche Kontexte lösen die Bremse aus? –, entdeckten sie, dass Fantasien für Merritt grundsätzlich toll waren, das wirkliche Leben aber eine Herausforderung.

Was für eine Frau mit empfindlichen Bremsen sehr stimmig klingt. Der Kontext – äußere Umstände und innere Verfassung – einer Fantasie unterscheidet sich deutlich vom Kontext des wirklichen Lebens. Wenn Sie allein im Bett liegen und die Fantasie haben, von fünf großen, unbekannten Männern dominiert zu werden, sind Sie in Wirklichkeit sicher, es gibt keine Bedrohung, um Ihre Stressreaktion in Gang zu setzen, und die Neuartigkeit der Fantasie ist wie Öl im Feuer der Leidenschaft. Super Kontext!

Wären Sie hingegen im wirklichen Leben von fünf großen, unbekannten Männern umzingelt, würde in Ihrem Gehirn wahrscheinlich eine Stressreaktion ausgelöst werden – Weglaufen! Kämpfen! Oder stehen bleiben! –, und diese Stressreaktion würde mit großer Sicherheit Ihre sexuellen Bremsen aktivieren. Kein so guter Kontext.

»Was können wir also tun?«, fragte Merritt mich.

»Vertrauen«, sagte ich. »Die Bremse loslassen hat mit Vertrauen zu tun.«

Merritt schüttelte den Kopf und sah Carol an. »Ich vertraue dir zu hundertfünfzig Prozent. Ich würde mit verbundenen Augen von einer Klippe springen, wenn du sagst, mich fängt unten einer auf, ohne zu zögern.«

Und dann sagte Carol: »Dann bleibt nur noch eine übrig, der du nicht vertraust, oder?«

Merritt kniff die Augen zusammen, sah uns an und sagte: »Ich. Ich vertraue mir selbst nicht. Meinst du das?«

»Vertraust du dir denn?«, fragte ich.

»Ich vertraue mir insofern, als ich Rechnungen rechtzeitig bezahle. Ich vertraue mir als Mutter. Als Schriftstellerin. Ja, ich … hmm.« Sie brach ab und sah mich nachdenklich an.

»Du vertraust deinem Verstand«, sagte Carol, »und deinem Herzen. Aber vertraust du auch deinem Körper?«

Merritt rieb sich mit der Hand über die Stirn und sagte: »Ehrlich gesagt, nein. Und aus gutem Grund.«

Und dann sprachen wir über den guten Grund.

Ich würde gern etwas Zeit für das mesolimbische System aufwenden. Es wird jetzt ziemlich speziell – im Rahmen der Gartenmetapher beschreiben die nächsten beiden Abschnitte, wie der Boden ein Samenkorn in einen Setzling verwandelt. Die Gärtnerin hat nicht viel Kontrolle darüber, und es passiert tief unter der Oberfläche, wir können es nicht einmal beobachten. Aber vor allem, wenn Sie irgendwelche Schwierigkeiten hatten, Ihre Sexualität (oder die Ihres Partners/Ihrer Partnerin) zu kultivieren, können die nächsten Seiten Ihr Verständnis von dem, was in den tiefen, unbewussten Bereichen Ihrer sexuellen Reaktion geschieht, wirklich bereichern.

Bereit? Gut.

Mögen, Wollen und Lernen

Bestimmt haben Sie mal etwas über die aufregende Forschung zu den »Lustzentren des Gehirns« gelesen. Sie stecken sich etwas Essbares in den Mund, und diese Systeme fangen an zu arbeiten. Sie trinken Wasser, die Systeme reagieren. Sie hören Musik, betrachten Kunst, spritzen Heroin oder lesen einen Roman, und Ihr mesolimbisches System ist eifrig dabei, zu bewerten, zu lernen und zu motivieren. Sie sehen einen Porno, hören Ihre Nachbarn beim Sex oder spüren die Hand Ihres Partners/Ihrer Partnerin, wie sie sanft in Ihr Haar greift, und diese Gehirnsysteme reagieren – sie wägen ab, planen und ermuntern Sie, sich darauf zu- … oder davon wegzubewegen.

Für diejenigen unter Ihnen, die ein Poster des Mittelhirns an der Wand haben und gern mehr darüber lesen möchten, nenne ich einige Organe, die zu diesem System gehören: das ventrale Pallidum, Kern- und Schalenregion des Nucleus accumbens (das war die Region aus der Iggy-Pop-Studie), die Amygdala und die Parabrachialkerne des Hirnstamms. (Ein echtes Schmankerl übrigens für Cocktailpartys – nichts geht über den Ausdruck »Parabrachialkerne des Hirnstamms«, um sexy Singles bei einem Dirty Martini zu beeindrucken.)

Das Ding ist, dass dies nicht wirklich die »Lustzentren« sind – jedenfalls nicht *nur* Lustzentren.

Was häufig als Lust- oder Belohnungszentrum des Gehirns bezeichnet wird, ist in Wirklichkeit viel ausgetüftelter und interessanter. »Belohnung« oder »Lust« dazu zu sagen ist wie »Vagina« sagen, wenn man »Vulva« meint: Lust ist ein Teil davon, sicher, aber nur einer, und den anderen Teilen ihre Namen zu verweigern hieße, ihre Bedeutung zu leugnen und die Natur der vielköpfigen Bestie falsch zu verstehen.

Es gibt nämlich drei miteinander verknüpfte, aber gleichzeitig separate Funktionen in diesen tiefen, alten Regionen des

Gehirns, die ich hier vereinfacht als *Genießen*, *Erwarten* und *Wollen* bezeichne. Aus diesen drei Mechanismen besteht bei Säugetieren die allgemeine Hardware für Lust, Lernen und Motivation – oder, wie Kent Berridge und Morten Kringelbach sehr nerdig ausgedrückt haben: »Ein hedonistisches Gehirnsystem, um unter allen anderen zu vermitteln.«[44]

Das spielt an auf den »Einen Ring« aus *Herr der Ringe*. Im Originalkontext hat der »Eine Ring« die Macht, alle anderen Ringe der Macht zu kontrollieren, zu beherrschen. Im Kontext unseres emotionalen Gehirns verarbeitet der »Eine Ring« alle unsere emotionalen/motivationalen Systeme, einschließlich Stressreaktionen (Angst, Aggression und Dichtmachen), Ekel, alle Formen der Lust von körperlicher bis künstlerischer, Liebe und gesellschaftliche Beziehungen und natürlich Sex.[45] Alle diese Emotionen wirken gleichzeitig am selben Ort: in unserem emotionalen »Einen Ring«.

Lassen Sie sich also nicht beeindrucken, wenn Sie in einem populärwissenschaftlichen Artikel lesen: »Es leuchten dieselben Regionen Ihres Gehirns auf, wenn Sie Sex haben oder Kokain nehmen.« Natürlich tun sie das. Das ist der »Eine Ring«. Er vermittelt unter allen anderen.

Wenn ich ab jetzt der »Eine Ring« sage, meine ich dieses Zusammenspiel von *Mögen, Wollen und Lernen,* in dem alle Ihre emotionalen Reaktionen – Sex, Stress, Liebe, Ekel etc. – miteinander wetteifern und interagieren und sich gegenseitig beeinflussen.

Und so funktionieren diese drei Systeme:

Mögen ist vielleicht noch am ehesten das, was wir im Allgemeinen unter »Belohnungssystem« verstehen. Der Mechanismus für *Mögen* entspricht dem »Ja!« oder »Nein!« in Ihrem Gehirn – es beurteilt die »hedonistische Bedeutung« eines Reizes: Fühlt es sich gut an? Wie gut? Fühlt es sich schlecht an? Wie schlecht? Wenn Sie einem Neugeborenen einen Tropfen Zuckerwasser auf die Zunge geben, erstrahlt das *Geschmackssystem* des Kindes wie ein Feuerwerk. Es ist angeboren, Zucker als Belohnung zu erkennen – wir können von Geburt an Süßes genießen. Salziges nicht. Auch genitale Empfindungen werden von Natur aus als belohnend empfunden – man weiß von Föten, die im Uterus masturbiert haben. Für Empfindungen im Ellbogen gilt das eher nicht. Dieses eine System verwaltet alle Formen des Genießens, eingeschlossen süße Geschmäcker, sexuelle Empfindungen, die Wahrnehmung von Schönheit, Liebesglück und Siegesrausch.

Lernen ist der Prozess, miteinander zu verknüpfen, was gerade geschieht und was als Nächstes kommen sollte. Pawlows Hunden lief das Wasser im Mund zusammen, wenn eine Glocke ertönte, weil ihr *Lernsystem* die Glocke mit Nahrung verknüpft hatte. Die Ratten in Kapitel 2 verknüpften Zitronen oder Jacken mit Sex, und die Gehirne vom kleinen Frankie und der kleinen Frannie verknüpften genitale Reaktionen, innere Empfindungen und ihre Umwelt aufgrund ihres *Lernsystems*. Das ist implizites Lernen – anders als explizites Lernen. Explizites Lernen heißt, ein Gedicht durch Wiederholung und eine bewusste Anstrengung auswendig zu lernen. Implizites Lernen heißt (zum Teil), dass das *Lernsystem* Reize durch Raum und Zeit miteinander verknüpft. Wir müssen nichts auswendig lernen, um zu wissen, was uns schmeckt und welche Leute gemein sind. Solche emotionalen Sachen lernen wir implizit.

Wollen, fachlich besser bekannt als »Anreizhervorhebung«, ist das allgemeine Gaspedal des emotionalen Gehirns. *Wollen* schürt das Verlangen, sich auf etwas zu- oder von etwas wegzubewegen. Wenn *Wollen* durch den Stress-Reaktions-Mechanismus aktiviert wird, trachten wir nach Sicherheit. Wenn *Wollen* durch den Bindungsmechanismus (siehe nächstes Kapitel) aktiviert wird, trachten wir nach Zuneigung. Und klar, wenn *Wollen* durch unser sexuelles Gaspedal aktiviert wird, trachten wir nach sexueller Stimulierung.

Wenn *Wollen* aktiviert wird, erleben wir das, was Kent Berridge »einen Augenblick besonderer Versuchung«[46] nennt. Die Erfahrung von heftiger Gier oder Sehnsucht wird vom System des *Wollens* angetrieben.

Und es ist kontextabhängig. Erinnern Sie sich an die Ratte in der Wellness- und der Nachtclub-Umgebung. Die »*Was ist das?*«- und »*Was zum Teufel ist das?*«-Verhaltensweisen, die beide durch die Stimulierung des Nucleus accumbens ausgelöst werden, sind Verhaltensweisen des *Wollens* – man will näher ran … oder weiter weg. Welches Verhalten ausgelöst wurde, hing davon ab, wie gelassen oder gestresst die Ratte war.

Wie funktionieren diese Systeme im Bereich der menschlichen Sexualität? Wenn etwas Ihr sexuelles Gaspedal aktiviert – zum Beispiel Ihr Partner/Ihre Partnerin Sie küsst –, hat *Lernen* seine Arbeit schon getan. Wie die Ratte mit dem Zitronenfetisch hat Ihr Gaspedal gelernt, dass Küsse mit Sex verknüpft sind. *Lernen* ist neutral, weder schön noch schlimm, nur relevant. Aber wenn der Reiz, der *Lernen* auslöst, nicht nur mit Sex verknüpft, sondern auch noch schön ist (was häufig vom Kontext abhängt), dann löst er zusätzlich auch *Mögen* aus. Und wenn er schön genug ist, kommt auch *Wollen* dazu.

Das läuft so ab: Es passiert etwas, das mit Sex verknüpft ist, und Ihr Gehirn macht »Hey, das ist mit Sex verknüpft«. Das ist *Lernen*. Und wenn der Kontext stimmt, dann macht Ihr Gehirn auch »Hey, das ist schön!«. Das ist *Mögen*. Und wenn der Reiz schön genug ist, dann macht Ihr Gehirn »Oho, hol dir mehr davon!«. Das ist *Wollen*.

Haben Sie es geschafft? Puh, das war der harte Teil. Gute Arbeit. Ich werde mich im Rest des Buchs auf den »Einen Ring« von *Mögen, Wollen* und *Lernen* beziehen – zum Beispiel lernen wir in Kapitel 6, dass die genitale Reaktion zu *Lernen* gehört, während die psychische Erfahrung der sexuellen Erregung *Lernen* plus *Mögen* involviert. Und in Kapitel 8 erfahren wir, wie man den »Einen Ring« nur auf sexuelle Lust einstellt und von allen anderen Motivationen entbindet. Das ist der Weg zu ekstatischen Orgasmen.

Die Forschung dazu, wie die drei Systeme im Bereich der menschlichen Sexualität funktionieren, steht noch am Anfang. Ich nehme sie hier trotzdem mit auf, nicht weil ich definitive Beweise dafür gesehen hätte, wie sie das sexuelle Wohlbefinden beeinflussen, sondern weil ich im Unterricht sehe, wie hilfreich es ist zu wissen, dass »erstrebenswert«, »angenehm« und »mit Sex verknüpft« nicht immer dasselbe ist. Ihr Gehirn kann etwas *mögen,* ohne mehr zu *wollen.* Es kann *lernen,* dass eine bestimmte Form der Stimulierung zu Sex führt, und *Lernen* kann Verlangen auslösen (die Bewegung darauf zu), aber sie kann ebenso Furcht auslösen (die Bewegung davon weg), je nach Kontext. Ihr Gehirn kann sogar etwas *wollen,* ohne es besonders zu *mögen,* wie wir bei Olivia sehen werden.

Und alle drei sind kontextabhängig: Wenn das für *Wollen, Mögen* und *Lernen* zuständige Nervensubstrat mit Stress oder Bindungsproblemen (Thema des nächsten Kapitels) beschäftigt ist, dann können Reize, die mit Sex verknüpft sind, überhaupt nicht als sexy wahrgenommen werden.

Zu verstehen, dass diese Systeme trennbar sind, ist so mächtig, wie zu lernen, dass es Bremsen gibt! Gehen wir die drei Systeme noch einmal in verschiedenen Kontexten durch, damit klar wird, wie sie die sexuelle Reaktionsfähigkeit verändern.

Kontext 1: Bevor Sie schwanger sind. Ihr Partner/Ihre Partnerin legt sich neben Sie ins Bett, und Sie genießen das übliche Kuscheln am Ende des Tages, während Sie besprechen, was am nächsten Tag anliegt. Die Hände Ihres Partners/Ihrer Partnerin wandern über Ihren Körper, was *Lernen* und *Mögen* aktiviert, da Sie in einer entspannten, liebevollen Stimmung sind, und ziemlich bald gesellt sich *Wollen* dazu. Also küssen Sie ihn/sie, lassen auch Ihre Hände auf Wanderschaft gehen, und so führt eins zum anderen.

Kontext 2: Zwei Monate nach der Geburt. Ihr Partner/Ihre Partnerin legt sich neben Sie ins Bett und weckt Sie aus einem seltenen und wundervoll tiefen Schlaf, weil er/sie kuscheln will und besprechen, was am nächsten Tag anliegt. Sie drehen sich zu ihm/ihr um, reden ein bisschen, und Ihr Partner/Ihre Partnerin lässt seine/ihre Hände über Ihren Körper wandern – einen übermüdeten, Milch absondernden, veränderten Körper mit einer noch nicht verheilten Vagina und Füßen, die seit dem letzten Jahr um eine Schuhgröße gewachsen sind, einen Körper, der ständig von kleinen Babyhänden betatscht wird. Als Ihr Partner/Ihre Partnerin diesen merkwürdigen neuen Körper berührt, wird *Lernen* aktiviert … und erfüllt Sie mit Furcht – Sie *wollen* Sex meiden. Also drehen Sie sich wieder um und sagen: »Nicht heute, Schatz.«

Und Ihr Partner/Ihre Partnerin denkt – und Sie selbst vielleicht auch –: »Ich verstehe das nicht. Es war immer so toll.«

Gleiche Stimulierung, anderer Kontext. Andere Reaktion Ihres emotionalen »Einen Rings«, die zu anderen Ergebnissen führt.

Wir könnten das »nach der Geburt« im Beispiel auch ersetzen durch »nachdem Sie Ihren Vater in ein Altenheim gegeben haben«, »... erfahren haben, dass Ihr Partner/Ihre Partnerin Sie betrogen hat« oder »... Ihnen der Job gekündigt wurde« und bekommen ein ähnliches Resultat. Andererseits könnten wir es auch ersetzen durch »nachdem Sie beschlossen haben, schwanger zu werden«, »... Ihr Ehegelübde erneuert« oder »... im Lotto gewonnen haben«, und wieder gibt es ein ganz anderes Ergebnis.

Wir haben es schon bei der Ratte gesehen, die von Iggy Pop zugedröhnt wurde. Wenn Ihre Stressbelastung hoch ist, wird praktisch jeder Reiz Ihr *Wollen* im aversiven »Was zum Teufel ist das?«-Modus aktivieren. Aber in einem sexpositiven Kontext kann fast alles das *Wollen* im neugierigen »Was ist das?«-Modus aktivieren.

Welchen Kontext eine Frau nun genau als sexpositiv erlebt, schwankt sowohl von Frau zu Frau als auch über die Lebensdauer einer Frau, aber im Allgemeinen ist solch ein Kontext

- stressarm,
- verbunden mit einem hohen Grad an Zuneigung,
- explizit erotisch.

Erinnern Sie sich an die Studie am Anfang des Kapitels, in der Frauen erzählen, was sie anturnt? Das und mehr. Aufgrund des »Einen Rings«, der alle Ihre unterschiedlichen Emotionen gleichzeitig vermittelt und zusammenbindet.

Olivia und Patrick sind fantastisch zusammen – lustig, charmant, ein Pärchen, dessen Liebe ansteckend ist. Wenn man sie miteinander sieht, verliebt man sich selbst ein bisschen. Sogar wenn sie streiten, umarmen sie sich und lachen liebevoll. Obwohl sie erst in ihren Zwanzigern sind, weiß man jetzt schon, dass sie noch mit 103 rumknutschen werden wie Teenager.

Ihr Hauptkonflikt war Sex: Patrick, wie etwa 80–90 Prozent der Menschen, findet, dass Stress auf seine Bremsen tritt und jedes Interesse an Sex herunterfährt – er ist ein »flatliner« (mehr davon in Kapitel 4). Aber für Olivia mit ihrem empfindlichen Gaspedal ist Stress wie Treibstoff – sie gehört zu den »redliners«. Und da beide studieren, sind sie zur gleichen Zeit des Semesters gestresst (Klausuren), was bedeutet, dass genau zu der Zeit, wenn Olivia am meisten Lust auf Sex hat, Patrick am wenigsten Lust darauf hat.

Gleicher Kontext – gegensätzliche Erfahrung.

Und im Kontext einer Beziehung wird es noch schlimmer, denn die beiden Stile verstärken sich gegenseitig – wenn Patrick gestresst ist, weil Olivia Sex will und er nicht, verstärkt das seinen Stress, und seine Bremsen werden noch stärker angezogen. Und wenn Olivia gestresst ist, weil sie Sex will und Patrick nicht, verstärkt das ihren Stress und aktiviert ihr Gaspedal noch mehr. Ich nenne das »die Drängeldynamik« (mehr dazu in Kapitel 7), aber Olivia hatte ihren eigenen Ausdruck:

»Scheißveranstaltung.«

»Und es gibt dann immer eine Phase des Semesters, wenn wir beide total überfordert sind und kaum richtig essen können, geschweige denn über unsere Gefühle reden«, fügte Patrick hinzu. »Wie können wir das beheben?«

Ich zuckte mit den Achseln. »Einfach. Machen Sie einen Plan, wenn Sie beide ruhig sind, und dann benutzen Sie den Plan, wenn Sie Stress haben.«

»Oh«, sagte Olivia.

Da war es wieder – die Enttäuschung, die eine riesige rote Fahne über einem großen emotionalen … Dings schwenkte. Das letzte Mal hatte ich es überhört. Diesmal merkte ich auf.

»Sie haben auf eine andere Antwort gehofft?«, fragte ich.

»Ich hatte irgendwie gedacht, wir könnten mich reparieren.«

»Sie reparieren? Stimmt was nicht mit Ihnen?«

»Wahrscheinlich nicht«, sagte sie, »aber … es fühlt sich einfach nicht gut an, wenn ich keine Kontrolle habe. Ich hatte gehofft, ich könnte diesen Teil zügeln, zu meinem eigenen Wohl, und damit ich Patrick nicht völlig in den Wahnsinn treibe.«

Was nicht ungewöhnlich ist. Ein stressiger Kontext plus Sex steigert keineswegs den Genuss. Im Gegenteil, Olivia sagte, wenn sie gestresst, besorgt oder überfordert ist, dann »fühle ich diesen Drang, einen Orgasmus zu haben, aber es ist ein Drang, der meine Verbindung zu meinem Körper und zu Patrick trennt. Ich hasse es. Es ist, als wäre ich in meinem Körper nur zu Besuch. Außer Kontrolle.«

Es ist ein perfektes Beispiel für Wollen *ohne* Mögen.

»Ah, also ist es ein Problem für Ihre Beziehung und außerdem

noch unangenehm für Sie als Individuum«, sagte ich. »Es ist ziemlich einfach zu ändern – einfach, aber nicht immer leicht.«

»Wie?«, fragten beide.

Sie können es nicht erzwingen

Ich setze *Wollen, Mögen* und *Lernen* kursiv, damit deutlich wird, dass ich nicht »wollen«, »begehren« oder »erwarten« im üblichen Sinn meine, wie in »Hey, was willst du zum Abendessen?« oder »Ich habe die spanische Inquisition nicht erwartet«. Die Aktivierung dieser Gehirnsysteme ist nicht absichtsvoll – und meist ist man sich ihrer nicht einmal bewusst.[47]

Im Gegenteil. In einer Studie mit Kokainabhängigen hat das mesolimbische System der Probanden auf Bilder reagiert, die für 33 Millisekunden auf einem Bildschirm auftauchten. Wenn man die Teilnehmer fragte, was sie gesehen hatten, konnten sie es nicht sagen, weil die Bilder zu kurz auftauchten, um bewusst »gesehen« zu werden. Trotzdem war es lang genug, um das *Wollen*-System der Abhängigen aufleuchten zu lassen.[48] Die Probanden waren sich nicht bewusst, die Bilder gesehen zu haben, aber ihre emotionalen Gehirne reagierten.

In der Gartenmetapher ist das der Unterschied zwischen dem, was die Gärtnerin mit dem Garten macht, und dem, was der Garten ganz allein macht. Die Gärtnerin kann Unkraut jäten und gießen und düngen, aber sie lässt die Pflanzen nicht wirklich wachsen. Ihre Systeme von *Wollen, Mögen* und *Lernen* lassen die Pflanzen wachsen. Alle möglichen Dinge haben Einfluss darauf, einschließlich, wie gut Sie sich um sie kümmern, das Wetter (also Ihre äußeren Lebensumstände) und wie gut Ihre Pflanzen zu Ihrem speziellen Boden passen (Ihrem Körper, Ihren Bremsen und Ihrem Gaspedal). Aber es ist schließlich nicht so, dass die Gärtnerin mit den Zähnen knirscht, und dann wachsen die Pflanzen. Sie kann nur die bestmögliche Umwelt schaffen, damit der Garten gedeiht und sein Ding macht. Kapitel 4, 5 und 9 handeln davon, wie man diesen sexpositiven Kontext schafft.

»Stimmt was nicht mit mir?« (Antwort: Nee!)

Sexuelle Erregung, Verlangen und Orgasmus ändern sich ständig. Manchmal ändern sie sich zu unserer Freude, und manchmal ändern sie sich auf eine Art, die uns wundert oder besorgt. Manchmal geschehen solche Veränderungen in Reaktion auf eine Veränderung in unserer sexuellen Hardware – unseren Genitalien oder dem Dualen Kontrollmechanismus. Aber häufiger ändern sie sich in Reaktion auf eine Veränderung in unserem Kontext – unserer Umwelt oder unserer psychischen Verfassung. Unserer Stimmung. Unseren Beziehungen. Unserem Leben.

Zu begreifen, in welcher Weise der Kontext beeinflusst, wie unser Gehirn mit Sex verknüpfte Reize verarbeitet, bringt Ihnen vor allem diese Erkenntnis: Wenn Sex sich nicht gut anfühlt, heißt das nicht, dass etwas mit Ihnen nicht stimmt. Vielleicht haben sich Ihre äußeren Umstände geändert oder ein anderes Ihrer Motivationssysteme (zum Beispiel Stress), das Ihre sexuelle Reaktion beeinflusst. Was bedeutet, dass Sie eine Veränderung zum Guten bewirken können, ohne sich selbst ändern zu müssen.

Außerdem können wir besser verstehen, warum Frauen sich so sehr voneinander unterscheiden. Die besten sexpositiven Kontexte sind für viele Frauen vielleicht gerade nicht die in ihren jeweiligen Kontexten akzeptierten oder leicht verfügbaren – wie One-Night-Stands für Studentinnen oder der gleiche alte Sex zum 1287. Mal in einer zehnjährigen Ehe. Für einige

Frauen funktioniert das großartig, aber für andere könnte ein guter sexpositiver Kontext möglicherweise ein anonymer One-Night-Stand auf einer Party im Garderobenschrank des unbekannten Gastgebers sein. Für noch andere ist es der warme, liebevolle Sex einer verbindlichen Langzeitbeziehung. Für manche gibt es ein breites Spektrum von Kontexten und für andere nur ein schmales Fenster. Wenn eine Frau auf ihr eigenes Wohlbefinden und das ihres Partners/ihrer Partnerin achtet, ist egal, wie der Kontext aussieht, solange er ihr nur Freude bereitet.

Wenn wir den Kontext nicht beachten, könnte eine Frau, die Sex unangenehm findet oder deren Verlangen abnimmt, versucht sein zu glauben, dass mit ihr etwas nicht stimmt oder dass sie einfach keinen Sex mag … obwohl sie in Wirklichkeit nur einen besseren Kontext braucht.

Im richtigen Kontext kann Sexualverhalten das Schönste sein, das ein Mensch erleben kann. Es kann uns an unsere Partner/Partnerinnen binden, uns mit Glückschemikalien überfluten, tiefe biologische Triebe befriedigen und uns in spirituelle Höhen katapultieren. Im falschen Kontext jedoch kann es sich buchstäblich anfühlen, wie zu sterben. Je nach Kontext kann Sex unendlich variieren, von wundervoll bis abscheulich, von spielerisch bis schmerzhaft – und aufgrund des Dualen Kontrollmechanismus ist es manchmal wie zwei widersprüchliche Dinge zur gleichen Zeit.

Nachdem sie von der Beziehung zwischen Kontext und ihrem unempfindlichen Gaspedal wusste, stellte Camilla sich dieses Gaspedal als eine Dusche vor – die Gartenmetapher hatte nie richtig für sie funktioniert, aber die Duschmetapher fühlte sich stimmig an. Sie bemerkte, dass romantische, liebevolle Kontexte, erregende und neue Kontexte und stressarme Kontexte die Empfindlichkeit ihres Gehirns für sexuelle Reize erhöhten.

Oder mit ihren Worten: »Sie heizen das Wasser an und sorgen für mehr Druck.«

Und sie entdeckte, dass der beste Kontext von allen war, wenn sie sich umworben fühlte. Die lange Werbung in der ersten Phase ihrer Beziehung zu Henry war anscheinend perfekt zugeschnitten auf die Kontextfaktoren, die Camilla dazu brachten, Sex wirklich zu wollen.

Sie und Henry sprachen darüber und beschlossen, ein Experiment zu machen: Ganze Abende lang würde er Camilla umwerben und ihr den Hof machen, bis er sie – irgendwann – bekäme. Und dabei erfuhren sie etwas, das sie beide überraschte: Es war gar nicht das Werben. Es war das Warten, das sie heiß machte.

Beim ersten Versuch war es etwas peinlich, weil Camilla wusste, was Henry vorhatte. Also versuchte sie, die Sache zu beschleunigen, um ihm zu zeigen, dass sie mitmachte. Als er ihre Hand hielt, während sie vom Kino nach Hause gingen, versuchte sie, ihn zu küssen. Aber Henry unterbrach und bremste sie. Als er sie küsste, versuchte sie, den Kuss zu vertiefen, aber wieder bremste er sie. »Ich versuche, dich zu verführen, okay?«, sagte er. »Ich kann dich doch nicht verführen, wenn du auf mich zukommst.«

Das war der Moment der Erleuchtung.

Camilla erkannte, dass sie vor allem Zeit brauchte, damit ihr Mögen *wachsen und sich entwickeln konnte, bis es ihr* Wollen *aktivierte. Sie hatten mit der Hypothese gearbeitet, dass sie das Gefühl brauchte, umworben zu werden, um Verlangen zu empfinden. Aber dann stellte sich heraus, dass es stattdessen darum ging, das Gaspedal nur minimal zu aktivieren, was man erreicht, wenn man sich Zeit lässt und die Befriedigung hinausschiebt. Bei Camilla gleicht der Übergang von* Mögen *zu* Wollen *ein wenig der klickenden Zündsicherung an einem Gasherd – noch nicht heiß genug, noch nicht genug, fast und dann, zisch!, brennt die Flamme, und Camilla wechselt von* Mögen *zu* Wollen.

Oder um es mit der Duschmetapher zu sagen – ihr Gaspedal

war wie ein Boiler, der sehr lange braucht, um den ganzen Tank aufzuheizen. Er funktionierte wunderbar, man brauchte nur etwas mehr Geduld. Und es war das Warten wirklich wert.

Camilla und Henry sind beide achtsame, rücksichtsvolle Menschen, methodisch und gemächlich, und sie mögen diese langsame Art. Es würde nicht für jeden funktionieren. Aber bei tollem Sex geht es nicht darum, was für jeden funktioniert, es geht darum, was für Sie und Ihren Partner/Ihre Partnerin funktioniert.

In diesem ersten Teil des Buchs haben wir uns angesehen, wie Ihre sexuelle Hardware – Ihr Körper, Ihr Gehirn und der Kontext – Ihr allgemeines sexuelles Wohlbefinden beeinflusst. Wir haben erfahren, dass alle drei bei jedem aus den gleichen grundlegenden Teilen gemacht sind, aber dass Gehirn, Körper und Kontext bei jedem einzigartig sind. Mit anderen Worten, wir haben alle einen einzigartigen »Garten«, in dem wir unser sexuelles Wohlbefinden heranziehen.

Im nächsten Teil des Buchs geht es darum, welche spezifischen Faktoren Ihren Kontext beeinflussen – Ihre Umwelt und Ihren Gehirnzustand. Das ist wie Sonne und Regen und – manchmal – Kompost in Ihrem Garten. Über manche haben Sie Kontrolle, über andere nicht, und alle beeinflussen, wie Ihr Garten gedeiht. In Kapitel 4 beschreibe ich zwei primäre Motivationssysteme – Stress und Liebe – und wie sie die sexuelle Reaktion in überraschender Weise beeinflussen können. Und in Kapitel 5 zeige ich, wie kulturelle Umweltfaktoren – etwa der gesellschaftliche Druck, auf eine bestimmte Art auszusehen oder sich zu verhalten, und Moral- oder Medienbotschaften zu dem, was sexuell »falsch« oder »richtig« ist – das sexuelle Funktionieren beeinflussen können und wie man die Knoten löst, die eine sexnegative Kultur in unsere sexuellen Psychologien knüpft.

Noch einmal kurz zusammengefasst:

- Wie Ihr Gehirn Empfindungen wahrnimmt, ist kontextabhängig. Wie Kitzeln: Wenn Ihr Partner/Ihre Partnerin Sie kitzelt und Sie schon angeturnt sind, kann es Spaß machen. Aber wenn er/sie Sie kitzelt und Sie wütend sind, ist es nur nervig. Gleiche Empfindung, anderer Kontext – also andere Wahrnehmung.
- Wenn Sie gestresst sind, interpretiert Ihr Gehirn fast alles als potenzielle Bedrohung. Wenn Sie angeturnt sind, kann Ihr Gehirn fast alles als sexuell reizvoll interpretieren. Grund: Kontext!
- *Wollen, Mögen* und *Lernen* sind voneinander getrennte Funktionen Ihres Gehirns. Sie können etwas wollen, ohne es zu mögen (Sucht), etwas vorwegnehmen, ohne es zu wollen (Furcht), und jede andere mögliche Kombination.
- Für die meisten Menschen besteht der beste Kontext für Sex aus wenig Stress + einem hohen Grad an Zuneigung + expliziter Erotik. Denken Sie anhand der folgenden Arbeitsblätter gründlich über Ihre Kontexte nach.

Sexy Kontexte

Erinnern Sie sich an eine positive sexuelle Erfahrung in der Vergangenheit. Beschreiben Sie sie mit so vielen relevanten Details, wie Ihnen einfallen:

Jetzt überlegen Sie, aufgrund welcher Aspekte diese Erfahrung positiv war:

Kategorie … **Beschreibung**

Mentales und körperliches Wohlbefinden

- Körperliche Gesundheit ______________
- Körperbild ______________
- Gemütslage ______________
- Besorgtheit ______________
- Ablenkbarkeit ______________
- Sorge über sexuelles Funktionieren ______________
- Andere ______________

Merkmale des Partners

- Körperliches Erscheinungsbild ______________
- Körperliche Gesundheit ______________
- Geruch ______________
- Psychische Verfassung ______________
- Andere ______________

Merkmale der Beziehung

- Vertrauen ______________
- Machtdynamik ______________

- Emotionale Verbindung ____________
- Sich begehrt fühlen ____________
- Häufigkeit von Sex ____________

Setting
- Privat/öffentlich (zu Hause, Arbeit, Urlaub etc.) ____________
- Fernsex (Telefon, Chat etc.) ____________
- Partner/Partnerin dabei beobachten, wie sie etwas Positives tun, mit Familie interagieren oder arbeiten ____________

Andere Lebensumstände
- Arbeitsbedingter Stress ____________
- Familienbedingter Stress ____________
- Urlaub, Jahrestag, »besondere Gelegenheit« ____________

Spielerische Elemente/Spiel
- Selbstbestimmte Fantasie ____________
- Partnerbestimmte Fantasie (*»dirty talking«*) ____________
- Körperteile, die berührt/nicht berührt wurden ____________
- Oralsex aktiver Part/passiver Part ____________
- Verkehr etc. ____________

Andere

Sexy Kontexte

Erinnern Sie sich an eine positive sexuelle Erfahrung in der Vergangenheit. Beschreiben Sie sie mit so vielen relevanten Details, wie Ihnen einfallen:

Jetzt überlegen Sie, aufgrund welcher Aspekte diese Erfahrung positiv war:

Kategorie …	Beschreibung
Mentales und körperliches Wohlbefinden	
• Körperliche Gesundheit	______
• Körperbild	______
• Gemütslage	______
• Besorgtheit	______
• Ablenkbarkeit	______
• Sorge über sexuelles Funktionieren	______
• Andere	______
Merkmale des Partners	
• Körperliches Erscheinungsbild	______
• Körperliche Gesundheit	______
• Geruch	______
• Psychische Verfassung	______
• Andere	______
Merkmale der Beziehung	
• Vertrauen	______
• Machtdynamik	______

- Emotionale Verbindung ____________________
- Sich begehrt fühlen ____________________
- Häufigkeit von Sex ____________________

Setting
- Privat/öffentlich (zu Hause, Arbeit, Urlaub etc.) ____________________
- Fernsex (Telefon, Chat etc.) ____________________
- Partner/Partnerin dabei beobachten, wie sie etwas Positives tun, mit Familie interagieren oder arbeiten ____________________

Andere Lebensumstände
- Arbeitsbedingter Stress ____________________
- Familienbedingter Stress ____________________
- Urlaub, Jahrestag, »besondere Gelegenheit« ____________________

Spielerische Elemente/Spiel
- Selbstbestimmte Fantasie ____________________
- Partnerbestimmte Fantasie *(»dirty talking«)* ____________________
- Körperteile, die berührt/nicht berührt wurden ____________________
- Oralsex aktiver Part/passiver Part ____________________
- Verkehr etc. ____________________

Andere

Sexy Kontexte

Erinnern Sie sich an eine positive sexuelle Erfahrung in der Vergangenheit. Beschreiben Sie sie mit so vielen relevanten Details, wie Ihnen einfallen:

Jetzt überlegen Sie, aufgrund welcher Aspekte diese Erfahrung positiv war:

Kategorie …	**Beschreibung**
Mentales und körperliches Wohlbefinden	
• Körperliche Gesundheit	__________
• Körperbild	__________
• Gemütslage	__________
• Besorgtheit	__________
• Ablenkbarkeit	__________
• Sorge über sexuelles Funktionieren	__________
• Andere	__________
Merkmale des Partners	
• Körperliches Erscheinungsbild	__________
• Körperliche Gesundheit	__________
• Geruch	__________
• Psychische Verfassung	__________
• Andere	__________
Merkmale der Beziehung	
• Vertrauen	__________
• Machtdynamik	__________

- Emotionale Verbindung ______________
- Sich begehrt fühlen ______________
- Häufigkeit von Sex ______________

Setting
- Privat/öffentlich (zu Hause, Arbeit, Urlaub etc.) ______________
- Fernsex (Telefon, Chat etc.) ______________
- Partner/Partnerin dabei beobachten, wie sie etwas Positives tun, mit Familie interagieren oder arbeiten ______________

Andere Lebensumstände
- Arbeitsbedingter Stress ______________
- Familienbedingter Stress ______________
- Urlaub, Jahrestag, »besondere Gelegenheit« ______________

Spielerische Elemente/Spiel
- Selbstbestimmte Fantasie ______________
- Partnerbestimmte Fantasie *(»dirty talking«)* ______________
- Körperteile, die berührt/nicht berührt wurden ______________
- Oralsex aktiver Part/passiver Part ______________
- Verkehr etc. ______________

Andere

Nicht so sexy Kontexte

Erinnern Sie sich an eine nicht so tolle sexuelle Erfahrung in der Vergangenheit – sie muss nicht unbedingt schrecklich sein, nur nicht so toll. Beschreiben Sie sie mit so vielen relevanten Details, wie Ihnen einfallen:

Jetzt überlegen Sie, aufgrund welcher Aspekte diese Erfahrung nicht so toll war:

Kategorie … **Beschreibung**

Mentales und körperliches Wohlbefinden

- Körperliche Gesundheit ____________
- Körperbild ____________
- Gemütslage ____________
- Besorgtheit ____________
- Ablenkbarkeit ____________
- Sorge über sexuelles Funktionieren ____________
- Andere ____________

Merkmale des Partners

- Körperliches Erscheinungsbild ____________
- Körperliche Gesundheit ____________
- Geruch ____________
- Psychische Verfassung ____________
- Andere ____________

Merkmale der Beziehung

- Vertrauen ____________

- Machtdynamik ____________
- Emotionale Verbindung ____________
- Sich begehrt fühlen ____________
- Häufigkeit von Sex ____________

Setting
- Privat/öffentlich
  (zu Hause, Arbeit, Urlaub etc.) ____________
- Fernsex (Telefon, Chat etc.) ____________
- Partner/Partnerin dabei beobachten,
  wie sie etwas Positives tun, mit
  Familie interagieren oder arbeiten ____________

Andere Lebensumstände
- Arbeitsbedingter Stress ____________
- Familienbedingter Stress ____________
- Urlaub, Jahrestag, »besondere
  Gelegenheit« ____________

Spielerische Elemente/Spiel
- Selbstbestimmte Fantasie ____________
- Partnerbestimmte Fantasie
  (»dirty talking«) ____________
- Körperteile, die berührt/nicht
  berührt wurden ____________
- Oralsex gegeben/empfangen ____________
- Verkehr etc. ____________

Andere

Nicht so sexy Kontexte

Erinnern Sie sich an eine nicht so tolle sexuelle Erfahrung in der Vergangenheit – sie muss nicht unbedingt schrecklich sein, nur nicht so toll. Beschreiben Sie sie mit so vielen relevanten Details, wie Ihnen einfallen:

Jetzt überlegen Sie, aufgrund welcher Aspekte diese Erfahrung nicht so toll war:

Kategorie …	**Beschreibung**
Mentales und körperliches Wohlbefinden	
• Körperliche Gesundheit	__________
• Körperbild	__________
• Gemütslage	__________
• Besorgtheit	__________
• Ablenkbarkeit	__________
• Sorge über sexuelles Funktionieren	__________
• Andere	__________
Merkmale des Partners	
• Körperliches Erscheinungsbild	__________
• Körperliche Gesundheit	__________
• Geruch	__________
• Psychische Verfassung	__________
• Andere	__________
Merkmale der Beziehung	
• Vertrauen	__________

- Machtdynamik ____________________
- Emotionale Verbindung ____________________
- Sich begehrt fühlen ____________________
- Häufigkeit von Sex ____________________

Setting

- Privat/öffentlich
  (zu Hause, Arbeit, Urlaub etc.) ____________________
- Fernsex (Telefon, Chat etc.) ____________________
- Partner/Partnerin dabei beobachten,
  wie sie etwas Positives tun, mit
  Familie interagieren oder arbeiten ____________________

Andere Lebensumstände

- Arbeitsbedingter Stress ____________________
- Familienbedingter Stress ____________________
- Urlaub, Jahrestag, »besondere
  Gelegenheit« ____________________

Spielerische Elemente/Spiel

- Selbstbestimmte Fantasie ____________________
- Partnerbestimmte Fantasie
  (*»dirty talking«*) ____________________
- Körperteile, die berührt/nicht
  berührt wurden ____________________
- Oralsex gegeben/empfangen ____________________
- Verkehr etc. ____________________

Andere

Nicht so sexy Kontexte

Erinnern Sie sich an eine nicht so tolle sexuelle Erfahrung in der Vergangenheit – sie muss nicht unbedingt schrecklich sein, nur nicht so toll. Beschreiben Sie sie mit so vielen relevanten Details, wie Ihnen einfallen:

Jetzt überlegen Sie, aufgrund welcher Aspekte diese Erfahrung nicht so toll war:

Kategorie …	**Beschreibung**
Mentales und körperliches Wohlbefinden	
• Körperliche Gesundheit	______
• Körperbild	______
• Gemütslage	______
• Besorgtheit	______
• Ablenkbarkeit	______
• Sorge über sexuelles Funktionieren	______
• Andere	______
Merkmale des Partners	
• Körperliches Erscheinungsbild	______
• Körperliche Gesundheit	______
• Geruch	______
• Psychische Verfassung	______
• Andere	______
Merkmale der Beziehung	
• Vertrauen	______

- Machtdynamik ____________
- Emotionale Verbindung ____________
- Sich begehrt fühlen ____________
- Häufigkeit von Sex ____________

Setting

- Privat/öffentlich (zu Hause, Arbeit, Urlaub etc.) ____________
- Fernsex (Telefon, Chat etc.) ____________
- Partner/Partnerin dabei beobachten, wie sie etwas Positives tun, mit Familie interagieren oder arbeiten ____________

Andere Lebensumstände

- Arbeitsbedingter Stress ____________
- Familienbedingter Stress ____________
- Urlaub, Jahrestag, »besondere Gelegenheit« ____________

Spielerische Elemente/Spiel

- Selbstbestimmte Fantasie ____________
- Partnerbestimmte Fantasie *(»dirty talking«)* ____________
- Körperteile, die berührt/nicht berührt wurden ____________
- Oralsex gegeben/empfangen ____________
- Verkehr etc. ____________

Andere

Bewertung Ihrer sexuellen Auslösereize

Lesen Sie all Ihre sexy und nicht so sexy Kontexte noch einmal durch. Bei welchen Kontexten haben Sie verlässlich großartigen Sex und bei welchen verlässlich nicht so großartigen Sex?

Kontexte, in denen Sex großartig ist

Kontexte, in denen Sex nicht so großartig ist

Ermitteln Sie fünf Dinge, die Sie und/oder Ihr Partner/Ihre Partnerin tun könnten, falls Sie sich einen häufigeren und leichteren Zugang zu den Kontexten erarbeiten möchten, die Ihr sexuelles Funktionieren verbessern.

	Was ist zu tun?	Wie groß ist die Wirkung?	Wie leicht ist es?	Wie bald können Sie es umsetzen?
1.				
2.				
3.				
4.				
5.				

Jetzt wählen Sie die zwei oder drei Punkte aus, die Ihrer Meinung nach die beste Kombination aus Wirkung und leichter und schneller Umsetzbarkeit darstellen, und listen Sie alles auf, was passieren muss, damit diese Veränderung geschieht. Seien Sie so KONKRET UND SPEZIFISCH, wie es geht. Es sollten eher HANDLUNGEN sein, nicht so sehr Abstraktes oder Ideen oder Einstellungen. Fragen Sie sich: »Was steht auf unserer To-do-Liste, wenn wir diese Veränderung herbeiführen wollen?«

Veränderung 1

Veränderung 2

Veränderung 3

Am Ende suchen Sie einfach eine Veränderung aus, die Sie wirklich umsetzen wollen. Wählen Sie gemeinsam einen Starttermin, den Sie für einen guten Zeitpunkt halten. Idealerweise liegt der innerhalb des nächsten Monats. Machen Sie Ihren Plan. UND TUN SIE ES!

TEIL 2

Sex im Kontext

4.
Emotionaler Kontext: Sex in einem Affenhirn

Frauen stellen mir Fragen, und dann erzählen sie mir ihre Geschichten. Inzwischen habe ich schon eine ganze Bibliothek davon in meinem Kopf – komische Anekdoten von schiefgegangenen Sexabenteuern, traurige Erzählungen von Beziehungen, die sich nicht kitten ließen, und Ehrfurcht gebietende Berichte von Überleben und Transzendenz. Jede einzelne dieser Geschichten handelt von Entdeckung.

In Merritts geht es ums Überleben.

»Warum soll ich meinem Körper trauen?«, sagte sie. »In meinem ganzen Leben als Erwachsene hat mein Körper sich als unzuverlässig und anfällig erwiesen. Wenn ich im Stress bin, fährt er einfach alles runter – ich werde krank, verletze mich, keines meiner körperlichen Systeme funktioniert. Sex eingeschlossen.«

Das klang nachvollziehbar, wenn man an ihre sensiblen Bremsen dachte, aber mir kam es so vor, als stecke da noch mehr dahinter.

»Es klingt, als würde dein Körper als Stressreaktion auf Erstarren setzen. Also lieber alles runterfahren, als es mit Flucht oder Kampf zu versuchen«, meinte ich. »Das passiert, wenn jemand entweder über einen langen Zeitraum unter Stress steht oder unter

sehr großem Stress leidet. Es kann auch Teil des Heilungsprozesses nach einem Trauma sein. Meint ihr, dass irgendwas davon bei dir zutrifft?«

»Beides«, sagten Carol und Merritt im Chor.

»Denkst du, dass Stress erklärt, warum es mir so schwerfällt, meinem Körper zu trauen?«, fragte Merritt mich.

Das denke ich definitiv.

In diesem Kapitel geht es um Stress und Liebe und darum, wie sie sich auf die Lust auswirken.

Vertrauen Sie Ihrem Körper. Hören Sie auf ihn – damit meine ich nicht die spezifischen momentanen Umstände, sondern die tiefsitzenden, grundlegenden Botschaften Ihres evolutionären Erbes:

Ich bin in Gefahr/ich bin in Sicherheit.
Ich bin gebrochen/ich bin ganz.
Ich bin verloren/ich bin zu Hause.

Falls Sie auf dem Gebiet schon wahnsinnig gut sind, können Sie dieses Kapitel natürlich auch gern überspringen. Aber wenn Sie, wie die meisten von uns, durchaus Hilfe dabei brauchen können, die Signale Ihres Körpers zu übersetzen, dann wird dieses Kapitel für Sie bestimmt informativ sein. Denn es sind nicht nur die sexuellen Aspekte eines Kontexts, die beeinflussen, ob Sie angeturnt werden oder eben nicht. Es geht auch um all die anderen emotionalen Aspekte und um Ihre bereits vorhandene Gefühlslage.

Und unter allen emotionalen Systemen, die Ihr »Einer Ring« steuert, sind *Stress* und *Liebe* diejenigen, die wohl den meisten unmittelbaren Einfluss auf die Lust am Sex haben. Stress ist der physiologische und neurologische Prozess, der Ihnen hilft, mit Bedrohungen fertigzuwerden. Liebe ist der physiologische und neurologische Prozess, der bewirkt, dass Sie sich zu Ihrer Sippe hingezogen fühlen.

Stress liegt Besorgnis, Unsicherheit, Furcht, Schrecken und allen Varianten von »Lauf weg!« zugrunde. Aber er ist auch der Grund für Wut – Irritation, Verärgerung, Frust, Zorn. Und in großem Umfang ist er auch Ursache der Abschottung, die für Depressionen charakteristisch ist. Im ersten Abschnitt dieses Kapitels werde ich Stress aus einem Blickwinkel vorstellen, der sich vielleicht von dem unterscheidet, was Sie bisher darüber gehört haben: Der Schlüssel zur Stressbewältigung (damit er Ihr Sexleben nicht beeinträchtigt) ist nicht schlicht »Entspannung« oder »Runterkommen«. Er besteht darin, den Stress-Reaktions-Zyklus vollständig ablaufen zu lassen. Erlauben Sie ihm die völlige Entladung. Lassen Sie Ihren Körper den ganzen Weg von »Ich bin in Gefahr« zu »Ich bin in Sicherheit« zurücklegen.

Im zweiten Teil dieses Kapitels rede ich über Liebe. In unserem Zusammenhang bedeutet Liebe Bindung, diesen angeborenen biologischen Mechanismus, der Menschen aneinander bindet. Sie ist die Grundlage von Leidenschaft, Romantik und der Freude daran, einen Partner zu finden, mit dem Sie eine Bindung eingehen können. Aber sie steckt auch hinter Trauer, Eifersucht und Liebeskummer. Manchmal ist sie ein Quell der Freude, etwa wenn Sie sich verlieben. Manchmal erweist sie sich als quälend, etwa wenn Sie sich trennen. Aber immer führt Bindung uns von »Ich bin gebrochen« zu »Ich bin ganz«.

Und schließlich möchte ich im dritten Abschnitt dieses Kapitels auf den Ort zu sprechen kommen, wo Stress und Bindung und Sex sich überlappen. Das ist der Ort, wo wir leidenschaftliche und überschäumende Freude an intensiver Liebe genauso empfinden wie das Leiden an der schlimmsten zwischenmenschlichen Uneinigkeit. Wenn Stress und Bindung und Sex sich in unserem emotionalen »Einen Ring« gegenseitig aktivieren, dann schreien sie »Ich bin verloren«, um uns zum Suchen zu motivieren, und zwar zum Suchen, bis wir uns an einem neuen Ort wiederfinden: »Ich bin zu Hause.« Ich nenne Sex, der von Beziehungskonflikten befeuert wird, »Sex, der die Handlung voranbringt«, und zeige Ihnen Möglichkeiten auf, wie wir diese Dynamik zu unserem Vorteil nutzen können.

Das Ziel dabei ist es, dass Sie erkennen, wie der Stress-Reaktions-Zyklus und der Bindungsmechanismus Ihre sexuelle Ansprechbarkeit beeinflussen. Außerdem möchte ich Ihnen Strategien vorstellen, mit denen beide Ihren Spaß am Sex steigern bzw. Ihnen Optionen bieten, wenn die Lust darunter leidet.

Wir können das sexuelle Wohlbefinden von Frauen nur begreifen, wenn wir den *Kontext* in unsere Betrachtung mit einbeziehen – und der Großteil des Kontexts hat an sich gar nichts mit Sex zu tun. Was wiederum bedeutet, dass wir unser sexuelles Wohlbefinden verbessern und unsere Lust steigern können, ohne irgendetwas an unserem Sexleben selbst zu ändern! In diesem und im darauffolgenden Kapitel habe ich übrigens auch kontextbezogene Faktoren berücksichtigt, die nach wissenschaftlicher Erkenntnis durchgängig im Zusammenhang mit dem sexuellen Wohlbefinden von Frauen stehen. Verbessern Sie also Ihren Kontext, dann vergrößert sich Ihre Lust am Sex ganz von allein.

Der Stress-Reaktions-Zyklus: Kämpfen, Fliehen und Erstarren

Lassen Sie uns als Erstes Ihre *Stressoren* von Ihrem Stress trennen. Die Stressoren sind alle Dinge, die bei Ihnen eine Stressreaktion auslösen – Rechnungen, die Familie, die Arbeit, Ärger über Ihr Sexualleben, lauter solches Zeug.

Ihr Stress ist das System der Veränderungen, die in Ihrem Gehirn und Ihrem übrigen Körper als Reaktion auf diese Stressoren aktiviert werden. Das ist ein evolutionsbedingter Adaptionsmechanismus, der es Ihnen erlaubt, auf wahrgenommene Bedrohungen zu reagieren. Oder besser gesagt: Er war evolutionsbedingt. Damals, als unsere Stressoren noch Klauen und Zähne hatten und knappe fünfzig Stundenkilometer schnell waren. Heutzutage werden wir fast nie von Löwen gejagt und dennoch ist unsere körperliche Reaktion auf beispielsweise einen inkompetenten Chef im Großen und Ganzen die gleiche wie die auf einen Löwen. Ihre Physiologie unterscheidet da kaum. Diese Tatsache wirkt sich, wie wir noch sehen werden, massiv auf Ihr Sexualleben aus.

Im Zusammenhang mit Stress ist üblicherweise von der Reaktion Flucht oder Kampf die Rede. Sehr viel hilfreicher – und zutreffender – ist es jedoch, die vollständige Definition zu verwenden: Kämpfen/Fliehen/Erstarren. Und so funktioniert das:

Sobald Ihr Gehirn in der Umgebung eine Bedrohung wahrnimmt, erfahren Sie eine massive biochemische Veränderung. Charakteristisch sind die Flutung des Blutkreislaufs mit Adrenalin und Cortisol sowie eine Kaskade physiologischer Ereignisse wie erhöhter Puls, erhöhte Atemfrequenz und steigender Blutdruck. Gehemmt werden dagegen Immunreaktion und Verdauung. Die Pupillen weiten sich, und unsere Aufmerksamkeit wird zur aufs Hier und Jetzt gerichteten Wachsamkeit. All diese Veränderungen lassen sich mit dem Checken des Motors vor einem Autorennen vergleichen. Oder mit dem tiefen Atemzug, bevor man ins Wasser taucht – sie sind Vorbereitung auf eine bevorstehende Handlung.

Wie diese Handlung aussehen wird, hängt vom Wesen der wahrgenommenen Bedrohung ab – ist also vom Kontext bestimmt.

Nehmen wir an, die Bedrohung sei tatsächlich ein Löwe. Mit so was mussten wir umgehen, als unsere frühen Vorfahren diesen Mechanismus erstmals entwickelten. Der Stress-Reaktions-Zyklus nimmt den Löwen wahr und schreit: »Ich bin in Gefahr! Was soll ich tun?« In deutlich weniger als einer Sekunde informiert Ihr Gehirn Sie darüber, dass ein Löwe zu der Kategorie von Bedrohungen gehört, die Sie mit größter Wahrscheinlichkeit durch *Flucht* überleben.

Was tun Sie also, wenn Sie einen Löwen erblicken, der Sie verfolgt?

Sie kriegen Angst und rennen los.

Und was passiert dann?

Es gibt eigentlich nur zwei Möglichkeiten, oder? Entweder tötet der Löwe Sie, in diesem Fall spielt alles weitere sowieso keine Rolle mehr. Oder Sie entkommen und überleben. Stellen Sie sich also vor, dass Sie erfolgreich bis in Ihr Dorf zurücklaufen und um Hilfe schreien. Alle helfen mit, den Löwen zu erlegen, den Sie anschließend gemeinsam zum Abendessen verspeisen. Am nächsten Morgen findet eine respektvolle Bestattung der Teile des Skeletts statt, für die Sie keine Verwendung haben. Dabei wird dem Löwen ehrfürchtig für sein Opfer gedankt.

Und wie fühlen Sie sich dann?

Erleichtert! Dankbar, noch am Leben zu sein! Sie lieben Ihre Freunde und Ihre Familie!

Und das ist auch schon der ganze Stress-Reaktions-Zyklus. Mit Anfang (»Ich bin in Gefahr!«), Mitte (Handlung) und Ende (»Ich bin in Sicherheit!«).

Oder nehmen wir an, die Bedrohung ist ein Mensch mit finsterer Miene, der mit einem Messer in der Hand hinter Ihrer besten Freundin herschleicht. Ihr Gehirn entscheidet daraufhin, dass Sie diese Bedrohung am besten überleben, indem Sie diese *besiegen*.

Sie empfinden Wut (»Ich bin in Gefahr!« – In dem Abschnitt zum Thema Bindung werden wir noch sehen, dass wir die Menschen, die uns am Herzen liegen, wie uns selbst wahrnehmen) und Sie kämpfen.

Und wieder können Sie entweder kämpfen und sterben oder kämpfen und überleben. In beiden Fällen vollenden Sie den Stress-Reaktions-Zyklus, indem Sie ein Verhalten an den Tag legen, das den Stressor und den Stress eliminiert.

Diese zwei Reaktionen, Kampf und Flucht, sind beide »Gaspedal«-Stress – das sympathische Nervensystem, das »Los!« der Stressreaktion. Zum Kampf kommt es, wenn Ihr emotionaler »Einer Ring« entscheidet, dass der Stressor besiegt werden sollte. Zur Flucht kommt es, wenn Ihr »Einer Ring« beschließt, dass Sie einem Stressor entkommen sollten.

Aber nehmen wir an, der Stressor sei etwas, von dem Ihr Gehirn weiß, dass Sie ihm nicht durch Flucht lebend entkommen und ihn nicht besiegen können – Sie meinen schon die Zähne des Löwen zu spüren, der von hinten nach Ihnen schnappt. Dann reagieren Sie mit »Bremsen«-Stress – dem parasympathischen Nervensystem, dem »Stopp!«, das von extremster Belastung ausgelöst wird. Ihr Körper fährt runter. Vielleicht erleben Sie dabei sogar »tonische Immobilität«, so dass Sie sich entweder nicht oder nur schleppend bewegen können. Tiere in freier Wildbahn erstarren und lassen sich fallen – quasi als letzter Versuch, um den Jäger davon zu überzeugen, sie seien bereits tot. Stephen Porges hat die Hypothese aufgestellt, dass Erstarren eine Stressreaktion darstellt, die einen schmerzlosen Tod erleichtert.[49]

Wenn ein Tier eine derart schwerwiegende Bedrohung seines Lebens übersteht, dann tut es etwas Ungewöhnliches: Es zittert. Seine Hufe oder Pfoten vibrieren in der Luft. Es stößt einen tiefen Seufzer aus. Und dann steht es auf, schüttelt sich und trottet davon.

Was ist hier passiert? Das Erstarren hat das »Los!«, die Stressreaktion Kampf oder Flucht unterbrochen. Dadurch ist der adrenalingesteuerte Stress im Körper des Tieres überflüssig geworden. Wenn das Tier erschauert, sich schüttelt und seufzt, dann löst sein Körper die Bremse, komplettiert den Aktivierungsprozess, den Kampf/Flucht ausgelöst haben, und beseitigt die Reste. Dadurch wird der Zyklus vollendet. Das nennt man »Beendigung aus eigenem Antrieb«.[50]

Eine Freundin lieferte mir dieses Beispiel, nachdem ihr Sohn aus einer Narkose aufgewacht war. Zuvor hatte er fünf Stunden in der Ambulanz warten müssen, damit diese kleine OP an seinem Finger gemacht werden konnte.

»Die Krankenschwestern meinten, er sei ›sehr gestresst‹ aus der Narkose aufgewacht. Übersetzt hieß das ›total aus dem Häuschen‹, denn er schrie hysterisch, schlug wild mit Armen und Beinen um sich, brüllte, dass er mich und alle anderen hasse. Er strampelte wie verrückt mit den Beinen und schrie dazu: ›Ich will nur laufen, ich will nur laufen!‹«

Mit den Beinen strampeln und »Ich will nur laufen!« bedeuten Flucht. Alle zu hassen bedeutet Kampf. Narkose ist ein medizinisch herbeigeführtes Erstarren – wilde Tiere, die von Wissenschaftlern betäubt werden, erleben das Gleiche wie der Sohn meiner Freundin. Ich nenne das »die Gefühlsbewegungen«, tiefe, verborgene Gefühle, da es etwas ist, das ohne offensichtlichen äußeren Einfluss im Körper passiert. Das Kind war ja nicht akut in Gefahr, aber es hatte eine Menge Gefühlsbewegungen, die ausgelebt werden mussten. Und seine Mutter tat genau das Richtige:

»Ich hielt ihn im Arm, blieb ruhig, versicherte ihm, wie lieb ich ihn hätte und dass ich auf ihn aufpassen würde. Schließlich beruhigte er sich so weit, dass er seine Kleider wieder anziehen (die hatte er sich vorher im wahrsten Sinne des Wortes vom Leib gerissen) und die Ambulanz mit mir verlassen konnte. Auf dem

Weg zur Parkgarage sagte er mir ganz ruhig, dass er mich sehr lieb habe, und kaum waren wir zu Hause, fiel er in einen tiefen Schlaf.«

Er durchlebte den Zyklus bis zur Entspannung am Ende – Zuneigung und Schlaf.

In unserem Alltag nimmt das Lösen der Starre nur selten eine so dramatische Form an. Aber selbst in kleinerem Rahmen verläuft der Stress-Reaktions-Zyklus so: Anfang, Mitte und Ende, allesamt von Natur aus ins Nervensystem integriert und voll funktionsfähig – sofern der Kontext stimmt.

Stress und Sex

Bis hierher würden Sie es nicht als Offenbarung empfinden, wenn ich sage: »Um mehr und besseren Sex zu haben, reduzieren Sie Ihr Stressniveau.« Da könnte ich genauso gut verkünden: »Sport tut Ihnen gut.« Oder: »Schlaf ist wichtig.« Natürlich. Das wissen Sie bereits.

Es ist eine Tatsache, dass über die Hälfte der Frauen angeben, Stress, Depression und Ängste minderten ihr Interesse am Sex. Diese Faktoren dämpfen auch sexuelle Erregung und beeinträchtigen den Orgasmus.[51] Chronischer Stress stört oder unterdrückt auch den Menstruationszyklus, verringert Fruchtbarkeit und Milchbildung, erhöht die Gefahr einer Fehlgeburt, reduziert die genitale Reaktion und steigert Abgelenktsein und Schmerz beim Sex.[52]

Wie interagieren die am Stress beteiligten Hormone und Neurochemikalien mit den Hormonen und Neurochemikalien der sexuellen Reaktion, um sexuelles Verhalten zu unterdrücken oder anzuregen? Das weiß noch niemand genau. Aber immerhin wissen wir bereits einige Dinge.

Wir wissen, dass gestresste Menschen eher dazu neigen, alle Stimuli als Bedrohung zu empfinden. Wie Laborratten, die man mit grellem Licht und Iggy Pop bombardiert.

Wir wissen auch, dass das Gehirn auf einmal immer nur eine gewisse Menge an Information verarbeiten kann. So kann man sich Stress am einfachsten als Informationsüberlastung vorstellen. Dabei beginnt das Gehirn, wenn einfach zu viel passiert, zu selektieren, zu priorisieren, zu simplifizieren und sogar manche Dinge schlichtweg zu ignorieren.

Und wir wissen, dass das Gehirn Prioritäten gemäß den lebenswichtigen Bedürfnissen setzt: Atmen, Raubtieren entkommen, die richtige Temperatur halten, mit ausreichend Flüssigkeit und Nahrung versorgt sein und Teil der eigenen gesellschaftlichen Gruppe bleiben – all das sind vorrangige Prioritäten, deren Reihenfolge wiederum der Kontext bestimmt. Wenn Sie am Verhungern sind, stehlen Sie bereitwilliger Brot von Ihrem Nachbarn, selbst wenn Sie dabei die Zugehörigkeit zu Ihrer sozialen Gruppe riskieren. Wenn Sie keine Luft kriegen, spielt es keine Rolle, wann Sie zuletzt etwas gegessen haben; Sie werden keinesfalls Hunger verspüren. Und falls Sie sich generell vom Leben im 21. Jahrhundert überfordert fühlen, hat praktisch alles andere Priorität vor Sex. Denn für Ihr Gehirn ist dann alles ein attackierender Löwe. Und ist das vielleicht ein günstiger Moment für Sex, wenn ein Löwe hinter Ihnen her ist?

Fassen wir es noch einmal zusammen:

Sorgen, Ängste, Furcht und Entsetzen sind Stress – »Da ist ein Löwe! Lauf!«.

Ärger, Schikanen, Frust, Zorn und Wut sind Stress – »Da ist ein Löwe! Erleg ihn!«.

Gefühllosigkeit, Abschottung, Depression und Verzweiflung sind Stress – »Da ist ein Löwe! Stell dich tot!«.

Und nichts von alledem vermittelt uns, dass jetzt gerade ein guter Zeitpunkt zum Vögeln wäre.

Bei Stress geht es ums Überleben. Und auch wenn Sex viele Zwecke erfüllt, individuelles Überleben gehört nicht dazu (außer in Ausnahmefällen – siehe dazu den Abschnitt über Bindung, Ursprung der Liebe). Bei den meisten Menschen haut Stress also voll auf die Bremse und bringt sexuelles Interesse auf einen Tiefpunkt. Eine Ausnahme sind etwa 10 bis 20 Prozent der Leute wie Olivia, bei denen Stress wie Gasgeben wirkt. (Die gleichen Bestandteile, nur anders zusammengesetzt. Aber selbst bei denen blockiert Stress *sexuelle Lust (Vergnügen)*, auch wenn er das *sexuelle Interesse (Verlangen)* steigert. Sex unter Stress ist anders als lustvoller Sex – Sie wissen schon, wegen des Kontextes.

Um die Auswirkung von Stress auf Ihre Lust am und auf Sex zu reduzieren, um mehr Spaß am Sex zu haben, kriegen Sie Ihren Stress in den Griff.

Klar, das ist leichter gesagt als getan.

Wenn Olivia im Stress war, nahm ihr Interesse an Sex zu – und das lieferte Konfliktstoff in ihrer Beziehung mit Patrick. Denn wenn er sich gestresst fühlte, schwand seine Lust auf Sex. Und was noch schlimmer war, manchmal gab Olivia ihr stressbedingter sexueller Appetit das Gefühl, sich nicht unter Kontrolle zu haben.

Wie kann sie das in den Griff kriegen?

Indem sie übt, den Zyklus zu vollenden.

Meine technische Beschreibung von Olivias Erfahrung, wenn sie außer Kontrolle gerät, ist »maladaptives Verhalten zur Bewältigung negativer Affekte« – was eigentlich nur bedeutet, dass man versucht, mit unangenehmen Gefühlen (Stress, Depression, Angst, Einsamkeit, Wut) klarzukommen, indem man Dinge tut, die ein hohes Risiko unerwünschter Folgen mit sich bringen. Zwanghaftes Sexualverhalten ist nur ein Beispiel dafür. Andere Beispiele sind:

- *Fahrlässiger Umgang mit Alkohol oder anderen Drogen*
- *Dysfunktionale Beziehungen – beispielsweise wenn man versucht, die eigenen Gefühle in den Griff zu kriegen, indem man sich mit den Gefühlen von jemand anderem beschäftigt*
- *Flucht in Ablenkung wie Komaglotzen, obwohl man eigentlich anderes Dringendes zu tun hätte*
- *Essstörungen – Hungern, Fressattacken oder Erbrechen*

Natürlich kann man all diese Dinge auch auf gesunde Weise tun. Für ungewollte Konsequenzen sorgen sie nur dann, wenn wir sie benutzen, um uns nicht mit unseren »Gefühlsbewegungen« auseinandersetzen, also den Zyklus vollenden zu müssen. Einige der Folgen sind fast noch gutartig, andere tödlich gefährlich. Aber sie haben alle dasselbe Ziel: mit den ihnen zugrundeliegenden Gefühlen zurechtzukommen. Wir greifen auf sie zurück, wenn wir entweder nicht wissen, wie wir den Zyklus vollenden sollen, oder wenn die Gefühle einfach zu sehr wehtun.

Als sie noch ein Teenager war, benutzte Olivia eine Essstörung als maladaptive Bewältigungsstrategie. Sie hatte Fressattacken und trieb dann Sport, stopfte sich wieder mit Essen voll und trieb wieder Sport. Nachdem sie das überwunden hatte, wurde ihr klar, dass es bei ihrem Verhalten eigentlich gar nicht um ihre Körperformen gegangen war – »Ich brauchte etwas, dem ich die Schuld für meine Ängste geben konnte. Und die Gehirnwäsche durch die Gesellschaft machte meinen Körper zur geeigneten Zielscheibe«, sagte sie. Dabei war ihr zwanghaftes Verhalten ein Versuch, mit Gefühlen umzugehen, denen sie sich nicht gewachsen fühlte.

Seit einigen Jahren hat sie keine Symptome mehr. Trotzdem erzählte sie mir: »Manchmal gehe ich seitwärts durch Türen, weil ich denke, ich wäre zu breit, um durchzupassen. Wenn ich mich dabei ertappe, zwinge ich mich, gerade durchzugehen. Denn ich habe gelernt, dass es nicht mein Körper ist, über den ich mir Sorgen mache, sondern es sind meine Ängste.«

Inzwischen läuft sie. Einerseits um ihren Stress abzubauen, andererseits als produktives Ventil für ihre Intensität und Energie. Dabei beschränkt sie sich auf einen Marathon pro Jahr, denn wie sie selbst sagt: »Ich neige zum Übertreiben, und es hilft, wenn ich mir selbst Grenzen setze.«

»Ich denke, du machst etwas viel Profunderes, als nur Grenzen zu setzen«, sagte ich. »Du gestattest dem Sport, deinen Zyklus zu vollenden, anstatt auf die Bremse zu treten. Und das Gleiche kannst du beim Sex auch tun.«

»Kann ich das?«

»Ja.«

Sie kaute auf ihrer Lippe und nickte. Dann sagte sie: »Das sehe ich nicht.«

In Kapitel 5 wird sie es sehen.

Defekte Gesellschaft – defekte Stress-Reaktions-Zyklen

Der Schlüssel zu effektivem Stressmanagement ist der Versuch, den Zyklus zu vollenden – sich aus der Erstarrung lösen, dem Raubtier entfliehen, den Feind töten, jubeln.

Aber aus vielen Gründen ist der Stress moderner Menschen komplexer als der von Gazellen und Gorillas. Erstens werden wir, wie bereits erwähnt, praktisch nie von Löwen gejagt. Unsere Stressoren sind von geringerer Intensität, dafür jedoch von längerer Dauer. Man nennt sie »chronische Stressoren«, im Gegensatz zu den »akuten Stressoren« wie der Verfolgung durch ein Raubtier. Akute Stressoren haben einen klar erkennbaren Anfang, eine Mitte und ein Ende. Das Vollenden des Zyklus – Wegrennen, Überleben, Feiern – ist quasi eingebaut. Anders bei den chronischen Stressoren. Wenn unser Stress chronisch ist und wir nicht bewusst Maßnahmen ergreifen, um den Zyklus zu vollenden, bleibt dieser ganze aktivierte Stress einfach in uns stecken, macht uns krank, müde und unfähig, beim Sex (oder irgendetwas anderem) Vergnügen zu empfinden.

Zweitens empfindet unsere Emotionen ausblendende Gesellschaft Unbehagen, was »Gefühlsbewegungen« angeht. Es heißt, wenn der Stressor sich nicht direkt vor uns befindet, dann hätten wir doch keinen Grund, uns gestresst zu fühlen, also sollten wir ihn doch gefälligst einfach ausschalten. Folglich besteht die Vorstellung, die die meisten Menschen von »Stressmanagement« haben, darin, entweder alle Stressoren zu eliminieren oder sich einfach zu entspannen, als könnte man Stress ausknipsen wie einen Lichtschalter. Unsere Gesellschaft empfindet sogar so großes Unbehagen gegenüber »den Gefühlsbewegungen«, dass wir beispielsweise Menschen sedieren, die gerade einen Autounfall erlebt haben, damit ihre Körper diesen natürlichen Prozess nicht durchmachen. Diese gutgemeinte medizinische Intervention hat die ungewollte Folge, dass Überlebende einer traumatischen Verletzung in der Erstarrung gefangen bleiben, wodurch eine posttraumatische Belastungsstörung sich überhaupt erst im Gehirn eines Unfallopfers festsetzt.[53]

Aber drittens stoppen unsere ultrasozialen menschlichen Gehirne selbst ohne Medikation und eine Gefühle leugnende Gesellschaft die Stressreaktion mitten im Zyklus, weil »jetzt kein geeigneter Moment für ›Gefühlsbewegungen‹ ist«. Wir nutzen diese Selbstbeschränkung, um das gesellschaftliche Zusammenleben zu erleichtern – beispielsweise um niemanden zu erschrecken. Nur leider hat unsere Gesellschaft alle geeigneten Gelegenheiten für ›Gefühlsbewegungen‹ getilgt. Wir sind daher in unserer Furcht, Wut und Verzweiflung gefangen. Deshalb müssen wir Zeit und Raum finden und Strategien entwickeln, um unsere Stress-Reaktions-Zyklen zu vollenden.

Schließen Sie den Kreis!

Aber wie?

Genauso wenig, wie man die Zähne zusammenbeißen und einen Garten zum Blühen bringen kann, lässt sich ein Stress-Reaktions-Zyklus zur Vollendung zwingen. Wenn wir diesen Kreis schließen wollen, dann müssen wir, anstatt gegen unseren Stress in die Bremsen zu steigen, unseren Fuß langsam sowohl vom Gaspedal als auch von der Bremse nehmen und uns selbst gestatten, langsam auszurollen, bis wir stehen.[54] Damit das funktioniert, brauchen Sie den richtigen Kontext und Vertrauen darauf, dass Ihr Körper das Seine tut.

Was ist aber der richtige Kontext?

Überlegen Sie, was Ihr Körper als das Verhalten erkennt, das Sie vor Löwen schützt. Wenn ein Löwe Sie jagt, was tun Sie dann?

Sie rennen weg.

Und wenn Sie von Ihrem Job (oder Ihrem Sexleben) gestresst sind, was tun Sie dann?

Sie laufen … oder walken oder steigen auf den Crosstrainer oder gehen zum Tanzen aus oder tanzen auch nur durch Ihr Schlafzimmer. Körperliche Aktivität ist die effizienteste Strategie, um den Stress-Reaktions-Zyklus zu vollenden und Ihr Zentralnervensystem wieder in den Ruhezustand zu kalibrieren. Wenn Leute also sagen, »Bewegung ist gut gegen Stress«, dann ist das absolut zutreffend.[55]

Hier noch einige weitere Dinge, die aus wissenschaftlicher Sicht wirklich helfen, damit wir uns nicht nur »besser fühlen«, sondern wirklich den Stress-Reaktions-Zyklus vollenden helfen: Schlaf; Zuneigung (dazu mehr im nächsten Abschnitt), jede Form von Meditation, wie Achtsamkeitstraining, Yoga, Tai-Chi, Gedankenreise durch den Körper usw. (dazu mehr in Kapitel 9), auch das gute alte Ausheulen gehört dazu oder ein Urschrei –

wobei hier Vorsicht geboten ist. Manchmal ergehen sich Menschen nur in ihrem Schmerz, wenn sie weinen, statt ihren Stress von den Tränen fortspülen zu lassen. Aber falls Sie sich schon einmal in Ihr Zimmer zurückgezogen, zehn Minuten geschluchzt, am Ende einen tiefen Seufzer ausgestoßen und sich ungemein erleichtert gefühlt haben, dann haben Sie bestimmt gemerkt, wie Sie das von »ich bin in Gefahr« zu »ich bin in Sicherheit« gebracht hat.

Auf diese Weise eingesetzte Kunst kann ebenfalls helfen. Wenn Experten für geistige Gesundheit Tagebuchschreiben oder eine andere expressive Beschäftigung mit einem selbst vorschlagen, dann bedeutet das nicht, dass sie etwas Therapeutisches im Formulieren von Sätzen oder im Zeichnen sehen. Vielmehr wollen sie zum Finden positiver Kontexte anregen, wo dann Stress durch einen kreativen Prozess abgebaut wird.

Ich tendiere dazu, auch Körperpflege auf diese Liste zu setzen. Mir sind zwar keine spezifischen Forschungsergebnisse dazu bekannt, aber ich habe schon mit vielen Frauen gesprochen, die Duschen und die teils geselligen, teils meditativen Rituale wie Nägellackieren oder Frisieren oder Schminken – generell das Fertigmachen zum Ausgehen (oder Zu-Hause-Bleiben) – als vollendeten Übergang vom Zustand des Gestresstseins in einen warmen, geselligen Gemütszustand empfinden. Solche Anekdoten sind keine Daten, aber ich möchte sie trotzdem Belege nennen und empfehlen: Klar, nehmen Sie sich Zeit, um sich selbst zu verwöhnen.

Ich habe da eine Lieblingstheorie, wonach solche Rituale und solches Verhalten mit Selbstliebe zu tun haben, über die ich in Kapitel 5 noch sprechen werde. Meines Wissens hat speziell darüber bis jetzt noch niemand geforscht.[56] Aber wie dem auch sei, unsere affenartigen Verwandten fressen die Insekten, die sie sich gegenseitig aus dem Pelz holen, also sind Badekugeln und Glitzerpuder die Entsprechung für moderne Menschen.

Jeder hat etwas, das funktioniert – und jede Strategie ist individuell verschieden. Für welche Strategie auch immer Sie sich entscheiden, achten Sie ganz bewusst darauf, den Zyklus zu beenden. Erlauben Sie sich, am Ende auszurollen, ohne auf die Bremse zu treten. Gefühle sind wie Tunnel: Man muss die ganze Strecke durch die Dunkelheit zurücklegen, um am Ende wieder ins Licht zu treten. Ich sage das so oft zu meinen Studentinnen, dass die manchmal schon die Augen verdrehen: »Nicht schon wieder der Tunnel.« Doch, schon wieder der Tunnel. Weil das Bild zutreffend ist.

Am Ende dieses Kapitels sind Arbeitsblätter abgedruckt, die Ihnen dabei helfen sollen, sich effektive Strategien zu überlegen, um Ihren Stress zu reduzieren.

Während Sie herausfinden, welche Strategien funktionieren, achten Sie auf Ihre Verhaltensmuster in Bezug auf Selbsthemmung und suchen Sie nach Orten und Menschen, die Ihnen Raum für Ihre »Gefühlsbewegungen« geben. Manche dieser Muster der Selbsthemmung sind wichtig und unabänderlich – überlegen Sie sich beispielsweise genau, ob Sie an Ihrem Arbeitsplatz weinen. Anderes ist wiederum die pure Selbstverteidigung, und jeder braucht mindestens einen Ort in seinem Leben, wo er oder sie »seine/ihre Gefühlsbewegungen ungehemmt ausleben kann«, ohne die Sorge, dafür verurteilt zu werden oder anderen damit Angst einzujagen. Finden Sie diesen Ort und diese Menschen für sich.

Eine letzte Warnung: Allzu oft verwechseln wir die Bewältigung von Stressoren mit der Bewältigung von Stress. Vor ein paar Jahren saßen die Organisatoren von Peer Sex Educators auf dem Campus in meinem Büro und berichteten, wie gut ihre Events unter dem Titel »Sextravaganza« gelaufen waren. Sie hatten monatelang dafür gearbeitet, und ihre Mühen wurden mit einem spektakulären Erfolg belohnt. Trotzdem wirkten sie erschöpft und verdutzt. Sie meinten: »Sextravaganza ist vorüber! Warum fühlen wir uns bloß immer noch genauso gestresst wie an dem Tag, als wir damit anfingen?!«

»Weil ihr euch mit den Stressoren auseinandergesetzt habt«, sagte ich, »aber nicht mit dem Stress. Eure Körper glauben, ihr würdet immer noch vom Löwen gejagt.«

Die Lösung: Etwas tun, das dem eigenen Körper vermittelt: »Du bist entkommen und hast überlebt!«

- Körperliche Aktivität
- Gefühle teilen
- Urschrei oder ein Jubelschrei
- Progressive Muskelentspannung oder eine andere sensomotorische Meditation
- Körperpflege, Massage oder Nagelpflege

Diejenige der beiden, die im Hauptfach Tanz studierte, entschied sich für körperliche Aktivität, und diejenige mit dem Hauptfach »Frauen und Gender« organisierte einen Urschrei in einer großen Gruppe.

Haben Sie keine Angst vor der Dunkelheit

Über die Jahre hat eine Reihe von Menschen – insbesondere junge Frauen – mir E-Mails geschrieben oder sich in den Pausen eines Workshops an mich gewandt, um zu fragen, ob sie vertraulich mit mir sprechen könnten. Ohne mir in die Augen zu schauen, erzählen sie mir, dass sie seit der Highschool in Therapie sind. Und sie erzählen mir, dass sie nie fähig waren, einem Therapeuten von den grotesken, zerstörenden, manchmal gewaltvollen sexuellen Gedanken zu erzählen, die ihren Kopf überschwemmen. Eine junge Frau erzählte mir, die verborgenen Gedanken hätten ihre Beziehungen mit nahen Familienangehörigen beeinträchtigt, vor denen sie (ihrem Gefühl nach) die Gedanken um jeden Preis verheimlichen müsste – sogar wenn es bedeutete, geliebte enge Familienmitglieder nie zu sehen.

Personen mit solch aufdringlichen Gedanken hoffen, dass ich erklären kann, dass und wie sie diese Gedanken nicht zu schlechten Menschen machen. Das kann ich!

Solche Intrusionen (aufdringliche Gedanken) werden generell als eine Art Zwangsstörung angesehen, bei welcher sich die Sorge oder Angst nicht als repetitives Verhalten, aber als wiederkehrende Gedanken manifestiert. Manche Menschen haben gewaltvolle Intrusionen, manche sexuelle, manche abstoßende, manche religiöse oder unsittliche. Sie wollen die Dinge, die sie denken, nicht tun; andererseits kommt ihre Not von der bloßen Tatsache, dass sie diese Dinge absolut nicht tun wollen und sie die Sorge haben, dass sie diese tun könnten oder dass die Gedanken bedeuten, dass ein verborgener, schrecklicher Teil von ihnen es will. Über Intrusionen habe ich von der Komikerin Maria Bamford gelernt, die eine Internetshow produziert hat, in der ein Song namens »Don't Be Afraid of the Dark« eine Rolle spielt. Ein fröhliches kleines Liedchen, das feiert, wie normal es ist, dunkle, ungewollte Dinge in unseren Köpfen zu haben. Tatsächlich hat die Forschung herausgefunden, dass beinahe jeder manchmal eine Form von aufdringlichen oder ungewollten Gedanken erlebt und dass etwa jede dritte Person mit Zwangsstörung sexuelle Intrusionen hat. Angst manifestiert sich als all die Dinge, die wir über Sex zu fürchten gelehrt wurden.[57]

Und es existieren wirkungsvolle Maßnahmen. Eine schnelle Internetsuche wird mehrere unterschiedliche Ansätze bieten, die beinhalten, allmählich die Angst zu reduzieren, welche die Menschen als Reaktion auf die Gedanken fühlen. Das wiederum reduziert die Häufigkeit, Intensität und wahrgenommene Wichtigkeit dieser Gedanken. Wenn Sie unerwünschte, intrusive oder obsessive sexuelle Gedanken haben, wissen Sie, dass Sie diese einem qualifizierten Therapeuten offenlegen können und evidenzbasierte Behandlung bekommen.

Wenn Sex zum Löwen wird

Außer den alltäglichen Stressoren gibt es tiefe Wunden, die das Leben schlägt und für die es uns keine Möglichkeiten der Heilung bietet. Wenn man an die Häufigkeit von Traumata aller Art, vor allem aber sexueller Traumata, denkt, ist es unmöglich, über die sexuelle Gesundheit von Frauen zu sprechen und dieses Thema auszuklammern. Nach konservativer Schätzung wird jede fünfte Frau im Laufe ihres Lebens Opfer sexueller Gewalt, es könnte aber auch jede dritte sein.[58] Frauen werden überproportional und systematisch Opfer von sexuellem Kindesmissbrauch über Tätlichkeiten jeder Art bis zu allen Formen zwischenmenschlicher Gewalt. Daher bringen sie auch überproportional häufig emotionale, körperliche und kognitive Anzeichen von Traumaüberlebenden in ihr Sexualleben ein. Mit anderen Worten: Wenn Frauen beim Thema Sex mehr »Probleme« haben als Männer, dann gibt es dafür einen guten Grund.

(Sollten Sie so eine Überlebende und noch mit der Verarbeitung beschäftigt sein, möchten Sie vielleicht gleich beim nächsten Abschnitt weiterlesen.)

Ein Trauma tritt dann auf, wenn einem Menschen die Kontrolle über seinen Körper genommen wird, er erstarrt und sich anschließend nicht mehr aus dieser Starre befreien kann. Die Ursache kann ein Autounfall oder sexuelle Gewalt sein, jedenfalls setzt ein Überlebensmechanismus ein: Starre, der versteinerte Rückzug, der mit einem Gefühl der Betäubung, manchmal mit körperlicher Lähmung oder dem Eindruck der Entkörperlichung einhergeht. Manche Leute beschreiben es als »Schockzustand«. Dies ist die Reaktion auf lebensbedrohlichen Stress, die aktiviert wird, wenn Ihr Gehirn entscheidet, dass Sie einem Stressor nicht entfliehen und auch nicht gegen ihn ankämpfen können. Sie ist den gefährlichsten und gewalttätigsten Kontexten vorbehalten.

Der Opferanwalt und ehemalige Polizeibeamte Tom Tremblay nannte Vergewaltigung »das gewalttätigste Verbrechen, das eine Person überleben kann«[59]. Wer selbst noch nie sexuelle Gewalt erlebt hat, kann sich die Erfahrung vielleicht am besten als versuchten Mord mit Sex als Waffe vorstellen.

Sexuelle Gewalt sieht oft nicht so aus, wie wir uns »Gewalt« vorstellen – nur selten ist eine Pistole oder ein Messer im Spiel. Oft nicht einmal »Aggression« im herkömmlichen Sinn. Dafür herrscht Zwang, und das Opfer hat keinen Einfluss mehr darauf, was als Nächstes passiert. Überlebende »kämpfen« nicht, weil die Bedrohung zu unmittelbar und unausweichlich ist; ihre Körper entscheiden sich für »Erstarren«, weil diese Stressreaktion die Überlebenschancen maximiert … oder zumindest die auf einen schmerzlosen Tod.

Ein Trauma wird nicht immer durch ein spezifisches Ereignis ausgelöst. Es kann auch eine Reaktion auf unablässigen Kummer oder fortgesetzten Missbrauch sein. Etwa in einer Beziehung mit unerwünschtem Sex, selbst wenn dieser formal »einvernehmlich« stattfindet, weil das Opfer Ja sagt, um nicht verletzt zu werden, oder da es sich in der Beziehung gefangen fühlt und auf andere Weise gezwungen sieht. In so einem Kontext lernt der Körper der Überlebenden schrittweise, dass er weder fliehen noch kämpfen kann. Also wird die Starre zur vorgegebenen Stressreaktion, weil diese Abschottung als beste Möglichkeit, das Überleben zu sichern, eingeübt wurde.

Die Überlebenserfahrung jedes Opfers ist einzigartig, aber oft verbunden mit einer Art losgelöster Unwirklichkeit. Danach verschwindet diese Illusion von Unwirklichkeit nach und nach unter dem Druck der physischen Existenz und der belastenden Erinnerung. Die zaghafte Erkenntnis, dass diese Sache wirklich passiert ist, befreit schrittweise die Panik und Wut, die zuvor nicht an die Oberfläche dringen konnten, da sie vom übermächtigen Bedürfnis zu überleben unterdrückt wurden.

Aber Überleben bedeutet nicht Genesung. Es passiert automatisch, manchmal sogar gegen den Willen der Überlebenden. Genesung erfordert eine relativ sichere Umgebung und die Fähigkeit, die Physiologie der Erstarrung von der Angsterfahrung zu trennen, damit Panik und Wut sich entladen und so den Zyklus doch noch vollenden können.

Weder Camilla noch Henry hatten in ihrer Vergangenheit Traumata erlitten. Allerdings war Henry – der nette Typ und Gentleman – früher mit einem Mädchen zusammen, das während ihrer Beziehung einmal Opfer sexueller Gewalt gewesen war.

Wir reden nicht genug über das Überleben von Traumata, und wir reden noch weniger über das Co-Überleben, also die emotionale Leistung, einen Überlebenden zu unterstützen. In der westlichen Welt verüben relativ wenige Männer – die Forschung vermutet nur etwa 5 Prozent – den Großteil der sexuellen Übergriffe.[60] *Allerdings haben* viele *Männer Partnerinnen, die einen solchen Übergriff überlebt haben. Dennoch passiert fast nichts, um Männern beizubringen, wie sie Überlebende als vertraute Partner unterstützen und auf sich selbst als Co-Überlebende achten können.*

Henry war kaum bewusst, dass das Trauma seiner früheren Partnerin sich auf seine Einstellung zum Sex auswirkte, bis Camilla den Plan vorbrachte, er solle ihr »nachstellen«. Das verunsicherte ihn, weil er zwar ihr enthusiastisches Verlangen über alles liebte, aber Camilla – wir denken an die klickende Zündsicherung – eine lange Aufwärmphase brauchte, bevor sie zu diesem enthusiastischen Verlangen fand.

Wie sollte er wissen, ob sie darauf abfuhr? Ist es echtes Verlangen und Zustimmung, wenn sie Sex »wollen will«, im Unterschied zum guten alten Wollen *allein?*

Camilla half ihm mit einem Vergleich über Bremsen und Gaspedal:

»Ich habe keine sensible Bremse, sondern ein stures Gaspedal. Ich bin ein voll beladener Lastwagen, der aus dem Stillstand am Fuß eines Berges beschleunigt. Aber langsame Fortbewegung ist ja nicht dasselbe wie aufhören wollen, stimmt's? Ich brauche nur etwas wirklich Tolles, das mich auf dem Gipfel des Berges erwartet. Und du weißt ja schon, dass ich es dir sage, wenn sich etwas gut anfühlt. Deshalb vertraust du bestimmt auch darauf, dass ich es dir sage, wenn etwas auf die Bremsen haut.«

»Klar«, sagte er.

»Na, dann ist es ja gut.«

Und anschließend trat da diese Stille ein. Sie wissen schon, wenn jemand in seinem Kopf eine Idee hin und her wendet wie ein Puzzleteil, um herauszufinden, wo im Gesamtbild es wohl hingehört.

»Langsame Fortbewegung ist nicht dasselbe wie aufhören wollen«, wiederholte er. »Du hast einen langsamen Wasserkocher, eine klickende Zündsicherung.«

»Das stimmt.«

»Und du wirst es mir sagen, wenn du aufhören willst.«

»Klar doch, Skippy!«

Henry, der Gentleman und Geek, nickte zögernd. »Ich denke, ich hab's verstanden.«

(In Kapitel 6 unterläuft ihm zwar noch ein kleines Missverständnis, aber ich verspreche, dass es ein Happy End geben wird.)

Sex und die Überlebende

Das Überleben eines sexuellen Traumas wirkt sich auf die Informationsverarbeitung für Gaspedal und Bremse aus. Empfindungen, Kontexte und Vorstellungen, die bislang als mit Sex verknüpft galten, werden von Ihrem Gehirn jetzt vielleicht als Bedrohungen wahrgenommen, so dass sexuell ansprechende Kontexte tatsächlich wie ein Tritt auf die Bremse wirken. Außerdem kann das chronisch hohe Niveau von Stressaktivität im Gehirn einer sich erholenden Überlebenden sexuelle Stimuli blockieren, weil es ihnen nur eine geringe Priorität zuweist.

Manchmal stellen Überlebende auch fest, dass sie im Muster eines Sexualverhaltens gefangen sind. Ihr Gehirn beschäftigt sich zwanghaft mit der Bewältigung des Traumas oder auch nur damit, es zu begreifen. Wie beim Aufbeißen einer Fieberblase oder dem Herumdrücken an einem Pickel kann das Gehirn das Trauma nicht in Ruhe lassen, obwohl Sie wissen, dass die Heilung dann schneller ginge. Das Ergebnis ist, dass die Überlebende mehrere Partner hat, oft einem gewohnten Muster folgt, ohne das Gefühl, bei der jeweiligen Entscheidung für diese Partner wirklich die Kontrolle zu haben.

Falls Sie eine Traumaüberlebende sind, haben Sie aller Wahrscheinlichkeit nach schon eine Menge emotionaler Arbeit geleistet, um das Trauma zu überwinden, oder Sie haben noch eine Menge dieser Arbeit vor sich. Wenn Ihr Trauma erst kurz zurückliegt oder es sich ungelöst anfühlt (beispielsweise wenn Sie beim Lesen des vorherigen Abschnitts Herzklopfen bekommen haben), würden Sie vermutlich von mehr Unterstützung, als dieses Buch sie bieten kann, profitieren. Eine Therapie wäre wahrscheinlich großartig. Und es gibt natürlich auch Bücher, speziell für Sex als Überlebende, etwa *Ausatmen: Wege zu einer selbstbestimmten Sexualität für Frauen, die sexuelle Gewalt erfahren haben* von Staci Haines und *Sexual Healing. Ein sexuelles Trauma überwinden* von Wendy Maltz.

Aber selbst wenn das Trauma schon länger zurückliegt und mehr oder weniger überwunden ist, ist es ganz normal, dass Sie noch Nachwirkungen auf Ihre Sexualfunktionen erleben, selbst wenn Sie das Ganze größtenteils überwunden haben. Sexuelle Traumata neigen dazu, sich auf so viele Bereiche Ihrer emotionalen Erfahrung auszuwirken, dass Sie oft unerwartet darauf stoßen. Ein bisschen wie bei hartnäckigem Unkraut, das man wieder und wieder ausreißen muss.

Es gibt drei Hauptansätze, um mit diesen Resten von Traumata fertigzuwerden. Wir können sie »von oben nach unten« oder kognitiv nennen; das ist der auf Gedanken basierende Ansatz; »von unten nach oben« oder somatisch, dabei nähert man sich dem Problem über den Körper; und »seitwärts« über die Achtsamkeit.[61]

Von oben nach unten: Das Trauma verarbeiten. Es gibt mehrere verschiedene Formen kognitiver Therapie – kognitive Verhaltenstherapie, kognitive verarbeitende Therapie, dialektische Verhaltenstherapie usw. Bei allen geht es in gewisser Weise darum zu erkennen, welche Bedeutung Sie rund um das Trauma entwickelt haben, und dann die Überzeugungen innerhalb dieser Bedeutung in Frage zu stellen oder Verhaltensgewohnheiten wahrzunehmen, die Sie sich seit dem Trauma angewöhnt haben, und auch diese Muster in Frage zu stellen.

Dafür ist es nötig, dass Sie sich dieser Muster im Denken oder Handeln erst einmal bewusst werden und dann die Fähigkeit entwickeln, diese Muster durch andere zu ersetzen. Erlauben Sie sich, diese alten Gefühle zu empfinden, aber anstatt dann in die gewohnte Selbstverteidigung einzusteigen, beginnen Sie, neue Muster einzuüben. Während des Prozesses, in dem Sie diese Muster ändern, wird das übrige Trauma hervortreten. Machen Sie sich klar, dass Sie alle »Gefühlsbewegungen« empfinden und sich trotzdem sicher fühlen dürfen. Machen Sie sich klar, dass Sie in jenem Moment alles getan haben, um sich zu schützen; gewähren Sie sich Vergebung für alles, was Sie sich vielleicht immer noch vorwerfen, in dem Bewusstsein, dass allein der Täter die Schuld an dem Trauma trägt. Und betrachten Sie sich selbst so, wie Sie jetzt sind, sicher und heil, während Sie ruhig dasitzen – oder stellen Sie sich vor, sich selbst anzunehmen, wie Sie damals waren. Bieten Sie sich den Trost und die Sicherheit, die Sie damals gebraucht haben, in der Gewissheit, dass Sie überlebt haben und Ihr Leben wieder besser geworden ist. Das ist Ihr neues Muster: Erlauben Sie den Gefühlen, durch Sie hindurchzuziehen.

Von unten nach oben: Mit Ihrem Körper arbeiten. Falls Sie die Vorstellung, Ihre Denk- und Verhaltensmuster zu analysieren, nicht anspricht, dann bevorzugen Sie vielleicht eine körperorientierte Therapie, wie die sensomotorische Therapie oder Somatic Experience *(SE)*[62]. Diese Methoden können für sich allein Ihr Verhältnis zu Ihrem Körper und Ihre posttraumatische Sexualität heilen, aber Sie können auch andere Methoden ergänzen.

Als ich mich mit der SE-Trainerin Kristen Chamberlin unterhielt, wies sie mich darauf hin, dass körperbasierte Therapien erst langsam Eingang in die allgemein verbreitete Praxis finden, da wir keinen gesellschaftlichen Bezugsrahmen für die natürliche Verarbeitung physiologischen Stresses durch den Körper besitzen (also für die Vollendung des Zyklus). Als Gesellschaft misstrauen wir unseren Körpern, also übergehen wir sie, was uns anfällig für maladaptive Bewältigungsstrategien macht, wie Olivia sie erfahren hat.

In Chamberlins Praxis stellt sich ihr die Frage: »Wie können wir mit der organischen Intelligenz des Körpers an der Heilung arbeiten? Anstatt nur mit dem zurechtzukommen, was aus dem Körper kommt, arbeiten wir damit, vertrauen seinem Sinn und seiner Zielrichtung, während wir einen sehr spezifischen, heilenden Bezugsrahmen bieten. Das Ergebnis ist, dass physiologischer Stress sich ändern und nachlassen kann.« Das sind gute Neuigkeiten, da so viele Blockaden in unseren sexuellen Beziehungen Symptome unverarbeiteten körperlichen Stresses sind. Wenn wir die alten, unzureichenden Stressreaktionen aufgeben, schaffen wir Raum für neue Bewegung an Stellen, an denen wir bislang feststeckten.

Und wenn Sie dann merken, dass Sie festsitzen, richten Sie einfach zugewandte, geduldige, sanftmütige Aufmerksamkeit auf diese Stelle. Die Blockade wird sich durch die Wärme Ihrer Aufmerksamkeit ändern und wie Schnee in der Sonne schmelzen. Lassen Sie das zu. Emotionen sind physiologische Wasserfälle, die ihre Zyklen vollenden wollen. Und das werden sie tun, sofern Sie es zulassen. Sie sind lieber Reisende als Ansässige. Sie wollen weiter. Lassen Sie sie. Vielleicht zittern oder weinen Sie oder rollen sich ganz klein zusammen. Möglicherweise vollzieht Ihr Körper diese Dinge ohne Ihr Zutun. Ihr Körper weiß, was zu tun ist, und er wird es tun, solange Sie still bei ihm sitzen, wie Sie es auch bei einem kranken oder trauernden Kind tun würden.

Seitwärts: Mit Achtsamkeit. Der vielleicht sanfteste Ansatz ist der indirekteste. Ohne das Trauma jemals direkt anzugehen, können Sie einfach damit beginnen, Achtsamkeit zu praktizieren. Dann wird das Trauma sich langsam an die Oberfläche arbeiten, wie ein Granatsplitter aus einer alten Wunde. Es gibt spektakuläre Bücher über das Praktizieren von Achtsamkeit. Einer meiner Favoriten ist *Der achtsame Weg durch die Depression* von Mark Williams, John Teasdale, Zindel Segal und Jon Kabat-Zinn. Lassen Sie sich nicht durch das Wort »Depression« im Titel abschrecken; es handelt sich um einen praktischen Ratgeber zur Verarbeitung jeglicher unangenehmer emotionaler Erfahrung.

Hier die Kurzfassung zum Praktizieren von Achtsamkeit:

1. Beginnen Sie mit zwei Minuten. Für täglich zwei Minuten richten Sie Ihre Aufmerksamkeit auf Ihren Atem: darauf, wie Luft in Ihren Körper eindringt, Ihre Brust und Ihren Bauch ausfüllt und anschließend Ihren Körper wieder verlässt, so dass Ihre Brust und Ihr Bauch wieder flacher werden.
2. Das Erste, was passieren wird, ist, dass Ihre Aufmerksamkeit irgendwohin anders abwandert. Das ist normal. Das ist gesund. Genau darum geht es ja. Registrieren Sie, dass Ihre Aufmerksamkeit abwandert, lassen Sie diese irrelevanten Gedanken ziehen – Sie können ja zu ihnen zurückkehren, sobald die zwei Minuten vorbei sind – und erlauben Sie Ihrer Aufmerksamkeit, sich wieder auf Ihren Atem zu richten.
   Zu bemerken, dass Ihre Aufmerksamkeit wandert, und dann wieder zu Ihrem Atem zurückkehren, das ist die eigentliche Arbeit beim Achtsamwerden. Und es geht gar nicht so sehr darum, Ihrem Atem Aufmerksamkeit zu schenken, sondern, ohne zu werten, überhaupt zu registrieren, auf was Sie achten, und darüber zu entscheiden, ob Sie das wollen. Worauf Sie also achten, das ist einerseits Ihre Atmung und andererseits Ihre Aufmerksamkeit für Ihre Atmung. Indem Sie die Fähigkeit praktizieren, überhaupt zu bemerken, worauf Sie

achten, bringen Sie sich selbst bei, Ihr Gehirn zu kontrollieren, damit nicht Ihr Gehirn Sie unter Kontrolle hat.

Diese regelmäßige Zwei-Minuten-Übung führt nach und nach zu wiederkehrenden Momenten im Tagesverlauf, in denen Sie registrieren, worauf Sie gerade achten. Dann entscheiden Sie bewusst, ob es das ist, was Sie wollen, oder ob Sie Ihre Achtsamkeit nicht auf anderes lenken möchten. Dabei ist das, *worauf* Sie sich konzentrieren, weniger wichtig als die Art und Weise, *wie* Sie das tun.

Das ist die Seitwärtsstrategie, um das Traumaunkraut in Ihrem Garten zu jäten. Die Methode besteht darin, ein Unkraut zu bemerken und dann zu entscheiden, ob Sie es gießen, ausreißen, düngen wollen oder eben nicht. Das Traumaunkraut wird nach und nach verschwinden, wenn Sie zumindest jedes zweite Mal beschließen, es nicht zu hegen und zu pflegen. Und je häufiger Sie beschließen, dem Trauma keinen Schutz zu gewähren, desto schneller wird es welken und eingehen.

Achtsamkeit ist für jeden und alles gut. Es hängt allein von Ihnen ab, wie viel Bewegung und grünes Gemüse Sie Ihrem Körper verordnen. Aber falls Sie als Ergebnis der Lektüre dieses Buchs nur eine einzige Sache in Ihrem Leben ändern, dann sollte es diese tägliche Zwei-Minuten-Übung sein. Sie bietet Ihnen Gelegenheit, »tiefen Respekt vor Gefühlen zu kultivieren«, indem Sie deren Ursachen von ihrer Wirkung unterscheiden und sich selbst die Entscheidung darüber zugestehen, wie Sie mit ihnen umgehen wollen.[63]

Ursprung der Liebe

Aristophanes erzählt in Platons *Symposium* diese Parabel darüber, warum Menschen lieben. (Diejenigen, die darüber verständlicherweise gerade eingeschlafen sind, ersetzen diese durch den Song »The Origin of Love« aus John Cameron Mitchells Musical *Hedwig and the Angry Inch.*)

Früher waren die Menschen kugelrund, mit zwei Gesichtern, vier Armen und Beinen und zwei Sätzen von Genitalien. Einige waren zwei Männer, andere zwei Frauen und wieder andere ein Mann und eine Frau. Doch die Götter wünschten sich mehr Macht über uns Menschen, also schlug Zeus uns mit einem Blitzstrahl entzwei. Seit diesem Moment sind wir empfänglich für ein Leid, das, wie Hedwig es singend beschreibt, einem das Herz mitten entzweischneidet.[64]

Gemäß dieser Parabel ist Liebe die Sehnsucht, das Streben nach unserer Ganzheit. Wir wandern durch die Welt immer auf der Suche nach unserer verlorenen Hälfte. Und wenn zwei Hälften sich finden, dann, so Aristophanes:

»… dann werden sie von wunderbarer Freundschaft, Vertraulichkeit und Liebe ergriffen und wollen, um es kurz zu sagen, auch keinen Augenblick voneinander lassen. Und diese, die ihr ganzes Leben miteinander zubringen, sind es, die doch auch nicht einmal zu sagen wüssten, was sie voneinander wollen.«

Das ist nicht der eigentliche Grund dafür, warum wir uns verlieben, aber näher dran, als Sie vielleicht denken. Wir verlieben uns aus Bindung, also aus einer Art biologischem Streben nach Ganzheit.

Zuneigung ist der evolutionär adaptive emotionale Mechanismus, der kleine Kinder und die Erwachsenen, die sie versorgen, aneinanderbindet. Ich denke, die Geburt eines Kindes entspricht locker der Beschreibung des Schmerzes, den man empfindet, wenn man ein Stück von sich selbst verliert. Und wenn man dann Mutter geworden ist, »schlägt das eigene Herz in einem anderen Körper«[65], wie Christopher Hitchens es formuliert hat.

Babys gehen ebenfalls Bindungen ein, immer in dem Streben nach Nähe zu den Erwachsenen, die sie versorgen. Von Geburt an ist Bindung das Streben nach unserer eigenen Ganzheit – sicher und geborgen zu sein und den Teil unseres Selbst zu beschützen, der im Körper von jemand anderem lebt. Bindung ist Liebe.

Wenn wir heranwachsen, wechselt unser Bindungsmechanismus von elterlicher Bindung zur Bindung an Gleichaltrige und zu Liebesbeziehungen. Es gibt bestimmte Formen von Bindungsverhalten, die wir an den Tag legen und die den Bindungsmechanismus von Natur aus aktivieren, egal, ob zwischen Kleinkind und Betreuungsperson oder zwischen zwei Erwachsenen, die sich verlieben: Blickkontakt, Lächeln, Streicheln des Gesichts, Umarmungen und diese Dinge. Mit Beginn der Adoleszenz wird dieses Repertoire von Aktionen mit dem Ziel Bindung durch Sexualverhalten erweitert.

Die Hirnforschung hat ergeben, dass das mesolimbische System (*Wollen, Genießen, Erwarten* aus Kapitel 3) beim unbekümmerten Erleben elterlicher Bindung große Ähnlichkeit mit dem Erleben romantischer Bindung hat – die Ähnlichkeiten sind besonders groß, wo es um die Aktivierung von Freude geht, weniger bei der von *Wollen.*[66] Gleichzeitig ist Bindung der Grund, warum wir »Herzeleid« spüren. Solange wir Kleinkinder sind, hängt unser Leben davon ab, dass unsere erwachsenen Versorger kommen, wenn wir sie brauchen. Sind wir erwachsen, gilt das nicht mehr, aber unsere Körper wissen das nicht. Sie sind sich praktisch sicher, dass wir sterben werden, falls das Objekt unserer Bindung nicht zurückkommt.

Also klar, Liebe fühlt sich gut an – »Ich fühle mich ganz«.

Außer wenn sie wehtut, als müsse man sterben – »Ich bin wie zerbrochen«.

Wegen der Bindung.

Verlieben wissenschaftlich betrachtet

In der Praxis gehen die Menschen wichtige soziale Beziehungen zu vielen Menschen ein, und unser Gefühl von Ganzheit entsteht sowohl aus unserem inneren Empfinden von Ganzheit wie auch aus unserer Verbindung zu unseren Freunden und Familienangehörigen und zu unserem Partner. Aber es gibt auch die besondere Erfahrung des »Sich-Verliebens« oder »Bondings« an eine bestimmte Person, was unsere Gesellschaft »Liebe« nennt. Sollten Sie ein Kind oder sich schon mal verliebt haben, dann werden Sie die Beschreibung dieser Bindung, die Reihe von Verhaltensmarkern erkennen, die diesen Bindungsprozess charakterisieren.

Suche nach Nähe. Man fühlt sich zum anderen hingezogen, also fühlt es sich gut an, in seiner Nähe zu sein *(Mögen)*, und man möchte *(Wollen)* ihm so oft wie möglich nahe sein. Die meisten Eltern erfahren diese Suche nach Nähe in Form von Kleinkinderfingern unter der Badezimmertür, während man doch nur dreißig Sekunden am Stück für sich haben möchte, um auf die Toilette zu gehen. In Liebesbeziehungen können das Twitter, SMS, Anrufe und E-Mails sein. Oder dass man sechsmal täglich am Spind der oder des Liebsten vorbeigeht, um zu sehen, ob sie oder er da ist. Oder dass man früher von der Arbeit weggeht, um schneller zu Hause zu sein.

Sicherer Hafen. Wenn Dinge im eigenen Leben schieflaufen, will man dem Bindungsobjekt alles darüber erzählen. Man sucht bei ihm nach Unterstützung. In Erwachsenenbeziehungen ist das der Telefonanruf beim Partner nach einem langen, anstrengenden Arbeitstag. Wenn die eigene Stressreaktion aktiviert ist, sagt der Bindungsmechanismus: »Lindere deinen Stress, indem du Verbindung mit deinem Bindungsobjekt aufnimmst.« In erwachsenen Beziehungen ist das die »Tend and befriend«-Dynamik, auf die ich später noch eingehen werde.

Trennungsschmerz. Wenn der betreffende Mensch fort ist, empfindet man Schmerz – man vermisst den anderen. Unter Erwachsenen ist das die schmerzliche Einsamkeit, wenn der Partner auf Geschäftsreise ist. Für eine Weile ist es okay … aber dann wird es zu viel, zu lang, zu weit weg.

Sichere Basis. Wo auch immer dieser Mensch sich aufhält, befindet sich unser emotionales Zuhause. Jeder Erwachsene, der schon mal von einer Dienstreise nach Hause gekommen und neben seinem Partner auf die Couch geplumpst ist, Blickkontakt gesucht hat, während man sich erzählt, was inzwischen alles passiert ist, kennt diese Erfahrung.

Ein Beispiel aus dem echten Leben: Der Mann meiner Schwester Amelia ist Musiklehrer an einer Highschool. Jedes Jahr begleitet er seinen Chor für ein oder zwei Wochen auf Europareise. Und jedes Jahr um diese Zeit sitzt meine Schwester herum und verspürt »Heimweh«, obwohl sie eigentlich zu Hause ist. Aber er ist ihr emotionales Zuhause, ihre sichere Basis. Also erlebt sie in dieser Zeit Trennungsschmerz.

Amelias Lieblingsbuch ist *Jane Eyre.* Mr. Rochester, der Held dieses Romans, beschreibt Janes Bindung und Trennungsschmerz folgendermaßen:

»Denn«, fuhr er fort, »zuweilen habe ich eine so seltsame Empfindung Ihnen gegenüber, besonders wenn Sie mir so nahe sind wie in diesem Augenblick; es ist, als hätte ich unter meiner linken Rippe irgendwo einen Faden, welcher fest und unauflöslich mit einem gleichen Faden an derselben Stelle Ihres kleinen, zarten Körpers verknüpft wäre. Und ich fürchte, dass dies vereinigende Band für immer zerreißt, wenn jener stürmische Kanal und mehr als zweihundert Meilen Landes zwischen uns liegen. Und ich hege eine nervöse Angst, dass ich dann an innerer Verblutung sterben müsste.«

Bindung und Sex: die dunkle Seite

Mr. Rochesters Worte verweisen auf einen Ort, an dem Bindung und Leid sich überlappen: in leidvollen Beziehungen.

Im vorangegangenen Kapitel habe ich John Gottmans Geschichten von Frauen in Beziehungen mit Missbrauch erwähnt. Dort heißt es, dass der beste Sex oft unmittelbar nach Gewaltakten passiert. Ich habe auch von Isabel aus *Die versteckte Lust der Frauen* berichtet, die sich nach Sex mit einem bindungsunfähigen Ex sehnte, aber kein Verlangen nach ihrem fantastischen aktuellen Freund empfinden konnte. Diese beiden Puzzleteile ergeben sehr wohl Sinn, wenn wir Sex als Bindungssehnsucht verstehen, *sobald die Bindung gefährdet ist.*

Bei Bindung geht es ums Überleben, genau wie in Beziehungen. Sind diese bedroht, sind wir zu allem bereit, um sie zu erhalten, weil es gar kein höheres Ziel gibt als unsere Verbindung mit dem Bindungsobjekt.

Ich möchte diese Idee mit Bezügen zum Düstersten und Beunruhigendsten illustrieren, was ich in der Wissenschaft je gelesen habe. Und zwar ist das genau deshalb so beunruhigend, weil es uns zeigt, wie machtvoll Bindung das emotionale Wohlbefinden von Säugetieren wie uns beeinflusst. In Harry Harlows Serie von Untersuchungen mit »Monstermüttern«, die er Mitte des zwanzigsten Jahrhunderts durchführte, erschuf sein Forschungsteam mechanische »Mütter«, zu denen Rhesusaffenbabys Bindungen entwickelten. Sobald die Affenkinder emotional an die Monstermütter gebunden waren, schüttelten diese Maschinen die Kinder, stachen sie oder bliesen sie mit kalter Luft an, um sie zu verjagen.

Und was taten die Affenbabys, nachdem ihre »Mütter« sie schlecht behandelt, abgeschüttelt und zurückgestoßen hatten?

Sie liefen wieder zu ihnen zurück.

In einer Folge der Radiosendung *This American Life* drückte

Deborah Blum, die Autorin einer Biographie über Harlow – *Die Entdeckung der Mutterliebe* –, es so aus:

Die [Rhesusaffen-]Babys kamen zurück und taten, was in ihrer Macht stand, um diese Mütter dazu zu bringen, sie wieder zu lieben. Sie gurrten, streichelten, putzten und flirteten, genau wie Menschenbabys das mit ihren Mamas machen. Und sie vernachlässigten ihre Freunde. Sie mussten diese Beziehung in Ordnung bringen. Sie war so wichtig für sie.[67]

Natürlich taten sie das. Wenn wir uns unglücklich fühlen, dann ist unser Bindungsobjekt unser sicherer Hafen. Selbst wenn – oder vielleicht sogar besonders dann – unser Bindungsobjekt die Ursache unseres Kummers ist.

Und genau wie die Rhesusaffenkinder Bindungsverhalten anwandten, um die Beziehungen zu ihren Monstermüttern in Ordnung zu bringen, benutzen manche Frauen in instabilen Beziehungen Sex als Bindungsverhalten, um die Bindung herzustellen oder zu reparieren. Was Isabel also »wollte«, um Bergners Originaltitel-Frage »What Do Women Want?« zu beantworten, war Nähe zu ihrem Bindungsobjekt angesichts von Trennungsangst. Die Hormone Dopamin und Oxytozin trieben ihr gemeines Spiel mit ihrem *Wollen*-System und drängten sie zu dem Bindungsobjekt, das nie zu Verbindlichkeit ihr gegenüber bereit sein würde und daher das Bedürfnis ihres Bindungssystems nach einem sicheren Hafen chronisch aktivierte.[68]

Dies ist die dunkle Seite des Zusammenspiels von Stress und Bindung: das »Ich bin verloren«-Gefühl, das uns motiviert, unsere Beziehung zu unserem Bindungsobjekt zu stabilisieren – »Ich bin zu Hause«. Die Therapeutin und Autorin Sue Johnson nennt das »Trostsex« und meint damit Sex, der durch das Verlangen nach einem Beweis, dass man geliebt wird, veranlasst ist.[69]

Jetzt, in einer Beziehung mit einem Mann, der lieb und aufmerksam und verbindlich ist, lodert Isabels »Ich bin verloren«-Feuer nicht – was an sich ein gutes Zeichen ist! – und kann daher kein Verlangen entfachen. Was sich nicht so gut anfühlt.

Die Lösung? Isabell muss die Handlung vorantreiben.

Bindung und Sex: Sex, der die Handlung voranbringt

Wir bekommen nie mit, wie Jane Eyre und Mr. Rochester Sex haben, aber ich stelle ihn mir so vor wie in modernen Liebesromanen, wo der penile-vaginale Geschlechtsverkehr im Sinne von »Streben nach Ganzheit« mit Metaphern umschrieben wird. Als wäre der Penis von Edward Rochester der Schlüssel zum Schloss von Janes Vagina, das sich wiederum zu ihrem Herzen hin öffnet. Moderne Liebesromane funktionieren so.

Ich lese gerne Liebesromane. Ich arbeite viel rund um das Thema sexuelle Gewalt, daher brauche ich in meinem Leben das »Sie lebten glücklich bis ans Ende ihrer Tage«. Und Liebesromane sind ein Ort, an dem ich es finden kann. Es ist ein Genre, das hauptsächlich von Frauen für Frauen geschrieben wird, hauptsächlich über die Zufriedenheit von Frauen in den Bereichen Sexualität und Beziehung. Daher sind viele Liebesromane des 21. Jahrhunderts nicht wie *Jane Eyre* oder *Stolz und Vorurteil.* In ihnen gibt es Sex. Viel Sex. In manchen gibt es sogar so viel Sex, dass es im Grunde genommen Pornos für die Dame sind. Aber die besten Liebesromane sind die, in denen Sex nicht nur eine unterhaltsame Zugabe ist. In den besten Romanen treibt Sex die Handlung voran und bringt den Helden und die Heldin allen Erwartungen und Hindernissen zum Trotz zu einem der Verhaltensmarker von Bindung.

Um nur ein Beispiel zu nennen: Die Heldin in Laura Kinsales

Triumph der Herzen versucht immer wieder, den Helden zu verlassen und zu ihrem Vater zurückzukehren. Aber während sie fortreitet, wird ihr »mit jeder Meile unwohler« (Trennungsschmerz), »bis sie ihrem Vater den Rücken kehrt und umkehrt«, zurück zum Helden (Nähe suchend) und sich mit, ähem, »ungezügelter Kraft« wieder mit ihm vereint.[70]

Liebesromane erzählen von einer leidvollen Bindung, angefangen bei »Ich bin verloren« bis hin zu »Ich bin zu Hause«, und Sex spielt eine Hauptrolle als Bindungsverhalten.

Ich habe diese Idee von Sex, der die Handlung vorantreibt, mit meinen Freundinnen diskutiert, und jedes Mal machten sie große Augen und sagten etwas in der Art von: »Und nachdem man geheiratet hat, ist die Geschichte zu Ende. Happy End, keine Handlung mehr. Oh.«

Klar, das stimmt schon. Aber dadurch liegt die Lösung auf der Hand. Fügen wir mehr Handlung hinzu!

Sollten Sie jetzt also denken: »O Mist, das bedeutet, Sex ist nur in einer brandneuen oder dysfunktionalen Beziehung jemals aufregend«, dann gibt es eine gute Neuigkeit – und auch eine schlechte, aber danach noch mal eine gute.

Die erste gute Nachricht lautet, dass Sex, nach dem man sich sehnt, oft nicht der Sex ist, der sich gut anfühlt – erinnern Sie sich? *Mögen* und *Wollen* sind nicht dasselbe. Sue Johnson beschreibt diesen »Trostsex« als »beruhigend, aber unerotisch« im Gegensatz zu »distanziertem Sex«, der wiederum »erotisch, aber leer«[71] ist. Trostsex kann sich wie eine Erleichterung anfühlen, weil Sie damit Furcht lindern. Aber verwechseln wir Erleichterung nicht mit Vergnügen.

Stellen Sie sich beispielsweise vor, Sie müssten dringend pinkeln, wirklich dringend, und Sie müssen warten und warten, und dann können Sie endlich pinkeln, und das fühlt sich fast lustvoll an, weil es eine so enorme Erleichterung ist. Sex, um die Handlung in instabilen Beziehungen voranzubringen, ist genauso. Denn es fühlt sich nicht gut an, Furcht und Instabilität in einer Beziehung zu empfinden, genau wie es sich nicht gut anfühlt, ganz dringend pinkeln zu müssen. Es ist nur eine Erleichterung, wenn Sie endlich etwas dagegen unternehmen können.

Und wollen wir nicht, dass unsere Beziehungen und unser Sexleben mehr sind als nur … Erleichterung?

Die gute Nachricht lautet also, falls Sie diese heftige Gier nach Sex in Ihrer Beziehung vermissen, dann ist das kein Verlust.

Die schlechte Nachricht lautet, dass, ja, die meisten von uns sich, wenn Sie mich fragen, leichter damit tun, Sex herbeizusehnen, wenn unsere Beziehungen instabil sind – entweder weil sie noch neu oder gefährdet sind. Aber die zweite gute Nachricht lautet, dass es einen Haufen spektakulärer Forschungsergebnisse dazu gibt, was die Leute tun können, um ihre Gier und das Vergnügen auf Sex in einer stabilen, glücklichen Beziehung zu steigern. In Kapitel 7 berichte ich Ihnen, wie genau das geht, aber lassen Sie uns zuerst den individuellen Unterschieden beikommen, die beeinflussen, wie Sie Bindung in Ihrer Beziehung managen.

Nachdem Laurie mir von ihrem Ferienfiasko in dem schicken Hotel und dem so plötzlich über sie gekommenen Weinkrampf erzählt hatte, fragte ich: »Was passierte nach dem scharfen und schmutzigen Sex?«

Sie sagte: »Ich schlief drei Stunden am Stück … was fast so gut war wie der Sex vorher. Ich wünschte mir nur, ich hätte nicht weinen müssen, damit es dazu kam.«

»Für mich klingt das danach, als hätte das Weinen dir erlaubt, den aufgestauten Stress loszuwerden, der deine Bremse betätigt hat. Dadurch wurde dann gleichzeitig dein Gaspedal frei zugänglich.«

»Oh. Hm. Dann meinst du also, um mehr Sex zu haben, sollte ich noch mehr weinen als sowieso schon?«

»Es klingt definitiv so, als würdest du mehr Gelegenheiten brauchen, um mehr von deinem Stress loszuwerden«, sagte ich. »Vor allem nachdem du nicht viel Spielraum hast, um deine Stressoren loszuwerden. Und Johnny ist doch dein Bindungsobjekt, oder? An ihn wendest du dich, wenn du gestresst bist, und dein Körper möchte doch Zuneigung unbedingt ihm geben und von ihm empfangen, nicht wahr?«

»Stimmt.«

»Also darf ich dir einen Vorschlag machen?«

»Ja, bitte. Was auch immer.«

»Hör auf, Sex zu haben. Leg das fest: Kein Sex ... vielleicht einen Monat lang? Du willst eindeutig mit deinem Bindungsobjekt Zärtlichkeiten austauschen, aber der Stress deines Alltags haut auf die Bremse. Und die zusätzliche Sorge wegen des Gefühls, dass du Sex haben solltest, macht es noch schlimmer. Bis du also effektivere Strategien gefunden hast, um deinen Stress zu managen, gilt die Regel: keine Berührungen unterhalb der Gürtellinie.«

»Das ergibt aber keinen Sinn. Wie kann ich unser Sexleben verbessern, indem ich es beende?«

»Du beendest es nicht. Du veränderst den Kontext.«

»Das ergibt für mich immer noch keinen Sinn. Wir fahren zusammen weg, werden wütend aufeinander. Ich heule Johnny was vor, und schon geht es zur Sache.«

»Meine Liebe, ich weiß nicht, welcher Kontext bei dir funktioniert – und du weißt es auch nicht. Aber der gemeinsame Nenner ist hier Stress in jeder Form, inklusive – und vor allem – Stress damit, dass Stress auf deine Bremse haut. Also hör auf, Stress zu haben, weil Stress dich bremst. Akzeptier es. Heiße es willkommen. Es ist total normal. Du befindest dich nur gerade in einem üblen Kontext, also ändere den Kontext und warte ab, was passiert.«

Sie seufzte, fuhr nach Hause und redete mit Johnny. Sie ver-

suchten es. In Kapitel 5 werde ich berichten, wie es weiterging. Im Moment möchte ich nur deutlich machen, dass eine wirkungsvolle Möglichkeit, den Kontext zu ändern, darin besteht, den Stress der Leistungsangst zu beseitigen, die sich einstellt, wenn man sich zum Sex verpflichtet fühlt.

Bindungsarten

An wen wir uns als Erwachsene binden und wie wir das tun – unsere Bindungsart –, wird davon bestimmt, wie wir erzogen wurden.

Am allgemeinsten können wir zwischen sicher und unsicher unterscheiden. Wenn wir uns daran erinnern, wie sehr das Leben von Kleinkindern im wahrsten Sinne des Wortes von ihren erwachsenen Versorgern abhängt, dann ist das effektive Vorgehen gegen mögliche Vernachlässigung für Babys ein ernstes Problem. Wir binden uns sicher, wenn unsere erwachsenen Versorger (meist unsere Eltern) ziemlich zuverlässig für uns da sind, wenn wir sie brauchen. Wir weinen, sie kommen. Wir drehen uns um, und da sind sie. Keine erwachsene Bezugsperson ist immer da und unfehlbar, komme, was da wolle, aber wenn sie einigermaßen zuverlässig zur Verfügung steht, gehen wir eine sichere Bindung ein. Unter diesen Bedingungen lernen unsere Gehirne, dass unsere erwachsenen Betreuer wiederkommen, wenn sie fortgegangen sind; sie werden uns nicht dauerhaft verlassen.

Kinder, die eine sichere Bindung zu ihren erwachsenen Bezugspersonen eingegangen sind, werden als Erwachsene sehr wahrscheinlich eine sichere Bindung zu ihren Partnern eingehen. Genau wie Kinder mit unsicherer Bindung zu ihren erwachsenen Bezugspersonen später sehr wahrscheinlich nur eine unsichere Bindung zu ihren Partnern entwickeln werden.

Wenn Eltern jedoch unter extremem Stress stehen oder viele Kinder haben, um die sie sich kümmern müssen, drogen- oder alkoholabhängig sind, unter massiven Stimmungsschwankungen oder einer Persönlichkeitsstörung leiden, dann werden sie zwangsläufig nicht immer dann physisch oder emotional präsent sein, wenn das Kind sie braucht. Erweisen sich unsere erwachsenen Bezugspersonen als wenig zuverlässig, dann gehen wir nur eine unsichere Bindung ein.

Bei der unsicheren Bindung gibt es zwei unterschiedliche Strategien: ambivalent und vermeidend. Bei einer ambivalenten Bindung reagiert man auf das Risiko, vom eigenen Bindungsobjekt verlassen zu werden, indem man sich verzweifelt daran klammert. Unsicher ambivalent gebundene Kinder leiden unter Eifersucht und großer Trennungsangst; das Gleiche gilt auch für so gebundene Erwachsene. Menschen mit vermeidendem Bindungsverhalten reagieren auf das Risiko, von ihrem Bindungsobjekt verlassen zu werden, indem sie sich erst gar nicht ernsthaft an irgendein bestimmtes Individuum binden. Vermeidende Kinder ziehen ihre Eltern beliebigen anderen Erwachsenen nicht vor; vermeidende Erwachsene heißen gemäß wissenschaftlicher Untersuchungen anonymen Sex eher gut und praktizieren ihn auch mit größerer Wahrscheinlichkeit.

Etwa die Hälfte der Amerikaner entwickelt sichere Bindungen, die andere Hälfte unsichere.[72]

Um Ihnen eine genauere Vorstellung von den Bindungsarten zu geben, hier ein paar Aussagen, die Wissenschaftler verwenden, um Bindungsarten bei Erwachsenen zu evaluieren.[73]

Sichere Bindung

- Ich fühle mich wohl dabei, meine privaten Gedanken und Gefühle mit meinem Partner zu teilen.
- Ich mache mir nur selten Gedanken darüber, dass mein Partner mich verlassen könnte.

- Ich bin meinem Partner gern sehr nah.
- Es hilft mir, mich in harten Zeiten meinem Partner zuzuwenden.

Ambivalente Bindung

- Ich habe Angst, die Liebe meines Partners zu verlieren.
- Ich mache mir oft Sorgen darüber, dass mein Partner nicht bei mir bleiben will.
- Ich mache mir oft Sorgen darüber, dass mein Partner mich nicht wirklich liebt.
- Ich mache mir Sorgen darüber, dass meinem Partner nicht so viel an mir liegt wie mir an ihm.

Vermeidende Bindung

- Ich zeige meinem Partner lieber nicht, wie es tief in mir aussieht.
- Es fällt mir schwer, mir Abhängigkeit von einem Partner zu gestatten.
- Ich fühle mich unbehaglich, wenn ich mich einem Partner gegenüber öffne.
- Ich bin meinem Partner lieber nicht zu nah.

Wenn Sie jetzt raten müssten, wer das befriedigendere Sexualleben hat, Menschen mit sicherer Bindung oder solche mit unsicherem Bindungsverhalten, was würden Sie vermuten?

Natürlich die Leute mit den sicheren Bindungen. Mit großem Abstand.

Ein Bericht von 2012 über die Erforschung des Verhältnisses von Sex und Bindung ergab, dass sichere Bindung im Zusammenhang mit jedem Bereich sexuellen Wohlbefindens stand, den Sie sich nur vorstellen können. Sicher gebundene Menschen empfinden Sex positiver, haben häufiger Sex, erreichen einen höheren Grad der Erregung und des Orgasmus und kommunizieren besser über Sex.[74] Sie sind besser darin, Zustimmung zu geben und zu empfangen, und praktizieren mit größerer Wahrscheinlichkeit Safer Sex, etwa durch Verwendung von Verhütungsmitteln. Sie haben mehr Spaß am Sex, achten eher auf die Bedürfnisse ihrer Partner, spüren eine Verbindung zwischen Sex und Liebe, haben eher Sex im Rahmen einer verbindlichen Partnerschaft und verfügen in Bezug auf Sex über mehr Selbstvertrauen. Menschen mit sicherem Bindungsverhalten haben das gesündeste und erfreulichste Sexleben.

Leute mit ambivalentem Bindungsverhalten sind am anfälligsten für durch Unsicherheit gesteuerten »Trostsex« – das heißt, sie benutzen Sex als Bindungsverhalten –, was den Sex zwar intensiv, aber nicht unbedingt lustvoll macht. Ambivalent Gebundene sorgen sich häufiger wegen Sex und setzen dennoch die Qualität von Sex mit der ihrer Beziehung gleich. Sie empfinden mit höherer Wahrscheinlichkeit Schmerz beim Sex, vor allem in Beziehungen mit wenig Nähe. Sie verwenden seltener Kondome, konsumieren vorher häufiger Alkohol oder andere Drogen, haben – was kaum überrascht – öfter sexuell übertragbare Krankheiten und werden öfter ungewollt schwanger. Menschen mit ambivalentem Bindungsverhalten erleben also mehr Schmerz, Unsicherheit und tragen ein größeres Gesundheitsrisiko.

Menschen mit unsicherem Bindungsverhalten, egal, ob ambivalent oder vermeidend, geraten mit größerer Wahrscheinlichkeit in eine Beziehung, in der sexueller Zwang herrscht. Menschen mit vermeidendem Bindungsverhalten beginnen erst später in ihrem Leben, Sex zu haben, haben insgesamt seltener Sex und auch weniger Sex ohne Koitus. Gegenüber Sex außerhalb verbindlicher Beziehungen sind sie positiver eingestellt, sie haben mehr One-Night-Stands und tendieren eher zum Sex, um einer gesellschaftlichen Erwartung zu entsprechen, als dass sie ihn selbst wirklich wollen. Diese Leute sehen Sex auch nicht als eng mit ihrem Leben und ihren Beziehungen verknüpft.

Letzten Endes beeinträchtigt unsichere Bindung den Sex. Wir können sexuelles Wohlbefinden einfach nicht begreifen, ohne dass wir Bindung begreifen. Und wir können unser eigenes sexuelles Wohlbefinden nicht maximieren, ohne zu lernen, wie wir mit Bindung in unseren Beziehungen zurechtkommen.

Bindung leben: Ihre Gefühle als schlafender Igel

Bindungsverhalten ist ein unvermeidlicher Faktor in Bezug auf sexuelle Reaktion und Zufriedenheit mit einer Beziehung. Dabei gibt es nicht nur Unterschiede von Mensch zu Mensch, sondern auch von Beziehung zu Beziehung.[75] Und es kann sich ändern.[76] Doch diese tief eingeprägten emotionalen Muster sind nicht immer leicht aufzuspüren und erfordern manchmal eine Therapie. Viele Leute erzielen jedoch bereits große Fortschritte, indem sie ihr urteilsfreies Bewusstsein für ihre eigenen emotionalen Reaktionen schärfen und indem sie ausgezeichnete Bücher zu diesem Thema lesen. Zum Beispiel *Liebe Macht Sinn – Revolutionäre Erkenntnisse über das, was Paare zusammenhält* von Sue Johnson, die die Emotionsfokussierte Paartherapie *(EFT)* entwickelt hat, richtet ihr Augenmerk auf die Bindung in Bezug zum Thema Sex.

Aber Paare scheinen damit zu kämpfen, sexuelle Probleme konkret zu besprechen. Wir sind alle so empfindlich bei diesem Thema, so besorgt, die Gefühle des Partners zu verletzen und die Erwartungen des Partners nicht zu erfüllen, dass wir eine spezielle Reihe von Kompetenzen brauchen, die uns dabei helfen, so behutsam und nett miteinander umzugehen, wie es die Zärtlichkeit verlangt.

Ich stelle mir ein Gespräch über Sex vor wie das Modell »schlafender Igel«. Es funktioniert folgendermaßen: Stellen Sie sich Ihre schwierigen Gefühle in Bezug auf Sex als schlafenden

Igel vor, den Sie an ungeeigneten Plätzen in Ihrem Zuhause entdecken. Wenn Sie in dem Sessel, in den Sie sich gerade setzen wollten, einen schlafenden Igel entdecken, dann sollten Sie:

1. *Finden Sie den Namen des Igels heraus.* »Im Moment fühle ich mich … eifersüchtig/wütend/verletzt etc.« Das klingt einfach, aber meist sind mehrere Gefühle gleichzeitig im Spiel. Das ist normal.
2. *Setzen Sie sich ganz ruhig mit ihm hin.* Laufen Sie nicht davor weg, beurteilen oder beschämen Sie es nicht und seien Sie nicht wütend darauf. Setzen Sie sich in Ruhe damit hin, wie mit einem willkommenen Gast.
3. *Hören Sie auf seine Bedürfnisse.* Die Frage, die Sie sich stellen sollten, lautet: *Was wird nützen?* Es wird nicht immer etwas geben, das Sie aktiv tun können, außer dem Gefühl zu erlauben, sich zu entladen und seinen Zyklus zu vollenden. Und denken Sie daran, dass es weder ein Fehler noch eine Verpflichtung Ihres Partners ist. Dessen Hilfe erfolgt völlig freiwillig und bietet Ihnen Gelegenheit, Dankbarkeit für die Unterstützung zum Ausdruck zu bringen.
4. *Kommunizieren Sie das Gefühl und Ihr Bedürfnis.* Das ist der leichteste Teil. Sagen Sie: »Ich fühle mich x, und ich denke, y würde mir helfen.« Zum Beispiel: »Ich fühle mich bedroht davon, dass du so viel Zeit mit deiner Kollegin verbringst. Irgendein Plan, der mir Sicherheit gibt, könnte da helfen.« Oder: »Ich spüre immer noch diese Verletzung von damals, als du x getan hast. Was ich jetzt brauche, ist etwas Zeit, um diesen emotionalen Tunnel zu durchqueren, damit ich ins Licht am anderen Ende komme.«

Auf den Igel wütend zu sein oder sich zu fürchten, wird weder Ihnen noch dem Igel helfen, und Sie können ihn definitiv auch nicht einfach Ihrem Partner auf den Schoß werfen, dazu

»SCHLAFENDER IGEL!« schreien und erwarten, dass er mit den spitzen Stacheln schon zurechtkommen wird. Das ist *Ihr* Igel. Je gelassener Sie mit ihm umgehen, desto geringer ist die Wahrscheinlichkeit, dass Sie sich selbst oder jemand anderen verletzen.

Die Igel-Metapher veranschaulicht, wie wichtig es ist, dass Sie das Problem zu etwas machen, das Sie und Ihr Partner teilen und an dem Sie zusammen arbeiten können. Anstatt es als ein Problem zu sehen, das einer von Ihnen alleine lösen muss, damit die andere Person zufrieden ist. Es braucht Sie beide, um sich der gemeinsamen Schwierigkeit mit Wohlwollen und Mitgefühl zuzuwenden.

Entscheiden Sie sich für Heilung

Eine Freundin von mir beendete eine schlechte Beziehung und erklärte (auf Facebook): »Ich habe beschlossen, nicht mehr zu leiden. [Expartner] kann mir nicht mehr wehtun.« Der zweite Satz stimmt hundertprozentig und ist ein Grund zum Feiern. Der erste Satz ergibt allerdings vom Standpunkt Bindung/Vollendung des Zyklus aus keinen Sinn. Wenn Sie sich aus einer schlechten Beziehung zurückziehen, haben Sie doch all diesen aufgestauten Schmerz und Zorn und sogar Furcht in sich. Diesen Gefühlen müssen Sie erlauben, sich sicher zu entladen.

Mehr Sinn ergibt dagegen: »Ich beschließe, der Verletzung Heilung zu gestatten.« Heilung bringt immer Schmerz mit sich - wenn Sie sich den Finger brechen, tut das weh, schrittweise immer weniger, bis er verheilt ist. Das Gleiche gilt für die Heilung emotionaler Verletzung. Sie können nicht beschließen, dass Ihr gebrochenes Herz nicht wehtut, genauso wenig wie Sie imstande sind zu entscheiden, dass ein gebrochener Knochen nicht schmerzt. Aber Sie können den Schmerz als Teil der Heilung begreifen, und Sie können darauf vertrauen, dass Ihr Herz heilen wird, genauso wie Sie darauf vertrauen, dass Ihre Knochen heilen, im Wissen, dass es, während Sie sich erholen, nach und nach immer weniger wehtut.

Die Gesellschaft überleben

Das bringt mich zu einer weiteren Stressreaktion, die unter dem Begriff »tend and befriend« bekannt ist, was wir uns als Verknüpfung von Stress und Bindung vorstellen können.[77] Als extrem soziale Spezies sind wir mit unserem Überleben nicht nur von unserer individuellen Fähigkeit, zu kämpfen, zu fliehenoder uns tot zu stellen, abhängig, sondern auch von unserer Fähigkeit, mit der eigenen Sippe zu kooperieren, damit wir die anderen und sie uns beschützen können. Frauen greifen mit etwas größerer Wahrscheinlichkeit auf diese »gesellige« Stressreaktion zurück und begegnen potenziellen Bedrohungen, indem sie liebevoll mit anderen Verbindung aufnehmen. Wie immer ist auch hier nicht klar, in welchem Ausmaß dieser Unterschied angeboren und in welchem er erlernt ist, aber die Unterschiede beginnen früh. So tendieren Mädchen bereits mit achtzehn Monaten eher dazu, sich einem Elternteil, der unheimliche Dinge tut, zu nähern, als ihn zu meiden.[78]

Wo Stress und Bindung sich überlappen, lautet die Botschaft Ihres emotionalen »Einen Rings«: »Ich bin verloren!« Und nachdem Sie dem Löwen entkommen und zu Ihrem Bindungsobjekt gelaufen sind, lautet die Botschaft: »Ich bin zu Hause.«

Sie dürften die »Tend and befriend«-Reaktion kennen, falls Sie sich jemals dabei ertappt haben, wie Sie unter Stress wie besessen Ihre E-Mails abgerufen, Ihren Twitter-Account upgedatet oder Ihrem Partner SMS geschickt haben, nur um »Hallo« zu sagen. Oder wenn Sie nacheinander alle Ihre Freundinnen angerufen oder wie Elle in *Natürlich Blond* zu einer Notfallmaniküre geeilt sind. Sich umsorgt fühlen und andere umsorgen, beide Gefühle bedeuten, dass Sie mit Ihrer Stressreaktion »den Zyklus vollenden«.

In unserer modernen Gesellschaft ist allerdings ein Widerspruch in die sozialen Heilmittel gegen Stress eingebaut. Zum einen ist das Zusammensein mit anderen oft der entscheidende Aspekt, um uns die Vollendung der Stressreaktion zu erlauben, insbesondere bei Frauen. Auf der anderen Seite steigen wir jedoch auf die Bremse und verhindern selbst unsere Stressreaktion, um uns gesellschaftlich angemessen zu verhalten und niemand anderen zu verstören. Wir halten an unserer unvollständigen Stressreaktion fest, um uns den Zugang zur Sicherheit des Zusammenseins mit anderen zu erhalten.

Und natürlich ist dieser Widerspruch bei Frauen noch ausgeprägter, weil sie die gesellschaftlich sanktionierten »Beziehungsmanagerinnen« sind. Wenn es in einer heterosexuellen Beziehung schwierig wird, dann fällt es oft der Frau zu, ihre eigenen Stressreaktionen zu bremsen, um für den Mann Raum zu schaffen, damit er seine Gefühlsbewegungen ausleben kann. Mit anderen Worten, wenn es in einer Beziehung Stress gibt, dann machen die gesellschaftlichen Regeln es wahrscheinlich, dass eher die Frau als der Mann darunter leidet, und wahrscheinlich auch ihr sexuelles Interesse und ihre sexuelle Ansprechbarkeit. Und weil sie ihren Stress im Zaum halten muss, damit ihr Partner seinen ausleben kann, wird sie mit größerer Wahrscheinlichkeit darin stecken bleiben, während er seinen hinter sich lässt.

Ich gebe Charles Dickens die Schuld daran. Genauer gesagt Mrs. Cratchit aus *Eine Weihnachtsgeschichte*. Ihr Sohn, Tiny Tim, stirbt, und sie erzählt ihren anderen Kindern, sie weine, weil die Farbe ihrer Näharbeit ihr in den Augen wehtue. Auch ihrem Ehemann will sie ihre verweinten Augen nicht zeigen. Früher dachte ich, wie von Dickens gewollt, Mrs. Cratchit ist so tapfer. Aber jetzt, wo ich mehr über den Stress-Reaktions-Zyklus weiß, möchte ich schreien: »Lady, Ihr Kind stirbt! Da ist es keine ›Schwäche‹ zu weinen! Und Ihre anderen Kinder verdienen es zu erfahren, dass Trauer normal ist!«

Das Zusammensein mit der Sippe ersetzt nicht die Gefühlsbewegungen, die zur Vollendung des Zyklus gehören. Wir müssen die Stressreaktion ausleben, den Zyklus vollenden, bevor unsere Körper weitermachen können. »Zu Hause«, das ist ein tatsächlicher und ein emotionaler Ort, an dem wir Stress abbauen können, ohne verurteilt oder beschämt zu werden, ohne uns anhören zu müssen, wir brauchten uns nur entspannen oder die Sache vergessen. »Zu Hause« erfahren wir die »liebevolle Präsenz« unseres Partners. Menschen, die mit liebevoller Präsenz zuhören, sind gelassen, aufmerksam und warmherzig auf den anderen eingestimmt. In den allerbesten Beziehungen haben wir die Erlaubnis, alle Formen von Stress – Wut, Angst, Rückzug – zu durchleben und dabei die liebevolle Präsenz unseres Partners zu erleben, der den Sturm ruhig und still aussitzt.

In jeder Gesellschaft gibt es Regeln dazu, wie viel von welchen Gefühlen unter welchen Umständen angemessen ist. Allerdings hat unsere Gesellschaft eine Welt geschaffen, in der es fast keinen Ort gibt, an dem wir mit anderen in Verbindung treten und unser ganzes Spektrum emotionaler Intensität ausleben können. Für viele von uns gibt es daher Phasen, in denen wir liebevolle Präsenz eher im Rahmen spiritueller Übungen oder unseren Haustieren gegenüber ausleben, als sie mit unseren Partnern zu teilen, die in ihrem eigenen Stress gefangen sind. Gott und Ihr Hund machen Ihnen nie Vorwürfe, weil Sie Gefühlsbewegungen haben – aber weder der eine noch der andere kann mit Ihnen Liebe machen.

Sex ist ein erwachsenes Bindungsverhalten. Wenn Ihre Bindung bedroht ist oder wenn Sie und Ihr Partner unter demselben Stressor leiden, dann kann Sex eine machtvolle und angenehme Möglichkeit sein, im Angesicht von »Ich bin verloren«-Signalen Verbindung aufzunehmen, damit Sie beide wieder nach Hause finden. Zusammen. Aber das fühlt sich nur erfreulich an, wenn Sie einander genügend Zeit und Raum für Gefühlsbewegungen gewähren.

Wasser des Lebens

Ich bin in Gefahr/Ich bin in Sicherheit.
Ich fühle mich zerbrochen/Ich fühle mich ganz.
Ich fühle mich verloren/Ich fühle mich zu Hause.

Während Sie diese biologischen Prozesse durchlaufen, verändert sich Ihr mentaler Zustand, und das hat wiederum Auswirkung darauf, ob und wie Ihr Gehirn auf Kontexte reagiert und diese als mit Sex verknüpft bzw. Empfindungen als sexuell angenehm einordnet.

Stress wirkt bei etwa 80 Prozent der Menschen als Bremse, bei den übrigen als Beschleuniger – die Leute sind eben verschieden. Bei jedem Menschen verändert Stress allerdings den Kontext, in dem man sexuelle Reaktion erlebt, was natürlich auch die Wahrnehmung der sexuellen Empfindung verändert.

Der Schlüssel, mit Stress so umzugehen, dass er die Freude am Sex nicht beeinträchtigt, besteht darin zu lernen, den Zyklus zu vollenden – sich aus der Erstarrung lösen, dem Jäger entkommen, den Feind besiegen. Feiern, so wie Glitzer in einer Schneekugel herabsinkt.

Sex ist Bindungsverhalten, das die soziale Bindung zwischen Erwachsenen stärkt. Manchmal erfolgt er als leidenschaftlich lustvoller Sex zwischen zwei Menschen, die sich gerade ineinander verlieben. Manchmal ist es verzweifelter, sich aneinanderklammernder Sex zwischen Menschen, deren Bindung bedroht ist. Anders, als man vielleicht meinen möchte, kann es, wenn die Bindung am sichersten und stabilsten ist – wenn Ihre Beziehung sich total befriedigend und sorglos anfühlt –, zu einem Rückschritt in Ihrer sexuellen Erregbarkeit kommen.

Stress und Liebe (in Form von Bindung) können Sex begleiten. Sex stärkt die Bindung zwischen den Partnern, hilft jedem von ihnen, sich sicher und geschätzt zu fühlen, und unterstützt in einer Welt, in der wir nicht immer sicher sind, wo unser einziger Schutz vor Chaos und Schrecken manchmal aus der Familie besteht, die wir uns ausgesucht haben.

Frauen erzählen mir ihre Geschichten, und ich verwahre sie in einer mentalen Bibliothek. Ein Regal in dieser Bibliothek quillt schon über: das mit den Berichten über sexuelle Gewalt. Wie auch alle übrigen sind dies ehrfurchterregende Geschichten von Entdeckungen, aber sie sind auch die dunkelsten Geschichten, die zeigen, wie brutal gleichgültig die Welt gegenüber der sexuellen Autonomie von Frauen sein kann.

Merritts Geschichte gehört dazu. Die Zusammenfassung in einem Satz lautet: Sie führte die Schwulen-Hetero-Allianz auf ihrem Campus, aufgeschlossen und stolz; er hatte, wie sie später erfahren sollte, mit seinen Freunden gewettet, dass er sie »umdrehen« könnte.

Ich weiß, wie furchtbar das ist. Und ich wünschte, niemand müsste solche Geschichten erzählen. Aber sie geschehen.

Während des Übergriffs wechselte ihr Körper in den Über-

lebensmodus – sie erstarrte. Und bis sie von den Bremsen im Prozess der Stressreaktion erfuhr, hatte sie nie verstanden, warum sie sich nicht gewehrt hatte, nicht weggelaufen war oder dem Kerl in die Eier getreten hatte. Seither hat sie Mühe, ihrem Körper zu vertrauen, und ihr Körper hat Mühe, ohne ihr Vertrauen gesund zu funktionieren.

Wenn ein Mensch ein Trauma erleidet, dann ist das so, als würde sich jemand in den Garten schleichen und alle Pflanzen herausreißen, die dort mit so viel Fürsorge und Aufmerksamkeit gehegt und gepflegt worden sind. Darauf reagiert man mit Wut. Mit Trauer um den Garten, wie er einmal war. Und man fürchtet, dass er nie mehr so werden wird.

Aber die Pflanzen wachsen nach. Das ist ja das Typische an Gärten.

Merritt gefiel die Gartenmetapher. Eines Tages hielt sie mich mit dem Telefon in der Hand mitten auf der Straße auf, um mir zu sagen: »Ich habe über den Garten nachgedacht, und jetzt muss ich dir vorlesen, was meine Partnerin dazu gefunden hat!«

Sie las mir laut vor:

Das Wasser des Lebens ist hier.

Ich trinke davon. Aber ich musste den langen Weg bis hierher kommen, um davon zu erfahren![79]

»Das Wasser des Lebens«, wiederholte sie begeistert. »Das ist aus diesem Gedicht von Rumi über den Typen, der alles verliert, sich auf die Suche macht und wie Dorothy in Der Zauberer von Oz *ist. Er besaß die Kraft schon von vorneherein. Und weißt du, was das Wasser des Lebens ist?«*

»Sag es mir.« (Das war bei Weitem nicht das Abgedrehteste, wofür mich schon jemand auf der Straße angehalten hatte.)

Sie sagte: »Liebe ist das Wasser des Lebens!«[80]

Ich glaube, das stimmt. Wenn die weibliche Sexualität ein

Garten ist, dann stelle ich mir die Liebe als den Regen und Stress als die Sonne vor, die den Garten wachsen lassen und gleichzeitig auch eine Herausforderung für ihn sind. Von beidem darf er nicht zu viel bekommen, aber mit dem rechten Maß wird er gedeihen.

Manche Pflanzen brauchen viel Wasser, andere weniger; manche Gärten sind schattig, während andere den ganzen Tag in der prallen Sonne liegen. Olivia, mit ihrem sensiblen Gaspedal, besitzt einen sonnigen Garten voller sonnenhungriger Pflanzen – sie ist praktisch eine Wüste, in der Josuabäume und Blackfoot-Gänseblümchen unter einem heißen, wolkenlosen Himmel prächtig wachsen. Aber selbst bei ihr kann zu viel des Guten ihren Garten welken und verkümmern lassen. Camilla dagegen, mit ihrem relativ unempfindlichen Gaspedal, besitzt einen Bergwald mit Farnen und Moosen, die weniger Licht, dafür aber mehr Zeit brauchen, um zu gedeihen.

Merritts sensible Bremsen sorgen dafür, dass ihr Garten schon bei der kleinsten Trockenheit welkt. Lauries Garten kommt einem vor wie das Opfer der globalen Erwärmung, das sein ursprüngliches Klima schneller einbüßt, als sie und ihre Pflanzen sich anpassen können. Sie fürchtet, dass der ganze Garten zum Sterben verurteilt ist. Und sie fürchtet, mit dem Garten ihren Partner gleich mit zu verlieren.

Auf die grundlegenden Botschaften zu hören, die Ihr Körper Ihnen zu übermitteln versucht – »Ich bin in Gefahr«, »Ich fühle mich gebrochen«, »Ich fühle mich verloren« –, und diese zu respektieren, das ist von entscheidender Bedeutung, um den richtigen Kontext zu erzeugen, in dem sexuelle Lust gedeihen kann. Gewähren Sie Ihrem Körper Zeit und Raum, um den ganzen Zyklus zu absolvieren, um Stress zu entladen und sich ganz und gar mit Ihrem Partner zu verbinden. Dies ist ein entscheidender Beitrag, um einen Kontext zu schaffen, der maximalen Zugang zur Lust gestattet.

Die westliche Gesellschaft macht uns das nicht gerade leicht. Sie errichtet Mauern aus Scham und Zweifel zwischen uns und unserem eigentlichen Selbst, zwischen »in Gefahr« und »in Sicherheit«, zwischen »zerbrochen« und »ganz«, zwischen »verloren« und »zu Hause«.

Um bei dem Bild vom Garten zu bleiben: Die gesellschaftlichen Botschaften über weibliche Sexualität sind sehr oft das Unkraut, das sich ganz von selbst ausbreitet und mit dem alle fertigwerden müssen.

Genau davon handelt das 5. Kapitel.

Noch einmal kurz zusammengefasst:

- Stress senkt bei 80 bis 90 Prozent der Menschen sexuelles *Interesse*. Und Stress senkt bei jedem das sexuelle *Lustempfinden*. – Selbst bei den 10 bis 20 Prozent, deren sexuelles Interesse durch Stress zunimmt. Der Weg, um Stress zu bewältigen, besteht darin, dem eigenen Körper zu erlauben, den *Stress-Reaktions-Zyklus zu vollenden*.
- Die Gehirne von Traumaüberlebenden lernen manchmal, sexuelle Stimuli als Bedrohung zu interpretieren. Das heißt, jedes Mal wenn das Gaspedal betätigt wird, betätigt es gleichzeitig auch die Bremse. *Achtsamkeit* zu praktizieren ist eine nachweislich funktionierende Strategie, um Bremse und Gaspedal voneinander abzukoppeln.
- Im richtigen Kontext kann Sex uns emotional an neue Partner binden oder in instabilen Beziehungen emotionale Bindungen verstärken. Mit anderen Worten: Sex und Liebe sind in unseren Gehirnen eng verknüpft – aber nur im richtigen Kontext.
- Sex, der Sie Ihrem Partner, Ihrer Partnerin näherbringt, »bringt auch die Handlung voran«, im Unterschied zu grund-

losem, beliebigem Sex, der nur stattfindet, weil er eben möglich ist. Um mehr und besseren Sex zu erleben, geben Sie sich einen triftigen *Grund*, um Sex zu haben, etwas Wichtiges, das Sie ins Visier nehmen.

5.
Gesellschaftlicher Kontext: sexpositives Leben in einer sexnegativen Welt

Als Johnny und Laurie meinen Rat beherzigten und keinen Sex mehr hatten, brach etwas Unerwartetes aus Laurie hervor.

Sie kuschelten jeden Abend zur Schlafenszeit ein bisschen, ohne dass die Frage »Werden wir heute Abend Sex haben?« sie quälte.

Eines Abends fragte Laurie Johnny in dieser Stille, warum er eigentlich gern mit ihr schlafe.

Er gab ihr eine wahnsinnig gute Antwort. Er sagte: »Weil du wundervoll bist.«

Er sagte nicht: »Weil du wundervoll aussiehst«, oder: »Weil du meine Frau bist«, oder: »Weil Sex Spaß macht«, oder sogar: »Weil ich dich liebe.« Er sagte: »Weil du wundervoll bist.« Das ist eine perfekte Aussage – nicht zuletzt, weil er sie aus tiefstem Herzen genau so meinte.

Weil Laurie ist, wie sie ist, brach sie in Tränen aus. Bis zu jenem Moment war ihr nie bewusst gewesen, wie viel Selbstkritik sie tagtäglich mit sich herumschleppte, wie sehr sie sich dafür schämte, dass ihr Körper seit der Geburt des Babys verändert war. Als würden diese Veränderungen irgendein moralisches Scheitern ihrer-

seits widerspiegeln – als hätte ein wirklich »guter Mensch« nie zugelassen, dass etwas so Läppisches, wie ein Kind zu kriegen, den eigenen Körper verändert.

Sie begann all die Dinge aufzuzählen, derentwegen sie sich unwohl fühlte – ihr Hängebusen, ihr schwabbeliger Bauch, ihre Oberschenkel mit der Orangenhaut, die tiefer werdenden Falten um ihren Mund, dessen Mundwinkel nur noch nach unten zu ziehen schienen. Und Johnny begann jede dieser nicht perfekten Körperpartien zu berühren und sagte dazu: »Ich liebe das trotzdem«, und: »Aber das ist wundervoll.«

Am Schluss sah er ihr in die Augen und sagte: »Du begreifst es wirklich nicht. Du glaubst tatsächlich, dass dich das weniger wundervoll mache. Süße, dein Körper wird mit jedem Tag anziehender, einfach weil es der Körper der Frau ist, mit der ich mein Leben verbringe. Dein Bauch ist unser Bauch. Ich habe doch auch einen. Liebst du mich deshalb weniger?«

»Natürlich nicht.«

»Ganz genau, natürlich nicht.«

Und was passierte als Nächstes? Natürlich hatten sie total atemberaubenden Sex – der noch atemberaubender dadurch wurde, dass sie sich zuflüsterten: »Eigentlich sollen wir das doch gar nicht!« Wie sich herausstellte, funktionierte der Druck dessen, was sie tun »sollte«, auch in die andere Richtung.

Als Laurie mir davon erzählte, betonte sie, dass sie die ganze Zeit über nicht das Gefühl hatte, er würde die Initiative zum Sex ergreifen. Es kam ihr eher so vor, als habe er ihr einfach Liebe geschenkt, als sie diese ganz dringend brauchte.

Und ja, Sexualpädagogin zu sein ist der beste Job aller Zeiten, wenn einem die Leute solche Geschichten erzählen.

In diesem Kapitel geht es um die Hindernisse, die Laurie im Weg standen, ohne dass sie sie so richtig bemerkt hätte. Und es geht darum, wie sie und Johnny diese aus dem Weg geräumt haben.

Kehren wir zur Gartenmetapher zurück: Sie werden also mit einem kleinen Stück reicher, fruchtbarer Erde ganz für sich allein geboren. Ihr Gehirn und Ihr Körper sind die Erde in diesem Garten, und die individuellen Unterschiede innerhalb Ihrer SIS- und SES-Werte sind wichtige Charakteristika Ihres Gartens, der aus den gleichen Bestandteilen besteht wie die Gärten der anderen, aber auf einzigartige Weise zusammengesetzt.

Ihre Familie und die Gesellschaft säen die Pflanzen und hegen den Garten, außerdem bringen sie Ihnen bei, dies selbst zu tun. Sie säen die Samen für Sprache und Ansichten, für Wissen und Gewohnheiten in den Bereichen Liebe und Geborgenheit, Körper und Sex. Und nach und nach, während Sie langsam erwachsen werden, übernehmen Sie die Verantwortung für Ihren Garten.

Wenn Sie beginnen, den Garten selbst zu bestellen, stellen Sie vielleicht fest, dass Ihre Familie und die Gesellschaft einige wunderbare, nahrhafte Dinge gepflanzt haben, teilweise vielleicht aber auch ziemlich giftigen Mist. Und alle – sogar diejenigen, deren Familien ziemlich gute Sachen ausgesetzt haben – werden mit dem eindringenden Unkraut einer sexnegativen Gesellschaft in Form von körperlicher Scham und Sexstigmata zu kämpfen haben. Dieses Unkraut kommt nicht mit den Samen, die die Familien pflanzen, sondern unterirdisch über die Wurzeln, wie Giftefeu, unter Zäunen hindurch, über Mauern hinweg, von Garten zu Garten. Niemand hat es sich gewünscht, aber es ist trotzdem da.

Wenn Sie also einen gesunden Garten möchten, der Ihren Vorstellungen entspricht, dann müssen Sie die Reihen abschreiten und entscheiden, was Sie behalten und pflegen und was Sie ausgraben und durch etwas Gesünderes ersetzen wollen.

Es ist nicht fair, dass Sie diese ganze zusätzliche Arbeit haben. Schließlich haben Sie sich ja nicht ausgesucht, was von Ihrer Familie und der Gesellschaft ausgesät wurde. Niemand hat Sie um Erlaubnis gefragt, bevor der toxische Mist eingepflanzt wurde. Man hat nicht gewartet, bis Sie Ihre Zustimmung geben konnten, und dann gefragt: »Wäre es für dich okay, wenn wir die Samen für Selbstkritik an deinem Körper und sexuelle Scham ausbringen?« Mit ziemlicher Wahrscheinlichkeit haben die anderen einfach das gepflanzt, was auch schon in ihren eigenen Gärten stand, und es kam ihnen nicht einmal in den Sinn, etwas anderes zu pflanzen.

Ich habe darüber mal an einem Oktoberabend bei Pommes und Bier mit der kanadischen Sexualforscherin Robin Milhausen geplaudert, und die machte dazu die folgende brillante Aussage: »Wir erziehen Mädchen zu sexuell gestörten Wesen. Mit all den ›Nein‹-Botschaften zu Krankheiten, Scham und Furcht. Und sobald sie achtzehn sind, sollen sie in Sachen Sex Rockstars sein, mit multiplen Orgasmen und total ungehemmt. Das ergibt überhaupt keinen Sinn. Nichts davon, was wir als Gesellschaft tun, bereitet Frauen darauf vor.«

Ganz genau.

In Kapitel 4 ging es um den aktuellen Kontext – Ihr Sicherheitsempfinden und Ihr Gefühl von Ganzheit innerhalb der Beziehung – und die Auswirkungen auf das Lustempfinden. In diesem Kapitel soll vom langfristigen Kontext, von den Bedingungen im größeren Rahmen, die Rede sein. Von den Jahren mit »Nein«-Botschaften und den tief eingegrabenen Denk- und Gefühlsmustern, die sie erzeugen. Muster, die im Verlauf der Jahrzehnte verstärkt und ständig wiederholt werden. Diese Muster sind eindeutig nicht angeboren, aber früh erlernt. Sie haben mit diesen Lektionen begonnen, lange bevor Sie in der Lage waren, kritisch zu überdenken, ob Sie sie überhaupt wollen. Und genau so, wie Sie sie erlernt haben, lassen diese Lektionen sich auch wieder verlernen und durch neue, gesündere Muster ersetzen, die Selbstvertrauen, Freude, Befriedigung und sogar Ekstase fördern.

Wir beginnen mit den drei Kernaussagen der Gesellschaft über weibliche Sexualität, mit denen meine Studentinnen zu kämpfen haben, wenn ihre etablierten Vorstellungen von Sex durch die Wissenschaft in Frage gestellt werden: die moralische Botschaft (du bist schlecht), die medizinische (du bist krank) und die Message der Medien (du bist unzureichend). Kaum jemand ist von einer dieser Botschaften völlig überzeugt, aber sie sind da, wuchern in unseren Gärten, und je besser wir sie durchschauen, desto eher wird es uns gelingen, sie zu jäten und loszuwerden.

Dann möchte ich auf die selbstkritische Einstellung zum Körper zu sprechen kommen. Dieses Problem ist in der westlichen Gesellschaft derart etabliert, dass die meisten Frauen gar nicht bemerken, wie allgegenwärtig und toxisch es wirkt. Es ist sogar dermaßen etabliert, dass viele Frauen diese Einstellung für wichtig und wohltuend halten. Ich möchte über Forschungsergebnisse berichten, die das Gegenteil belegen. Wenn die einzige Änderung, die Sie nach der Lektüre dieses Buchs vornehmen, darin besteht, dass Sie Ihren Körper weniger kritisch sehen, dann wird das allein schon Ihr sexuelles Wohlbefinden revolutionieren.

Als Nächstes geht es um eine andere Empfindung, die ebenso grundlegend ist wie Stress und Zuneigung: Ekel. Wie die Selbstkritik am eigenen Körper ist auch der Ekel so tief in der Sexkultur verwurzelt, dass man sich kaum vorstellen kann, wie es ohne ihn um unser sexuelles Wohlbefinden bestellt wäre. Aber es gibt zunehmend Hinweise darauf, dass Ekel es genauso beeinträchtigt wie Selbstkritik. Und Sie können einiges tun, um ihn aus Ihrem Garten zu verbannen, falls Sie das möchten.

Und darum soll es im letzten Abschnitt dieses Kapitels gehen. Ich beschreibe dort auf Forschungsergebnissen basierende Strategien, um positive Veränderung im Bereich Selbstkritik und

Ekel anzustoßen: Mitgefühl mit sich selbst, kognitive Dissonanz und Grundlegendes zu den Medien. Mein Ziel ist es, Ihnen dabei zu helfen zu erkennen, was Sie freiwillig oder auch nicht gelernt haben, um danach zu entscheiden, an welchen Überzeugungen Sie festhalten wollen. Vielleicht wollen Sie ja sogar vieles behalten – wichtig ist, dass Sie sich dafür entscheiden. Damit Ihre Ansichten über Ihren Körper und über Sex nicht dem Zufall überlassen bleiben, in welche Gesellschaft und Familie Sie hineingeboren wurden. Nachdem Sie sich die Zeit genommen haben, nicht frei gewählte Überzeugungen zu erkennen und Ja oder Nein zu ihnen zu sagen, steht es in Ihrer Macht, über das sexuelle Wohlbefinden zu verfügen, das Ihnen passt. Maßgeschneidert.

Die moralische, die medizinische und die mediale Message: drei Botschaften

Viele meiner Studentinnen kommen in meine Lehrveranstaltung und glauben, sie wüssten eigentlich eine Menge über Sex, nur um dann schon ungefähr in der Mitte der ersten Vorlesung festzustellen, dass dem keineswegs so ist.

Worüber sie eine Menge wissen – und das ist in der Tat einiges –, ist nicht Sex an sich, sondern was ihre Gesellschaft von Sex hält. Sie sind wie wir alle umgeben von Botschaften zu diesen Ansichten. Und diesen Botschaften mangelt es nicht nur an Fakten, sie sind auch widersprüchlich.

Ich staunte über die irrigen Meinungen, mit denen meine Studentinnen in die Uni kamen, bis ich begann, in alten Ratgebern zum Thema Sex zu lesen. Da standen sie schwarz auf weiß – vor hundert oder mehr Jahren gedruckt –, dieselben verkehrten Ansichten, die auch meine Studentinnen vertraten. Sie hatten diese aus ihren Familien und der Kultur, in der sie lebten, übernommen, ohne solche Bücher jemals selbst gelesen zu haben.

Eines Tages las ich in einer Veranstaltung Definitionen von Sex laut vor. Die erste aus *Die vollkommene Ehe: Eine Studie über ihre Physiologie und Technik* von T. H. van de Velde aus dem Jahre 1926 (dt. erstmals 1928). Er schrieb, er verstehe unter »normalem Geschlechtsverkehr«:

»… jeden Verkehr, der zwischen zwei geschlechtsreifen Menschen verschiedener Gattung unter Ausschluß von Grausamkeit und ohne Anwendung von Hilfsmitteln zur Lusterzeugung mit der direkten oder indirekten Zielsetzung geschlechtlicher Befriedigung stattfindet und bei der Überschreitung einer gewissen Reizschwelle mit dem Erguß des Samens in die Scheide, unter annähernd gleichzeitiger Lustlösung (ich werde vorzugsweise das Wort Lustlösung für Orgasmus verwenden) der Beteiligten, seinen Gipfel erreicht.«[81]

Dann las ich aus dem erstmals 1976 veröffentlichten *Hite Report* aus dem Kapitel mit der Überschrift »Sex neu definieren«:

»Sex ist ein intimer, körperlicher Kontakt um der Freude willen und um diese Freude mit einem anderen Menschen zu teilen (oder sie auch allein zu genießen). Man kann Sex bis zum Orgasmus haben – oder auch nicht, man kann genitalen Sex haben oder auch nur körperliche Intimitäten – was immer einem gerade Freude macht. Wir haben nicht den geringsten Grund zu der Annahme, dass das Ziel immer Geschlechtsverkehr sein muss, dass wir unsere Gefühle, koste es, was es wolle, in dieses Schema pressen müssen. Es gibt keine Norm sexueller Leistung ›in der Außenwelt‹, an der man sich zu messen hätte; man wird nicht von ›Hormonen‹ oder von der ›Biologie‹ beherrscht. Du bist frei, deine eigene Sexualität zu entdecken und zu erforschen, was immer du willst zu lernen oder zu verlernen, mit anderen Menschen körperliche Beziehungen einzugehen, ganz gleich, von welchem Geschlecht sie sind, und alles zu tun, was dir gefällt.«[82]

Und dann fragte ich meine Studentinnen: »Was entspricht eher dem, was Sie als Heranwachsende gelernt haben?«

Eindeutig. *Die vollkommene Ehe.*

Viele von uns haben Vorstellungen von Sex verinnerlicht, die zu einem fast hundert Jahre alten Sexratgeber passen. Und das trotz all der Forschung und politischen Veränderung, die seither eifrig jeden einzelnen Aspekt dieser überholten Vorstellungen widerlegt haben. Aber irgendwie hat die Gesellschaft die eher inklusiven und belegbaren Vorstellungen der jüngeren Vergangenheit nicht absorbiert.

Die überholten Ideen bestehen aus drei miteinander verwobenen gesellschaftlichen Botschaften sexueller Sozialisation, denen Frauen in der modernen westlichen Welt begegnen. Ich nenne sie die moralische Message, die medizinische Message und die mediale Message. Alle drei werden von getrennten, aber miteinander in Zusammenhang stehenden Boten vermittelt. In unterschiedlichem Ausmaß hat jede der drei Botschaften auch Wahres und Weisheit zu bieten, und in unterschiedlichem Umfang steht jede für bestimmte Eigeninteressen. Wir alle haben zumindest ein bisschen davon in uns aufgenommen, und sie prägen die Geschichte, die wir über unsere eigene Sexualität und die anderer zu erzählen haben.

Die moralische Message: »Ihr seid beschädigte Ware.« Falls Sie Sex wollen oder mögen, dann sind Sie eine Schlampe. Ihre Jungfräulichkeit ist Ihr kostbarstes Gut. Wenn Sie zu viele Partner hatten (»zu viele« = mehr als Ihr männlicher Partner), sollten Sie sich schämen. Es gibt nur ein richtiges Verhalten und ein korrektes Gefühl bezüglich Sex – nämlich gar nichts zu fühlen und sich nur dem Mann anzupassen, dem Ihr Körper gehört. Sex ist nicht ein Teil dessen, was eine Frau liebenswert macht; er kann nur Teil dessen sein, was eine Frau *nicht* liebenswert macht. Vielleicht macht er sie »begehrenswert« – und viele Frauen versuchen, begehrenswert zu sein, aber nur als schlechtere Alternative zur Liebenswürdigkeit. Denn wenn man sexuell begehrenswert ist, gilt man per definitionem als liebensunwürdig.

Und als Schlampe.

Dies ist die älteste Message, die sich im Verlauf der letzten dreihundert Jahre auch nur marginal geändert hat. Es gibt fast zu viele Beispiele, um eines davon herauszugreifen, aber nehmen wir doch einen Absatz aus den rhetorischen Fragen in James Fordyces *Predigten für junge Frauenzimmer*, das 1767 auch auf Deutsch veröffentlicht wurde und in Jane Austens *Stolz und Vorurteil* den Damen von Mr. Collins laut vorgelesen wird. Die grundsätzliche Botschaft des *Sermons* lautet: Frauen sind reizvoll, wenn sie bescheiden und unwissend und rein sind. Im folgenden Abschnitt handelt Fordyce »öffentliche Zerstreuungen« ab, darunter »Flüche, Verwünschungen, Zweideutigkeiten, alles Obszöne« (damit meint er Theaterbesuche):

»Gibt es zwischen dem Zustand jungfräulicher Reinheit und tatsächlicher Prostitution keinerlei Zwischenstufen? Gibt es nicht auch die Defloration der Seele, Beschmutzung der Fantasie, unruhestiftende Leidenschaften? ... Das möchte man in der Tat für die Ansicht derjenigen halten, die vermeinen, eine Leidenschaft für Orte der Zerstreuung könnte keinen Schaden verursachen ...«

Übersetzt heißt das: Wer Unterhaltung genießt, wird seine mentale Jungfräulichkeit einbüßen, wodurch man sich auf eine Stufe mit Prostituierten begibt. Unnötig zu erwähnen, dass man dadurch seine Liebenswürdigkeit einbüßt.

Und zur Schlampe wird.

Jane Austen wusste, dass das Unfug war. Sie wissen, dass es Unfug ist. Aber es existiert in der Gesellschaft, in der Sie aufgewachsen sind, und es schlüpft unterm Zaun hindurch und breitet sich wie Giftefeu in Ihrem Garten aus.

Die medizinische Message: »Sie sind krank.« Sex kann Krankheiten und Schwangerschaften auslösen, was ihn gefährlich macht. Aber sofern Sie bereit sind, dieses Risiko einzugehen, sollte die Sexualität in einer bestimmten Reihenfolge passieren – Verlangen, dann Erregung, dann simultaner Orgasmus während des Geschlechtsverkehrs mit Ihrem Partner. Wenn nicht, liegt ein medizinisches Problem vor, um das Sie sich kümmern müssen. Auf medizinische Weise. Die sexuelle Reaktion von Frauen ist biologisch analog zu der der Männer, obwohl die meisten Frauen weniger Sex wollen als Männer und länger brauchen, um zum Orgasmus zu kommen. Das geht so weit, eine vom männlichen Schema abweichende sexuelle Reaktion zur Krankheit zu erklären. Mit Ausnahme der Schwangerschaft, die den Grund für Sex darstellt. Eine Frau berichtete mir sogar, ihr Frauenarzt habe ihr erklärt, ihr geringes sexuelles Verlangen liege daran, dass ihr Körper dieses dämpfe, um zu verhindern, dass sie schwanger wird. Sie fragte mich, ob das stimme. Kurze Antwort: Nein. Lange Antwort: Zum Teufel noch mal, nein. Und ich hoffe, dass dieser Arzt Kapitel 7 liest.

Im Folgenden eine neuere Botschaft, aus der Mitte des 19. Jahrhunderts oder danach. Der Abschnitt stammt aus Marie Stopes' Klassiker *Married Love* und handelt vom Geschlechtsverkehr:

»Wo sie [Mann und Frau] perfekt angepasst sind, da erreicht die Frau gleichzeitig die Krise der nervlichen Reaktionen und muskulären Konvulsionen, die den seinen ähnlich sind. Dieser gemeinsame Orgasmus ist äußerst wichtig … und er ist ein gemeinsames, kein selbstsüchtiges Vergnügen, mehr als alles andere dazu vorgesehen, eine unbeschreibliche Zärtlichkeit und Verständnis bei beiden an diesem Sakrament Beteiligten hervorzubringen.«

Gleichzeitiger Orgasmus kann etwas sehr Schönes sein. Aber Sie wissen so gut wie ich, dass er nicht das Kennzeichen eines »perfekt angepassten« sexuellen Erlebnisses ist. Und trotzdem hält sich fast hundert Jahre danach die Vorstellung vom gleichzeitigen Orgasmus während des Geschlechtsverkehrs wie ein gefälschtes allgemein anerkanntes Markenzeichen von »sexueller Vorzüglichkeit«.

Die mediale Message: »Sie sind unzulänglich.« Hintern versohlen, Spielchen mit Essen, Ménage à trois … haben Sie alles schon gemacht, ja? Nun, zumindest hatten Sie doch schon klitorale, vaginale, uterine, energetische, ausgedehnte und multiple Orgasmen, oder? Und Sie haben mindestens schon fünfunddreißig verschiedene Positionen gemeistert, nicht wahr? Sollten Sie all das noch nicht ausprobiert haben, sind Sie frigide. Wenn Sie bislang zu wenige Partner hatten, keine Pornos schauen und nicht eine ganze Kollektion von Vibratoren in der Schublade Ihres Nachttischs verwahren, sind Sie prüde. Außerdem sind Sie zu fett *und* zu dünn. Ihre Brüste sind zu groß *und* zu klein. Ihr Körper ist verkehrt. Wenn Sie nicht versuchen, ihn zu verändern, sind Sie faul. Falls Sie zufrieden mit sich sind, so, wie Sie sind, müssen Sie ziemlich genügsam sein. Und sollten Sie sich sogar aktivisch mögen, dann sind Sie eine eingebildete Schnepfe. Kurz gesagt, Sie gehen es falsch an. Machen Sie es anders. Nein, so nicht, das ist auch falsch. Probieren Sie noch etwas anderes aus. Und auf ewig so weiter.

Dies ist die neueste Message, die der Erfindung von Fernsehen und Antibabypille um die Mitte des 20. Jahrhunderts knapp auf den Fersen folgte. Um ein Beispiel zu finden, müssen Sie nur vor der nächsten Supermarktkasse einen Blick ins Zeitschriftenregal werfen. In großen Lettern steht auf den Titelseiten, welch aufregende Dinge Sie im Bett tun könnten (und selbstredend auch tun sollten). In dem Monat, als ich dies Kapitel schrieb, verkündeten diverse Frauenmagazine: »Schluss mit Sex im Bett: 21 neue Ideen, die Sie um den Verstand bringen« *(Cosmopolitan)*, »Wenn er das 1. Mal mit Ihnen schläft: Vier Bekenntnisse, die uns schockierten« *(Glamour)* und »Ganzkörper-Sex: Der Wegweiser zu einem längeren, intensiveren O!« *(Women's Health)*.

Sie wissen, dass das nur Spaß ist. Sie versuchen ja auch nicht, selbst so zu leben wie die Figuren in irgendeiner Fernsehserie. Aber es ist trotzdem da und hat Auswirkungen auf Ihren Garten. Egal, ob Sie das gutheißen oder nicht.

Camilla hatte gesagt: »Die Bilder, die wir sehen – oder nicht sehen –, sind wichtig. Sie sagen uns, was möglich ist.«

Und das gilt für die Geschichte, die wir erzählen ebenso wie für die Bilder der Menschen in den Geschichten.

Camilla hatte als Heranwachsende viele Liebesromane aus den Siebziger- und Achtzigerjahren gelesen. Diese Geschichten prägten sie so nachhaltig, dass sie sogar ihre Bachelorarbeit über Gender- und Rassenpolitik im Spiegel der Alltagskunst schrieb.

Nachdem sie sich jedoch mit dem Kontext und dem Dualen Kontrollmodell vertraut gemacht hatte, nahm sie sich eine Auswahl von Liebesromanen erneut vor und untersuchte die Kontexte, die darin für weibliche Sexualität geschaffen worden waren.

Und diese Kontexte waren bizarr.

Sie erzählte Henry und mir: »Hier die durchgängige Story: Die Heldin ist ein braves Mädchen, das kein Gaspedal und eine empfindliche Bremse hat und noch nie irgendwelche auch nur im entferntesten sexuellen Gefühle verspürt hat, bevor es dem Helden begegnet. Man erkennt sofort, dass er der Held ist, weil das Gaspedal des braven Mädchens total verrücktspielt. Aber das brave Mädchen muss auf der Bremse bleiben, weil Sex bekanntermaßen schlecht und gefährlich ist. Der Held hat aber natürlich trotzdem einfach Sex mit ihr …«

Henry hob eine Augenbraue und schüttelte den Kopf. Ich schlug die Hände vors Gesicht.

»Aber nach und nach ›zähmt‹ die Reinheit und Güte ihrer quietschsauberen Vagina den Helden, sie verlieben sich und heiraten.«

Das ist höchst amüsant und tragisch zugleich, denn weibliche Sexualität funktioniert überhaupt kein bisschen so.

Aber da kam Camilla schon mit ihrer nächsten Erkenntnis. [Sie sagte]: »Also deshalb denke ich … was, wenn die Art und Weise, wie weibliches Verlangen, sexuelle Gefühle und Beziehungen in den Medien dargestellt werden, ebenso verzerrt ist wie die Darstellung weiblicher Körper? Wenn alles darüber, wie Sex funktioniert, so mangelhaft gezeichnet ist wie die Escher Girls? Wenn praktisch alles, was die Gesellschaft über Sex verbreitet, falsch ist und mein nur langsam und zögerlich reagierendes Gaspedal in Wirklichkeit total normal?«

Natürlich ist es das. Sie besteht aus denselben Teilen wie alle anderen, nur sind diese auf einzigartige Weise zusammengesetzt.

Sie sind schön

Wie empfanden Sie am Tag Ihrer Geburt die Speckfalten an der Rückseite Ihrer Oberschenkel?

Wie reagierten die Erwachsenen in Ihrer Umgebung darauf?

Jedes Baby braucht Bezugspersonen, die es voller Zuneigung und Freude in ihren Armen halten, und in der westlichen Welt sind diese Bezugspersonen meist ganz verrückt danach, dieses Bedürfnis zu erfüllen. So werden die meisten von uns am Tag ihrer Geburt gefeiert und als wunderschön bezeichnet.

Aber irgendetwas passiert zwischen diesem Freudentag, an dem jeder Zentimeter, jedes Gramm, jedes Röllchen und jede Falte am Körper eines Mädchens genau so, wie sie sind, als perfekt und liebenswert gelten, und dem Tag, an dem die Pubertät beginnt.

Was passiert, ist, dass die Jugendliche die Botschaften darüber verinnerlicht, was an ihrem Körper liebenswert ist und was nicht. Die Samen der Selbstkritik werden gesät und gehegt, Selbstvertrauen und Mitgefühl in Bezug auf den Körper vernachlässigt, bestraft und gejätet wie Unkraut.

Studentinnen lachen, als hätte ich einen Witz gemacht, wenn ich sie frage: »Was würde passieren, wenn Sie sich zum Abendessen mit Freundinnen träfen und sagen würden: ›Ich fühle mich heute so wunderschön!‹?«

»Im Ernst, was würde passieren?«, beharre ich.

»Das würde keiner machen«, erklären sie mir.

»Aber, wie oft trifft man sich am Abend mit Freundinnen und sagt: ›Ich fühle mich heute so fett‹?«

»Andauernd«, sagen sie.

Andauernd.[83]

Wir Frauen haben also die gesellschaftliche Erlaubnis, uns selbst zu kritisieren, aber wir werden bestraft, wenn wir uns selbst loben, wenn wir es wagen, auszusprechen, dass wir uns selbst so mögen, wie wir sind.[84]

Und das beeinträchtigt unsere Orgasmen, unsere Lust, unser Verlangen und unsere sexuelle Befriedigung. Es gibt einen direkten Zusammenhang zwischen sexuellem Wohlbefinden und selbstkritischen Gedanken über unseren Körper. Ein 2012 veröffentlichter Bericht über 57 Studien, der zwei Jahrzehnte Forschungsarbeit umfasste, erbrachte wichtige Verbindungen zwischen Körperbild und praktisch jedem nur vorstellbaren Aspekt des Sexualverhaltens: Erregung, Verlangen, Orgasmus, Häufigkeit, Anzahl der Partner, Selbstvertrauen, Konsum von Alkohol oder anderen Drogen beim Sex, Anfälligkeit für ungeschützten Verkehr und noch viel mehr.[85] Die Ergebnisse variieren zwar zwischen den Altersgruppen, zwischen Frauen mit unterschiedlicher sexueller Orientierung und verschiedener ethnischer Herkunft, aber das Gesamtergebnis ist allgemeingültig: Frauen, die ihrem Körper gegenüber negativ empfinden, erleben weniger befriedigenden, risikoreicheren Sex mit weniger Lust, häufiger unerwünschten Folgen und mehr Schmerzen.[86]

Ich denke, niemand wundert sich über die Erkenntnis, dass eine positive Einstellung zum eigenen Körper das Sexualleben verbessert. Wenn man darüber nachdenkt, ist es ganz offensichtlich, oder? Stellen Sie sich einfach vor, Sie hätten Sex, während Sie sich verunsichert und unattraktiv finden. Wie würde es sich anfühlen, wenn jemand, der Ihnen wichtig ist, Sie berührt und ansieht, obwohl Ihnen schon allein der Gedanke an Ihren eigenen Körper unangenehm ist. Würden Sie auf die Empfindungen Ihres Körpers und auf die Ihres Partners achten – oder wären Sie eher darauf bedacht, was Sie Ihrer Meinung nach verstecken sollten?

Und wirkt sich das wie ein Tritt auf Ihr sexuelles Gaspedal oder auf Ihre Bremsen aus? Bremsen.[87]

Und nun malen Sie sich aus, Sie hätten Sex, während Sie sich unglaublich selbstbewusst und wunderschön fühlen. Stellen Sie sich vor, dass ein Mensch, der Ihnen am Herzen liegt, Ihre Haut mit seinen Händen und Blicken streichelt. Dabei lieben Sie jeden einzelnen Zentimeter Ihrer Haut und können spüren, dass auch Ihr Partner zu schätzen weiß, wie umwerfend Sie sind.

Der Mechanismus des *Wollens* ist in beiden Fällen voll aktiviert – nur dass er im ersten Fall hin- und hergerissen wird zwischen dem Wunsch nach dem sexuellen Erlebnis und dem Wunsch, sich vom eigenen Körper zu distanzieren. Wenn Sie sich dagegen wie im zweiten Fall in Ihrer Haut wohl fühlen, dann wirkt der Mechanismus konfliktfrei in Richtung Sex *und* zu Ihnen selbst.

Also beeinträchtigt Selbstkritik am eigenen Körper natürlich das sexuelle Wohlbefinden. Wir können die sexuelle Befriedigung von Frauen nicht verstehen, ohne die Zufriedenheit mit dem eigenen Körper mit einzubeziehen. Genauso wenig, wie wir die weibliche sexuelle Lust nicht ohne die Berücksichtigung von Bindung und Stress begreifen können. Und Frauen werden nicht rundum selig und zufrieden mit ihrem Sexleben sein, solange sie nicht rundum selig und zufrieden mit ihren eigenen Körpern sind.

Um also mehr und besseren Sex zu haben, lieben Sie Ihren Körper.

Das ist eine dieser Empfehlungen, auf die man gerne sagt: »Klar! – Aber wie?«

Es ist schwer, weil Sie niemals entschieden haben, Ihren Körper *nicht* zu lieben. Ohnehin haben Sie zwischen dem Tag Ihrer Geburt und dem Beginn Ihrer Pubertät nicht viel entschieden, aber gerade in dieser Phase schlägt die Selbstkritik am eigenen Körper ihre Wurzeln. Sie hatten also niemals Gelegenheit, Ja oder Nein zur Anpflanzung von Selbstkritik in Ihrem Garten zu sagen.

Letztlich läuft es darauf hinaus, dass viele Frauen ihrem Körper weniger trauen als dem, was sie durch die Gesellschaft *über* ihren Körper gelernt haben.

Dabei hat die Gesellschaft Ihnen Dinge beigebracht, die schlichtweg *falsch* sind. Und verletzend. Ich möchte mich auf zwei Dinge beschränken, die Sie gelernt haben und die eindeutig falsch sind, um sie richtigzustellen. Erstens, dass Selbstkritik gut für Sie sei, und zweitens, dass Fett schlecht für Sie sei. Beides ist falsch. Und zwar deshalb:

Selbstkritik = Stress = weniger Lust am Sex

Wir Frauen wurden dazu erzogen, uns selbst zu kasteien, wenn wir nicht genügen. Wir kritisieren reflexartig uns selbst – »Ich bin so blöd/fett/verrückt«, »Ich schaff's nicht«, »Ich bin ein Loser« –, wenn es nicht so läuft, wie wir das gern hätten. Und unsere Gehirne verarbeiten Selbstkritik mit Hirnarealen, die mit Verhaltenshemmung – also Bremsen – verknüpft sind.[88] Daher ist es auch nicht überraschend, dass Selbstkritik in direkter Verbindung mit Depression[89] steht. Und steigert eine Depression etwa Ihr sexuelles Wohlbefinden? Natürlich nicht.

Das Ganze funktioniert folgendermaßen:

Im Grunde genommen ist Selbstkritik ja nur eine andere Form von Stress.[90] Im 4. Kapitel habe ich Stress einen evolutionären Anpassungsmechanismus genannt, der uns hilft, Bedrohungen zu entkommen – »Ich bin in Gefahr«. Wenn wir denken: »Ich bin eine unzulängliche Person!«, ist das – von der stressigen Auswirkung her – so, als würden wir behaupten: »Ich bin der Löwe!« Unser Stresshormonspiegel steigt an.[91] Ihr Körper reagiert auf negative Selbsteinschätzungen so, als würden Sie angegriffen.

Die Lösung besteht darin zu trainieren, wie man Selbstkritik durch Liebenswürdigkeit zu einem selbst ersetzt.

Frauen reagieren auf diese Idee meist auf zwei Ebenen. Zunächst finden sie instinktiv Gefallen an der Vorstellung, sich stärker zu akzeptieren und sich keine Vorwürfe zu machen, wenn das Leben nicht perfekt ist. Die Wissenschaft bestätigt Frauen, was sie intuitiv bereits wissen: Selbstkritik wird mit negativen gesundheitlichen Folgen assoziiert, sowohl mental als auch physisch, und auch mit mehr Einsamkeit.[92] Das stimmt: Selbstkritik ist eines der zuverlässigsten Anzeichen von Einsamkeit – sie vermittelt demnach nicht »Ich bin in Gefahr«, sondern auch »Ich bin verloren«.

Aber sobald Frauen dann beginnen, konkret darüber nachzudenken, kommen sie zu dem Schluss, dass sie ihre Selbstkritik brauchen, um motiviert zu bleiben. Wir glauben, es tue uns gut, uns selbst zu quälen, zumindest ein bisschen. Etwa so: »Wenn ich aufhöre, mich selbst dafür zu tadeln, nicht perfekt zu sein, dann wäre das doch so, als würde ich vor der ganzen Welt – und vor mir selbst – zugeben, dass ich nie perfekt sein werde, dass ich für immer unzulänglich bin! Ich brauche meine Selbstkritik also, um die Hoffnung zu bewahren und als Motivation, besser zu werden.«

Wenn wir uns selbst sagen: »Ich kann nicht aufhören, mich selbst zu kritisieren, weil ich sonst für immer scheitere!«, entspricht das der Aussage: »Ich kann nicht aufhören, zu fliehen/zu kämpfen/mich tot zu stellen, sonst frisst mich der Löwe!« Genau das hat unsere Gesellschaft uns gelehrt, daher ist es nur nachvollziehbar, dass viele von uns es glauben. Es ist so etabliert, dass es … vernünftig klingt. Rational.

Doch das ist es nicht.

Überlegen Sie mal: Was würde *wirklich* passieren, wenn Sie aufhörten, vor sich selbst davonzulaufen oder sich fertigzumachen? Was würde geschehen, wenn Sie die Geißel weglegen würden, mit der Sie sich seit Jahrzehnten peitschen?

Wenn Sie aufhören, sich selbst fertigzumachen – wenn Sie aufhören, sich immer wieder selbst zu verletzen –, dann passiert Folgendes: *Sie beginnen zu heilen.*

Selbstkritik ist ein aggressives Unkraut im Garten, aber allzu viele von uns haben gelernt, es wie eine kostbare Blume zu behandeln, obwohl es die einheimischen Pflanzen unserer

Sexualität erstickt. Selbstkritik motiviert uns nicht im Geringsten, besser zu werden, sondern macht uns nur kränker.

Später in diesem Kapitel werde ich noch drei nachweislich erprobte Methoden vorstellen, um vom Verhaltensmuster der Selbstkritik wegzukommen, aber für den Moment möchte ich nur bemerken, dass Sie die Selbstkritik nicht abstellen können, indem Sie sich Vorwürfe machen, sobald Sie sich selbst kritisieren. Denn wenn Sie sich dabei ertappen zu denken: »Mist, ich hab's versaut«, und Ihnen dann einfällt: »Verdammt noch mal, Emily hat mir doch gesagt, ich soll damit aufhören! Ich hab's versaut!«, dann hilft das ja nicht wirklich weiter, oder? Wenn Sie also das nächste Mal denken »Mist, ich hab's versaut« oder was auch immer Sie sich eben sagen, sobald es nicht so läuft wie gewünscht, dann stellen Sie es einfach nur fest. Erkennen Sie das Unkraut. Sie haben es nicht gepflanzt – es ist unter dem Zaun durchgekrochen. Nutzen Sie die Gelegenheit jedoch, um etwas Positives zu pflanzen. Beispielsweise indem Sie denken: »Ich bin okay.« Genau wie: »Ich bin in Sicherheit«, »Ich bin ganz« oder »Ich bin zu Hause«. Sie sind okay.

Und dann verändert sich etwas. – Das passiert sowieso andauernd!

Lassen Sie mich von meiner Freundin Ruth erzählen. Eines Nachmittags saßen wir zusammen und unterhielten uns über Sex (ein unvermeidliches Thema, wenn man sich länger mit mir unterhält). Und da berichtete sie mir Folgendes: »Weißt du, ich habe zwar einiges durchgemacht, aber meine Sexualität ist in letzter Zeit tatsächlich offener und um so vieles besser geworden.«

»Toll!«, sagte ich. »Was hat sich denn geändert?«

»Ich fühle mich einfach nur so viel selbstsicherer in meinem Körper! Ich weiß jetzt, dass ich eine großartige Partnerin bin, und das kann ich genießen.«

»Das ist ja wirklich toll! Wie hast du das geschafft?«

Sie meinte: »Irgendwie habe ich nur eines Tages beschlossen, dass das alles Bullshit ist. Wer sind denn andere, dass sie sich erlauben können, mir einzureden, ich sei nicht fantastisch, genau so, wie ich bin?«

Exakt. So ist es.

In jeder Größe gesund

Das Gewicht ist nur eines von mehreren Dingen, die Leute (insbesondere Frauen) an sich selbst kritisieren, aber es ist wohl am meisten verbreitet: Schon die Hälfte der kleinen Mädchen in den USA ab einem Alter von gerade mal drei Jahren machen sich Sorgen, sie könnten »fett«[93] sein. Jedenfalls gehört es zu den gefährlichsten und besonders sinnlosen Selbstvorwürfen.

Leute wollen aus zwei Gründen abnehmen: Gesundheit und Schönheit. Ob sich Schönheit mit einer Waage messen lässt, weiß ich nicht[94], aber ich weiß bestimmt, dass Gesundheit sich auf diese Weise definitiv nicht messen lässt. Daher bin ich auch entschlossen, diesen Mythos ein für alle Mal sofort zu zerstören.

Zunächst einmal der Mythos in seiner einfachsten Form: Wenn ich weiß, wie viel Sie wiegen, weiß ich damit auch etwas über Ihre Gesundheit.

Das ist falsch. Es ist eine Tatsache, dass das Gewicht allein noch fast nichts über unsere Gesundheit verrät. Die Forschungslage ist schmerzhaft eindeutig, auch wenn viele Menschen ein Problem damit haben, sie zu akzeptieren. Über diese Forschung wird nicht nur in den populären Medien gestritten, sondern auch unter Fachleuten, weil die Ergebnisse in so deutlichem Gegensatz dazu stehen, was wir alle immer gehört haben. Und irgendwie scheint es gefährlich zu wirken, wenn man den Leuten erlaubt, ihre Körper nicht zu hassen (und das trotz der von mir bereits erwähnten wissenschaftlich erwiesenen Tatsache, dass es für jeden gesünder ist, sich nicht zu hassen). Aber wenn Sie das Ganze nur zwei Sekunden lang logisch betrachten, werden Sie die offensichtliche Wahrheit erkennen – Gewicht ist nichts weiter als eine Maßeinheit für Schwerkraft. Sehen Sie:

- Sie möchten ohne Diät oder Sport fünf Kilo abnehmen? Schneiden Sie sich das Bein oberhalb des Knies ab, und ich garantiere Ihnen: Wenn Sie das nächste Mal auf die Waage steigen, wiegen Sie weniger.
- Oder wollen Sie gute zwei Kilo Fett verlieren? Lassen Sie sich das Hirn rausnehmen – es besteht fast zu 100 Prozent aus Fett!
- Wissen Sie, wer immer dünn ist? Leute in einem Gefangenenlager!
- Schneller und einfacher Gewichtsverlust! Steigen Sie ins Flugzeug! Oder noch besser: Reisen Sie ins All! Es heißt ja nicht umsonst »Schwerelosigkeit«!

Wenn das in Ihren Ohren wenig überzeugend klingt – gut so. Ich halte es für dumm und destruktiv, dass »Experten« uns eingeredet haben, wir könnten unsere Gesundheit messen, indem wir etwas messen, das sich verändern lässt, indem wir uns eine Extremität abschneiden, uns quälen oder ein Flugzeug besteigen und uns darin wiegen. Sie können Ihr medizinisch definiertes »Idealgewicht« erreichen, ohne Ihren Gesundheitszustand auch nur im Geringsten zu verbessern. Es könnte Ihrer Gesundheit sogar schaden!

Falls Sie das noch nicht überzeugt und Sie lieber die Meinung eines Mediziners hören möchten, lassen Sie mich Ihnen folgende Geschichte erzählen. Eines Abends während der Konferenz, auf der ich erstmals von Health at Every Size *(HAES)* – Gesundheit in jeder Größe – erfuhr, hatte ich eine Verabredung mit einem Kardiologen. Ich berichtete ihm von der Konferenz und fragte ihn nach einer bestimmten Statistik, die ein Vortragender erwähnt hatte.

Ich sagte: »Dr. Date, stimmt es, dass es gesünder sein kann, mehr als dreißig Kilo über seinem medizinisch definierten ›Idealgewicht‹ zu liegen als drei Kilo darunter?«

Und Dr. Date antwortete: »Ich weiß nicht, ob ich genau diese Zahlen verwenden würde, aber die Grundidee stimmt. Aus verschiedenen Gründen bedeutet leichtes Untergewicht ein größeres Risiko als Übergewicht.«

Die Verabredung war für mein Privatleben nicht weiter bedeutend – zwei Jahre danach heiratete ich einen Zeichner und seine zwei Katzen, aber Dr. Date und ich hatten ein nettes Abendessen, und er bestätigte mir, dass Gewicht keine Rolle spielt, sondern nur die *gesunde Lebensweise*.

Kelly Coffey, meine Freundin wog 135 Kilo, als sie ihren Abschluss am Smith College machte. Sie fühlte sich total mies und schob das auf ihr Gewicht. Daher ließ sie eine Adipositas-OP vornehmen und verlor dadurch die Hälfte ihres Gewichts.

Dazu meint sie: »Ein paar Wochen lang fühlte ich mich glücklich, doch dann kamen die Depression, der Selbsthass und alles zurückgeflutet.«

Wann haben sich dann die Dinge bei ihr geändert?

»Als mir klar wurde, dass es nicht mit meinem Gewicht zu tun hatte«, sagt sie. »Es hatte damit zu tun, dass ich gelernt habe, mich selbst und meinen Körper zu respektieren und liebevoll mit ihm umzugehen.«

Es geht nicht um Gewicht, Kleidergröße oder Fett – Gewicht ist eine Maßeinheit in Bezug auf die Schwerkraft, weiter nichts. Es geht darum, mit Freude in Ihrem Körper zu leben. So, wie er ist. Heute.

Das bringt mich auf Health at Every Size. HAES ist, wie der Name schon impliziert, ein Motto, das eher auf die Gesundheit als auf das Gewicht Ihres Körpers abzielt. Linda Bacon hat das Buch dazu geschrieben – *Health at Every Size: The Surprising Truth About Your Weight* –, basierend auf ihrer jahrzehntelangen Forschung im Bereich Ernährung, Training und Gesundheit. Gemäß dem HAES-Manifest gibt es vier Grundsätze: (1) Akzeptiere deine Größe, (2) vertrau auf dich selbst, (3) lege dir gesunde Lebensgewohnheiten zu, unter anderem körperliche Aktivität, die Spaß macht, und nährstoffreiches Essen und (4) nimm Größenunterschiede an.[95]

Es ist fast zu einfach: Nehmen Sie Ihren Körper einfach an, wie er ist, hören Sie auf Ihre inneren Bedürfnisse und treffen Sie gesunde Entscheidungen hinsichtlich Ihrer Ernährung und körperlichen Aktivität. Vielleicht verlieren Sie dann an Gewicht (wahrscheinlich nicht), aber in jedem Fall werden Sie gesünder und glücklicher sein.

Kann das wahr sein? Glücklich und gesund ohne abnehmen?

Es kann.

Möchten Sie, dass es wahr wird?

Das ist eine andere Geschichte.

Worauf es ankommt, ist, ob Sie bereit sind, die Möglichkeit zu erwägen, dass *Sie bereits schön sind,* und ob Sie bereit sind, echter Gesundheit den Vorzug vor der Anpassung an irgendeinen gesellschaftlichen Status zu geben, der vorschreibt, wie Ihr Körper auszusehen hat.

Ich weiß, dass das intellektuelle Bewusstsein der negativen Wirkung von Selbstkritik und des fehlenden Zusammenhangs zwischen Gesundheit und Gewicht nicht auf der Stelle Jahrzehnte der Scham ungeschehen machen kann, die so viele Frauen verinnerlicht haben. Meiner Erfahrung nach widerstrebt es Frauen, ihre selbstkritischen Gedanken und das gesellschaftliche Ideal vom Dünnsein abzulegen, selbst wenn sie das alles für Unsinn halten – was ja auch stimmt. Und noch zögerlicher sind sie, wenn es darum geht zu glauben, dass sie schön sind, einfach so, wie sie sind – was sie ja sind.

Später in diesem Kapitel werde ich noch drei nachweislich funktionierende Strategien beschreiben, um von einem selbstkritischen Leben im eigenen Körper zu einer mitfühlenden und gesunden Lebensweise zu gelangen. Aber letztlich geht es um die Entscheidung, das Unkraut der Selbstkritik nicht weiter zu kultivieren, sondern stattdessen *heute* die Blumen des Selbstvertrauens zu hegen – und diese Entscheidung jeden Tag erneut zu treffen.

»Igitt«

Solange ich ein Büro hatte, bewahrte ich dort einen Korb voller Päckchen mit Gleitmittel auf. Sie haben alle verschiedene Farben, so dass es ein bisschen nach Süßigkeiten oder Lippenbalsam aussieht. Eine Studentin, die zum ersten Mal zu mir kommt, steckt, von den Farben angezogen, die Hand in den Korb und fragt: »Was ist das?«

»Verschiedene Sorten Gleitmittel«, sage ich dann. »Nehmen Sie sich so viele, wie Sie möchten.«

Etwa die Hälfte der Studentinnen sagt daraufhin: »Cool!«, und wühlt in dem Korb nach ein paar verschiedenen, die ihr gefallen. Die andere Hälfte reißt ihre Hand zurück, als sei der Korb plötzlich mit Schlangen gefüllt.

Das ist sexueller Ekel. Eine erlernte Rückzugsreaktion auf Dinge, die »widerlich« sind. Jede Frau hat etwas, das sie sexuell anekelt, und jeder reagiert auf etwas anderes mit »Igitt!«. Und natürlich *muss* niemand Gleitmittel aus kleinen Päckchen verwenden (auch wenn ich es empfehlen würde; in Kapitel 6 steht, warum) – schließlich ist die Menschheit ein paar Hundert Jahrtausende gut ohne ausgekommen. Also spielt es auch keine große Rolle, ob Sie Gleitmittel igitt finden.

Aber was passiert, wenn der gleiche sexuelle Ekel vom eigenen Körper ausgelöst wird?

»Mein Partner/Meine Partnerin möchte …«

Ich führe viele Gespräche, die so beginnen und dann erst einmal in peinlichem Schweigen versickern. In einem speziellen Fall fuhr die Studentin schließlich fort: »… er will mich oral befriedigen«, dann wurde sie knallrot.

»Okay«, sagte ich und wartete.

Daraufhin sie: »Nun … ich meine …« Wieder verstummte sie und sah mich nicht an.

»Möchten *Sie* denn, dass er Sie oral befriedigt?«, fragte ich nach.

»Ich …«, sagte sie nur und erschrak.

»Ich meine …«, fuhr sie fort.

»Ist das nicht …«, fragte sie schließlich, »… schmutzig? Da unten? Die Haare? Und der … Schleim …?«

Meine instinktive Antwort auf so eine Frage lautet: »Natürlich nicht, es ist wunderschön da unten! Herzlichen Glückwunsch, dass Sie einen Partner haben, der das zu schätzen weiß!« Und manchmal hilft das auch. Aber oft ist da ein riesiger Widerstandsknoten aus Überzeugungen, der erst gelöst werden muss, bevor die Betreffende dorthin gelangt.

Zum Glück hat die Wissenschaft mich mit einem Messer ausgestattet, das speziell dafür gemacht ist, diesen Knoten zu durchschneiden: Moral Foundations Theory *(MFT – Funktionale Moraltheorie)*. Jonathan Haidt und sein Team haben herausgefunden, dass es sechs »moralische Grundsätze« im menschlichen Gehirn gibt, die jeweils eine Lösung für ein bestimmtes evolutionäres Problem liefern, dem unsere Spezies ausgesetzt war.[96] Von den sechs ist »Unantastbarkeit/Schande« meiner Ansicht nach für Sex besonders relevant.

Bei der Unantastbarkeit geht es um das Vermeiden von Verseuchung, und gesteuert wird das Ganze durch *Ekel*. Menschen haben die Vermeidung physischer Kontamination (der Ekel vor verrottenden Leichen ist uns angeboren) auf die Vermeidung gedanklicher Kontamination (allein schon der Begriff »verrottende Leichen« bewirkt, dass wir uns ekeln) ausgeweitet. Unantastbarkeit kann man sich als vertikale Achse vorstellen, auf der stigmatisiertes und tabuisiertes Verhalten als »niedrig« und »schmutzig« eingestuft wird, sozial sanktioniertes dagegen als »hoch« und »rein«.

Daher beurteilen wir alles, was wir mit »niedrig« assoziieren, als falsch.

In der jüdisch-christlichen Ethik gelten Körper als niedrig, der Geist wird dagegen hoch eingestuft, tierische Instinkte sind niedrig, der menschliche Verstand ist hoch, und sehr oft zählen Frauen zu den niedrigen, Männer zu den hohen Wesen. Sex lenkt die Aufmerksamkeit nach unten auf die Basis, auf das Animalische, das Verachtenswerte, und deshalb löst er die Ekelreaktion aus.

Das trifft jedoch nicht auf alle Gesellschaftskulturen oder Glaubenssysteme zu – ganz im Gegenteil.[97] Und sogar die berüchtigt »sexnegative« christliche Tradition kann Sex unter bestimmten »sanktionierten« Bedingungen als heilig ansehen. Eine Studienfreundin von mir mit fundamentalistischem Glauben überraschte mich, nachdem sie geheiratet hatte, mit ihrem Eifer, etwas über Lust und Erkundung zu lernen, damit sie es mit ihrem Ehemann teilen konnte. Sie musste lernen, ihren Körper in diesem neuen Zusammenhang mit anderen Augen zu sehen, aber nachdem ihr diese Umstellung gelungen war, revolutionierte das ihr ganzes Erleben.

Im richtigen Kontext sind Sex und Körper nicht »niedrig« oder »entwürdigend«, sondern können sogar »geheiligt« und »glorreich« sein.

Doch viele von uns sind in einem gesellschaftlichen Umfeld aufgewachsen, das uns vermittelt hat, unsere eigenen Körper seien eklig und entwürdigend, genauso wie die Flüssigkeiten, Geräusche und Gerüche, die sie erzeugen, und natürlich auch eine Vielzahl der Dinge, die wir mit unserem eigenen oder dem Körper des Partners anstellen können. »Meidet Sex! Sex ist widerlich und auch gefährlich!«

Glauben Sie, es aktiviert Ihr Gaspedal, wenn ein bestimmtes Sexualverhalten oder ein Teil Ihres Körpers als »niedrig« gilt?

Nö. Ekel haut auf die Bremse.

Ekel unterscheidet sich physiologisch von der Stressreaktion; er hat eher Ähnlichkeit mit dem parasympathischen »Erstarren« als mit dem sympathischen »Kämpfen oder Fliehen«. Ekel haut beim emotionalen »Einen Ring« auf die Bremse, verlangsamt den Herzschlag, stoppt die Verdauung und schnürt Ihnen die Kehle zu. Es spielt keine Rolle, ob er durch den üblen Gestank eines Stinktiers oder von Heuchelei erzeugt wird, durch den Anblick von Blut oder Grausamkeit – die physiologische Reaktion ist im Grunde genommen gleich.[98]

Nachdem Merritt weiter über ihre Bremsen und das fehlende Vertrauen in ihren Körper nachgedacht hatte, kam sie zu diesem Schluss: »Ich möchte lernen, meinem Körper zu vertrauen.«

Das wurde klar, als sie und Carol zusammensaßen und sich darüber unterhielten, was sie ihrer Teenager-Tochter über Sex beibringen wollten und wie. Sie machten sich eine Liste der Dinge, die diese glauben und erfahren sollte. Unter anderem:

- *Die individuelle Schönheit ihres Körpers und Geists erkennen*
- *Absolute Kontrolle darüber haben, wer ihren Körper wann und wie berührt*
- *Kenntnisse darüber, wie sie sich vor Folgen wie Infektionen oder einer Schwangerschaft schützen kann*

Als Carol (die in den Achtzigern zu den Feministinnen gehörte, die für eine Bewusstseinserweiterung plädierten) fragte: »Und was ist mit Lust? Ich möchte, dass sie weiß, wie sie sich selbst Lust verschaffen und ihren Körper genießen kann«, da war das für Merritt eine harte Sache. Nicht, dass sie das nicht auch wollte, aber es war doch … einfach … nicht so ganz …

Es gibt wohl nur wenige Eltern, denen es angenehm ist, mit ihrem Kind über sexuelle Lust zu sprechen – wenige, aber es gibt sie. Meine Lieblingsgeschichte über sexpositive Eltern ist die eines Jungen, der mir von seiner ersten Ejakulation berichtete (indem er sich mit dem Becken an der Matratze rieb). Jedenfalls lief er danach zu seiner Mom und fürchtete, irgendwas kaputt gemacht zu haben. »Mom! Mom! Dieses weiße Zeug ist aus meinem Penis gekommen, als ich ihn gerieben habe!« Und seine Mom reagierte bewundernswert. Gelassen erklärte sie ihm, was passiert war, dass es normal sei und wie er in Zukunft damit umgehen solle.

Als ich Merritt und Carol davon erzählte, lachte Carol und meinte: »Ich liebe diese Mom!« Merritt dagegen wurde blass.

»Wäre ich dieser Junge gewesen«, sagte sie, »dann hätte ich meine Laken verbrannt, bevor ich meiner Mutter davon erzählt hätte.«

Wir erinnern uns, dass Merritt nicht in einem sexpositiven Umfeld aufgewachsen ist. Allerdings stellt in Amerika jede Generation schnell die alten Vorstellungen von sozialer Kontrolle und Sex auf den Kopf. Sie ist die Erste in ihrer Familie, die aufs College ging, und erst die zweite Generation, die nicht von der Landwirtschaft lebt. Und abgesehen von dieser sozialen und ökonomischen Revolution, die sie repräsentiert, ist sie auch noch die erste bekennende Lesbe. – Und sie ist die Erste in ihrer Familie, die mit ihrer Partnerin darüber diskutiert, wie ihr gemeinsames Kind etwas über sexuelle Lust lernen soll.

»Meine Eltern haben mir eine Menge wertvoller Dinge über Verbindlichkeit und Loyalität beigebracht und mir gezeigt, wie

man ein netter und liebevoller Mensch wird«, sagte sie. »Aber sie erklärten mir auch, dass außerehelicher Sex mich in die Hölle bringen würde, und noch immer, auch nach fast zwanzig Jahren, in denen Carol zu Weihnachten mit mir nach Hause kommt, können sie ihr nicht in die Augen schauen.«

»Das klingt, als hätten sie es zwar nicht absichtlich getan, aber dir trotzdem Scham beigebracht. Das hast du jedenfalls gelernt«, sagte ich.

»Und nach deinem Coming-out«, fügte Carol hinzu, »wurdest du angegriffen.«

»Dann ist es also kein Wunder, dass du kein volles Vertrauen zu deinem eigenen Körper hast«, meinte ich.

Merritt schloss die Augen und schüttelte den Kopf. »Ich würde niemals wollen, dass Julia das Gefühl bekommt, mit irgendeinem Teil ihres Körpers sei auch nur das Geringste nicht in Ordnung. Ich bin da kein Vorbild für sie.«

Und so arbeitete sie weiter daran, das komplette Verhältnis zu ihrem Körper zu ändern, sich selbst zu trauen – um sich lustvoll zu entspannen und im Wasser des Lebens zu schwimmen. Wie das vor sich ging, schildere ich im 8. Kapitel.

Wenn jemand Ihre Vorlieben eklig findet

Ekel kann als soziale Emotion fungieren. Das bedeutet, wir lernen, welche Aspekte der Welt (und auch unseres eigenen Körpers) widerwärtig sind, indem wir die Reaktionen der Menschen in unserer Umgebung darauf wahrnehmen. So meiden beispielsweise Kleinkinder ein Spielzeug, das ihre erwachsene Bezugsperson mit Widerwillen betrachtet.[99]

Erwartungsgemäß ist die Ekelerfahrung sehr vom Kontext abhängig – so stoßen uns Dinge im Zusammenhang mit Sex weniger ab, wenn wir währenddessen sexuell erregt sind.[100] Und

Frauen scheinen für erlernten Ekel empfänglicher zu sein als Männer, insbesondere im Bereich der Sexualität,[101] auch wenn der Grund dafür noch nicht klar ist.[102]

Wir können sehen, wie der Lernprozess in Bezug auf Ekel funktioniert, von einem Augenblick auf den anderen, und zwar im Leben eines Menschen, den wir uns vorstellen. In diesem Fall denken wir uns eineiige Zwillinge, die bei ihrer Geburt getrennt wurden. Nennen wir sie Jessica und Theresa.

Stellen wir uns weiter vor, dass die beiden Mädchen die Gewohnheit haben, im Alter von vielleicht fünf oder sechs Jahren in der Zeit des Mittagsschlafs in ihren Zimmern zu masturbieren. (Falls Sie an sich selbst schon eine abwehrende Ekelreaktion auf die Vorstellung bemerkt haben, dass ein kleines Mädchen masturbiert, dann haben Sie damit schon erfahren, was ich hier beschreiben will!)

Eines Tages masturbiert Jessica also in ihrem Zimmer, als ihre erwachsene Bezugsperson hereinkommt und sie mit einer Hand in ihrem Höschen sieht. Der Erwachsene schreckt in einer unwillkürlichen Ekelreaktion zurück und sagt: »Lass das!«

Am selben Tag masturbiert auch Theresa in ihrem Zuhause, und auch ihre Bezugsperson kommt herein und sieht sie mit der Hand in ihrem Höschen. Doch dieser Erwachsene bleibt gelassen und sagt: »Wir brechen in ein paar Minuten zu deiner Tante auf. Zieh dir schon mal die Schuhe an.«

Jessicas Gehirn lernt, die Scham und den Stress (Bremsen), die ihr Elternteil kommuniziert hat, mit beliebiger sexueller Erregung (Gaspedal) zu assoziieren, die sie in dem Moment empfand, als mit ihr geschimpft wurde.

Theresas Gehirn dagegen lernt keine derartige Assoziation. Sie wurde auch unterbrochen, aber nicht »abgewürgt« – auch ihr Gaspedal wurde deaktiviert, jedoch nicht indem jemand die Bremse betätigte.

Dieser eine Vorfall mag noch keine dauerhafte Wirkung

haben. Wenn es keine weiteren Vorfälle gibt, die das verstärken, wird die Assoziation in Jessicas Gehirn irgendwann wieder gelöscht.

Nun sind zwanzig Jahre vergangen und die Lebenserfahrungen von Jessica und Theresa haben diese Muster erwartungsgemäß verstärkt. Jessicas Gehirn hat gelernt, sexuelle Erregung mit Stress, Scham, Ekel und Schuldgefühlen zu assoziieren. Theresa verbindet sexuelle Erregung mit Lust, Selbstvertrauen, Freude und Befriedigung.

Wer von den beiden hat wohl das bessere Liebesleben?

Jessica wird bei ihren sexuellen Empfindungen immer im Zwiespalt sein – sie sind lustvoll … und gleichzeitig auch wieder nicht. Und sie wird keine klare Vorstellung davon haben, warum sie sich schuldig, beschämt, niedergeschlagen fühlt oder sogar körperlichen Schmerz empfindet, wenn sie sexuell erregt ist.

Falls ein Mädchen ein besonders sensibles Bremssystem hat, kann ein einziger Vorfall genügen, um ihren Erregungsprozess zu blockieren. Bei vielen Frauen braucht es jedoch beständige Verstärkung einer negativen Botschaft, bis diese in die sexuelle Reaktion eingebettet wird. Für eine solche Verstärkung bedarf es einer sexnegativen Gesellschaft.

Mit anderen Worten: Das passiert andauernd.

Oft wird Ekel auf subtile Weise verstärkt, aber manchmal erinnern wir uns auch an einen bestimmten Moment, in dem die Botschaft ganz deutlich war. Ich habe mit einer Großmutter gesprochen – einer umwerfenden ehemaligen Südstaatenschönheit, Sexualberaterin und Großmutter, um genau zu sein. Sie erzählte mir von genau so einem Moment, als sie ein Teenager war. Sie hatte damals knutschend mit ihrem Freund auf der Veranda gesessen, aber als sie danach ins Haus ging, stellte ihre Mutter sie zur Rede, und aus ihren Gesichtszügen sprach der pure Ekel: »Was hast du da draußen gerade gemacht? Das war *Sex!*«

Und diese gut sechzig Jahre alte Großmutter erklärte mir: »Ich habe sehr, sehr lange gebraucht, um zu begreifen, warum ich beim Sex mit meinem Ehemann so schüchtern – und ich meine so schüchtern, dass ich mich ekelte – war. Sobald ich es kapiert hatte, war ich zehn Sekunden lang wütend, und danach tat meine Mutter mir nur noch schrecklich leid.«

Sie fuhr fort: »Wenn ich jetzt in meiner Kirchengemeinde Sexualerziehung anbiete, dann spreche ich es laut und deutlich aus: ›Ich mag Sex!‹ Weil ich will, dass alle wissen, es ist in Ordnung!«

Ich finde diese Frau großartig.

Für Sexualpädagogen gilt die Regel: »Verurteile nie, was jemandem gefällt.« Und da wir nicht wissen können, was allen anderen außer uns selbst gefällt, äußern wir uns über gar nichts abfällig. Wir wissen, dass Ekel ein gemeinschaftliches Gefühl sein kann und dass viele unserer Schüler und Studenten schon mit viel zu vielen Leuten zu tun hatten, die sich mit Abscheu zum Thema Sex geäußert haben.

Daher durchlaufen Sexualberater und -therapeuten einen Prozess, in dessen Verlauf sie vielem ausgesetzt sind, um das eigene Urteil, Scham und Ekel als Reaktion zu minimieren. Dadurch gelingt es uns, mit offener Neutralität zu reagieren, egal, was Studierende oder Patienten uns gegenüber vorbringen. So ein Training, oft unter der Bezeichnung Sexual Attitude Reassessment (Neubewertung sexueller Einstellung), dauert mehrere Tage und umfasst Übungen zur Verdeutlichung der eigenen Werte, Diskussionen und Vorträge, dazu (zumindest meiner Erfahrung nach) eine Auswahl von Pornos, die die meisten Leute wegen ihrer Vielseitigkeit, Intensität und Kreativität überraschen würden; anschließend geht es auch um Reflexion und Verarbeitung unserer Reaktionen auf das alles.

Falls Sie sich nicht entschließen, Sexualberaterin zu werden, müssen Sie so einen Prozess nicht durchlaufen. Es genügt schon, wenn Sie anfangen, sich bewusst zu machen, wo Ihre erlernte Ekelreaktion mit Ihrer eigenen sexuellen Lust in Konflikt gerät. Dann sollten Sie entscheiden, ob Sie Ersteres nicht doch lieber aufgeben. Ihre Genitalien und die Ihres Partners oder Ihrer Partnerin, Genitalflüssigkeiten, Haut, Schweiß und Geruch Ihrer beider Körper – all das sind gesunde und schöne und selbstverständlich *normale* Elemente menschlicher sexueller Erfahrung. Es liegt ganz bei Ihnen zu entscheiden, ob Sie sich davon abgestoßen fühlen.

Die Wissenschaft besagt, dass Ekel als erlernte Reaktion auf Sex die Sexualfunktion von Frauen beeinträchtigt und insbesondere mit schmerzhaften sexuellen Störungen assoziiert wird.[103]

Im nächsten Abschnitt schildere ich drei Strategien, die Ihnen dabei helfen, selbst zu entscheiden, was eklig ist und was nicht – es sind die gleichen Strategien, die Sie auch im Bereich Selbstkritik nutzen können. Der erste Schritt ist jedoch, dass Sie überhaupt bemerken, wann Sie unwillkürlich vor sexuellen Dingen zurückschrecken, und die Möglichkeit in Betracht ziehen, dass der Anblick und Geruch, die Geräusche und Konsistenz Ihrer eigenen Sexualorgane prachtvolle und wunderbare Bestandteile des menschlichen Körpers sind.

Was wäre, wenn all das wirklich wunderbar und prachtvoll ist? Wenn Ihr Körper ein Grund zum Feiern ist?

(PS: Genau so ist es nämlich.)

Kommen wir zur Praxis. Eine sexnegative Kultur hat uns darauf gedrillt, selbstkritisch und voreingenommen mit unseren Körpern und unserer Sexualität umzugehen, und das beeinträchtigt unser sexuelles Wohlbefinden. Wie schaffen wir es also, eine sexpositive Atmosphäre für uns zu erzeugen, in der wir unser eigenes sexuelles Potenzial erkunden, feiern und maximieren können? Wie maximieren wir Köstlichkeiten in einer Welt, die uns einreden will, das sei alles Pfui und Igitt? Ich habe überzeugende Beweise dafür gefunden, dass die folgenden drei Strategien wirklich eine Veränderung zum Besseren hin bewirken können.

Vorlieben maximieren … mit wissenschaftlicher Unterstützung! Teil 1: Selbstliebe

Manchmal klammern wir uns geradezu an unsere Selbstkritik. Wir denken: »Wenn ich aufhöre, mir selbst Vorhaltungen zu machen, dann werde ich genügsam und träge, und dann ändere ich mich nie!«

Daraufhin krallen wir uns nur noch verbissener in unsere harschen Urteile – schließlich geht es hier um Moral. Also darum, ob Sie ein guter, bescheidener, wertvoller Mensch sind oder ein schlechter, widerwärtiger und wertloser. Wir denken: »Um mich so zu akzeptieren, wie ich bin, müsste ich doch akzeptieren, dass ich fehlerhaft, schlecht, nicht in Ordnung bin. Damit würde ich mich von jeglicher Hoffnung darauf verabschieden, eines Tages besser zu sein und Liebe zu verdienen.«

Erinnern wir uns daran, dass Selbstvorwürfe das emotionale »Ein Ring«-Äquivalent dazu sind, sich selbst als den eigenen Löwen zu betrachten. Man erlebt sich als Bedrohung, vor der es zu fliehen gilt (was aber natürlich unmöglich ist) oder die man besiegen muss (was im wahrsten Sinne des Wortes selbstzerstörerisch ist) oder der man durch Abschottung entgehen muss (was sich zumindest kontraproduktiv auswirkt).

Und daher brauchen wir Mitgefühl mit uns selbst.

Dieses Mitgefühl ist das Gegenteil von Selbstkritik und Selbstvorwürfen. In ihrem Buch *Selbstmitgefühl: Wie wir uns mit unseren Schwächen versöhnen und uns selbst der beste Freund werden* beschreibt die Wissenschaftlerin und Pädagogin Kristin Neff drei Schlüsselelemente des Selbstmitgefühls:

- *Freundlichkeit mit uns selbst* ist die Fähigkeit, uns liebevoll und fürsorglich zu behandeln. Auf der Selbstmitgefühls-Skala *(Self Compassion Scale – SCS)*, einer Abfrage, um Selbstmitgefühl einzustufen, wird Freundlichkeit mit uns selbst u. a. mit solchen Umschreibungen konkretisiert: »Wenn ich sehr schwere Zeiten durchmache, gewähre ich mir die Fürsorge und den Sanftmut, die ich brauche.« Im Gegensatz dazu heißt es bei Selbstvorwürfen: »Ich bin intolerant und ungeduldig in Bezug auf die Aspekte meiner Persönlichkeit, die ich nicht mag.«
- *Mitmenschlichkeit* bedeutet, unser Leid als etwas zu betrachten, das uns mit anderen eher verbindet, als uns von ihnen zu trennen. Auf der SCS ist es mit Aussagen verknüpft wie »Wenn ich mich in irgendeiner Weise unzulänglich fühle, dann versuche ich, mich daran zu erinnern, dass die meisten Menschen diese Gefühle ebenfalls kennen.« Das Gegenteil, Isolation, entspricht der Feststellung: »Wenn ich bei etwas scheitere, das mir wichtig ist, dann fühle ich mich in meinem Versagen meist einsam.«
- *Achtsamkeit* ist urteilsfrei, egal was gerade passiert. Ich habe im 4. Kapitel Achtsamkeit bereits erwähnt und werde es im 9. noch einmal tun. Achtsamkeit ist wichtig. Auf der SCS heißt es dazu: »Wenn etwas Schmerzhaftes passiert, dann versuche ich, die Situation ausgewogen zu betrachten.« Das Gegenteil wäre die Überidentifikation, wenn man sich mit dem eigenen Versagen und Leid zu sehr identifiziert, dadurch den Schmerz festhält und sich nicht von ihm lösen kann. Damit verknüpft sind Aussagen wie: »Wenn ich niedergeschlagen bin, neige ich zur Fixierung auf alles, was falsch ist.«

Selbstvorwürfe, Isolation und Überidentifizierung verwandeln Sie in Ihren eigenen Löwen, in Ihre eigene Bedrohung – »Ich bin in Gefahr«. Und sie sind normal – wir alle haben das schon erlebt. Selbstmitgefühl bedeutet ja nicht, sie niemals zu empfinden, sondern freundlich mit sich selbst zu sein, wenn dieser Fall eintritt.

Ich visualisiere gern den Löwen körperbezogener Selbstkritik als süßes kleines Kätzchen, das schlecht behandelt wurde und jetzt meine Zuneigung und Zärtlichkeit braucht. Das hilft mir, meiner Umgebung zu verzeihen, die mir solchen Mist beigebracht hat. Eine Bekannte stellt sich lieber einen Feind vor und visualisiert dann, wie sie ihn windelweich prügelt. Indem sie den Feind überwältigt, findet sie ihren Weg, der Gesellschaft zu verzeihen (und auch sich selbst, weil sie ihr geglaubt hat). Erlaubt ist, was auch immer funktioniert!

Wir beide vollenden den Stress-Reaktions-Zyklus jedenfalls mit körperlicher Aktivität, Zuneigung, ordentlichem Ausweinen, Selbstfürsorge oder einer beliebigen anderen Strategie der Stressbewältigung, wie ich sie in Kapitel 4 geschildert habe. Wir lassen unsere Körper wissen, dass wir dem Löwen erfolgreich entkommen sind: »Ich bin in Sicherheit. Ich bin ganz. Ich bin zu Hause.«

Selbstmitgefühl ist ausdrücklich nicht Selbstachtung. Selbstachtung hat mit Selbsteinschätzung zu tun, mit dem wahrgenommenen Wert als menschliches Wesen, der oft davon abhängt, wie man seinen persönlichen Erfolg im Vergleich zu anderen einschätzt. Selbstmitgefühl ist im Gegensatz dazu bedingungslos und nicht wertend. Wir können Selbstmitgefühl empfinden, wenn es uns gut geht und wenn wir zu kämpfen haben – entweder weil das Leben uns schwer mitspielt oder weil wir einen Fehler begangen haben.[104]

Selbstmitgefühl ist auch nicht das Gleiche wie Nachgiebigkeit gegen sich selbst. Letzteres legt man an den Tag, um emotionalen Schmerz zu betäuben, anstatt zu erlauben, dass der Zyklus sich vollendet. Olivias Momente zwanghafter Sexualität sind ein Extrembeispiel dafür, aber die meisten verstehen unter solchem Sichgehenlassen eher maßlosen Netflix-Konsum und dazu eine Familienpackung Eis, aus dem Gefühl »das habe ich mir verdient« heraus, anstatt uns unseren Emotionen zu stellen, die Gefühlsbewegungen zu fühlen. Nachgiebigkeit gegen sich selbst ist eine Form des Erstarrens, bei der man den Löwen sediert, anstatt vor ihm zu fliehen oder ihn zu besiegen.

Schmerz zu empfinden ist anstrengend, und manchmal braucht man eine Pause davon, muss sich für eine Weile betäuben. Aber stellen Sie sich nur vor, was passiert, wenn der narkotisierte Löwe wieder zu sich kommt. Der Zyklus muss, er *will* vollendet werden. Selbstmitgefühl bedeutet, während dieses Vorgangs Geduld mit sich selbst zu haben – auch wenn Sie zwischendrin mal eine Unterbrechung benötigen.

Hier eine Übung für mehr Selbstmitgefühl:[105]

1. Schreiben Sie eine Situation auf, wegen deren Sie sich Vorwürfe machen – das kann alles Mögliche sein, von einem Aspekt Ihres Sexuallebens über Ihre Liebesbeziehung (oder das Fehlen derselben) bis hin zu Ihrer Arbeit oder Ihrem Körper. Notieren Sie auch die selbstkritischen Gedanken, mit denen Sie sich herumschlagen.
2. Nun schreiben Sie den Namen einer guten Freundin oben auf die Seite und stellen sich vor, dass diese Person Ihr Problem schildert. Halten Sie schriftlich fest, was Sie ihr sagen würden, wenn die Freundin Sie um Hilfe bäte. Malen Sie sich dabei aus, dass Sie gerade in Ihrer mitfühlendsten, gelassensten und unterstützendsten Verfassung sind. Und teilen Sie ihr all das mit, was sie in dieser Situation braucht.

3. Lesen Sie sich durch, was Sie geschrieben haben. Es ist für Sie selbst gedacht.

Die Kurzfassung dieser Übung lautet: Sagen Sie sich selbst nie etwas, das Sie nicht auch Ihrer besten Freundin oder Ihrer Tochter sagen würden.

Olivia erzählte mir diese Geschichte darüber, wie sie eine Möglichkeit fand, um nicht aufs Gaspedal zu treten, sobald sie gestresst war.

Eines Abends während der Woche mit den Abschlussprüfungen versuchte Olivia zur Schlafenszeit die Initiative zum Sex zu ergreifen.

Erwartungsgemäß war Patrick zu müde und sagte ihr das auch.

Im Kielwasser seiner sanften Weigerung überfluteten Selbstzweifel Olivia wie ein Fluss, dessen Pegel rasch ansteigt. Was, wenn ihr Sexualtrieb nicht cool, nicht sexy, nicht witzig oder erlaubt war? Wenn sie nur verzweifelt – geradezu mitleiderregend – versuchte, auf die einzige ihr mögliche Weise Aufmerksamkeit zu erregen? Wenn sie tatsächlich einfach versuchte, Menschen mit Hilfe ihrer Sexualität zu kontrollieren? Was wäre, wenn … Ihr Herz raste und sie meinte, keine Luft mehr zu bekommen.

In der Dunkelheit tastete sie nach ihrem Partner. »Patrick?«

»Jaa.«

»Ich krieg gerade die Krise.«

»Es ist Prüfungswoche. Das kommt schon mal vor. Atme tief durch.«

»Nein, es ist eine Krise wegen Sex.«

»Schatz, ich bin so müde …«

»Nein, ich weiß, so meine ich das auch nicht!« In atemloser Panik erzählte sie ihm von der Flut ihrer Selbstzweifel und fügte auch noch die spontane Erinnerung daran hinzu, dass ihre Theo-

rie über Testosteron, ihre Genitalien und ihre Sexualität falsch gewesen war. »Was, wenn all die Gedanken, die ich mir über meine Sexualität gemacht habe, nur Einbildung sind, um zu verschleiern, dass ich in Wirklichkeit einfach nur eine Tyrannin bin, die dich mit ihrer Sexualität manipuliert? Was, wenn ich außer Kontrolle geraten bin und quasi eine Gefahr für mich selbst und meine Mitmenschen?«

Patrick schaltete das Licht wieder ein und sah sie an. »Wow, ich hatte ja keine Ahnung davon, dass diese gesellschaftliche Gehirnwäsche in deinem Kopf doch so viel Schaden angerichtet hat. Das klingt, als würde der besorgte Teil deines Gehirns immer noch ernsthaft glauben, dass Frauen, die Sex mögen, böse seien. Und wenn du gestresst bist, dann melden sich all diese Ansichten wieder zurück – und das, obwohl der gelassene Teil deines Verstands ganz genau weiß, wie großartig du bist. Weiteratmen, Süße, du hältst ja die Luft an.«

Und so war es.

Fühlte sie sich glücklich und entspannt, dann hatte sie ein bestimmtes Bild von sich: selbstbewusst und mit sich selbst mitfühlend. Fühlte sie sich jedoch überfordert, dachte sie völlig anders von sich: selbstkritisch und sogar verletzend gegen sich selbst.

Und die negativen Ansichten über sich selbst, wenn sie im Stress war, erzeugten noch zusätzlichen Stress, bis die Situation eskalierte, was sie wiederum noch selbstkritischer stimmte. Dann griff sie auf ihre am wenigsten geeigneten Strategien zur Bewältigung des Problems zurück. Das war so, als würde man versuchen, ein Feuer mit Öl zu löschen.

Die Lösung?

Kein Öl mehr ins Feuer gießen. Merken, dass man das gerade tut – und etwas anderes machen. Das Feuer von selbst ausgehen lassen.

Olivia hatte bereits eine Übung für sich gefunden, die ihr half, den Zyklus zu vollenden, indem sie sich bis ans Ende des biologi-

schen Stresszyklus ausrollen ließ, ohne auf Gas oder Bremse zu steigen. Im nächsten Kapitel wird sie lernen, das Gleiche auch beim Sex zu tun.

Vorlieben maximieren … mit wissenschaftlicher Unterstützung! Teil 2: Kognitive Dissonanz

Im 1. Kapitel habe ich Ihnen empfohlen, Ihre Genitalien ausgiebig zu betrachten und festzustellen, was Ihnen gefällt. Nun schlage ich vor, dass Sie sich nackt ausziehen – oder zumindest so weit, wie Sie es über sich bringen – und Ihren ganzen Körper in einem großen Spiegel betrachten. Nun fertigen Sie eine Liste all der Dinge an, die Sie da sehen – und die Ihnen gefallen.[106]

Das Erste, was dann passiert, wird natürlich sein, dass Ihr Kopf voll mit den selbstkritischen Bemerkungen und dem Widerwillen ist, der sich seit Jahren dort angesammelt hat. Erinnern Sie sich selbst an den Tag Ihrer Geburt: Damals war Ihr Körper ein Grund zum Feiern und für bedingungslose Liebe. Das gilt heute noch genauso. Lassen Sie also die selbstkritischen Gedanken los, ebenso die negativen Urteile und achten Sie nur auf das, was Sie mögen.

Tun Sie das immer wieder – wenn möglich sogar jeden Tag. Anfangs wird es schwer sein, und Sie werden mit vielen komplizierten und widerstrebenden Gefühlen zu kämpfen haben, mit kognitiver Dissonanz. In Ihrem Kopf wird einiges zu hören sein. Schon jetzt, wenn Sie nur darüber nachdenken, schallt vielleicht schon ein »Aber Emily!« durch Ihren Kopf. Das ist in Ordnung. Das tut ungefähr so weh, wie Ihre Hände schmerzen, wenn Sie aus der Kälte ins Warme kommen – nach und nach wärmen sie sich auf und fühlen sich dann großartig an. Psychologe und Autor Christopher Germer nennt das Backdraft, also wie die

Explosion, die stattfindet, wenn einem Feuer mit Sauerstoffmangel frische Luft zugeführt wird.[107] Den Schmerz müssen Sie zulassen, um den Prozess zu durchlaufen, um den Zyklus zu vollenden.

Üben Sie das Ignorieren von selbstkritischen, vorwurfsvollen Gedanken und konzentrieren Sie sich auf solche, in denen Sie sich selbst wertschätzen. Nach und nach wird es Ihnen leichter fallen, Ihren Körper zu feiern, wie es ihm gebührt, ihn mit dem Respekt und der Zuneigung zu behandeln, die er verdient, und mit Selbstvertrauen und Freude an Sex heranzugehen. Genau darum geht es!

Vorlieben maximieren … mit wissenschaftlicher Unterstützung! Teil 3: Medienkonsum

Den Medien ausgesetzt zu sein, die Selbstkritik am Körper verstärken, steigert die Unzufriedenheit mit dem eigenen Körper, Missstimmung sowie geringes Selbstwertgefühl und begünstigt sogar Essstörungen.[108] Das lässt sich vielleicht am deutlichsten mit einer mehrjährigen Studie belegen, bei der der Einfluss westlicher Medien – insbesondere des Fernsehens – auf junge Frauen des Inselstaats Fidschi untersucht wurde.[109] In einer Gesellschaft, in der »eine kräftige Figur als deutlich bevorzugt galt«[110], stieg nach drei Jahren mit amerikanischem Fernsehen der späten neunziger Jahre (man denke nur an *Melrose Place* und *Beverly Hills 90210*) die Häufigkeit von Essstörungen von 13 auf 29 Prozent; ganze 74 Prozent fanden sich »zu dick oder zu fett«, was einen scharfen Kontrast zu den Verhältnissen vor dem Fernsehkonsum bildete. Und es handelte sich dabei um kein kurzzeitiges Phänomen – zehn Jahre danach lag der Prozentsatz der Essstörungen bei 25 bis 30 Prozent.[111]

Gäbe es ein Gericht, von dem Ihnen immer wieder schlecht würde, würden Sie doch aufhören, es zu essen. Wenn also die Medien bewirken, dass Sie kritischer mit sich selbst sind, unterlassen Sie doch deren Konsum.

Wenn Sie sich also Kinofilme, Fernsehsendungen, Pornos oder Zeitschriften anschauen, dann fragen Sie sich: »Werde ich mich in meinem Körper, so, wie er jetzt gerade ist, besser oder schlechter fühlen, nachdem ich das gesehen habe?« Lautet die Antwort »Besser!«, dann nur zu! Gönnen Sie sich mehr von den Medien, die Ihnen helfen, Ihren Körper zu feiern!

Wenn die Antwort jedoch »Schlechter« ist, dann lassen Sie das. Sie müssen nicht wütend werden und böse Briefe an die Verantwortlichen schreiben (wobei natürlich auch nichts dagegen spricht, falls Ihnen der Sinn danach steht). Achten Sie einfach nur darauf, was für ein Gefühl Zeitschriften, Fernsehsendungen und Musikvideos Ihnen verschaffen, und halten Sie sich von allem fern, was Ihnen nicht guttut. Dafür müssen Sie keine Medienexpertin sein und genau wissen, wie Sie von digital retuschierten Bildern manipuliert werden.

Und bei allem, was Ihnen ein schlechtes Gefühl bereitet, liegt die Vermutung nahe, dass es sich auch auf Ihr sexuelles Wohlbefinden auswirkt – selbst wenn man Ihnen beigebracht hat, es würde Sie »motivieren«, Ihren Körper »zu verbessern«, wenn Sie sich schlecht fühlen. Doch das ist eine psychologische Falle, in die Sie nie mehr tappen müssen. Hören Sie einfach auf, das Unkraut auch noch zu gießen.

Wenn Sie sich nicht länger Medien aussetzen, die dafür sorgen, dass Sie sich schlechter fühlen, verbessern Sie dadurch nicht nur Ihr Sexleben, sondern stimmen auch mit Ihren Augen, Ohren und Ihrem Portemonnaie ab. Sie gehören dann nämlich zu einem Publikum, das nur Dingen seine Aufmerksamkeit schenkt, die Frauen ein besseres Gefühl geben. Und wäre es nicht großartig, in einer Welt zu leben, wo Darsteller, Künstler und Medien darum wetteifern, den meisten Frauen auf der Stelle ein fantastisches Körpergefühl zu vermitteln? Im Namen der Frauen überall danke ich Ihnen für alles, was Sie dazu beitragen!

Sie prägen sich selbst

Wir haben dieses Kapitel mit drei gesellschaftlichen Botschaften begonnen, denen wir alle auf die eine oder andere Weise im Laufe unseres Lebens schon ausgesetzt waren: der moralischen, der medizinischen und der medialen Message. Alle drei vermischen sich jeweils in unserer Seele. Keine von uns lebt mit nur einer, und keine ist auch nur von einer einzigen restlos überzeugt. Sie werden in unserer Gesellschaft übereinandergeschichtet und absorbieren sich zum Teil gegenseitig. Die in allen dreien enthaltenen Widersprüche sind eine Ursache für die Irritation von Frauen, wie Sex eigentlich funktionieren soll.[112] Ihre Glaubensgemeinschaft erzählt Ihnen das eine, Ihre Mediengesellschaft das andere, und Ihr Arzt scheint noch mal ganz anderer Ansicht zu sein.

Wem sollen Sie also trauen? Auf welche Botschaften sollen Sie vertrauen, um Ihr sexuelles Wohlbefinden zu steigern?

Die Antwort lautet: Verlassen Sie sich auf sich selbst.

Hören Sie auf Ihr eigenes Inneres, das auch all diese Botschaften hört und irgendwo tief in Ihnen Alarm schlägt, wenn es Unfug wahrnimmt. Wir sind alle verschieden, daher empfindet auch jeder Mensch etwas anderes als wahr oder unsinnig. Die einzige mögliche Antwort lautet deshalb: Entscheiden Sie selbst, was sich für Sie richtig anfühlt, und ignorieren Sie alles andere.

In der Wissenschaft und bei moralischen Vorstellungen ist das Herauspicken gewünschter Informationen nicht ratsam. Wissenschaft und Moral unterscheiden sich zwar ansonsten in fast allen Punkten, aber beiden ist gemeinsam, dass sie kohärente Bedeutungsstrukturen entwickeln, bei denen eine Idee mit anderen verknüpft ist wie die Maschen bei einem metallenen Kettenhemd. Bewegt man sich also in einem wissenschaftlichen oder moralischen Rahmen, muss daher eine Idee den Platz einnehmen, den der Kontext ihr vorgibt.

Doch die meisten von uns versuchen einfach, ihr Leben so gut wie eben möglich auf die Reihe zu kriegen. Und wenn es darum geht, Ihre eigene, individuelle Sexualität zu erforschen und zu begreifen, dann sollten Sie sich durchaus die Rosinen herauspicken. Die moralischen Ansichten mögen aufrichtig, die Medien spannend und die Ärzte Experten sein, dennoch müssen Sie sich in kein System einfügen, um für Ihr sexuelles Selbst einen kohärenten Zusammenhang zu schaffen. Sie brauchen nicht zu glauben, dass vorehelicher Sex Sie in die Hölle bringen wird, um zu entscheiden, ob Sie mit dem Sex lieber noch warten wollen. Sie müssen sich weder für krank noch für verzweifelt halten, um sich eine Pille zu wünschen, die in Ihnen auf der Stelle den Wunsch nach Sex erzeugt. Und es gibt auch keinen Grund zu glauben, dass Gleitmittel mit Geschmack, ein riesiger Vibrator und die Fähigkeit zum Deep Throat die Schlüssel zu großartigem Sex seien, nur damit Sie experimentieren, neues Spielzeug, neue Tricks und neue Partner ausprobieren können.

Und obwohl es mir sehr gefallen würde, wenn Sie auf jeder Seite, in jedem Absatz dieses Buches etwas Relevantes entdeckten, ist es auch hier in Ordnung, sich die Rosinen herauszupicken. Wir sind alle verschieden, daher ist das, was für Sie relevant ist, absolut nicht identisch mit dem, was mich oder die vielen hundert Frauen, mit denen ich schon gearbeitet habe, bewegt. Suchen Sie sich heraus, was für Sie zählt. Ignorieren Sie den Rest. Er steht hier für jemand anderen, der genau diese Informationen braucht.

Gehen Sie mit den gesellschaftlichen Botschaften hinsichtlich Sex und Ihres Körpers um wie mit einer Salatbar. Nehmen Sie das, was Sie anspricht, und kümmern Sie sich nicht um den Rest. Am Ende hat jede eine andere Mischung auf ihrem Teller, aber genau so ist es auch gedacht.

Es geht nur dann schief, wenn Sie versuchen, das, was Sie als für Ihre Sexualität richtig ausgewählt haben, auf die Sexualität von jemand anderem zu übertragen.

»Sie sollten Rote Bete nicht essen. Rote Bete ist widerlich.«

Für Sie mag Rote Bete vielleicht eklig sein, aber vielleicht mag Ihr Gegenüber sie. Manche Leute essen sie gern. Und wer weiß, vielleicht kosten Sie selbst eines Tages davon und stellen fest, dass Sie sie mögen. Oder auch nicht, was genauso in Ordnung wäre. Sie kreieren sich selbst.

»Sie sollte nicht so viel Paniertes, in Fett Gebackenes essen – am Ende wird sie noch einen Herzinfarkt bekommen!«

Den bekommt sie vielleicht tatsächlich, vielleicht auch nicht. Aber in jedem Fall ist es ihr Herz und ihre Entscheidung. Sie prägen sich selbst. Verinnerlichen Sie, was sich für Sie gut anfühlt, und vergessen Sie den Rest. Und lassen Sie die anderen es ebenso machen.

Lauries und Johnnys Geschichte zum Thema »Du bist wunderschön« klingt vordergründig, als ginge es um Körperbild oder Abneigung, aber in Wirklichkeit handelt sie von Liebe. Lauries Scham für ihren Körper hatte nicht nur mit dessen Veränderungen zu tun. Sie hatte die gesellschaftlichen Ansichten dazu, was diese Veränderungen über sie als Person aussagen, verinnerlicht. Und weil sie ihren Körper als Beweis dafür betrachtete, dass sie irgendwie an Wert verloren hatte, versteckte sie sich hinter einer Mauer aus Gefühlen, damit niemand diese Körperstellen zu Gesicht bekam, für die sie sich genierte. Doch diese Mauer stand auch zwischen ihr und der Liebe, nach der sie sich so schrecklich sehnte.

Wir errichten aus vielerlei Gründen Mauern. Um unsere verletzlichen Stellen zu schützen. Um zu verstecken, was andere nicht sehen sollen. Um Menschen von uns fernzuhalten. Um für uns allein zu sein.

Aber eine Mauer ist eben eine Mauer – eine Barriere, die alles abhält. Wenn Sie sich hinter einer Mauer verbergen, um sich vor dem Schmerz der Zurückweisung zu schützen, dann sperren Sie gleichzeitig auch die Freude aus. Wenn Sie die Stellen, die Sie verstecken wollen, keinem zeigen, dann bekommt auch niemand das zu sehen, was Sie von sich preisgeben wollen.

Sobald Laurie die Mauer einriss, flutete Liebe herein.

Kein Mädchen kommt auf die Welt und hasst ihren Körper oder schämt sich ihrer Sexualität. Das mussten Sie erst lernen. Kein Mädchen wird geboren mit der Sorge, verurteilt zu werden, wenn jemand erfährt, welche Form von Sex ihr gefällt. Auch das mussten Sie erst lernen. Genauso sollten Sie aber lernen, dass es keine Gefahr bedeutet, dass es sicher und safe ist, geliebt zu werden, ganz Sie selbst zu sein, Sex mit jemand anderem zu haben oder auch allein zu sein.

Manche Frauen lernen all das in ihrer Herkunftsfamilie. Aber selbst, falls Sie stattdessen destruktive Dinge verinnerlicht haben, können Sie jetzt noch umlernen. Egal, was in Ihrem Garten gepflanzt wurde, egal, wie Sie Ihren Garten gepflegt haben – Sie sind die Gärtnerin. Sie haben sich Ihr kleines Stück Land – Ihr Gaspedal und Ihre Bremsen und Ihren Körper – nicht ausgesucht, genauso wenig wie Sie sich Ihre Familie oder Ihr gesellschaftliches Umfeld ausgesucht haben, aber alles andere ist ganz und gar Ihre Entscheidung. Sie haben zu bestimmen, welche Pflanzen bleiben und was rausfliegt, welche Sie hegen und liebevoll pflegen und welche Sie ignorieren, total zurückstutzen oder sogar ausgraben und auf den Komposthaufen werfen möchten. Das ist einzig und allein Ihre Sache.

In diesem zweiten Teil des Buchs habe ich beschrieben, wie der Kontext – Ihre äußeren Lebensumstände und Ihre innere Verfassung – Ihr sexuelles Wohlbefinden beeinflusst. Ich habe von Stress, Liebe, Körperbild und sexuellem Ekel gesprochen und einige praxiserprobte Strategien vorgestellt, um all das so zu managen, dass Sie Ihr sexuelles Potenzial voll ausschöpfen können.

Im nächsten Teil konzentrieren wir uns auf die Widerlegung einiger alter destruktiver Mythen darüber, wie Sex funktioniert. Diese Geschichten sind Teil des Kontexts, in dem weibliches sexuelles Wohlbefinden stattfindet. Indem wir sie entlarven, möchte ich Ihnen ermöglichen, die volle Kontrolle über Ihren Kontext zu gewinnen, damit Sie dann Ihre Sexualität so, wie sie gerade ist, perfekt und vollständig, akzeptieren und ausleben. Und das selbst dann, wenn Sie sich das jetzt noch nicht so recht vorstellen können.

Noch einmal kurz zusammengefasst:

- Wir sind alle damit aufgewachsen, widersprüchliche Botschaften zum Thema Sex zu hören. Deshalb haben viele von uns heute eine ambivalente Einstellung dazu. Das ist normal. Je deutlicher Ihnen diese widersprüchlichen Messages bewusst sind, desto eher haben Sie die Wahl, ob Sie ihnen Glauben schenken möchten oder nicht.
- Manchmal wehren sich Menschen dagegen, die Selbstkritik aufzugeben – »Ich bin total mies!« –, weil sich das anfühlen mag, als würde man die Hoffnung aufgeben, jemals besser zu werden. Dabei funktioniert es genau umgekehrt. Erst wenn Sie damit aufhören, sich selbst fertigzumachen, beginnen Sie zu heilen und können wie nie zuvor über sich hinauswachsen.

- Ganz im Ernst: Ihre Gesundheit hängt nicht von Ihrem Gewicht ab. Sie können gesund - und *wunderschön* - sein, egal, welche Kleidergröße Sie tragen. Und wenn Sie schon heute anfangen, sich in Ihrer Haut wohlzufühlen, sich selbst mit Freundlichkeit und Mitgefühl zu behandeln, dann wird Ihr Sexleben davon profitieren.
- Ekel beim Sex haut auf die Bremse. Jeder Widerwille im Zusammenhang mit Sexualität ist erlernt, nicht angeboren und lässt sich verlernen. Beginnen Sie damit, auf Ihre »Igitt«-Reaktionen zu achten, und fragen Sie sich, ob diese Reaktionen Ihr Sexleben verbessern oder verschlechtern. Ziehen Sie in Erwägung, Igitts abzulegen, die Ihr Lustempfinden beeinträchtigen. Wie das geht, erfahren Sie in Kapitel 9.

TEIL 3

Sex in Aktion

6. Erregung: Feucht sein ist kein Grund

Als Sexualpädagogin kriegt man zum Beispiel solche Anrufe:

»Hey, ich bin's, Camilla. Kann ich dich was fragen?«

»Klar.«

»Du findest es auch nicht eklig?«

»Natürlich nicht.«

»Okay. Also Henry und ich haben rumgemacht, und ich habe gesagt: ›Ich bin so weit. Ich will dich.‹ Dann hat er gesagt: ›Nein, du bist nicht feucht, du willst nur nett sein.‹ Und ich habe gesagt: ›Doch, ich bin absolut bereit!‹ Und er hat mir nicht geglaubt, weil ich nicht feucht war. Soll ich lieber zum Arzt gehen? Ist es was Hormonelles? Was ist mit mir los?«

»Wenn du Schmerzen hast, solltest du zum Arzt gehen, sonst geht es dir wahrscheinlich gut. Die Reaktion unseres Körpers, die genitale Erregung, entspricht nicht immer der mentalen Wahrnehmung. Sag ihm, dass er auf deine Worte und nicht auf deine Sekrete achten soll, und kauf Gleitmittel.«

»Das war's? ›Die genitale Erregung entspricht nicht immer der mentalen Wahrnehmung und kauf Gleitmittel‹?«

»Jepp. In der Forschung nennt man es nonconcordance, *Nichtübereinstimmung.«*

»Aber … Ich meine, ist das eine neue wissenschaftliche Erkenntnis?«

»Richtig alt ist es nicht. Die früheste psychophysiologische Forschung, die ich kenne und die ausdrücklich die fehlende Übereinstimmung von genitaler und mentaler Erregung misst, ist vielleicht dreißig Jahre alt, aber …«

»Dreißig Jahre? Und warum hat mir das vorher niemand gesagt?«

Das folgende Kapitel antwortet auf diese und viele andere Fragen.

Die Vorstellung, dass die genitale Reaktion einer Person nicht notwendigerweise mit der wahrgenommenen Erregung übereinstimmt, läuft den allgemeingültigen Vorstellungen über Sex zuwider. In den meisten Pornos, Liebesromanen und selbst in sexualpädagogischen Texten sind genitale Reaktion und sexuelle Erregung ein und dasselbe.

Ich habe lange Zeit geglaubt, dass diese allgemeingültigen Vorstellungen richtig seien. Ist ja auch klar, ich glaubte eben, was man mir beigebracht hat. Das tun wir alle. Und als mir damals in den Neunzigern eine Freundin im College von ihren ersten Erfahrungen mit Machtspielen in einer sexuellen Beziehung erzählte, wusste ich nicht wirklich, was ich davon halten sollte:

»Ich stand, und er fesselte mir die Hände über dem Kopf und positionierte mich so, dass ein Stock zwischen meinen Beinen gegen meine Vulva drückte, wie ein Besenstiel. Und dann ging er weg! Er ging einfach, und es war total langweilig, und als er zurückkam, meinte ich: ›Ich finde das nicht gut.‹ Dann sah er den Stock an und dann mich, und dann sagte er: ›Warum bist du dann feucht?‹ Und ich kapierte gar nichts, weil es mir definitiv nicht gefallen, mein Körper aber definitiv reagiert hatte.«

Wie jeder Mensch, der jemals einen sexy Liebesroman gelesen hat, war ich davon überzeugt, dass feucht das Gleiche sei wie erregt. Begierde. Es wollen. Sex wollen. Was konnte es also bedeuten, dass die Genitalien meiner Freundin reagierten, obwohl sie sich absolut nicht angeturnt oder geil fühlte?

Was war da los?

Nichtübereinstimmung war los.

In diesem Kapitel werde ich die Forschung zu Nichtübereinstimmung von körperlicher und mentaler Erregung beschreiben und unter anderem Fragen beantworten wie: Wer erlebt Erregung als nichtübereinstimmend? (Eigentlich jeder.) Woher wissen Sie, dass Ihr Partner/Ihre Partnerin angeturnt ist, wenn Sie sich nicht nach den Genitalien richten können? (Passen Sie besser auf!) Und wie können Sie Ihrem Partner/Ihrer Partnerin helfen, die eigene nichtübereinstimmende Erregung zu erkennen? Ich werde auch über verführerische, aber falsche Mythen zu Nichtübereinstimmung sprechen – und diese Mythen sind nicht nur falsch, sie sind *gefährlich* falsch.

Und jede, die dieses Kapitel liest, soll der ganzen Welt von nichtübereinstimmender Erregung erzählen – dass es normal ist, dass jeder es mal erlebt und dass man auf die *Worte* des Partners/der Partnerin hören sollte, nicht auf die Genitalien.

Nichtübereinstimmung messen und definieren

Schlüpfen Sie noch einmal in den Kittel der Sexforscherin und stellen Sie sich folgendes Experiment vor:[113]

Ein Typ kommt ins Labor. Sie führen ihn in ein ruhiges Zimmer, wo er in einem bequemen Sessel vor einem Fernseher Platz nimmt, und lassen ihn allein. Er befestigt einen »Dehnmessstreifen« (ist genau, wonach es sich anhört) an seinem Penis, stellt sich ein Tablett auf den Schoß und nimmt ein

Gerät in die Hand, in das er den Grad seiner Erregung eingeben kann (»etwas erregt«, »sehr erregt« usw.). Dann sieht er sich Ausschnitte aus Pornofilmen an. Manche sind romantisch, andere gewalttätig, in manchen kommen zwei Männer vor, in anderen zwei Frauen und in wieder anderen ein Mann und eine Frau. Er gibt den geschätzten Grad seiner Erregung an, und die Apparatur an seinem Penis misst seine Erektion. Sie vergleichen dann anhand der Daten, wie sehr die gefühlte, »subjektive« Erregung mit der Erektion, der »genitalen Reaktion«, übereinstimmt.

Resultat: Es gibt eine etwa 50-prozentige Überschneidung zwischen seiner genitalen Reaktion und der subjektiven Erregung. Das ist weit von einer perfekten Eins-zu-eins-Entsprechung entfernt, aber in der Verhaltensforschung ist eine so starke Korrelation spannend und statistisch extrem signifikant.

Am deutlichsten reagieren unsere Versuchsperson und sein Penis auf Pornos, die seiner sexuellen Orientierung entsprechen: Das Genital eines schwulen Mannes reagiert am stärksten auf Pornos mit zwei Männern, und der schwule Mann gibt dabei das höchste Erregungsniveau an. Das Genital eines Heteromannes reagiert am stärksten auf Pornos mit einem Mann und einer Frau oder mit zwei Frauen, und der Heteromann gibt dabei das höchste Erregungsniveau an usw.

Jetzt machen wir das gleiche Experiment mit einer Frau. Sie lassen sie in dem ruhigen Raum auf dem bequemen Sessel Platz nehmen, und sie führt einen Photoplethysmographen in ihre Vagina ein (im Prinzip eine kleine Taschenlampe, die die genitale Durchblutung misst) und bekommt das Tablett, das Eingabegerät und die Pornoausschnitte.

Resultat: Es gibt eine etwa 10-prozentige Überschneidung zwischen dem, was ihre Genitalien tun, und dem, was sie in das Gerät eingibt.

10 Prozent.

Wie es aussieht, gibt es keinen verlässlichen Zusammenhang zwischen der subjektiven Erregung der Probandin und der Reaktion ihrer Genitalien – statistisch nicht signifikant. Ihre genitale Reaktion ist bei jeder Art von Porno in etwa gleich. Sie kann durchaus der sexuellen Orientierung der Probandin entsprechen … muss aber nicht.[114]

Man nennt es »Nichtübereinstimmung von psychischer und physischer Erregung«.[115]

In den Medien wurde viel darüber geschrieben. Zum Beispiel wurde Meredith Chivers' Studie zu Nichtübereinstimmung vor Kurzem in der *New York Times* und ein paar populären Büchern erwähnt.[116] Chivers' Arbeit baut auf der Forschung von Ellen Laan und anderen auf, und über deren Studien zu Nichtübereinstimmung wurde vor zehn Jahren auch schon in der *New York Times* berichtet.[117] Chivers hat Laans Ergebnis, dass die Nichtübereinstimmung von Erregung bei Frauen höher ist als bei Männern, repliziert und den Versuch erweitert, so dass den Versuchspersonen jetzt nicht nur eine Auswahl von Pornos und ein paar Filme ohne sexuellen Inhalt gezeigt wurden, sondern auch Filme, in denen nichtmenschliche Primaten kopulieren – Bonobos, um genau zu sein. Wie es aussieht, reagieren die Genitalien von Frauen auch auf Bonobosex, allerdings nicht so stark wie auf Pornos.

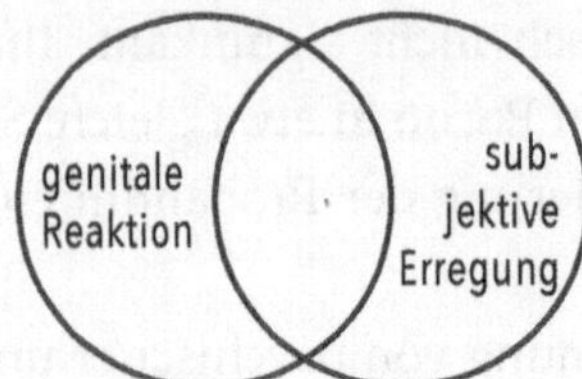

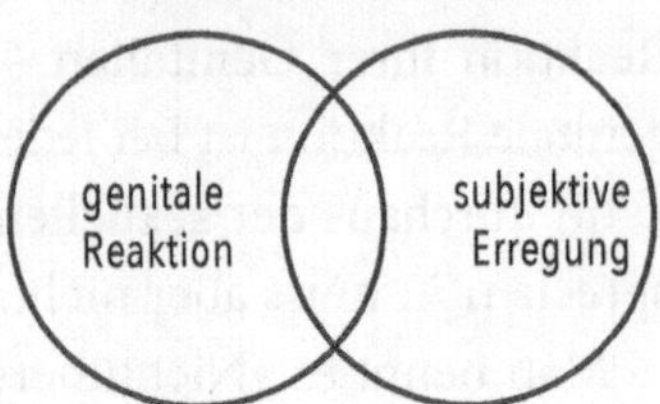

Bei Männern gibt es eine etwa 50-prozentige Überschneidung zwischen Reizen, auf die seine Genitalien reagieren, weil sie »mit Sex verknüpft« sind, und Reizen, auf die sein Gehirn reagiert, weil sie »sexuell ansprechend« sind. Und bei Frauen gibt es eine etwa 10-prozentige Überschneidung zwischen Reizen, auf die ihre Genitalien reagieren, weil sie »mit Sex verknüpft« sind, und Reizen, auf die ihr Gehirn reagiert, weil sie »sexuell ansprechend« sind. Genitalien von Männern reagieren wie ihre Gehirne sehr gezielt auf bestimmte Reize. Genitalien von Frauen reagieren sehr viel allgemeiner, und ihre Gehirne reagieren sensibler auf den Kontext. Wichtig ist jedenfalls, dass ein Reiz »mit Sex verknüpft« sein kann, ohne ansprechend zu sein.

Eines wurde in den Medien nicht sehr deutlich. Im Vergleich mit anderen automatischen physiologischen Reaktionen macht die genitale Reaktion von Frauen sehr wohl große Unterschiede. Wenn Sie zum Beispiel eine gruselige Szene aus dem Film *Cujo* oder einen Porno sehen, verstärkt sich in beiden Fällen Ihr Achillessehnenreflex, Ihre Herzfrequenz steigt, und Ihre Hautleitfähigkeit (Schwitzen) nimmt zu. Ihre Genitalien hingegen haben an *Cujo* kein Interesse.[118] Und weibliche Genitalien reagieren auch auf keine der folgenden Szenen: Wellen, die an einen Strand schlagen, die fröhliche »Ain't No Mountain High Enough«-Szene aus dem Film *Seite an Seite,* die Telegrammszene aus *Eine Klasse für sich* oder eine aus der Ich-Perspektive gefilmte Achterbahnfahrt.[119] Die genitale Reaktion wird von

Reizen, die mit Sex verknüpft sind, ausgelöst – völlig egal, ob diese Reize sexuell *ansprechend* sind.

Die *Genitalien* sagen Ihnen: »Das ist mit Sex verknüpft.«

Der *Mensch* sagt Ihnen: »Das macht mich an«, oder: »Ich mag das«, oder: »Bitte mehr davon.«

Bei Frauen gibt es eine etwa 10-prozentige Überschneidung zwischen mit Sex verknüpft und »sexuell ansprechend«. Bei Männern beträgt diese Überschneidung 50 Prozent.

Ein Reiz kann nun mit Sex verknüpft sein, aber trotzdem nicht sexuell ansprechend sein, wie meine Freundin aus dem College am Anfang des Kapitels am eigenen Leib erfahren musste. Ein Reiz kann sogar mit Sex verknüpft sein und bewusst nicht gemocht werden. Erinnern Sie sich an die Person aus Kapitel 2, die mir mailte, dass »gleichzeitig aktivierte Bremsen und Gaspedal« ihr Lektüreerlebnis bei *Shades of Grey* beschrieb? Ihre Genitalien reagierten, aber sie fühlte sich nicht »angeturnt«. Das Buch enthielt explizite Sexszenen, war also mit Sex verknüpft, aber es aktivierte auch ihre Bremsen, weil sie die Figuren und die Geschichte nicht mochte.

In der Nichtübereinstimmung von subjektiver und genitaler Erregung zeigt sich der Unterschied zwischen *Erwarten* und *Genießen* aus Kapitel 3. Genitale Reaktion ist die automatische, angelernte Reaktion auf alles, das mit Sex verknüpft ist. Pawlows Hunde speichelten, wenn eine Glocke geläutet wurde, nicht weil sie die Glocke essen wollten, sondern weil ihr *Erwarten*-System den Klang der Glocke mit Nahrung verknüpft hatte. Und so hat auch Ihr emotionaler »Einer Ring« gelernt, was mit Sex verknüpft ist (denken Sie an die Babys Frankie und Frannie aus Kapitel 2 und die Ratte im Jäckchen!), und Ihr *Erwarten*-System aktiviert eine physiologische Reaktion auf jeden als mit Sex verknüpft abgespeicherten Reiz.

Frauen unterscheiden sich voneinander, aber unterschiedliche Frauen scheinen bei ihrem Level an Übereinstimmung ziemlich einheitlich.[120] Speziell wie die Genitalien einer Frau auf mit Sex verknüpfte Reize reagieren, scheint zu variieren, in Abhängigkeit von der Empfindlichkeit ihrer Bremsen und ihres Gaspedals. Bremsen mit geringer Empfindlichkeit und ein Gaspedal mit hoher Empfindlichkeit führen zu mehr Durchblutung – und Bremsen mit hoher Empfindlichkeit und ein Gaspedal mit hohe Empfindlichkeit führen tatsächlich zu weniger Durchblutung im Vergleich mit anderen Frauen.[121] Und Frauen, die sich von Frauen angezogen fühlen, neigen dazu, mehr übereinzustimmen als heterosexuelle Frauen … meistens. Aber es ist kompliziert.[122] Wieder einmal sind wir alle aus denselben Teilen gemacht, nur unterschiedlich zusammengesetzt.

Was passiert, wenn ein Mann Medikamente gegen Erektionsstörungen nimmt?

Die genitale Durchblutung wird während der sexuellen Stimulierung gesteigert.

Was passiert, wenn eine Frau Medikamente gegen Erektionsstörungen nimmt?

Dasselbe.

Und was passiert, wenn die genitale Durchblutung bei einer Frau gesteigert wird?

Nicht sehr viel. Wegen: Nichtübereinstimmung.

Olivia und Patrick haben es ausprobiert. Sie nahmen zusammen so eine Pille, um die »Drängeldynamik« auszuschalten und auch weil, na ja, weil: Warum nicht? (Anmerkung: »Warum nicht?« beinhaltet keinen bekannten medizinischen Nutzen und ein unbekanntes medizinisches Risiko. Ein verschreibungspflichtiges Medikament ohne ärztliche Aufsicht einzunehmen ist immer riskant. Aber seien wir mal realistisch. Menschen tun so etwas.)

Olivias Lippen – ich meine die Lippen in ihrem Gesicht – färbten sich extrem dunkelrot, sie sah aus, als hätte sie Lippenstift auf-

getragen. Sonst bemerkte sie keine besondere Wirkung. Ausnahmsweise glich Olivias Erfahrung der der meisten Frauen.

Patrick glaubte, er hätte ein Aphrodisiakum genommen. Olivia war unwiderstehlich schön, und seine Haut fühlte sich an, als wäre die Übertragungsstärke seiner Nervenenden voll aufgedreht, so dass jede Empfindung verstärkt und intensiviert schien. Nachdem sie die Pille genommen hatten, gingen sie sich ein Eis holen, damit sie nicht nur herumsaßen, während sie auf das Einsetzen der Wirkung warteten. Sie mussten dann direkt wieder umkehren, weil Patrick es nicht erwarten konnte, Olivia auszuziehen.

Medikamente gegen Erektionsstörungen bewirken nichts davon. Sie verstärken nur die Durchblutung in den Genitalien. Es ist die Macht des Placebos, die ich in Kapitel 2 beschrieben habe. Das Gleiche passierte gelegentlich, wenn Patrick ein paar Drinks hatte und Olivia fahren musste.

Die ungewöhnliche Erfahrung, einmal die mit dem geringeren Interesse an Sex zu sein, war aufschlussreich für Olivia. Als eine Frau, die sich sonst durch ihr sexuelles Interesse getrieben fühlte und ihren Partner mit sich zog, fand sie es inspirierend, einmal innezuhalten und sich selbst mitreißen zu lassen. Sie erlaubte sich, Patricks erotische Aufmerksamkeiten zu empfangen. Sie ließ ihre Erregung einfach so langsam wachsen, wie es kam.

Sie ließ die Erregung geschehen, anstatt das Gefühl zu haben, von ihr getrieben zu sein.

Lauter gleiche Teile, nur unterschiedlich zusammengesetzt: »Dies ist ein Restaurant«

Bei Nichtübereinstimmung geht es um das Zusammenspiel zwischen dem peripheren System – den Genitalien – und dem zentralen System – dem Gehirn: zwei separaten, aber miteinander verbundenen Systemen. Und das Zusammenspiel zwischen diesen Systemen ist bei Männern und Frauen unterschiedlich.

Stellen Sie sich vor, Gehirn und Genitalien sind zwei Freunde, die gemeinsam Urlaub machen und nun eine Straße entlanggehen und überlegen, wo sie essen gehen wollen.

Die Genitalien bemerken jedes Restaurant, an dem sie vorbeigehen, Thai oder Kneipenküche, Fast Food oder Gourmettempel (Läden und Museen ignorieren sie dafür), und sagen: »Dies ist ein Restaurant. Wir könnten hier essen.« Sie haben keine feste Vorstellung, sie sind einfach nur gut darin, Restaurants zu entdecken. Währenddessen bewertet das Gehirn alle Kontextfaktoren, die ich in den Kapiteln 4 und 5 beschrieben habe, um zu entscheiden, ob es irgendwo reingehen möchte. »Hier riecht es nicht so lecker« oder »Hier ist es nicht sauber genug« oder »Mir ist nicht nach Pizza«. Die Genitalien könnten vielleicht sogar eine Tierhandlung bemerken und sagen: »Hier gibt es wahrscheinlich Tiernahrung …«, und das Gehirn verdreht die Augen und geht weiter.

Dann kommen sie an einem Museum vorbei und das Gehirn sagt: »In diesem Museum soll es ein tolles Café geben«, aber die Genitalien antworten: »Dies ist kein Restaurant.« Das Gehirn hat jedoch viel mehr Informationen als die Genitalien. Stellen wir uns also vor, die beiden gehen in das Museum, und die Genitalien entdecken das kleine Café neben dem Museumsshop. Dann sagen sie: »Ja, dies ist ein Restaurant. Wir könnten hier essen«, und das Gehirn sagt: »Ja, das sieht super aus.« Relevant *und* ansprechend!

Aber es ist nicht immer so. Bei lesbischen Frauen ist es eher folgendermaßen:[123]

Die Genitalien bemerken nur bestimmte Restaurants, sagen wir Pizzerien, und sie bemerken wirklich absolut keine Restaurants außer Pizzerien. Sobald die Genitalien eine Pizzeria entdeckt haben, sagt das Gehirn: »Eine Pizzeria! Ich liebe Pizza!«

Und die Genitalien sind einverstanden: »Dies ist ein Restaurant, wir könnten hier essen«, es sei denn, es gibt einen triftigen Gegengrund wie, dass sich vor dem Eingang ein Haufen betrunkener Typen prügelt. Selbst dann, wenn unsere Freunde im Urlaub von Genitalien und Gehirn auf die Prügelei vor der Pizzeria gestoßen worden wären, hätten die Genitalien vermutlich weiterhin gesagt: »Dies ist ein Restaurant«, aber das Gehirn hätte sie weggezerrt und gerufen: »Lass uns hier verschwinden und die Polizei rufen!«.

Mit anderen Worten: Die Genitalien von Frauen lernen, Reize mit bestimmten physiologischen Reaktionen zu verbinden, was aber nichts mit Verlangen, ja nicht einmal mit Lust zu tun hat. Der Druck auf die Vulva meiner Collegefreundin – der Stock zwischen ihren Beinen – löste eine automatische genitale Reaktion aus, ohne jedoch Erregung auszulösen. »Dies ist ein Restaurant«, sagten ihre Genitalien, aber ihr Gehirn war nicht interessiert.

Nichtübereinstimmung bei anderen Emotionen

Nichtübereinstimmung gibt's nicht nur beim Sex. Sie zeigt sich bei allen möglichen emotionalen Erfahrungen und ist für alle möglichen Emotionsforscher ein Rätsel.[124]

Zum Beispiel wurde in einer Studie über die »Schauer«, die wir fühlen, wenn wir bewegende Musik hören, den Probanden »My Heart Will Go On« vorgespielt. Die Hälfte berichtete, dass sie Schauer gefühlt hat – subjektive Erfahrung –, und 14 Prozent erlebten, dass sich ihre Körperhaare aufstellten (Gänsehaut) – physiologische Reaktion. Unter denjenigen, die »Bittersweet Symphony« von The Verve gehört hatten, fühlten 60 Prozent Schauer – subjektives Erleben –, und niemand zeigte Gänsehaut – physiologische Reaktion.[125]

Aus wissenschaftlicher Perspektive ist es eine zu starke Vereinfachung, zu sagen, dass sich Emotionen auf »drei Level« herunterbrechen lassen, aber aus der Perspektive einer normalen Person ist es eine hilfreiche Vereinfachung.

Zuerst ist da die unfreiwillige physiologische Reaktion – Herzfrequenz und Blutdruck, Pupillenerweiterung, Verdauung, Schwitzen, Immunaktivität. Die genitale Reaktion fällt unter diese Kategorie, und meine Collegefreundin, die feucht wurde, obwohl sie gelangweilt und gefesselt darauf wartete, dass ihr Partner zurückkam, erlebte diese Art der Reaktion … und nichts weiter.

Mit der Physiologie einher geht die unfreiwillige Ausdrucksreaktion auf ein Gefühl. Körpersprache – oder auch »parasprachliche« – Dinge wie Tonfall, Haltung und Gesichtsausdruck – all die Zeichen, anhand deren wir auf die innere Verfassung einer anderen Person schließen. Bei einem netten Abendessen zu zweit gibt es ziemlich viele physiologische Veränderungen und unbewusste Körperhaltungen, Gesten und Mimik. Sie ertappen sich dabei, Ihrer Verabredung die Hand auf den Arm zu legen, ihm oder ihr in die Augen zu sehen und zu lächeln. Die jeweiligen Ausdrücke sind oft kulturell und gesellschaftlich beeinflusst, zu einem Großteil aber universell. Bis zu einem gewissen Grad können sie bewusst kontrolliert werden, aber weniger, als Sie wahrscheinlich annehmen. Haben Sie Ihren momentanen Gesichtsausdruck bewusst gewählt?

Und dann gibt es noch die subjektive Erfahrung eines Gefühls. Wenn jemand Sie fragt, wie Sie sich fühlen, und Sie prüfend in sich hineinhorchen, um die Antwort zu finden, dann horchen Sie auf subjektive Erfahrung. Das entspricht subjektiver Erregung – die bewusste Erfahrung von »Ich will dich so sehr, dass ich es kaum aushalte« –, und sie kann von einer genitalen Reaktion oder Augenkontakt begleitet werden oder auch nicht.

Womöglich gibt es sogar Geschlechterdifferenzen bei der Nichtübereinstimmung von subjektiver Erfahrung und physiologischer Reaktion bei anderen Emotionen als der sexuellen Erregung. Aus welchen Gründen auch immer – kulturell-gesellschaftlichen, biologischen oder beiden (wahrscheinlich beiden) – gibt es bei Frauen eine größere Überschneidung zwischen ihren Gesichtsausdrücken und ihrer subjektiven Erfahrung, während sich bei Männern mehr Überschneidung zwischen ihrer Hautleitfähigkeit (Physiologie) und ihrer subjektiven Erfahrung zeigt.[126] Diese Erkenntnisse deuten darauf hin, dass das emotionale Erleben einer Frau eher ihrem Gesichtsausdruck entspricht, das emotionale Erleben eines Mannes eher seiner Herzfrequenz und seiner Durchblutung.

Ob es nun eine Geschlechterdifferenz gibt oder nicht, eines kann man mit Sicherheit sagen: Was Sie als Ihr Gefühlsleben wahrnehmen, entspricht nicht hundertprozentig dem, was Ihr Gehirn und Ihr Körper tun. Deshalb sind Sie keine Lügnerin, Sie sind nicht verrückt und verleugnen auch nichts. Es bedeutet nur, dass Sie ein menschliches Wesen sind, dessen emotionale und motivationale Reaktionen komplexer sein können als die anderer Spezies. Nichtübereinstimmung zeigt sich in vielen emotionalen Erfahrungen, und Frauen und Männer erleben die Nichtübereinstimmung auf unterschiedliche Weise. Es hat nichts mit Sex zu tun, es ist menschlich.

Bevor man vertrauen kann, muss man sich entspannen. Aber Frauen wie Merritt, denen es schwerfällt zu vertrauen, können sich nicht entspannen, solange sie kein Vertrauen empfinden. Das ist ein Problem.

Die Lösung kam, als sie ein ganz anderes Problem lösen wollte.

Für Merritt, eine Frau in den Vierzigern kurz vor der Menopause, schien mangelnde Lubrikation einfach zum Leben dazuzugehören. Sie machte sich eher Sorgen um ihre Partnerin. Carol hatte ihre gemeinsame Tochter, inzwischen ein Teenager, ausgetragen und seit der Geburt immer wieder mit Schmerzen im Genitalbereich zu kämpfen gehabt. Ich empfahl Gleitmittel, um manuelle Befriedigung angenehmer zu machen.

Merritt fand das total gut. Ich sagte nur: »Es gibt unterschiedliche Sorten von Gleitmitteln, du kannst …«, und sie war schon online und suchte nach einer Sortimentspackung.

Das Päckchen kam mit der Post. Die beiden verabredeten sich – für Freitagabend, die Tochter fuhr auf einen Campingausflug –, und als der Abend kam, teilten sie sich eine halbe Flasche Wein, und es ging los.

Sie nahmen den Kontext sehr ernst, sahen zuerst einen romantischen Film und erzählten sich dann gegenseitig »ihre Geschichte«.[127] *Der Trick stammt aus John Gottmans Beziehungsforschung – man erzählt einander, wie man sich kennengelernt und verliebt hat, um den Partner/die Partnerin (und sich selbst) an die Bedeutung des gemeinsamen Lebens, an die Zuneigung und Bewunderung füreinander zu erinnern. Es funktioniert für beide auf unterschiedliche Weise. Bei Carol wird das Gaspedal aktiviert, weil sie sich dadurch verliebt fühlt, und bei Merritt werden die Bremsen deaktiviert, weil sie das Gefühl hat, ihrer Partnerin zu vertrauen.*

Aber Merritts Problem war gar nicht, dass sie ihrer Partnerin nicht vertraute. Sie vertraute sich selbst nicht. Und an jenem Abend lernte sie, dass sie sich leichter vertraut, wenn sie sieht, wie ihr Körper ihrer Partnerin Lust bereitet. Während sie die verschiedenen Gleitmittel ausprobierten, wurde Sex von einem Problem zu einem Spiel, Merritts sogenanntes lautes Gehirn, das alles als Bedrohung wahrnimmt, schaltete um auf »ruhiges Gehirn«, das alles mit Neugier und Lust wahrnimmt. (Denken Sie an die Ratte, die Iggy Pop nicht mochte.) Sie passte genau auf, wie Carol die unterschiedlichen Sorten Gleitmittel empfand.

Als sie sich mit der Lust, die Lust ihrer Partnerin zu beobachten, entspannte, begriff sie, dass sie ihre eigene Lust ohne Bremsen und Sorgen und Ärger einfach in sich wachsen lassen konnte, solange sie sich nur darauf konzentrierte, Lust zu schenken.

Sie lernte schwimmen.

Und es geschah, als sie ihre Aufmerksamkeit statt auf die eigenen Sorgen auf die Aufgabe richtete, die Lust ihrer Partnerin zu steigern.

Der nächste Schritt war natürlich, ihre eigene Lust zu genießen. Aber bevor sie dahin kam, musste sie in ihrem Kopf eine Wand einreißen. Das tut sie in Kapitel 7.

Feuchtigkeits-Irrtum Nr. 1: Genitale Reaktion = Verlangen

Mir fallen drei Irrtümer über Nichtübereinstimmung ein, die gefährliche Mythen über die weibliche Sexualität aufrechterhalten. Weg damit, oder?

Die erste Möglichkeit, sich in Bezug auf Nichtübereinstimmung gefährlich zu irren, ist, nicht anzuerkennen, dass es sie überhaupt gibt. Wir nennen das Feuchtigkeits-Irrtum Nr. 1.

Nichtübereinstimmung ist nicht neu – sollte sie jedenfalls nicht sein. In den letzten zehn, zwanzig Jahren ist Sexualwissenschaftlern immer klarer geworden, dass Nichtübereinstimmung eine wichtige Sache ist. Sie war in den Nachrichten, sie ist in Mainstream-Sexbüchern beschrieben worden … und trotzdem sind meine Studentinnen und Blogleserinnen regelmäßig überrascht, wenn sie davon hören, und sowohl Porno als auch Mainstream-Kultur verbreiten weiterhin den Mythos genitale Reaktion = Verlangen und Lust. Da Sie jetzt wissen, was Nichtübereinstimmung von Erregung ist, werden Sie feststellen, dass eigentlich niemand eine Ahnung hat.

Was ist da los? Warum kommt es einem so neu vor, obwohl alle zwei Jahre ein Buch erscheint, in dem es vorkommt?

Als ich diese Frage im Unterricht stellte, hob eine Studentin die Hand und sagte mit ulkiger Bitterkeit: »Das Patriarchat.«

Ganz genau.

Jahrhundertelang galt männliche Sexualität als sexueller »Standard«. Wo Frauen sich von Männern unterscheiden, nahm man sogleich an, dass etwas mit ihnen nicht stimme. Selbst bei Männern, die sich vom Standard unterscheiden, nahm man sehr schnell an, dass etwas mit ihnen nicht stimme. Männer haben durchschnittlich eine 50-prozentige Überschneidung zwischen ihrer genitalen Reaktion und ihrer subjektiven Erregung, und deshalb, so geht der patriarchale Mythos, sollte jeder eine 50-prozentige Überschneidung haben.

Aber Frauen sind keine »defekten« Versionen von Männern. Frauen sind *Frauen*.

Wenn das Männliche nicht Standard wäre, könnten wir uns genauso gut fragen, was denn mit den Männern los ist, dass ihre Überschneidung so ungewöhnlich *hoch* ist. Aber so eine Frage stellt niemand. Keine Studentin, keine Blogleserin, keine andere Sexualpädagogin, wirklich niemand hat mich je gefragt: »Warum haben Männer diese hohe Übereinstimmung? Ist das nicht irgendwie …?« Die Einzigen, die das fragen, sind Sexualwissenschaftler.

Wenn wir den Mann-als-Standard-Mythos überwunden haben, werden wir aufhören, »verschieden« mit »kaputt« zu verwechseln. Wir erinnern uns, dass (genauso wie Höhe, wie ich in Kapitel 1 beschrieben habe) Menschen in einer bestimmten Gruppe sich untereinander mehr unterscheiden als von einer anderen Gruppe.

Aber in der Zwischenzeit werde ich das Patriarchat mit dem Patriarchat bekämpfen. Sorgen wir dafür, dass nichtübereinstimmende Erregung allgemein anerkannt wird, indem wir uns ansehen, inwiefern es Männer betrifft.

Jeder Typ macht an irgendeinem Punkt in seinem Leben die

Erfahrung, Sex bzw. eine Erektion zu wollen, und die Erektion ist einfach nicht da. In diesem Augenblick entspricht die Erektion (vielmehr ihr Fehlen) nicht seinem sexuellen Interesse. Am nächsten Morgen könnte er übrigens trotzdem mit einer Erektion aufwachen, die dann nichts weiter ist als eine Unannehmlichkeit.

Männer wachen manchmal mit Erektionen auf. Sie sind dann nicht angeturnt, sondern direkt aus dem REM-Schlaf *(Rapid Eye Movement)* aufgewacht, und während der REM-Phasen kommt es unter anderem zu »nächtlichen Penisschwellungen«. Erektionen kommen und gehen im Verlauf des Schlafzyklus, ob man von Sex träumt oder nicht. Es bedeutet nichts, es ist nur eine Erektion. Es ist Nichtübereinstimmung.

Die meisten Jungen erleben während der Adoleszenz ungewollte genitale Reaktionen. Hinten im Bus zu sitzen, den Körper einer Lehrerin oder die eigenen, schlecht sitzenden Hosen wahrzunehmen oder auch nur generelle Aufregung über nichtsexuelle Dinge zu verspüren (ein Auto fahren, einen Donut essen, wirklich *alles*), kann die entsprechenden Bahnen aktivieren und bei einem Teenager eine physiologische Reaktion in Gang setzen.

Aber die genitale Reaktion ist kein Verlangen, die Reaktion ist nicht einmal Lust. Es ist einfach eine Reaktion. Bei allen, egal, wie ihre Genitalien aussehen. Nur weil ein männlicher Körper auf eine bestimmte Vorstellung, Geschichte oder einen Anblick reagiert, heißt das nicht notwendigerweise, dass er das mag oder will. Es heißt nur, dass die entsprechenden Bahnen aktiviert wurden – *Lernen.* »Dies ist ein Restaurant.« (Nicht vergessen: Zwar beträgt die Überschneidung zwischen genitaler Reaktion und Erregung bei Männern 50 Prozent und ist statistisch hoch signifikant … aber trotzdem sind es nur 50 Prozent.)

Manchmal bemerken Männer, dass ihre Körper auf etwas

reagieren, obwohl ihre Gehirne sagen: »Das ist nicht in Ordnung.« Und sie sind hin- und hergerissen, weil es einerseits ganz klar sexuell, aber andererseits *absolut nicht in Ordnung* ist.

Ich gebe Ihnen ein Beispiel.

Überspringen Sie bitte die nächsten zwei Absätze, wenn Sie durch Beschreibungen sexueller Gewalt getriggert werden.

Im College war ich mit ein paar Jungs befreundet, und einer von ihnen – ich nenne ihn Paul – erzählte eine Geschichte von einem Kumpel von ihm. Am Ende einer Party lagen im ganzen Haus Leute und schliefen oder waren betrunken, und Paul sah, dass dieser Kumpel mit einem Mädchen Sex hatte, das betrunken und bewusstlos war und eindeutig nichts davon mitbekam. Ich schreibe »er hatte Sex«, aber eigentlich heißt es »Vergewaltigung«. Und der Kumpel sagte: »Hey, willst du auch mal?« Und mein Freund, der die Geschichte erzählte, sagte: »Nee. Wir müssen los.«

Paul erzählte uns, dass es einen Grund gab, weshalb er nur das sagte und nicht: »Was tust du da, du Idiot, lass sie in Ruhe.« Er sei hin- und hergerissen gewesen zwischen seinem instinktiven Gefühl, dass es *absolut nicht in Ordnung* war, was sein Freund da tat, und der automatischen Reaktion seines Körpers auf den Anblick von Geschlechtsverkehr. Er bekam eine Erektion. Er war entsetzt von der Vorstellung, dass irgendein Teil von ihm diese Handlung, die *absolut nicht in Ordnung* war, als erotisch interpretieren könnte.

Als ich damals die Geschichte hörte, hatte ich keine Ahnung, was da passiert war. Genitale Reaktion bedeutete Verlangen und Lust, dachte ich. Es war ähnlich wie die Geschichte von meiner Freundin, die feucht geworden war, obwohl sie sich langweilte – wobei der Typ in diesem Fall nicht gelangweilt war, sondern richtiggehend entsetzt.

Was passierte da?

Es war einfach *Lernen* ohne *Wollen* oder *Mögen*. Sein Körper identifizierte den Anblick als mit Sex verknüpft, und entweder weil er durch Alkohol enthemmt war oder eben ein Typ mit unempfindlichen Bremsen, hielten die Bremsen seinen Körper nicht davon ab, auf den sexuellen Reiz zu reagieren. »Dies ist ein Restaurant«, sagte sein Penis, obwohl vor der Tür eine Prügelei stattfand.

Denken wir uns eine andere Geschichte aus, in einer Welt, in der jeder über die Nichtübereinstimmung von Erregung Bescheid weiß.

Weil Paul weiß, dass die Reaktion seiner Genitalien nur auf einen mit Sex verknüpften Reiz hinweist und nicht bedeutet, dass er den auch ansprechend findet, muss er sich nicht schämen oder fragen, ob auch er ein Vergewaltiger sein könnte. Deswegen hat er genügend freien Platz im Gehirn, um aktiv einzugreifen! Er könnte seinem Freund sagen, dass er gerade eine Gewalttat und ein Verbrechen begeht und aufhören soll. Oder die Polizei rufen und seinen Freund festnehmen lassen. Oder das Mädchen in die Notaufnahme bringen, wo Beweise gesichert werden und sie HIV-Prophylaxe und die Pille danach bekommt. Oder zumindest kann er eine ihrer Freundinnen holen, damit die ihr hilft. Er könnte ein Held sein.

Genitale Reaktion heißt nur, etwas ist mit Sex verknüpft – *Lernen,* im Grunde ein konditionierter Reflex –, nicht *Mögen.* Es weist nicht auf Verlangen oder Lust oder sonst irgendwas hin. Und wenn wir ein für alle Mal etwas Platz machen würden für Nichtübereinstimmung, dann machen wir die Welt für *jeden und jede* etwas besser.

Der Feuchtigkeits-Irrtum Nr. 1 – genitale Reaktion = »Verlangen« – ist eigentlich nur eine althergebrachte Metapher, wie bei den Anatomen des Mittelalters aus Kapitel 1 (*»pudendum«*, wegen Scham!), nur ohne die Moral dahinter.

Sie wissen, dass die Größe des Phallus (der Klitoris oder des Penis) nichts darüber aussagt, wie sehr eine Person sich ihrer

Genitalien schämt (und schon gar nicht schämen sollte). Allenfalls sagt die Phallusgröße häufig – nicht immer – etwas darüber aus, ob ein Mensch Eierstöcke oder Hoden hat. Genauso sagt die Durchblutung der Genitalien nichts darüber, was die Person mag oder will (oder mögen oder wollen sollte). Nein. Allenfalls bedeutet die Durchblutung der Genitalien häufig – nicht immer –, dass die Person einem Reiz ausgesetzt wurde, den ihr Gehirn als mit Sex verknüpft interpretierte – und nicht, ob dieser jemand diesen Reiz auch *wollte*.

Feuchtigkeits-Irrtum Nr. 2: Genitale Reaktion = Lust

Eine zweite, wissenschaftlich argumentierende Möglichkeit, sich gefährlich in Bezug auf Nichtübereinstimmung zu irren, ist, die Forschung zu kennen und trotzdem etwas Falsches zu erzählen. Und zwar zu behaupten, die Genitalien einer Frau seien ein »ehrlicher Indikator« dafür, was sie wirklich anturne, und dass die Frauen lögen, ihre eigenen tiefen Wünsche nicht sehen wollten oder diese Wünsche kulturell unterdrückt und ihnen nicht bewusst seien. Nennen wir das Feuchtigkeits-Irrtum Nr. 2.

Diese verführerische – und falsche – Erklärung für Nichtübereinstimmung passt perfekt zu einigen anderen kulturellen und gesellschaftlichen Fehlannahmen über weibliche Sexualität, wie etwa die moralischen, medizinischen und medialen Botschaften, die ich in Kapitel 5 beschrieben habe, und der Mythos des männlichen Standards. Zum Beispiel: Frauen wären gesellschaftlich programmiert, zu leugnen, dass gewisse Dinge sie in Wirklichkeit anturnen (etwa gewalttätiger Sex oder lesbische Pornos). Wenn sie also die subjektiv wahrgenommene Erregung angeben, lügen sie oder verdrängen ihre verborgenen

Wünsche oder beides. Aber ihre Genitalien verraten das wirklich Wahre.

Daniel Bergners *Die versteckte Lust der Frauen* beginnt mit einer Darstellung der Nichtübereinstimmungsforschung, direkt gefolgt von einer Darstellung der Forschung zu Lügendetektoren. Die Leser sind praktisch gezwungen zu folgern, dass Frauen bezüglich ihrer Erregung lügen – oder die Wahrheit nicht sehen wollen. Amanda Hess hat das in ihrer Rezension auf Slate.com folgendermaßen zusammengefasst: »Heterosexuelle Frauen behaupteten, stärker auf heterosexuellen Sex zu reagieren, als sie es wirklich taten. Lesbische Frauen behaupteten, weniger auf heterosexuellen Sex zu reagieren, als sie es wirklich taten. Keine gab zu, auf Bonobosex zu reagieren.«[128]

Beachten Sie das »behaupteten«, das »wirklich« und das »gab zu«.

Sie wissen natürlich, dass die Genitalien der Frauen einfach automatisch auf sexuelle Reize reagiert haben – »Dies ist ein Restaurant« –, was kaum mit dem zu tun hat, was eine Frau »wirklich« will und mag. Das wurde den Leserinnen von *Die versteckte Lust der Frauen* allerdings nicht erklärt. Stattdessen wurde ihnen Feuchtigkeits-Irrtum Nr. 2 erklärt.

Sexpositive Feministinnen begrüßen die Vorstellung, Frauenkörper würden dem auf überholten Moralvorstellungen basierenden kulturellen Diskurs widersprechen, der sagt, dass Frauen im Vergleich zu Männern »weniger sexuell« seien. Guck doch mal, wie stark unsere Genitalien auf so was reagieren! Guck doch, wie sexuell wir *wirklich* sind!

Oder nicht? Die Geschichte ist verlockend – als zeigten unsere Körper uns ein geheimes und wildes sexuelles Selbst, dem alles gefallen würde, wenn wir nur endlich zuließen, was unsere Gesellschaft uns jahrhundertelang verboten hat!

Und es stimmt ja auch, Frauen waren wirklich repressiven kulturellen Botschaften unterworfen, weshalb es beschämend für sie war, ihre eigene Sexualität anzuerkennen und ihr liebevolle Aufmerksamkeit zu schenken – darum ging es in Kapitel 5. Eigentlich geht es in diesem ganzen Buch darum, auf Ihre innere Wahrnehmung zu achten und Ihrem Körper zu vertrauen. Und was hieße mehr »Ihrem Körper zu vertrauen« als: »Ihre Genitalien sagen Ihnen, was Sie mögen, auch wenn Sie es nicht wissen«?

Ach, stimmt ja. Da war ja noch dieses Wort, »mögen«, da liegt das Problem. »*Mögen.*«

Aber die genitale Reaktion hat nichts mit *Mögen* zu tun. Es ist nur *Lernen.*

Ihre Genitalien sagen Ihnen durchaus etwas, und Sie können Ihnen absolut vertrauen. Sie sagen Ihnen, dass etwas mit Sex verknüpft ist, basierend auf ihrer Pawlowschen Konditionierung. »Dies ist ein Restaurant.« Aber das ist nicht dasselbe wie sexuell *ansprechend.*

Vertrauen Sie unbedingt Ihrem Körper. Aber interpretieren Sie seine Signale korrekt.

Auf diesen Mythos – dass die Genitalien einer Frau uns mehr darüber sagen können, was sie fühlt, als sie selbst – treffen wir überall. Für die Recherche zu diesem Buch habe ich zum Beispiel den Bestseller *Shades of Grey* von E. L. James gelesen. Da war es jedenfalls. Nichtübereinstimmende Erregung in der Szene, als er ihr das erste Mal den Hintern versohlt. Als Leserin des Genres weiß ich, was in der ersten Szene eines Liebesromans passieren soll, in der jemandem der Hintern versohlt wird. Unsere Heldin sollte die Szene unsicher, aber aufgeregt beginnen, und am Ende sollte sie ein Gefühl haben wie: »Ich weiß, dass ich es nicht mögen sollte, aber mag es so sehr!«

Das ist nicht das, was hier passiert. Unsere Heldin, Anastasia, stimmt dem Hinternversohlen zu, aber weder will noch mag sie es.

Die Protagonistin Anastasia versucht, sich den Schlägen zu entwinden, sie schreit vor Schmerz, und ihr »Gesicht ist so verzerrt vom Schmerz, dass selbst das wehtut«.[129] Mit keinem Wort wird erwähnt, dass ihr die Schläge gefallen, während sie passieren.

Später steckt der Protagonist/Schläger Christian Grey ihr die Finger in die Vagina. Und jetzt, nach allem, was Sie über Nichtübereinstimmung gelernt haben, hören Sie mal, was Grey zu Ana sagt: »Spürst du das? Siehst du, wie gut das deinem Körper *gefällt,* Anastasia« (meine Hervorhebung).[130]

Es wird sogar noch schlimmer, weil Ana ihm glaubt, anstatt ihrem eigenen Gefühl zu glauben, das sie als »erniedrigt, gedemütigt und misshandelt« beschreibt.[131]

Natürlich gibt es Frauen, die durch einvernehmliche Erniedrigung angeturnt werden, aber in *Shades of Grey* dreht sich die ganze Handlung um die Tatsache, dass Ana nicht zu ihnen gehört.

Also, E. L. James, falls du das hier liest: Feucht werden bedeutet, etwas ist mit Sex verknüpft, was nichts darüber aussagt, ob es auch sexuell *ansprechend* ist. Ich bitte ergebenst, dass Christian in der nächsten Ausgabe zu Ana sagt: »Spürst du das? Siehst du, wie sehr dein Körper physischen Kontakt mit deinen Pobacken und deinen Genitalien als mit Sex verknüpft ansieht, Anastasia. Das gibt mir keine Information darüber, ob es dir gefallen hat oder nicht. Hat es dir gefallen? Nein? So ein Mist. Lass es mich wiedergutmachen, indem ich Emily Nagoskis Buch über das sexuelle Wohlbefinden von Frauen lese, damit ich nächstes Mal besser Bescheid weiß.«

Vielen Dank.

Falls Sie jemals Zweifel daran haben, dass die genitale Reaktion mit *Lernen* zu tun hat, ohne zwingenden Zusammenhang mit *Mögen* oder *Wollen,* denken Sie einfach an das hier: Feuchtigkeits-Irrtum Nr. 2 zufolge erfahren wir, was Frauen wirklich anturnt, dadurch, worauf ihre Genitalien reagieren. Das würde bedeuten, dass Frauen, deren Genitalien auf Bilder von kopulierenden Bonobos reagieren, in ihrem tiefsten Innersten eigentlich fast genauso gern nichtmenschliche Primaten beim Kopulieren beobachten, wie Pornos zu sehen.

Echt jetzt? Ach, kommen Sie.

Selbst angesichts solcher Absurditäten ist es ein unglaublich hartnäckiger Mythos. Alain de Botton geht in *Wie man richtig an Sex denkt* so weit, feuchte Vaginen und steife Penisse als »unzweideutige Zeichen von Aufrichtigkeit« zu beschreiben, weil sie eher automatisch als absichtlich reagieren und also nicht »geheuchelt« werden können.

Wenn das stimmte, hieße es, dass Sie wirklich Ihren Arzt treten wollen, wenn er auf Ihre Patellasehne klopft und Ihr Bein nach vorn schnellt.

Oder dass Sie Blumen hassen, wenn Sie allergisch auf Pollen reagieren.

Oder dass Sie ein versehentlich abgebissenes Stück matschigen, schimmeligen Pfirsich lecker finden, wenn Ihnen das Wasser im Munde zusammenläuft.

Verstehen Sie mich nicht falsch – vielleicht wollen Sie Ihren Arzt treten, hassen Blumen und lieben matschigen, schimmeligen Pfirsich. Aber wir erfahren das nicht durch Ihre automatischen physiologischen Prozesse. Nein. Automatische physiologische Prozesse sind *automatisch,* kapiert?, nicht aufrichtig.

Und es kommt noch schlimmer – weniger lustig und gefährlicher.

Wenn wir bei dem falschen Glauben bleiben, dass die genitalen Reaktionen von Frauen widerspiegeln, was Frauen wirklich wollen oder mögen, dann müssen wir auch daraus schließen, dass eine Frau eine Vergewaltigung »eigentlich« mochte oder wollte, wenn ihre Genitalien dabei reagierten.

Was nicht nur Quatsch ist, sondern gefährlich.

»Du hast Nein gesagt, aber dein Körper hat Ja gesagt.« Dieser

Gedanke taucht sowohl in Texten von Popsongs als auch auf den Bildern von »Project Unbreakable« auf, einer Webseite, auf der die Opfer sexueller Übergriffe Schilder mit Sätzen halten, die ihre Vergewaltiger, ihre Familien oder Polizeibeamte zu ihnen gesagt haben.[132] Aber Sie wissen inzwischen, dass Körper nicht Ja oder Nein sagen. Sie sagen nur, »das ist mit Sex verknüpft«, ohne sich dazu zu äußern, ob es auch gemacht wird, geschweige denn *gewollt* oder eingewilligt wurde. Ein Penis in einer Vagina ist mit Sex verknüpft, auch wenn er nicht ansprechend, nicht gewollt und nicht willkommen ist. Wollen ist für die genitale Reaktion nicht notwendig. Sie bedeutet nur, »dies ist ein Restaurant«, ohne Hinweis darauf, ob man dort gut zu Abend essen könnte.

Die Vorstellung, dass die Physiologie belegen kann, ob jemand etwas Sexuelles mag, ist ein sehr alter Trugschluss. Bis ins 18. Jahrhundert hinein glaubte man, für Frauen sei die Empfängnis das Lustvolle am Sex. Wenn eine Frau schwanger wurde, musste sie also Lust empfunden haben, und wenn sie Lust empfunden hatte, konnte der Sex nicht ungewollt gewesen sein.[133] Denn: »Sie sagte Nein, aber ihre Eierstöcke sagten Ja.«

Dieser Mythos hat seine eigene Zugkraft und tauchte im öffentlichen Diskurs zuletzt 2012 beim Senatswahlkampf in Missouri auf, als der republikanische Kandidat Todd Akin über Schwangerschaft sagte: »Wenn es sich um eine wirkliche Vergewaltigung handelt, hat der weibliche Körper Möglichkeiten, das Ganze zu verhindern«, was selbst der mormonische Präsidentschaftskandidat Mitt Romney als »beleidigend, unentschuldbar und offen gesagt falsch« bezeichnete.[134]

Die Sexforscherin Meredith Chivers sagt häufig: »Eine genitale Reaktion ist kein Einverständnis.« Fügen wir dem hinzu: »Eine Schwangerschaft auch nicht.«

Eine genitale Reaktion ist genauso wenig Ausdruck von Lust,

Verlangen oder Einverständnis wie die Befruchtung eines Eis. Ich hoffe, dass das für Sie jetzt wirklich klar ist.

Wir metaphorisieren unsere Körper. Wir beschreiben unsere Physiologie, um unsere mentale Verfassung zu beschreiben. »Ich bin so feucht« und »Ich bin so hart« soll bedeuten »Ich mag das«. Diese Metaphern sind so tief verwurzelt, dass Menschen sie wörtlich nehmen. Und wirklich gibt es Leute, die uns glauben machen wollen, dass Frauen lügen, wenn sie sagen, dass sie nicht angeturnt sind, obwohl ihre Genitalien eine Reaktion zeigen – sei es mit Absicht, oder weil wir kulturell und gesellschaftlich so unterdrückt sind, dass wir unser eigenes Verlangen nicht mehr wahrnehmen können.

Ich hoffe, dass Sie es nach sechs Kapiteln dieses Buchs besser wissen. Sie wissen, dass die männliche und weibliche Sexualität aus den gleichen Teilen gemacht und nur anders zusammengesetzt ist, und Sie wissen, dass kein Mensch dem anderen gleicht. Sie wissen, dass es vom Kontext abhängt, ob ein Reiz Ihre Bremsen oder Ihr Gaspedal aktiviert. Sie wissen, dass weibliche Sexualität sogar noch kontextsensitiver ist als männliche, dass Faktoren der Kultur, der Gesellschaft, der Lebensgeschichte und der Entwicklung sämtlich einen Einfluss darauf haben, wie und wann unsere Körper reagieren. Sie wissen, dass mit Sex verknüpft nicht das Gleiche ist wie sexuell ansprechend.

Frauen lügen nicht, verdrängen nichts, oder/und es stimmt auch alles mit ihnen. Es sind nur eben *Frauen,* nicht Männer, in einer Welt, die Frauen glauben machen will, dass sie ihre eigene innere Erfahrung nicht verstehen können.

Feuchtigkeits-Irrtum Nr. 3: Nichtübereinstimmende Erregung ist ein Problem

Der dritte gefährliche Irrtum in Bezug auf Nichtübereinstimmung ist, es als Symptom für etwas zu betrachten.

Nehmen wir an, Sie sehen ein, dass Nichtübereinstimmung existiert. Sie erkennen an, dass es *Lernen* ist, ohne zwingend auf *Mögen* oder *Wollen* hinzuweisen, und dann lesen Sie Forschungsarbeiten, in denen dargelegt wird, dass es zwischen Nichtübereinstimmung und sexuellen Dysfunktionen eine Korrelation gibt.[135] Also entscheiden Sie, dass Nichtübereinstimmung ein Problem sein muss, da es mit Dysfunktionen assoziiert ist.

Was uns zu einem Satz führt, den alle, die im Grundstudium einen Methodenkurs belegen, auswendig lernen: »Korrelation ist nicht gleich Kausalität.« Er bezieht sich auf den Fehlschluss *cum hoc ergo propter hoc* (»mit diesem, folglich wegen dieses«) und bedeutet, dass, nur weil zwei Dinge gemeinsam auftreten, das eine nicht notwendigerweise das andere verursacht.

Das herrlichste Beispiel im 21. Jahrhundert ist dafür der Bezug zwischen Piraten und globaler Erwärmung.[136] Dieser kleine Scherz von Bobby Henderson gehört zum Glaubenssystem der Kirche des Fliegenden Spaghettimonsters. Henderson wollte etwas zum Unterschied von Kausalität und Korrelation sagen und zeichnete eine Kurve, die deutlich das Ansteigen der globalen Erwärmung mit dem steilen Abfall der Anzahl zur See fahrender Piraten verknüpfte.

Hat das Sinken der Piratenzahlen die globale Klimaveränderung verursacht?

Natürlich nicht. Wäre auch absurd, oder? Und genau darum geht es.

In der Tat können wir eine dritte Variable annehmen, die sowohl das Abnehmen der Piratenzahlen als auch die globale Klimaveränderung verursacht hat: die industrielle Revolution.

Genau wie zwischen Piraten und globaler Erwärmung gibt es auch eine Korrelation zwischen Nichtübereinstimmung und sexueller Dysfunktion. Die Korrelation lässt leicht den Eindruck entstehen, dass die sexuelle Dysfunktion die Nichtübereinstimmung *verursacht* oder dass die Nichtübereinstimmung die Dysfunktion *verursacht*.

Aber genau wie Piraten und das globale Klima durch die industrielle Revolution miteinander verknüpft werden können, sind auch Nichtübereinstimmung und sexuelle Dysfunktion durch eine dritte Variable miteinander verknüpft: Kontext.

Und wie stellt der Kontext diese Verknüpfung her?

Frauen ohne sexuelle Störungen haben kontextsensitive Bremsen, das heißt, die Abturner werden abgestellt, sobald die Frauen im richtigen Kontext sind – womit, wie Sie bestimmt noch wissen, sowohl die innere Verfassung als auch die äußeren Umstände gemeint sind. Die Bremsen von Frauen mit einer sexuellen Dysfunktion lösen sich nicht, selbst in Kontexten, in denen man das erwarten würde.

Ich illustriere das anhand einer außerordentlich klugen Studie von 2010. Niederländische Forscher haben ein »ambulantes Labor« gebaut, ein Kit »zum Mitnehmen« mit einem Plethysmographen, einem Laptop und einem Eingabegerät.[137] Teilnehmer der Studie machten Tests, die anderen in der Nichtübereinstimmungsforschung ähnelten – sie betrachteten erotische Reize und maßen die automatischen und bewussten Reaktionen. Dann nahmen sie das ambulante Labor mit nach Hause und maßen dort noch einmal allein ihre Reaktionen. So sahen die Forscher, inwieweit die Ergebnisse durch die Tatsache beeinflusst wurden, dass die Probanden sich in einem Labor befanden, verglichen mit zu Hause. Mit anderen Worten, sie maßen die Wirkung des *Kontexts*. Sie untersuchten zwei Gruppen: acht Frauen mit gesunder sexueller Funktion (die Kontrollgruppe) und acht Frauen, auf die die Diagnosekriterien für eine sexuelle Appetenzstörung zutrafen (die Gruppe mit »geringem Verlangen«).

Ergebnis: Bei der Kontrollgruppe waren die genitale Reaktion *und* die subjektive Erregung zu Hause mehr als doppelt so stark wie im Labor. Außerdem berichteten die Frauen, sich zu Hause »weniger gehemmt« und »ungezwungener« zu fühlen. Bei der Gruppe mit geringem Verlangen war die genitale Reaktion zu Hause ebenfalls doppelt so stark … aber ihre subjektive Erregung nicht, und sie berichteten auch nicht, sich »weniger gehemmt« oder »ungezwungener« zu fühlen. Was bedeutet, dass die Nichtübereinstimmung höher war, weil ihre Bremsen sich nicht lösten. Einfach nur zu Hause zu sein genügte nicht, um bei den Frauen mit geringem Verlangen die Bremsen zu lösen.

Die sexuell zufriedenen Frauen reagierten im Vergleich zu den Frauen mit geringem Verlangen sensitiver auf die Kontextveränderung zwischen Labor und Zuhause.

Um genauer zu sein: Neueste Forschung hat herausgefunden, dass Frauen, die sexuell gesund sind, mehr Übereinstimmung erleben, wenn sie Bremsen mit geringer Empfindlichkeit haben.[138]

Ob es die äußeren Umstände oder innere Erfahrungen sind, die auf die Bremsen treten, grundlegend für das sexuelle Wohlbefinden der meisten Frauen ist der Kontext. Kontext ist der Knackpunkt und der Schlüssel. Kontext ist der Grund.

Das passiert mir auch manchmal: Eine Frau schleppt ihren Ehemann zu mir und sagt: »Sagen Sie ihm, was Sie mir gesagt haben.«

Laurie tat das mit Johnny bei einem Mittagsbuffet. »Sag ihm, was du mir gesagt hast. Das mit der Erregung. Sag's ihm, bitte.«

»Hat er dir nicht geglaubt?«

»Er denkt, ich muss es missverstanden haben.«

Also erklärte ich es ihm: »Okay, Johnny. Ich weiß, es ist das

Gegenteil von dem, was du je über Sex gelernt hast, aber es stimmt: Der Zustand von Lauries Vagina sagt nicht zwingend etwas über ihren Gemütszustand aus.«

Sie gab ihm mit dem Handrücken einen Klaps auf den Arm und zog die Augenbrauen hoch, als wollte sie sagen, »Siehst du?«

Er sah mich an, dann sah er sie an, dann sah er wieder mich an und machte den Mund auf, wie um eine Frage zu stellen, schloss ihn aber wieder.

Dann sagte er zu Laurie: »Geh kurz weg, Schatz.«

Das tat sie, nicht ohne mir einen vielsagenden Blick zuzuwerfen.

Flüsternd fragte er: »Wenn ich nicht nach ihren Genitalien gehen kann, woher soll ich wissen, ob sie wirklich schon will? Sie könnte ja einfach sagen, dass sie Lust habe, wenn sie nur nett sein will.«

Johnny ist ein männlicher Kumpeltyp, der Sachen auf praktische Weise angeht. Ich mag ihn sehr, und meine Aufgabe ist häufig, die Wissenschaft des weiblichen sexuellen Wohlbefindens in männliche, praktische Kumpelsprache zu übersetzen. Also fing ich an: »Bei Erregung geht es nicht um Lauries Genitalien, es geht um ihr Gehirn.«

Dann beschrieb ich die Mechanismen der sexuellen Reaktion als einen Satz von Ein- und Ausschaltern, die jeweils zu einer bestimmten Sorte Input gehörten – genitale Empfindungen, die Zufriedenheit mit der Beziehung, Stress, Zuneigung etc. – und die sich ein- oder ausschalten konnten. Die Mechanismen der sexuellen Reaktion haben bei Männern und Frauen den gleichen Satz von Ein- und Ausschaltern, aber meist sind sie auf eine andere Empfindlichkeit eingestellt. Bei Männern genügt zum Beispiel nur ein kleines bisschen angenehme Stimulierung, um einen Einschalter anzuschalten, während nur ein kleines bisschen Stress bei Frauen einen Ausschalter betätigt. Lauries Alltag, erklärte ich ihm, würde sämtliche Ausschalter betätigen.

Er sagte: »Du meinst, ich habe viel Input von meinem Körper, aber ihr stärkster Input kommt von ihrem … Alltag?«

»Ja!«

»Um das System auszutricksen, muss ich also auf den Kram achten, der auf die Bremsen tritt, weil das Gaspedal übernimmt, sobald die Bremsen gelöst sind. Meinst du das?«

»Genau. Du hast es kapiert. Ich glaube, sie hat eine Liste gemacht, was ihre Bremsen aktiviert.«

»Hat sie«, sagte er. »Ich habe sie gesehen. Ich wusste nicht, was ich damit anfangen soll, aber jetzt …« Er starrte mich einen Augenblick lang an, dann schüttelte er den Kopf und sagte: »Das verändert wirklich alles. Demnach ist die sexyste Sache, die ich tun kann, kein verrückter erotischer Kram. Das Sexyste, was ich machen kann, ist, so viel von dem Druck auf die Bremsen wegzunehmen, wie ich kann, das heißt … Ich meine, das kann ich machen. Aber warum hat mir das vorher keiner gesagt?«

»Schatz … meine Erregung stimmt nicht überein!«

Falls Ihr Körper nicht immer Ihrem Geist entspricht, dann verstößt Ihr Körper gegen konventionelles (und falsches) Wissen, und Sie könnten sich damit konfrontiert sehen, die Vorstellungen Ihres Partners/Ihrer Partnerin korrigieren zu müssen. Dabei sollten Sie an drei Dinge denken, die jedes Problem lösen können, das durch Ihre Nichtübereinstimmung auftreten kann.

Zuerst sollten Sie sich ins Gedächtnis rufen, dass Sie gesund und heil sind und funktionieren. Mit Ihrem Körper stimmt alles, und Sie sind nicht verrückt. Ihr Körper tut, was Körper eben so tun, und das ist wunderbar. Hurra! Sie sind normal! Erzählen Sie Ihrem Partner/Ihrer Partnerin ruhig, fröhlich und voller Vertrauen, dass Sie normal sind. Kein Grund, defensiv oder aggressiv zu werden – es ist nicht die Schuld Ihres Partners/Ihrer Partnerin, dass sie nichts über Nichtübereinstimmung wissen. Es ist sogar eher meine Schuld bzw. die Schuld all der anderen Sexualpädagogen und -forscher. Wir haben es versäumt, der Welt diese Vorstellung klar zu vermitteln, und jetzt ist es an Ihnen hängengeblieben, unseren Fehler zu beheben. Tut mir leid. Also entschuldigen Sie sich an meiner Stelle für all die Sexualpädagogen und -forscher der Welt, und dann erklären Sie die Fakten:

»Emily Nagoski tut es leid, dass du noch nicht wusstest, dass genitale Reaktion kein verlässlicher Indikator für Lust oder Verlangen ist. Aber so ist es. Was meine Genitalien tun, hat nicht zwingend etwas damit zu tun, was ich fühle. Also achte bitte auf meine Worte, nicht auf meine Vagina.«

Eigentlich müssen Sie sich nicht unbedingt für mich entschuldigen. Sie können mir auch eine Mail schreiben: »Könnten Sie bitte meinem Partner/meiner Partnerin mailen und sich für die Tatsache entschuldigen, dass er/sie nichts über Nichtübereinstimmung weiß?«, und ich mache das selbst. Mach ich wirklich (Anfragen bitte auf Englisch).

Zweitens sollten Sie Ihrem Partner andere Möglichkeiten aufzeigen, wie er sehen kann, dass Sie angeturnt sind.

Frauen, die von Nichtübereinstimmung erfahren, fragen eigentlich nie: »Aber wenn meine Genitalien mir nicht sagen, wann ich erregt bin, woher soll ich dann wissen, wann ich Lust habe?« Nur Männer sagen: »Wenn ich es nicht an ihrer genitalen Reaktion merken kann, woher weiß ich dann, dass sie will?«

Das ergibt Sinn, vor allem, wenn die Männer selbst einen hohen Grad an Übereinstimmung haben. Es ist normal, ein Sexsystem auf der Basis der eigenen Erfahrung zu entwerfen und dann nicht richtig zu wissen, wie man mit einem anderen System umgehen soll.

Hier sind also ein paar Alternativen, auf die Ihr Partner achten kann, falls Ihre Genitalien nur etwas über *Lernen* sagen, nicht über *Mögen:*

- Ihr Atem. Ihre Atem- und Pulsfrequenz steigen bei Erregung. Wenn Sie stark erregt sind und Beckenboden und Zwerchfell sich zusammenziehen, halten Sie auch den Atem an.
- Muskelanspannung, vor allem in Bauch, Po und Oberschenkeln, aber auch in Handgelenken, Waden und Füßen. Wenn die Anspannung in Wellen durch Sie hindurchwandert, biegt und wölbt sich Ihr Körper. Bei manchen Frauen und in manchen Kontexten ist das sehr deutlich zu sehen. Bei anderen Frauen und in anderen Kontexten ist es kaum merklich. Es ist ein Hinweis.
- Am wichtigsten sind Ihre Worte. Nur Sie können Ihrem Partner sagen, was Sie wollen und fühlen. Nicht allen Frauen ist gleich wohl dabei, über ihre Lust und ihr Verlangen zu reden, aber Sie können mit »Ja« oder »Mehr« abkürzen.

Und vergessen Sie Folgendes nicht: Es geht nicht darum, auf eine konkrete physiologische Reaktion, ein Verhalten oder ein Signal zu achten. Es geht darum, mit einer breiten, rezeptiven Wachsamkeit zugegen zu sein. Schlagen Sie vor, dass Ihr Partner Sie nicht durch ein Vergrößerungsglas beobachtet, sondern durch das falsche Ende eines Teleskops oder so, wie ein Schachmeister ein Schachbrett betrachtet – auf der Suche nach groß angelegten Mustern und Dynamiken. Ihr Partner sollte achtsam sein, wie ein Chefkoch beim Abschmecken eines Gerichts – er achtet nicht auf einzelne spezielle Aromen, sondern auf die Art und Weise, wie Geschmäcker sich vermischen und dadurch etwas Einzigartiges und Neues und Köstliches entsteht.

Drittens und letztens, kümmern Sie sich um den Mangel an vorhandener Feuchtigkeit, indem Sie sie durch die Flüssigkeit Ihrer Wahl ersetzen: Ihr Speichel oder der Ihres Partners (solange es kein Infektionsrisiko gibt), das genitale Fluid Ihres Partners (dito), gekauftes Gleitmittel, egal was.

Wozu ist Gleitmittel gut? Es reduziert die Reibung, was die Lust steigern kann, außerdem verringert es das Risiko von kleineren Verletzungen und Schmerzen. Und nehmen Sie *immer* Gleitmittel, wenn Sie mechanische Barrieren wie Kondome oder Lecktücher benutzen. Die sind dann effizienter und angenehmer. Gleitmittel ist Ihr Freund. Gleitmittel macht Ihr Sexleben besser.[139]

Manchmal ist es Leuten unangenehm, aus externen Quellen stammende Feuchtigkeit für ihre sexuelle Verbindung zu nutzen. Diese Unsicherheit kann von allen möglichen Lebensereignissen herrühren, von schlichtem Erfahrungsmangel oder dem Gefühl, Gleitmittel zu benutzen hieße, irgendwie unzulänglich zu sein. Denken Sie an den moralischen Grundsatz der Unantastbarkeit. Alles, was mit Sex zusammenhängt, fällt in die Kategorie »schmutzig«, auch wenn es nur eine Flasche mit Zeugs ist, das man auch in Haarpflegeprodukten findet.

Sie wissen jetzt, dass genitale Durchblutung eine selbstständige Existenz führt, die vielleicht etwas mit Ihrem sexuellen Verlangen und Ihrer Lust zu tun hat, vielleicht aber auch nicht. Sie wissen, dass ein Gleitmittel wichtig ist, weil es Reibung reduziert, die Lust steigert und gesund ist. Und Sie wissen auch, dass Sie die Wahl haben, welche Meinungen Sie in Ihrem Garten pflegen und welche Sie ausreißen wollen.

Falls Sie Gleitmittel ausprobieren wollen, hier ein paar Tipps, wie Sie mit Ihrem Partner/Ihrer Partnerin darüber reden können:

- *Spielerisch, neugierig und mit Humor.* Es ist buchstäblich unmöglich, sich von etwas stressen oder beunruhigen zu lassen, wenn man spielerisch, neugierig und humorvoll damit umgeht. Seien Sie ein bisschen albern, seien Sie witzig. Es geht um Lust, schon vergessen?
- *Geben Sie Ihrem Partner/Ihrer Partnerin das Gefühl, ein Superheld/eine Superheldin zu sein.* Über Sex zu reden kommt einem manchmal riskant vor, vor allem wenn Sie die Gefühle Ihres Partners/Ihrer Partnerin nicht verletzen wollen. Ich kenne einen ziemlich guten Weg um verletzte Gefühle herum: Sprechen Sie über das, was Ihr Partner/Ihre Partnerin tun kann, um Ihre bereits himmelhochjauchzenden Lustgefühle noch weiter zu steigern, und erwähnen Sie all den Genuss, den Sie zusätzlich zu gewinnen hoffen, indem Sie Ihre sexuelle Verbindung mit diesem neuen Element bereichern.
- *Wählen Sie Ihr Gleitmittel mit Bedacht.* Nicht alle Gleitmittel sind gleich. Oft ist es besser, es zusammen mit Ihrem Partner/Ihrer Partnerin auszuwählen – gehen Sie shoppen und suchen Sie etwas aus, das Sie beide gut finden. Dann sind Sie beide beteiligt.

Camilla erklärte Henry die Nichtübereinstimmung. Für sie war es ein perfektes Beispiel dafür, dass die gesellschaftlich akzeptierten Vorstellungen nicht wahr waren, und sie freute sich ziemlich, dass sie schon wieder etwas entdeckt hatte, bei dem sie absolut normal war.

Für Henry war es ein bisschen komplizierter, weil er noch immer dabei war, aus dem Verlangen/Wollen-Ding schlau zu werden. Er versuchte, sich mit dem Unterschied zwischen der Bremsversion des Nicht-Wollens – »Ich will, dass das aufhört« – und der Gaspedalversion des Nicht-Wollens – »Ich mag das, will aber nicht mehr davon« – vertraut zu machen.

»Ich verstehe, dass deine genitale Reaktion mir nicht sagt, was

dich anturnt«, sagte er. »Du *sagst mir, was dich anturnt, und ich glaube dir. Aber trotzdem verstehe ich nicht, wie du angeturnt wirst, ohne das, was dich anturnt, vorher zu* wollen.«

Und das ist wahrscheinlich das komplexeste – und umstrittenste – Element des weiblichen sexuellen Wohlbefindens.

Dies ist die Antwort auf Henrys Frage: Zuerst kommt die Lust – also vor dem Verlangen.

Und das ist das Thema von Kapitel 7.

Noch einmal kurz zusammengefasst:

- Es gibt eine 50-prozentige Überschneidung zwischen der Durchblutung der Genitalien eines Mannes und dem Grad, wie angeturnt er sich fühlt. Es gibt eine 10-prozentige Überschneidung zwischen der Durchblutung weiblicher Genitalien und dem Grad, wie angeturnt sie sich fühlt.
- Der Grund für diesen Unterschied ist, dass mit Sex verknüpft *(Erwarten)* nicht das Gleiche ist wie sexuell ansprechend *(Genießen)*. Bei Männern gibt es zwischen beiden meist eine große Überschneidung, bei Frauen ist die Überschneidung kontextabhängiger.
- Dieser Unterschied zwischen Frauen und Männern bedeutet nicht, dass mit Frauen etwas nicht stimmt. Es bedeutet, dass sie *Frauen* sind.
- Wenn man wissen will, ob eine Frau erregt ist, sollte man nicht auf ihre Genitalien achten, sondern besser auf *ihre Worte hören*.

7.
Verlangen: spontan, responsiv und großartig

Es ist einfach eine Tatsache in ihrer Beziehung, dass Olivia häufiger Sex will als Patrick, also fängt sie meistens damit an. Aber nachdem sie letzte Nacht von Patricks placebogetriebener und ungezügelter Lust überschüttet wurde, hat Olivia etwas Wichtiges erkannt: Es hatte sich gut angefühlt, offen *für Sex zu sein, ohne sich* getrieben *zu fühlen, Sex zu haben. Es hatte sich gut angefühlt, dem sexuellen Verlangen zu* erlauben, *sie langsam und gemächlich Richtung Sex zu ziehen, anstatt das Gefühl zu haben, von ihm gedrängt zu werden.*

Beim nächsten Schritt ihres Experiments wollten sie versuchen, ihre normale Dynamik umzudrehen. Sie verabredeten sich für einen Abend, bereiteten sich aber gar nicht darauf vor. Sie trafen sich einfach, wie sie waren, in ihrer normalen inneren Verfassung – Olivia in den Startlöchern, Patrick nicht ohne Interesse, aber auch nicht aktiv interessiert.

Und sie legten fest, dass Olivia Patrick folgen musste, während Patrick ausprobierte, wie er auf aktives Interesse umschalten könnte. Sie verbrachten viel Zeit damit, sich »anzuheizen«: küssten sich und redeten und massierten sich und – ein überraschendes kleines Abenteuer – wechselten vom Schlafzimmer in die

Küche, um sich gegenseitig zu füttern. Wenn Patrick das Kommando hatte und alles tun durfte, was ihm in den Sinn kam, probierten sie Neues aus und spielten miteinander. Sie erfuhren viel darüber, welche Kontexte für Patrick funktionieren, weil er diese Kontexte erst schaffen *musste, nach Dingen fragen musste, die sich gut anfühlten.*

Sie erfuhren auch etwas Überraschendes über Olivia: Wenn sie sich an Patricks langsameres Tempo anpassen konnte, schufen die langsam aufgebaute und gehaltene Erregung sowie die Notwendigkeit, sich zurückzuhalten, einen Kontext, der nicht nur genauso gut war wie der Kontext, der normalerweise für sie funktionierte. Er war unglaublich viel besser.

Olivia erzählte mir: »Eine der Regeln war, dass ich um Erlaubnis fragen musste, bevor ich einen Orgasmus hatte. Und er sagte nicht immer Ja, wenn ich fragte. Öhm, das machen wir ganz bestimmt wieder.«

»Was war daran gut?«, fragte ich.

Olivias Gesichtsausdruck wurde ernst, aber mit einem Leuchten. Sie sagte: »Es war wie … wenn wir uns synchronisieren. Und wir beide waren dabei, uns mit dem gleichen, bewussten Tempo zum Orgasmus zu steigern. Es war, als könnte ich seine Lust in meinem Körper fühlen. Ich konnte sogar meine eigene Lust in seinem Körper spüren. Klingt das verrückt?«

»Nicht mal ein kleines bisschen«, sagte ich.

Indem sie einen guten, sexpositiven Kontext für den Partner mit dem geringeren Verlangen schufen, ergab sich ein Kontext, der für den Partner mit dem stärkeren Verlangen atemberaubend, geradezu schmerzhaft erotisch war.

Dieses Kapitel handelt davon, warum und wie das funktioniert.

Stellen Sie sich eine Welt vor, in der jeder Wüstenpflanzen im Garten zieht – Aloe und Drachenbäume und Yuccapalmen und

Kakteen – und jeder weiß, wie man sie pflegt: jede Menge Sonne, sehr wenig Wasser.

Und jetzt stellen Sie sich vor, dass Sie eine Tomate im Garten haben.

Jeder in der Wüstenwelt »weiß«, dass Pflanzen wenig Wasser brauchen, also gießen Sie Ihre Tomate kaum … und langsam geht sie ein. »Ob ich sie wohl zu oft gieße?«, fragen Sie sich. »Kriegt sie nicht genug Sonne?« Und Sie gießen weiterhin wenig und beobachten die Pflanze und wundern sich. »Warum geht sie ein? Ich tue doch alles, was ich tun soll!«

Nur eine winzige Erweiterung des Wissens – die schlichte Erkenntnis, dass Tomatenpflanzen besser für ein subtropisches Klima geeignet sind als für die Wüste und also mehr Wasser brauchen, um zu gedeihen – kann verändern, wie Sie Ihren Garten bestellen … und Ihre Tomatenpflanze wieder zum Leben erwecken.

Aber auch wenn Ihnen nun jemand diese schlichte Erkenntnis übermitteln sollte. Garantiert gibt es Leute, die etwas anderes sagen. »Pflanzen brauchen aber nicht viel Wasser, das gehört so bei gesunden Pflanzen!« Oder: »Tomatenpflanzen sind verrückt – mit denen stimmt etwas nicht, sonst würden sie nicht all dieses Wasser brauchen!« Einige werden nach einem Heilmittel für Tomaten suchen, damit sie sich eher in Richtung Aloe verändern. Und es wird Tomatengärtner geben, die die Vorstellung, dass die Tomate auch fast ohne Wasser viele Früchte tragen sollte, nicht aufgeben können und die alles tun, um eine Tomatenpflanze zu haben, die in der Wüste gedeiht.

Aber Sie versuchen es. Sie geben Ihrer Tomatenpflanze mehr Wasser.

Tja. Nichts mehr von wegen »Warum geht sie ein?«, sondern »Wow!«, weil Sie mit vielen Früchten und üppigem, duftendem Grün belohnt werden. Nur aufgrund einer winzigen Erweiterung des Wissens.

Dieses Kapitel handelt von so einer winzigen Wissenserweiterung, die Ihr Verhältnis zu Ihrem sexuellen Wohlbefinden von »Warum geht es ein?« zu »Wow!« verändern kann.

Responsiv im Gegensatz zu spontanem Verlangen.

Nach den allgemeingültigen Vorstellungen von sexuellem Verlangen tritt es einfach auf – Sie sitzen beim Essen oder gehen über die Straße, vielleicht sehen Sie eine sexy Person oder haben einen sexy Gedanken, und *zack!*, denken Sie sich: »Oh! Ich hätte gern ein bisschen Sex!« Olivia ist so. Das ist »spontanes« Verlangen.

Aber manche Leute wollen erst Sex, *wenn* schon sexy Sachen passieren. Anstatt sehnlichst Sex zu erwarten, haben sie vielleicht eine pragmatische Motivation, weshalb sie am Samstagabend um 7 Uhr auftauchen, weil »Datenight« im Kalender steht. Sie legen sich ins Bett, lassen ihre Haut die ihres Partnes berühren … und ihr Körper wacht auf und sagt: »Oh, richtig! Ich mag diese Person! Ich genieße das!« Das ist responsives Verlangen. Wenn spontanes Verlangen in Erwartung von Lust auftaucht, taucht responsives Verlangen in Reaktion auf Lust auf.

Und das ist normal. Menschen mit responsivem Verlangen haben kein »geringes« Verlangen, sie leiden nicht an einer Krankheit, und es ist auch nicht so, dass sie eigentlich eine sexy Handlung initiieren wollen, aber das Gefühl haben, es nicht zu dürfen. Ihre Körper brauchen einfach überzeugendere Argumente, um sich nach Sex zu sehnen, als nur »Sex bedeutet immer Spaß« oder »das ist aber eine sehr attraktive Person da drüben«. Sie können mit ihrer Sexualität zufrieden sein und gesunde Beziehungen haben – und sich trotzdem nie aus heiterem Himmel nach Sex sehnen. Camilla ist so. Mangelndes spontanes Verlangen nach Sex ist an sich nicht dysfunktional oder problematisch. Ich wiederhole: Responsives Verlangen ist *normal und gesund*.

Und eigentlich? Eigentlich ist sexuelles Verlangen immer responsiv und kontextabhängig. Nur *anfühlen* tut es sich bei einigen spontaner und bei anderen responsiver, denn auch wenn wir alle aus den gleichen Teilen gemacht sind, führt die unterschiedliche Zusammensetzung dieser Teile zu unterschiedlichen Erfahrungen.

Wissenschaftliche Erkenntnisse weisen darauf hin, dass etwa die Hälfte der Frauen sich als das eine oder das andere kategorisieren lässt: spontan oder responsiv.[140] Das Verlangen der meisten Menschen ist wahrscheinlich – Trommelwirbel, bitte – kontextabhängig. Merritt und Laurie sind so. Und sie sind auch normal. Das sind die Leute, die in der heißen und heftigen Phase des Sichverliebens einer Beziehung wohl scheinbar wie aus dem Nichts Sex wollen, aber zehn Jahre und ein paar Kinder später braucht es etwas mehr bewusstes Bemühen, um sie für Sex zu interessieren.

In diesem Kapitel erkläre ich also, was responsives Verlangen ist, wie es funktioniert, wie man das Beste daraus macht und was man tun kann, wenn Sie und Ihr Partner/Ihre Partnerin auf unterschiedliche Art und Weise Verlangen empfinden.

Wir fangen damit an, woher Verlangen kommt: Verlangen ist Erregung im Kontext.[141] Wir verwenden etwas Zeit darauf, zu erklären, was beim Verlangen wahrscheinlich keine Probleme verursacht – Hormone und Monogamie – und was sehr viel wahrscheinlicher Probleme beim Verlangen verursacht – sexnegative Kultur und die Drängeldynamik. Und wir beenden das Kapitel mit einer Linkskurve, weg von bloßem »Verlangen«, hin zu dem, was am meisten zählt: Sex, der es wert ist, ihn zu wollen.

Verlangen = Lust im Kontext

Obwohl sich die Details von Person zu Person unterscheiden, können wir Verlangen auf unterschiedliche Weisen erleben, abhängig vom Kontext und von der Empfindlichkeit unserer Bremsen und Gaspedale. Um es zu veranschaulichen: Lassen Sie uns drei verschiedene Szenarien durchdenken, jedes mit der gleichen Stimulation, gleichen Bremsen und gleichem Gaspedal, aber mit unterschiedlichen Kontexten.

Szenario 1. Sie fühlen sich entspannt und glücklich und voller Vertrauen, tun nichts Bestimmtes, und Ihr Partner/Ihre Partnerin kommt zu Ihnen und berührt Sie liebevoll am Arm. Die Empfindung wandert von Ihrem Arm Ihre Wirbelsäule hinauf bis ins Gehirn. In dieser geistigen Verfassung ist das zentrale Nervensystem sehr ruhig, es gibt kaum anderen Datenverkehr, und die Empfindung sagt: »Hey, das passiert gerade. Was meinst du?« Und das Gehirn sagt: »Zuneigung fühlt sich gut an.« Der Reiz wird fortgesetzt, Ihr geliebter Partner/Ihre geliebte Partnerin berühren weiter liebevoll Ihren Arm, und die Empfindung wandert zum Gehirn und sagt: »Das passiert immer noch. Was meinst du?« Und das Gehirn sagt: »Zuneigung fühlt sich *richtig* gut an«, und richtet seine Aufmerksamkeit mehr auf diese Empfindung. Dann küsst Ihr Partner/Ihre Partnerin Ihren Hals, und diese Empfindung schafft es bis in Ihr emotionales Gehirn und sagt: »Das passiert jetzt auch noch. Was meinst du?« Und jetzt sagt das Gehirn: »Das ist fantastisch! Hol dir mehr davon!« In diesem Kontext fühlt sexuelles Verlangen sich *responsiv* an.

Szenario 2. Sie sind gestresst, erschöpft oder überfordert, in Ihrem Gehirn ist es laut, es gibt starken Datenverkehr, Geschrei und Gehupe wegen all des Krams, der Sie so stresst. Die liebevolle Berührung Ihres Partners/Ihrer Partnerin wandert Ihren Arm und Ihre Wirbelsäule hinauf bis in Ihr Gehirn und sagt: »Das passiert. Was meinst du?« Und Ihr Gehirn sagt: »WAS? ICH KANN DICH BEI ALL DEM LÄRM NICHT VERSTEHEN!« Und dann ist die Empfindung vorüber. (Empfindungen sind ein bisschen wie Snapchat.) Wenn Ihr Partner/Ihre

Partnerin Sie weiter berührt, fragt die Empfindung wieder: »Das passiert gerade. Was meinst du?« Und vielleicht bekommt sie sogar die Aufmerksamkeit Ihres Gehirns, und Ihr Gehirn sagt dann: »MACHST DU WITZE? ICH MUSS MICH UM DIESEN GANZEN ANDEREN LÄRM KÜMMERN!« Und wenn die Empfindung genügend Beachtung bekommt, um in Ihren emotionalen »Einen Ring« vorzudringen, kommt ein »Jetzt nicht, Schatz«.

Szenario 3. Ihr supersexy Partner/Ihre supersexy Partnerin war zwei Wochen weg, Sie haben sich aber häufiger Nachrichten geschickt. Zuerst haben Sie nur ein bisschen geflirtet, haben sich aber immer weiter hochgeschaukelt, so dass die Texte immer expliziter und aufgeladener wurden. Nach diesen zwei Wochen beben und stöhnen Sie schon, sobald Sie den Ton hören, mit dem Ihr Telefon eine eingehende Nachricht signalisiert. Es ist zwar laut in Ihrem Gehirn, aber es geht nur immer »supersexy Partner/supersexy Partnerin!«. Als Ihr Partner/Ihre Partnerin nach Hause kommt und liebevoll Ihren Arm berührt, gehen Sie ab wie eine Rakete. In so einem Kontext fühlt sexuelles Verlangen sich *spontan* an.[142]

In allen drei Szenarien kommt zuerst Stimulation, ob es die Berührung Ihres Partners oder nur die Idee davon ist. Wenn der Kontext stimmt, fühlt sich die Stimulation gut an und führt zu Verlangen. Alle drei Szenarien bedeuten normale, gesunde Sexualität.

Manchmal kann es sein, dass sich die Stimulation nicht gut anfühlt, aber trotzdem zu Verlangen führen kann – Wollen ohne Lust. Das kann auch normale, gesunde Sexualität sein, aber wie wir am Ende des Kapitels sehen werden, ist Verlangen ohne Lust nicht die Sexualität von Leuten, die großartigen oder guten Sex haben.

All das bedeutet: Wenn dass wenn Sie Ihren Zugang zu spontanem Verlangen erweitern wollen, ist alles, was Sie tun müssen, nach den Kontexten zu schauen, die das erleichtern. Kehren Sie zurück zu den Arbeitsblättern in Kapitel 3 und prüfen Sie, welche Merkmale des Partners oder der Beziehung, welches Setting, welche spielerischen Elemente oder anderen Lebensumstände Lust erzeugen, die zu dringendem Verlangen führen. Dann schauen Sie, was davon Sie in Ihrem Leben ändern können, um spontanes Verlangen zu erzeugen. Und wenn Ihr Leben gerade nicht den Kontext zulässt, der spontanes Verlangen erleichtert, wissen Sie, dass Sie normal sind. Sie können responsives Verlangen genießen, bis Sie von Tag zu Tag Ihren Weg zu Ihrem Leben finden, das spontanes Verlangen erlaubt.

Sexuelles Verlangen entsteht in Reaktion auf Lust.

Wenn es funktioniert.

Was es manchmal nicht tut.

Weshalb macht das Verlangen manchmal nicht brav, was es soll, und was können Sie dagegen tun?

Die eigenen Berichte von Frauen darüber, warum ihr Verlangen abnimmt, werden sich für Sie vertraut anhören: Erschöpfung, Probleme mit mentaler und körperlicher Gesundheit, Veränderungen in der Körperwahrnehmung, das Gefühl der Überwältigung durch viele Rollen und Pflichten und ängstlich und besorgt fühlen über Sex selbst – die Sorgen reichen von ungewollter Schwangerschaft über »zu lange brauchen«, um erregt zu werden, bis die Erwartungen des Partners nicht zu treffen.[143]

In den nächsten Abschnitten erzähle ich etwas über die unwahrscheinlichen Schuldigen bei Problemen mit dem Verlangen (Hormone und Monogamie) und die wahrscheinlichsten Schuldigen: kulturelle Botschaften, die die Bremsen aktivieren, und das Beziehungsproblem, das ich die »Drängeldynamik« nenne. Und dann komme ich zu Forschung, die einen Paradigmenwechsel bedeutet, über Menschen, die außergewöhnliche Sexleben, anhaltende sexuelle Verbindungen über viele Jahre haben.

Camilla und Henry hatten Camillas »langsamen erotischen Boiler« akzeptiert und suchten gemeinsam nach Kontexten, die ihr Gaspedal aktivierten. Aber Henry war trotzdem nicht ganz wohl dabei, weil es ihm gezwungen vorkam, Dinge zu tun, um Camilla anzuturnen, obwohl sie gar nicht »in Stimmung« war. Es kam ihm irgendwie unnatürlich vor.

Manchmal kann man förmlich dabei zusehen, wie eine Erkenntnis sich im Gehirn eines Menschen ausbreitet wie ein Tropfen Tinte in einem Glas Wasser. Ich konnte so etwas beobachten, als ich Henry und Camilla erklärte, dass ihre Art, Verlangen zu empfinden, eigentlich völlig normal war.

»Zuerst kommt die Lust, dann das Verlangen – bei jedem, nicht nur bei Camilla«, sagte ich.

»Lust kommt zuerst?«, sagte Henry.

»Jepp. Verlangen entsteht, wenn die Erregung die individuelle Schwelle einer Person überschreitet. Bei dir, Camilla, ist die Schwelle zufällig ziemlich hoch, aber der Prozess ist grundsätzlich bei allen gleich.«

»Du machst Witze«, sagte Camilla. »Ehrlich, hat die Popkultur überhaupt irgendwas kapiert, wenn es um Sex geht?«

Henry gab mir keine Möglichkeit zu antworten – für ihn war das wichtig, die Lösung für sein Camilla-heiß-machen-obwohl-sie-noch-keinen-Sex-will-Rätsel. »Habe ich das richtig verstanden, du meinst, wir haben nur unterschiedlich hohe Schwellen?«

»Genau.«

Für Henry genügte manchmal schon die Erregung, Camilla nach dem Duschen herumlaufen zu sehen, um sein Verlangen zu aktivieren. Er sagte: »Und ich mag es! Ich mag es, wenn sie so feucht und nackt herumläuft. Ich würde nicht wollen, dass sie damit aufhört, nur weil ich nicht schon heiß bin, bevor ich sie gesehen habe. Also … wenn das im Prinzip so auch für dich gilt«, wandte er sich an Camilla, »muss es mir nicht blöd vorkommen, entsprechende Kontexte für dich zu schaffen, oder?«

»Ich bitte darum!«, sagte Camilla. »Zünde meine Gasflamme an! Kümmere dich um den Wasserdruck!«

Das taten sie also. Henry setzte das in einem zwanglosen, unaufdringlichen Vorspiel ohne Erwartungen um, so wie es für ihn eine Art zwangloses Vorspiel war, wenn Camilla nach dem Duschen herumlief. Schmusen und Berührungen. Zärtliche Küsse. Blumen. Liebevolle Aufmerksamkeit. Wie zu der Zeit, als sie sich ineinander verliebten – er rief ihr beständig und konstant ins Gedächtnis: »Dieser Typ ist großartig!«

Henry liebt Camillas glühendes Verlangen, und um sie dorthin zu kriegen, braucht es nur ausreichend und langsam aufgebaute Stimulierung.

So eine Geschichte sehen wir nicht häufig in der Popkultur, weil es nicht um Spannungen und Ambivalenz geht. Aber es sieht so aus, dass es für viele Paare funktioniert, die langfristig eine starke sexuelle Verbindung aufrechterhalten.

Gute Nachricht! Wahrscheinlich sind's nicht die Hormone

Wenn Sie beim Sex Schmerzen haben, sprechen Sie mit Ihrem Arzt – neben einer Reihe von neurologischen und physiologischen Faktoren könnte es sehr gut auch an Hormonen liegen. Aber falls Sie einfach wenig Verlangen empfinden, ist höchst unwahrscheinlich, dass es die Hormone sind.[144] Lori Brotto hat mit ihren Kollegen sechs hormonelle Faktoren getestet, um zu bestimmen, ob sie mehr oder weniger stark auf eine Störung des Verlangens bei Frauen hindeuten, aber keiner der Faktoren ließ signifikant darauf schließen.[145]

Wenn es also nicht die Hormone sind, was hängt der Forschung zufolge mit geringem Verlangen zusammen? Brotto zufolge sind es »Entwicklungsgeschichte, psychiatrische Geschichte und psychosexuelle Geschichte«. Mit anderen Worten das ganze Zeug aus den Kapiteln 4 und 5 – Stress, Depression, Besorgtheit, Trauma, Bindungen etc.

Manchmal wäre es den Leuten lieber, ihr sexuelles Verlangen hätte mehr mit ihrer Chemie zu tun als mit ihrem Leben. Schließlich ist es heutzutage so einfach, die Chemie zu verändern! Aber Hormone sind nur ein geringer, häufig vernachlässigbarer Teil des Kontexts, der auf das sexuelle Wohlbefinden einer Frau einwirkt, sie zu verändern hätte also nur eine geringe, häufig vernachlässigbare Wirkung. Übrigens ein weiterer Grund, weshalb die so eifrig gesuchte »rosa Viagra« kein besonders vielversprechender Ansatz ist. Stress, Selbstmitleid, eine traumatische Vorgeschichte, die Zufriedenheit in der Beziehung und andere emotionale Faktoren haben sehr viel mehr Einfluss auf das sexuelle Verlangen einer Frau als irgendwelche Hormone.

Wenn Sie manchmal nur wenig Verlangen empfinden und kein medizinisches Problem vorliegt, müssen Sie wahrscheinlich nicht sich selbst heilen – mit Ihnen ist alles in Ordnung –, sondern nur Ihren Kontext ändern.

Es ist kein Trieb

Die meisten von uns sind es gewohnt, sich sexuelles Verlangen als einen Trieb vorzustellen, wie Hunger. Ein Trieb ist ein unangenehmes inneres Erlebnis, das Sie dazu antreibt, ein Problem zu lösen. Und was ist die Konsequenz, wenn Sie das Problem nicht lösen? Letztendlich werden Sie sterben. Hunger ist ein Trieb, Durst ebenfalls. Thermoregulation. Schlaf – Sie können tatsächlich an Schlafentzug sterben.

Jahrzehntelang haben Wissenschaftler Sex für einen

Trieb gehalten. Wahrscheinlich glauben Sie das auch. Lange Zeit habe ich es selbst geglaubt.

Tja, stimmt nicht.

Es ist leicht zu belegen, dass Sex kein Trieb ist: Wie der Verhaltensforscher Frank Beach 1956 schrieb: »Wegen Sexmangel hat noch nie jemand Gewebeschäden bekommen.«[146] Umgangssprachlich formuliert: Niemand ist je daran gestorben, dass er nicht flachgelegt werden konnte. Möglicherweise wollte er oder sie deshalb sterben, aber das ist Frustration, und Menschen sterben nicht wörtlich genommen an Frustration.[147]

Wenn es kein Trieb ist, was ist es dann? Es funktioniert nach dem Prinzip der »Anreizmotivation«.[148] Die meisten Menschen verbinden das Wort »Anreiz« mit der Idee einer Belohnung, etwas, für das es sich zu arbeiten lohnt. Die biologische Bedeutung ist ähnlich. Anstatt sich von einem unangenehmen inneren Zustand antreiben zu lassen, wird man bei der Anreizmotivation von einem attraktiven externen Reiz angezogen. Neugier ist das zentrale Beispiel für Anreizmotivation, so natürlich für uns wie Hunger, aber ohne die Bedrohung des wirklichen Todes.[149]

Bei »Trieb« denken Sie an »Überleben.«

Bei »Anreizmotivation« denken Sie ans »Vorankommen«.

Das ist aus mindestens drei Gründen wichtig:

Erstens: Wenn Sex ein Trieb wäre wie Hunger, dann wären Menschen, die selten oder nie spontanes Verlangen nach Sex verspüren … tja, wie würden wir jemanden nennen, der niemals spontan Hunger hat, selbst wenn er seit Tagen, Wochen oder Monaten nichts gegessen hat? So jemand wäre definitiv krank! Und wenn Sie glauben, dass Sie krank sind, tritt eine Stressreaktion ein. Und wir wissen, wie großartig Stress für sexuelle Lust und sexuelles Verlangen ist, oder?

Der Mythos, dass Sex ein Trieb ist, ist schlecht für das Sexleben der Menschen.
Aber es gibt einen noch wichtigeren Grund, warum es von Bedeutung ist, dass Sex wie Neugier ist und nicht wie Hunger. Wenn jemand einen Laib Brot stiehlt, weil er hungert, können wir bis zu einem bestimmten Grad Sympathie und Mitleid haben; auch wenn Stehlen falsch ist, erkennen wir an, dass Menschen tun, was sie tun müssen, um zu überleben.
Aber wenn jemand einen Laib Brot stiehlt, einfach nur weil er oder sie neugierig ist, wie das Brot eines anderen schmeckt … haben wir dann die gleiche Sympathie, das gleiche Mitleid?
Weil Sex kein Trieb ist, ist es kein biologisches »Bedürfnis«, steht es niemandem zu, und niemand hat die Erlaubnis, es von einem anderen zu stehlen, unter keinen Umständen.

Noch eine gute Nachricht! Es ist auch nicht die Monogamie

In den letzten paar Jahren wurde viel Aufhebens gemacht um die »Unnatürlichkeit« von Monogamie und das Sterben der erotischen Verbindung, wenn Menschen sich auf eine sexuell exklusive Langzeitbeziehung festlegen. Sie ahnen wahrscheinlich schon, was ich zu diesem Thema denke: Es ist der Kontext, der wichtig ist, und jede(r) ist anders. Einige monogame Paare schaffen einen Kontext, der Verlangen belebt und erhält, andere Paare … tun das nicht. Monogamie ist keinesfalls grundsätzlich schlecht für das Verlangen, nur die Art, wie Leute Monogamie leben, kann Verlangen kaputt machen. Falls Monogamie Ihre bevorzugte Beziehungsstruktur ist, dann ist dieser Abschnitt für Sie.

In Bezug auf Strategien zum Erhalt von Verlangen in monogamen Langzeitbeziehungen gibt es zurzeit zwei Haupttendenzen. Ich nenne sie hier die Esther-Perel-Schule und die John-Gottman-Schule, auch wenn das ein viel komplexeres Problem stark zusammenfasst.

In *Mating in Captivity* zeigt Esther Perel einen Widerspruch im Kern moderner Beziehungen auf: der gegensätzliche Einfluss des Vertrauten und des Neuen, des Beständigen und des Geheimnisvollen. Wir wollen Liebe, also Sicherheit und Geborgenheit und Stabilität, aber wir wollen auch Leidenschaft, also Abenteuer und Gefahr und Neues. Liebe ist Haben. Verlangen ist Wollen. Und Sie können nicht wollen, was Sie bereits haben – so die Argumentation.

Wenn das Problem daraus besteht, dass Langzeitliebe nicht mit Langzeitleidenschaft vereinbar ist, dann ist die Lösung, Perel zufolge, Autonomie zu bewahren, einen erotischen Freiraum in sich selbst, und damit die notwendige Distanz, um Wollen entstehen zu lassen. Wie Perel erklärt: »Beim Verlangen möchten wir eine Brücke überqueren können.«[150] Man muss also bewusst Distanz herstellen, um eine kribbelige Instabilität oder Unsicherheit entstehen zu lassen, eine leichte und angenehme Unzufriedenheit.

Im Gegenzug erklärt John Gottman in *The Science of Trust*, dass nicht das Fehlen von Distanz und Mysterium das Problem ist, sondern das Fehlen von tieferer Intimität. Von seinem Standpunkt aus sind vertraute Gespräche, Zuneigung und Freundschaft wesentlich für das erotische Leben einer festen Beziehung. Gottman berichtet von den Ergebnissen einer Studie mit hundert Paaren, fünfundvierzig Jahre oder älter, von denen die Hälfte ein gutes, die andere Hälfte ein minderwertiges Sexleben hat. Die Paare, die aussagten, ein gutes Sexleben zu haben, »berichteten durchgehend: 1. eine enge, feste und vertrauensvolle Freundschaft zu pflegen und 2. Sex Priorität in ihrem Leben einzuräumen«.[151] Mit anderen Worten geht es beim Aufrechterhalten von Verlangen nicht darum, eine Brücke zu überqueren, sondern zusammen eine Brücke zu bauen.

»Wenden Sie sich dem Verlangen des Partners zu«, sagt Gottman.

»Wahren Sie eine angenehme Distanz«, sagt Perel.

Fragen Sie sich, wer wohl recht hat?

Beide – je nachdem, was genau man unter »Verlangen« versteht. Erinnern Sie sich an den Unterschied zwischen *Wollen* und *Mögen* in Kapitel 3? Für Perel ist Verlangen *Wollen*. Sehnsucht. Streben. Gier. Ein Ziel verfolgen, um eine Diskrepanz zu verringern, um es romantisch auszudrücken.[152]

Und für Gottman und die Paare aus der von ihm zitierten Studie hat »Verlangen« mehr mit *Mögen* zu tun. Halten. Auskosten. Zulassen. Den Augenblick zusammen erkunden, wahrnehmen, wie er ist, und ihn *mögen*. Das Verlangen aus *Mating in Captivity* ist pures Adrenalin, es ist an sich aufregend. Wir *genießen* diesen ewigen Zyklus von Jucken – Kratzen – Erleichterung – Jucken. Wir genießen es zu wollen, so sehr, dass wir die Erfahrung des Wollens nicht immer von der Erfahrung des Genießens unterscheiden können. Das Verlangen aus *Science of Trust* ist nicht so aufregend, es ist mehr ein Zelebrieren der Empfindung im Kontext, ein Zelebrieren des Miteinanders.

Bei Perel geht es um Hunger als die geheime Zutat, die ein Gericht so köstlich macht. Und bei Gottman geht es darum, von der Arbeit nach Hause zu kommen, mit Ihrem Partner/Ihrer Partnerin bei einem Glas Wein zu kochen, sich gegenseitig die Erdbeeren in den Mund zu stecken, die eigentlich fürs Dessert bestimmt waren, und schließlich gemeinsam jeden Bissen zu genießen. Nach Perels Art kommen Sie zu Ihrem Partner/Ihrer Partnerin mit bereits angefachtem Feuer. Nach Gottmans Art schüren Sie gegenseitig Ihr Feuer.

Ich persönlich neige eher zu Gottmans Weg, aber meine Zwillingsschwester sagt: »Warum sollte Nähe irgendjemanden dazu bewegen, noch mehr Nähe zu wollen? *Freiraum!*« Ich kenne Menschen, die auf den einen oder den anderen Weg schwören. Ich kenne Menschen, die so erschöpft sind, dass sie keinen von beiden ausprobieren. Ich kenne Menschen, die davon überzeugt sind, dass einer von beiden der Einzig Wahre Weg zum Verlangen ist, obwohl sie meiner Meinung nach davon profitieren würden, auch den anderen auszuprobieren. Es muss einfach passen. Und ich glaube, dass letztlich beide Strategien das gleiche übergeordnete Ziel erfüllen: die Aktivität des Gaspedals zu steigern und die Bremsen zu lösen.

Die beiden Ansätze sind sich ähnlicher, als es auf den ersten Blick scheint, und ihre Ähnlichkeiten sind es, bei welchen wir die tiefste Wahrheit finden: Beide sind sich im Klaren, dass Leidenschaft nicht automatisch in einer monogamen Langzeitbeziehung vorkommt. Aber sie sind sich auch beide im Klaren, dass Leidenschaft vorkommt – solange das Paar bewusst Kontrolle über den Kontext übernimmt. Für manche Paare fühlt sich dieser Kontext danach an, Nähe zu schaffen. Für andere fühlt es sich danach an, Freiraum zu schaffen.

Nachdem Johnny das mit den Reglern und Schaltern begriffen hatte und worauf Laurie empfindlich reagierte, beschlossen die beiden, eine dieser Abo-Boxen auszuprobieren. Alle paar Monate bekamen sie per Post ein Päckchen zugeschickt – in etwa wie das Obst des Monats, nur dass sie statt Obst ein Set mit einer Art vorfabrizierter sexueller Fantasie bekamen. Beide befürchteten, es könnte geschmacklos sein, fanden aber trotzdem, dass es den Versuch wert war. Sie achteten auf den Kontext, und auch wenn Johnnys Kontext war: »Gib mir zwei Minuten, um die Zähne zu put-

zen«, war Lauries: »Hol mich irgendwie aus dem Mama-Modus raus, sonst komme ich nie in den Sexy-Lady-Modus.«

Als das Päckchen kam, öffneten sie es gemeinsam. Ihr erster Eindruck war … eher enttäuschend.

»Ziemlich viel Geld für ein bisschen Bastelkram«, sagte Laurie.

»Wir haben schon einen Vibrator«, sagte Johnny.

Aber sie dachten, zur Hölle, was soll's. Wir haben für den Bastelkram bezahlt. Deine Mutter passt auf das Baby auf. Wir haben ein Hotelzimmer reserviert. Lass uns fahren, und was auch immer passiert (oder nicht), passiert (oder nicht).

In der Box lagen Anweisungen für die Abendgestaltung und ein paar Regeln, an die sie sich aber nicht hielten. Sie sprachen im Wagen auf dem Weg zum Hotel darüber und lachten die ganze Zeit.

Sie ließen sich eine Pizza kommen und sprachen weiter darüber, und dann sprachen sie auch über andere Dinge – Arbeit, das Kind, die Familie. Sie unterhielten sich einfach, und dabei fiel ihnen wieder ein, wie sehr sie sich mochten. Dann ließ Laurie sich ein Schaumbad ein und nahm ein Buch mit erotischen Storys mit in die Wanne.

Ich spule den Rest des Abends vor, Sie könnten vielleicht währenddessen »Can You Feel the Love Tonight« summen.

Zu welchem Zeitpunkt spürte Laurie etwas, das sie konkret als »Verlangen« bezeichnete? Ungefähr als Johnny sie massierte, nachdem sie aus der Wanne gekommen war und sich nur mit einem Spitzen-BH und duftender Bodylotion bekleidet aufs Bett gelegt hatte.

Zu welchem Zeitpunkt empfand Johnny Verlangen? Auf dem Weg zum Hotel.

Aber es hat funktioniert.

Es war ein teurer Abend, und es war relativ viel Planung nötig, aber Laurie konnte die Mutter-Chefin-Studentin-o-Gott-das-Leben-Verfassung völlig hinter sich lassen und sich in eine Johnny-und-ich-und-Sex-Verfassung versetzen, die ihren Stressoren er-

laubte, im Hintergrund zu verschwinden, während die sexy Lady im Rampenlicht stand.

Und alles, was sie verändert hatten, war der Kontext.

»Warum kann ich nicht einfach eine Pille nehmen?«

Wenn Sie glauben, dass etwas mit Ihnen nicht stimmt, setzt Ihre Stressreaktion ein. Und wenn Ihre Stressreaktion einsetzt, verfliegt Ihr Interesse an Sex (wie bei den meisten Menschen). Darauf zu bestehen, dass spontanes Verlangen das einzig »normale« Verlangen ist, ist wie darauf zu bestehen, dass eine gesunde Person mit responsivem Verlangen krank ist. Sagen Sie es oft genug, und schließlich werden sie Ihnen glauben. Und wenn sie Ihnen glauben, ist es plötzlich wahr. Der Mythos macht Menschen krank.

Das ist genau das, was ich während der Zulassung des Medikaments Flibanserin durch die FDA (amerikanische Behörde für Lebensmittel- und Arzneimittelsicherheit) beobachtet habe, ein Medikament, um »geringes Verlangen« zu behandeln. Es ist eine Pille, die Sie jeden Tag nehmen. Für welchen Nutzen? Laut Datenanalyse der FDA hatten Frauen, die das Medikament nahmen, weniger als ein zusätzliches »befriedigendes sexuelles Erlebnis« mehr pro Monat, verglichen mit denjenigen mit dem Placebo; insgesamt nahezu bei 12 Prozent der Studienteilnehmer war es »zumindest minimal verbessert« über das Placebo, was bedeutet, dass über 88 Prozent der Teilnehmer *nicht einmal minimalen Nutzen* über das Placebo erlebten.[153] (Wenig überraschend war es keine Goldgrube.)

Ein zweites Medikament, zugelassen 2019, ist eine Unterleibsspritze, die man sich selbst etwa eine Stunde vor dem Sex gibt. In klinischen Versuchen hat es die sexuelle Häufigkeit nicht erhöht und auch nicht die von den Teilnehmern berichtete sexuelle Zufriedenheit erhöht. Es hat die Punktezahl der Teilnehmer bei einer generellen Studie über Sexualfunktion erhöht – eine von der Pharmaindustrie entwickelte Studie.[154] (Dieses Medikament war auch keine Goldgrube. Wenig überraschend.)

Aber die wahre Geschichte hinter diesen Medikamenten ist einfach, dass sie nicht »funktionieren« – das heißt, dass sie spontanes Verlangen oder Häufigkeit von Sex nicht erhöhten, außer vielleicht bei einer kleinen Minderheit von Frauen.

Die wahre Geschichte ist, dass selbst die Frauen, bei denen das Medikament »funktioniert«, nicht im ersten Moment gebrochen waren.

Eine Frau, die eine großartige Erfahrung mit Flibanserin während der Versuchphase hatte, erzählte Cosmo, wie ihr Sexleben war, bevor sie mit dem Medikament startete.[155] Sie sagte: »Sobald ich startete, war es kein Problem. Es brachte mich dazu, es gab mir Starthilfe.«

Klingt vertraut? Das ist responsives Verlangen. Gesund und normal.

Eine andere Teilnehmerin sagte etwas Ähnliches: »Ich vermisse es, wirklich Sex haben zu wollen. Ich hasse es, mich überwinden zu müssen, es zu tun. Ich fühlte mich gebrochen. Es erfordert wirklich bewusstes Bemühen für mich, um körperlich und mental da zu sein.«[156]

Wieder und wieder beschrieben Forschungsteilnehmer in der Berichterstattung der Mainstream-Medien intaktes responsives Verlangen.[157] Was gesund und normal ist! Ihre Beziehungen waren stark, und ihre Gesundheit war gut – beide Dinge mussten zutreffen bei den Frauen, um sich für die Teilnahme der Medikamentenstudie zu qualifizieren –, trotzdem glaubten sie, dass ihr responsives Verlangen eine Krankheit war. Und deshalb fühlten sie sich gebrochen.

Natürlich fühlten sie sich gebrochen. Ihnen wurde das Gleiche über sexuelles Verlangen beigebracht, das auch dem Rest von uns und ihren Ärzten darüber beigebracht wurde: dass es spontan sein »sollte«. Dass eine Person, die sich nicht spontan nach Sex sehnt, kank ist.

Aktiviert es das Gaspedal, sich krank und gebrochen zu fühlen?

Beginnen wir, zu verstehen, dass es ein großartiger Weg ist, Frauen zu brechen, wenn man ihnen erzählt, dass sie gebrochen sind?

Das (für mich) stärkste Beispiel dafür kam während der FDA-Anhörung für Flibanserin. FDA-Ausschussmitglied und Urologe Dr. Phil Hanno fragte, warum Frauen in der Studie durchschnittlich zwei bis drei »befriedigende sexuelle Erlebnisse« (SSEs) pro Monat hatten, *bevor die Medikamentenstudie begann.*[158] Wenn ihnen Verlangen fehlt, warum hatten sie dann Sex?

Was … okay, Dr. Hanno. Darf ich Sie Phil nennen? Phil. Manchmal haben Frauen Sex, weil ihnen langweilig ist. Manchmal haben sie Sex, weil ihr Partner Sex haben will, und sie lieben ihre Partner/ihre Partnerinnen – also klar, Schatz, lass es uns tun. Manchmal ist es, um einen Kampf zu beenden. Manchmal ist es, weil sie sich so verliebt fühlen, dass sie ihre Liebe ausdrücken möchten, und manchmal ist Sex eine Weise, das zu tun.[159]

Aber hier eine Antwort eines Präsentators des Pharmaunternehmens: »Wenn Sie in der Aktivität sind, ist es angenehm.«

Da fällt einem die Kinnlade herunter. Was der Pharmaunternehmer sagt – explizit, direkt ins Gesicht der FDA! –, ist, dass sie versuchten, *gesunde Frauen* zu »behandeln«. Denn wenn man Verlangen im Kontext eines beidseitig einvernehmlichen »sexuellen Ereignisses« erlebt, ist es ein normales, gesundes Sexleben. Punkt.

Kein Wunder, dass die Medikamente ineffektiv sind. Sie versuchen, etwas zu beheben, das nicht gebrochen ist. Die einzige Sache, die gebrochen ist, ist die Gesellschaft, die Frauen erzählt, dass sie eine Krankheit haben.

Lassen Sie mich Folgendes kategorisch sagen: Arzneimittelhersteller hätten sehr gerne, dass Sie gauben, dass responsives Verlangen eine Erkrankung ist. Ist es nicht. Wenn Sie jemanden behandeln wollen, der sagt »Sobald wir loslegen, ist alles großartig; nur loszulegen ist viel Arbeit«, versuchen Sie, jemanden zu behandeln, der normal und gesund ist.

Leider waren nur zwei der 24 FDA-Diskussionsteilnehmer Sexforscher, Therapeuten oder Pädagogen, weshalb der Ausschuss die gleichen alten Mythen glaubte, mit denen die meisten von uns großgezogen wurden – dass Verlangen »spontan« sein muss.

Sie liegen falsch.

Ich arbeite daran, Therapeuten, Pädagogen und Ärzten aller Art zu helfen, zu stoppen, dass Menschen glauben, dass Verlangen spontan sein muss. Wenn Ihr Arzt oder Therapeut denkt, Verlangen sollte spontan sein, zögern Sie nicht, vorzuschlagen, dass sie dieses Buch lesen; viele Klinikärzte verweisen ihre Patienten und Klienten tatsächlich auf dieses Buch, sobald sie auch lernen, dass Verlangen nicht spontan sein muss. Manche medizinische Fakultäten geben *Komm, wie du willst* als Text auf, und ich hoffe, Sie bekommen einen dieser Ärzte. Aber in der Zwischenzeit ist es wahrscheinlicher, dass Sie helfendem Fachpersonal begegnen, das responsives Verlangen nicht in seinem Verständnis von normalem, gesundem Verlangen integriert hat.[160] (Pharmaunternehmen haben ein größeres PR-Budget als Sexforscher, Therapeuten und Pädagogen.)

Bitte erzählen Sie jedem, den Sie kennen: Wenn du responsives Verlangen hast, bist du schon normal. Niemand muss sich aus dem Nichts nach Sex »sehnen«, um eine völlig gesunde Person zu sein.

Wenn Sie mehr spontanes Verlangen erleben wollen, einfach zum Spaß, müssen Sie nicht sich ändern, Sie können einfach den Kontext ändern. Wie man das tut, haben Sie in Kapitel 3 gelernt. Aber Sie müssen spontanes Verlangen nicht erleben, um gesund und normal zu sein.

Es könnte die Drängeldynamik sein

Denken Sie an die Tomaten- und die Aloepflanzen. Sobald wir erwarten, dass alle Menschen in einer bestimmten Art und Weise existieren, sind einige Menschen »richtig« und andere »falsch«, obwohl an ihnen nichts falsch ist, was ein richtiger Kontext nicht heilen könnte – und nichts richtig, was der falsche Kontext nicht kaputt machen könnte.

Das bringt uns zum häufigsten Problem, wegen welchem Paare eine Sextherapie aufsuchen: geringes Verlangen.

»Geringes Verlangen« ist per definitionem ein Beziehungsproblem. Der Partner/Die Partnerin mit dem geringen Verlangen will zu selten Sex, als dass es für den oder die andere befriedigend wäre. Das sexuelle Verlangen einer Person ist ja nicht an sich »zu gering« bzw. das der/des anderen »zu hoch«. Sie sind nur unterschiedlich – zumindest im aktuellen Kontext.

Aber es ist nicht der Unterschied an sich, der das Problem verursacht. Es ist die Art und Weise, wie das Paar damit umgeht. Problematische Dynamiken entwickeln sich erst, wenn die Partner ein unterschiedlich starkes Verlangen haben und außerdem glauben, dass die Stärke des Verlangens des einen »besser« sei als die des anderen. Sagen wir zum Beispiel, Partner A hat eine spontane und Partner B eine responsive Art des Verlangens. In diesem Szenario fühlt Partner A sich wahrscheinlich abgelehnt und nicht begehrt, weil er ständig die Initiative ergreifen muss, und Partner B fühlt sich gedrängt und verhält sich abwehrend.

Partner A bittet und bittet und bittet und fühlt sich abgelehnt, verletzt und gekränkt, weil Partner B immer nur Nein, Nein, Nein sagt. Und Partner B geht in die Defensive, fühlt sich aber auch schuldig und verletzt, denn allein die Tatsache, ständig gebeten zu werden, gibt Partner B das Gefühl, dass etwas *nicht stimmt.* Inzwischen fragt sich vielleicht auch Partner A: »Ist mit mir alles in Ordnung? Will ich zu viel Sex? Bin ich sexbesessen oder triebhaft?« Es ist ziemlich kompliziert.

Ich nenne es die »Drängeldynamik«. Und wie können wir die Drängeldynamik »reparieren«?

Inzwischen kennen wir die Antwort: Das Problem ist nicht das Verlangen an sich, es ist der Kontext. Sie brauchen mehr mit Sex verknüpfte Reize, die das Gaspedal aktivieren, und weniger Dinge, die auf die Bremse treten.

Die Drängeldynamik tritt auf die Bremsen.

Um das zu unterbrechen, nehmen Sie das Drängeln raus. Nehmen Sie Sex ganz vom Tisch. Kein Sex – was auch immer »Sex« in Ihrer Beziehung bedeutet, aber generell keinen genitalen Kontakt und keinen Orgasmus mit der anderen anwesenden Person.

Es dient dazu, alle Erwartungen oder Ansprüche, dass körperlicher Kontakt zwischen Ihnen zu Sex führt, vollkommen aufzugeben. Sie könnten noch andere Dinge für tabu erklären – zum Beispiel alles, was Partner/Partnerin B (mit dem geringeren Verlangen) ablehnt, weil er/sie sich gedrängt fühlt. Dann können Sie beide sich entspannen und die körperliche Intimität genießen, ohne dass Befürchtungen aufkommen wie: »Uh, was ist, wenn dieser wundervolle Kuss zu sexuellen Erwartungen führt, ich aber noch nicht will?«

Wie lange? Einen Monat – oder zwei Wochen oder drei Monate. Lange genug, dass es sich wie eine echte Beschränkung anfühlt.

Wenn Sie den Sex vom Tisch nehmen, um die Drängeldynamik zu durchbrechen, müssen beide Partner ganz und gleichermaßen vereinbaren, dass sie die Dynamik zusammen erzeugen. Kein Partner ist das Problem; die Dynamik, in der sie festhängen, ist das Problem.

Nach Ihrer Phase ohne Sex können Sie sanft die Intimität Ihres körperlichen Kontaktes erhöhen, aber letztendlich ist die Lösung eine Sache der Einstellung statt des Verhaltens. Das Gefühl, dass mit einem etwas falsch ist (oder dem Partner/der Partnerin), oder das Gefühl, dass der Partner fühlt, dass etwas falsch mit Ihnen ist – das sind Kontexte, die das Verlangen zunichtemachen, jedes Mal.

Also habe ich eine Botschaft für Partner B, die Person, die sich bedrängt fühlt. Ich werde jetzt etwas sagen, und Sie werden mir glauben, weil ich die wissenschaftlichen Erkenntnisse auf meiner Seite habe. Eigentlich glauben Sie mir sogar, weil ich die Wahrheit sage. Folgendes:

Mit Ihnen stimmt alles. Sie sind heil. Und es gibt Hoffnung.

Vielleicht fühlen Sie sich festgefahren. Vielleicht sind Sie erschöpft. Oder deprimiert, besorgt, ausgepowert, weil Sie sich ständig um alle anderen kümmern und dringend Erholung brauchen. Vielleicht haben Sie es satt, sich ständig verteidigen zu müssen und sich zu wünschen, dass Ihr Körper anders reagiere. Vielleicht wünschen Sie sich, dass für eine Weile jemand anders Ihre Verteidigung übernimmt, damit Sie nicht ständig auf der Hut sein müssen und einfach existieren können. Nur für eine Weile.

Das sind die Umstände, das sind nicht Sie. Mit Ihnen ist alles in Ordnung. Sie sind heil. Tief in Ihrem Inneren lebt eine Sexualität, die Sie schützt, indem sie sich bis zu einem günstigen Zeitpunkt zurückzieht.

Ich kann absolut verstehen, wie schrecklich frustrierend es sein muss, dass der Körper Ihres Partners/Ihrer Partnerin schon jetzt den Eindruck hat, dass der Zeitpunkt günstig wäre, während Ihr eigener Körper noch misstrauisch ist. Und es ist sogar noch schlimmer, denn je mehr der Körper Ihres Partners/Ihrer Partnerin bereit zu sein scheint, desto misstrauischer ist Ihr eigener Körper. Es ist totaler Mist für Sie beide.

Aber sie ist da, Ihre Sexualität. Sie ist ein Teil von Ihnen, so wie Ihre Haut, Ihr Herzschlag, Ihr Wortschatz. Sie ist da. Sie wartet. Nur weil sie sich in letzter Zeit nicht berufen fühlten, die Wörter »Inbrunst« oder »Wallungen« auszusprechen, heißt das noch lange nicht, dass sie Ihnen nicht mehr zur Verfügung stehen. Wenn sich die Gelegenheit bietet, sind sie da und warten. Und Ihr sexuelles Verlangen wartet wie eine gute Freundin darauf, dass Ihr Leben es zum Spielen nach draußen lässt. Lassen Sie es raus, sobald es sich sicher genug anfühlt.

Und jetzt eine kurze Botschaft an Partner A, die Person, die Sex will und immer wieder danach fragt: Ich weiß, es kommt Ihnen manchmal so vor, als würde Person B sich Ihnen verweigern, und ich weiß, dass sich das richtig schrecklich anfühlen kann. Ihr Part dabei, Ihre Beziehungsknoten aufzudröseln, ist extrem schwierig, weil von Ihnen verlangt wird, Ihren eigenen Schmerz einfach abzulegen und liebevoll zu der Person zu sein, die, wie es manchmal aussieht, die Quelle dieses Schmerzes ist. Mann, das ist hart.

Ich weiß auch, dass Sie sich manchmal Gedanken machen, ob Sie zu häufig Sex wollen, unzumutbare Ansprüche stellen oder krank sind, weil Sie so viel Sex wollen, wie Sie eben wollen. Nein, Sie haben nur einfach einen höheren Grad an sexuellem Interesse als Ihr Partner/Ihre Partnerin – Ihre Teile sind anders zusammengesetzt. Keiner von Ihnen ist defekt, Sie müssen nur zusammen einen Kontext finden, der für Sie beide funktioniert.

Geben Sie Person B Raum und Zeit ohne Sex. Lassen Sie – für eine kleine Weile – Sex aus Ihrer Beziehung heraus, und seien Sie präsent, emotional und körperlich. Überschütten Sie Ihren

Partner/Ihre Partnerin mit Zuneigung, unter der Voraussetzung, dass Zuneigung nicht zu Sex führt. Seien Sie großzügig mit Ihrer Liebe. Sie wird Ihnen nicht ausgehen.

Kurz gesagt ist der beste Weg, mit unterschiedlichem Verlangen umzugehen, der folgende: Seien Sie nett zueinander.

Erinnern Sie sich an den schlafenden Igel. Es braucht Zeit, Geduld und Übung, die problematische sexuelle Dynamik einer Beziehung zu entwirren. Da Schwierigkeiten mit der Lust die häufigsten sexuellen Probleme sind, habe ich diesen viele Arbeitsblätter im *Come As You Are Workbook* gewidmet, die Sie selbst, mit Ihrem Partner oder mit einem Therapeuten erkunden können. Aber vielleicht ist das mächtigste Werkzeug, das Sie während Ihrer sexuellen Pause anwenden können, sich gegenseitig – und sich selbst – die Frage zu stellen: »Welcher Sex ist es wert, ihn zu wollen?«

Die Bremsen sind Merritts große Herausforderung, also versuchte sie es damit, »eine Verbindung zu ihrer Identität herzustellen«. Und zuerst wurde sie richtig wütend. »Warum sollte ich Sex überhaupt lieben?«, sagte sie wutentbrannt zu Carol. »Warum kann ich nicht einfach eine Frau sein, die keinen Sex will? Ich habe den Druck satt, Sex mehr wollen zu müssen, als ich will, und ein Mensch zu sein, der ich nicht bin!« Sie tat dann etwas ziemlich Außergewöhnliches. Sie machte das zu ihrer Identität: »Ich bin eine Frau, die keinen Sex will.« Für eine Weile zog sie ihre Identität aus dem Neinsagen. Zornigem Neinsagen.

Sie erinnern sich sicher aus Kapitel 4, dass Wut eine Stressreaktion ist, die zum Kampf gehört, und dass Stressreaktionen Zyklen sind, die vollständig ablaufen müssen. In Merritts Leben hatte es viele Gelegenheiten gegeben, bei denen diese Zyklen in Gang gesetzt wurden, aber nicht annähernd genug, um sie zu Ende zu führen. Sie wurde immer nur wütend und machte dann dicht, wurde wütend und machte dicht, trat also mitten im Zyklus auf die Bremse. Also hatte sie einen ziemlichen Rückstand an nicht zu Ende geführten Stress-Reaktions-Zyklen.

Gloria Steinem sagte einmal: »Die Wahrheit wird dich frei machen. Aber zuerst macht sie dich wütend.« Was sie nicht gesagt hat, ist, wie man von der Wut zur Freiheit gelangt. Man muss den Zyklus zu Ende führen. Den ganzen Tunnel durchschreiten.

Merritt gestattete sich also, ihre Wut auszuleben, denn zum ersten Mal hatte sie weniger Angst vor der Wut als vor dem, was passieren könnte, wenn sie die Wut für immer in sich verschloss. Sie ließ alles heraus.

Und traf eine großartige Entscheidung, wo sie all die unspezifische Wut ablassen würde: Sie kanalisierte sie in ihrem Schreiben. Sie ließ ihren Protagonisten brutal einen Widersacher töten, und während sie das schrieb, weinte sie, knirschte mit den Zähnen und zitterte. Sie hätte es auch auf ihrem morgendlichen Spaziergang kanalisieren können und auf die Berge wütend werden … aber sie hätte es auch völlig unangebracht an ihrer Familie auslassen können, ihre unspezifische Wut in eine spezifische Wut auf die anderen umwandeln und als Waffe einsetzen können. Aber dafür ist sie zu klug. Schreiben wurde ihr Ventil.

Und die Wut tat, was Wut eben so tut, wenn man sie wie einen kräftigen Wind durch sich hindurchblasen lässt: Sie verpuffte. Es brauchte etwas Zeit, und es war nicht schön. Merritt musste mit Sachen abschließen, die sich mehrere Jahrzehnte lang angehäuft hatten, und vierzehn Tage lang »Nein!« war nur ein Anfang. Das Wichtigste war, dass sie sich endlich erlaubte, die Wut zu fühlen, und lernte, sie einfach durch sich hindurchströmen zu lassen, anstatt sich an ihr festzuhalten. Sie tat nichts damit, richtete sie gegen niemanden, sie ließ sie einfach in die Welt hinaus, ließ es einfach zu. Merritt vertraute darauf, dass ihr Körper all die aufgestaute Wut loslassen würde. In ihrer Vorstellung verschwand sie dann im Ozonloch.

Eines Tages war die Wut verpufft, und in der nachfolgenden

Stille konnte Merritt sich eine wichtige Frage stellen: »Wenn ich also keinen Sex will, was will ich dann eigentlich?«

Sie erinnerte sich an die Nacht mit dem Gleitmittel, wie gut es sich angefühlt hatte, Lust zu schenken, und die Antwort kam schnell und wild. Sie wollte Lust schenken, eine Verbindung herstellen, Lust empfangen und mit der Liebe ihres Lebens teilen. Lust erfahren – alle möglichen Arten von Lust, aber vor allem die Lust ihres eigenen Körpers –, und zwar ohne die Abwehrmechanismen, die sie bisher in einer unsicheren Welt geschützt hatten.

Natürlich hatte sie auch vorher schon Lust empfunden, aber die war durch ihren Selbstschutz praktisch eingemauert worden und konnte sich nur in einem kleinen verschlossenen Bereich tief in ihrem Inneren ausbreiten.

Wenn sie sich auf die Lust ihrer Partnerin konzentrierte, waren ihre Bremsen nicht aktiviert. So viel wusste sie. Wie konnte sie loslassen und selbst Lust erfahren?

Orgasmus.

Aber das ist Kapitel 8.

»Sex, der es wert ist, ihn zu wollen«

Wenn ich über responsives Verlangen lehre, fühlen sich viele Studenten plötzlich erleichtert und optimistisch. Sie hören auf, sich selbst dafür fertigzumachen, dass sie sich nicht nach Sex »sehnen«, und machen sich stattdessen daran, Kontexte zu schaffen, die es ihren Gehirnen erlauben, genug Verlangen abzurufen, damit Lust als Reaktion entstehen kann.

Aber einmal war ich mit Freunden aus, und sie fragten mich sehr beiläufig: »Also, hey Emily … wie erhalten sich Paare eine starke Verbindung über lange Zeit?« Sie waren ein junges Paar mit zwei kleinen Kindern, und beide arbeiteten in Vollzeit.

Ich sagte ihnen, was ich immer sage. Ich erklärte responsives

Verlangen und schloss ab mit: »Ihr müsst also erscheinen. Legt eure Körper ins Bett, lasst eure Haut die eures Partners berühren und –«

Aber als ich das sagte, lehnte sich der Partner mit dem geringeren Verlangen vom Tisch weg, mit einem Schaudern von Ekel im Gesicht.

»Okay, wow«, sagte ich vorsichtig. »Das Problem ist also nicht, dass du kein Verlangen nach Sex hast. Das Problem ist, dass du Sex nicht *magst*. Erzähl mir, was du an Sex nicht magst.«

Und sie sprach darüber, dass sie sich seit Jahren ignoriert fühlte.

Ignoriert!

Jahrelang!

Natürlich mochte sie den Sex nicht! Und wenn sie ihn nicht mochte, hatte sie auch kein Verlangen danach. In all meinen Jahren, während ich die Forschung über sexuelles Verlangen gelesen habe und mit Paaren, Therapeuten, Wissenschaftlern und Ärzten gesprochen habe, habe ich keinen mächtigeren Schlüssel gesehen, um »Probleme« mit Verlangen zu behandeln, als zu verstehen, dass *es normal ist, Sex, den du nicht magst, nicht zu wollen*.

Wie Peggy Kleinplatz und ihr Team schreiben: »[V]ielleicht ist viel von dem, was derzeit als Störung des sexuellen Verlangens diagnostiziert wird, am besten als gesunde Reaktion auf trostlosen und enttäuschenden Sex zu verstehen.«[161]

Wenn Paare mit geringem Verlangen Kleinplatz treffen, eine Sextherapeutin und -forscherin, fragt sie diese: »Welche Art von Sex ist es wert, diesen zu wollen?«

Erinnern Sie sich in Kapitel 4 an den »Sex, der die Handlung vorantreibt«? Es ist Sex, der Sie einem höheren Ziel näher bringt, der mehr Antrieb als nur den Mechanismus der sexuellen Reaktion braucht. Es ist die Art von Sex, welche die Klienten von Kleinplatz als »wert, ihn zu wollen«, beschreiben. Menschen wollen nicht nur einen Orgasmus, sie wollen mehr.

Und sie hilft ihnen dabei, ihren Weg zu mehr zu finden.

Sie führt ein Team von Forschern an, die Jahre damit verbracht haben, Menschen zu studieren, die sich selbst so wahrnehmen, dass sie ein außergewöhnliches Sexleben haben. Diese Menschen haben die verschiedensten vorstellbaren Hintergründe, jede sexuelle Orientierung und jede Genderidentität; manche sind spleenig, manche spießig, manche monogam und manche nicht. Sie haben ein unterschiedliches Alter mit unterschiedlichem Gesundheitsstatus und verschiedenen Körpern. Was sie teilen, ist eine inspirierende Fähigkeit, ein Gefühl von Verbindung und Verlangen durch Sexualität zu erlangen. Die Ergebnisse der Forschung sind in *Magnificent Sex* beschrieben, mit verfasst von Peggy Kleinplatz und Dana Ménard. Sie berichten, dass Menschen, die diese »optimalen sexuellen Erfahrungen« haben, diese mit den folgenden acht wesentlichen Komponenten beschreiben:

- *Präsent, fokussiert und verkörpert sein.* Das ist die Erfahrung, langsamer zu werden, Ablenkungen und Hemmungen loszulassen und die Aufmerksamkeit darauf zu richten, was jetzt gerade passiert, das Ausschließen von allem anderen.
- *Verbindung, Angleichung, Verschmelzung, im Einklang sein.* Sich mit dem Partner verbunden zu fühlen, wurde von vielen Teilnehmern als wesentlich für außergewöhnlichen Sex beschrieben.
- *Tiefe sexuelle und erotische Intimität.* Nicht nur während dem Sex, sondern in der ganzen Beziehung fühlten diese Menschen tiefen beidseitigen Respekt, echte Akzeptanz und Fürsorge und ein tiefes und durchdringendes Vertrauen zum Partner.
- *Außergewöhnliche Kommunikation, erhöhte Empathie.* Außergewöhnliche Liebespartner sind auch außergewöhnliche Kommunikatoren, was bedeutet, dass sie außerordentlich empathisch sind, auf die innere Welt des Partners eingestellt.

- *Authentizität, echt, ungehemmt und transparent sein.* Außergewöhnlicher Sex beinhaltet emotionale Nacktheit und schamfreies Ausdrücken der sexuellen Lust und des sexuellen Verlangens, was normalerweise erfordert, durch einen Prozess der Ablehnung des sexuellen Skripts und des »was man sollte« (mit dem wir großgezogen wurden) zu gehen.
- *Transzendenz, Glückseligkeit, Frieden, Transformation, Heilung.* Ja, außergewöhnlicher Sex kann beinhalten, dass man sich fühlt, als würde man mit dem Universum verschmelzen und sich mit dem Göttlichen verbinden, auf eine Weise, die einen verändert, heilt und das Leben und die Beziehung wirklich besser macht. Wenn unser tägliches Leben es erfordert, viele Grenzen zu setzen, dann wird unser Sexleben transformiert, wenn wir gewillt und fähig sind, unsere Grenzen mit einem vertrauten Partner zu lösen.
- *Erforschen, zwischenmenschliches Risikonehmen, Spaß.* Das ist den »spielerischen Elementen« aus Kapitel 3 sehr ähnlich – der Kontext von Spielen, neugierigem Untersuchen, Entdecken, Experimentieren, Kreativität und Lachen.
- *Verletzlichkeit und Preisgeben.* Außergewöhnlicher Sex ist auch charakterisiert durch Folgendes: tiefgreifendes Vertrauen, mit nichts vor dem Partner zurückhalten, wo ihr authentisches Selbst von jemand anderem als geschätztes Geschenk angenommen wird.

Die Erfahrungen dieser Teilnehmer zeigen uns, dass es bei großartigem Sex nicht darum geht, was Sie mit Ihrem Partner machen oder welche Körperteile wo hingehen oder wie oft oder wie lang, sondern darum, wie Sie das Gefühl im Kontext von tiefem Vertrauen und Verbindung teilen. Was überraschend klingt, nicht wahr? Aber bei Forschung geht es nicht darum, eine unmöglich hohe Messlatte für den Rest von uns zu setzen. Es geht darum, die Unterschiede zu erkennen zwischen dem, was großartiger Sex wirklich ist, und dem, was die meisten von uns erwarten, wie großartiger Sex ist.

Zum Beispiel: Bemerken Sie, dass etwas auf der Liste fehlt? Es stellt sich heraus, dass Verlangen kein großer Teil von außergewöhnlichem Sex ist. Es wurde vom Großteil der Teilnehmer nicht genannt und wurde nur selten als notwendiger Aspekt von großartigem Sex hervorgehoben. »Lust, Verlangen, Chemie, Anziehung« waren zumeist untergeordnete Bestandteile von optimalem Sex. Selbst unter Menschen, die außergewöhnlichen Sex haben, ist responsives Verlangen normal.

Und sie sind nicht alleine. »Optimaler« Sex ähnelt in auffälliger Weise dem »guten Sex«, den Überlebende von sexueller Gewalt in der Kindheit beschreiben, Eigenschaften beinhaltend, die Forscher identifizierten als »Kommunikation«, »Offenheit, Verletzlichkeit«, »im Moment anwesend« zu sein, »ein aktiver, selbstbewusster Teilnehmer« zu sein.[162] In einer anderen Studie, die 20 Frauen aufforderte, »guten Sex« zu beschreiben, nannten nur drei Teilnehmerinnen als Kennzeichen für »glücklichen und freudigen« Sex »in der Stimmung« zu sein oder »es wollen«.[163] In diesen Schilderungen der Frauen von gutem, glücklichem Sex kamen häufiger Wohlfühlen und Natürlichkeit, grundsätzliches Verlangen und vor allem emotionale Verbindung vor.

Aber wunderbarer Sex geht weiter und tiefer. Wie Kleinplatz und Ménard es formulieren: »Wunderbarer Sex erfordert es, über die konventionellen Skripts hinauszuwachsen, die die meisten Menschen in ihrer Jugend lernen. Enttäuschendes Sexleben kann verändert werden. Das Ziel ist es hier nicht nur, Schuld, Scham und Hemmung in Zusammenhang mit Sex abzulegen. Es geht eher darum, das ganze erstrebenswerte Paket von ›Malen-nach-Zahlen-Sex‹ fallenzulassen.«[164] Menschen, die wunderbaren Sex haben, tauchen nicht einfach auf und legen ihren Körper ins Bett – beispielsweise guter Sex. Sie kultivieren bewusst einen Kontext, der »einfach sicher genug« ist, um den Vertrauenssprung in die wilden Plätze ihrer Seelen zu wagen. Das ist wunderbarer Sex. Und Verlangen aus dem Nichts hat fast nichts damit zu tun. Wenn Menschen, die wunderbaren Sex haben, Sex wollen, wollen sie nicht einfach den Sex, den wir in Mainstream-Medien oder Pornos gezeigt bekommen. Sie wollen sich und ihre Partner besser kennen und sie wollen besser gesehen und gekannt werden, tiefer gefühlt werden und enger festgehalten werden.

Wie Gottman und seine Kollegen herausgefunden haben, priorisieren Paare, die eine starke sexuelle Verbindung über lange Zeit aufrechterhalten, Sex. Aber: Es ist ebenso normal für sie, dass es Zeiten gibt, in denen Sex von der Prioritätenliste fällt. Wenn Sie ein neues Baby haben, wenn Sie sich um einen sterbenden Elternteil kümmern, wenn Sie beide von Arbeit überwältigt sind, ist da manchmal wirklich keine Zeit oder Energie, zu pausieren und sich einander mit erotischer Intention zuzuwenden. Sie dürfen sich erlauben, dass das richtig ist, in dem Wissen, dass es eine Lebensphase ist, die Sie zusammen durchstehen. Und Sie werden einen Weg zurück zueinander finden auf der anderen Seite.

Und es ist es wert, zu erwägen, was Sie je dort finden werden, auf der anderen Seite Ihrer geteilten Trockenphase. Ist es Spiel oder Verbindung oder Erkundung oder Frieden? Oder ist es mehr wie eine lästige Arbeit oder eine Pflicht oder Plagerei? Wenn Sie die Idee fürchten, sich zu zeigen und Ihren Körper ins Bett zu legen, ist ein mangelndes Verlangen nicht das Problem. Das Problem ist fehlende Lust.

Sex zu wollen, kann bedeuten, die routinemäßigen/alltäglichen Lüste des Körpers und des Spiels zu wollen. Manchmal jedoch bedeutet es, etwas *mehr* zu wollen. Was genau das »mehr« ist, variiert von Person zu Person und verändert sich über die Lebensspanne. Aber Menschen, die wunderbaren Sex haben, beschreiben Sex, der ihnen weit mehr als Lust gibt. Er stellt sie auf ihren Partner auf einer tiefen, physiologischen Ebene ein. Er zeigt ihnen ihr eigenes Verlangen und fordert sie heraus, dieses Verlangen ihrem Partner zu offenbaren. Er zieht sie tiefer in ihre eigene Persönlichkeit, sogar in ihr eigenes göttliches Wesen, und er zieht sie tiefer in die innere Welt ihres Partners.

Fragen Sie sich selbst: Welche Art von Sex ist es wert, zu wollen? Und wie weit würden Sie gehen, um diesen in Ihrem Leben zu erzeugen?

Ihren Garten teilen

Genau wie Frauen häufig beigebracht wird, gesellschaftlichen Botschaften über ihren Körper mehr zu glauben als ihrem eigenen Eindruck, was gesund ist, glauben wir den Meinungen und Vorstellungen unseres Partners/unserer Partnerin über unsere Sexualität mehr als unseren eigenen. Vor allem, wenn die Sexualität unseres Partners/unserer Partnerin besser in die allgemeingültige Vorstellung passt, wie Sex angeblich funktioniere, sind wir nur allzu bereit anzunehmen, dass mit uns etwas nicht stimmt.

Aber Sie wissen es jetzt besser, und Sie wissen, wie Sie das Beste aus jeder Art, Verlangen zu empfinden, machen können. Nehmen Sie das responsive Verlangen an. Vergöttern Sie es. Es heißt, dass Ihr Partner/Ihre Partnerin Ihnen helfen muss, gute Gründe zu schaffen, um angeturnt zu werden.

Aber wenn der Kontext stimmt, sehnen Sie sich danach, jemanden in Ihrem Garten willkommen zu heißen. Wenn Sie das tun, vergessen Sie nicht, dass diese Person daran gewöhnt ist, ihren eigenen Garten zu bestellen, einen Garten, der anders ist als Ihrer. Ihr Körper, ihre Bremsen und ihr Gaspedal, die Saat, die ihre Familie und ihre Gesellschaftskultur gepflanzt haben, die Art, wie dieser Mensch gelernt hat, seinen Garten zu pflegen, all das kann ähnlich sein wie bei Ihnen ... aber auch vollkommen anders. Wenn Sie und Ihr Partner/Ihre Partnerin sich voneinander unterscheiden, vergessen Sie nicht, dass *keiner von Ihnen besser oder schlechter ist* – selbst wenn einer von Ihnen eher dem gesellschaftlichen Standard entspricht. Es ist einfach falsch, wenn ein Seerosenzüchter behauptet, Ihre Rosen würden in einem Teich besser wachsen. Und was für Aloe gut ist, ist noch lange nicht gut für Tomaten.

Ich hoffe, jeder Mensch, den Sie genügend mögen und respektieren, um ihn in Ihren Garten einzuladen, mag und respektiert Sie ebenso. So, wie Sie dabei helfen wollen, den Garten der anderen Person gedeihen zu lassen, will die andere Person helfen, Ihren Garten gedeihen zu lassen. Vielleicht weiß sie nur nicht, wie sie das machen soll.

Sie müssen Ihrem Partner/Ihrer Partnerin also vom responsiven Verlangen erzählen. Mit Ihnen stimmt durchaus alles, Sie sind nur eine Tomatenpflanze in einer Welt, die von Ihnen erwartet, eine Aloe zu sein. Wenn Sie zum Gedeihen mehr Wasser brauchen, dann sagen Sie das Ihrem Partner/Ihrer Partnerin und zelebrieren Sie es gemeinsam. Erklären Sie, welche Kontexte Ihr Gaspedal aktivieren und Sie anturnen, und erklären Sie, welche Kontexte auf Ihre Bremsen treten und Sie dichtmachen lassen. Sprechen Sie über den sexysten Sex, den Sie je zusammen hatten, und was Ihr Partner/Ihre Partnerin tun kann, um das zu wiederholen.

Wenn Sie in Ihrer Beziehung Raum für responsives Verlangen schaffen, kommt etwas Gutes dabei heraus. Als Olivia und Patrick ihre jeweiligen Formen des Verlangens auf den Kopf gestellt hatten, indem Patrick mit seinem kontextsensitiven Verlangen zum Initiator ernannt wurde, musste er darüber nachdenken, bei welchen aufregenden Dingen er von Leerlauf zu Interesse hochschal-

ten würde. Olivia hatte Geduld. Sie gab Patrick Raum und Zeit, um sein Verlangen zu erforschen, und wurde mit einer intensiven erotischen Erfahrung belohnt, was ihr eigener spontaner Stil selten zuließ.

So große wechselseitige Akzeptanz und Selbstakzeptanz ist an sich schon ein lebendiges Merkmal für einen extrem sexpositiven Kontext. Dafür muss den Beteiligten nicht nur bewusst sein, wie die Sexualität beider Personen funktioniert, sondern sie müssen diese Formen der Sexualität auch akzeptieren und sie annehmen, wie sie sind. Es ist nicht wichtig, wie Ihre Sexualität funktioniert. Es ist wichtig, wie Sie Ihre Sexualität sehen. Wie Ihr Partner/Ihre Partnerin ihre eigene Sexualität sieht. Und wie Sie beide gegenseitig Ihre Sexualität sehen.

Das ist der ultimative sexpositive Kontext. Und darum geht es in Kapitel 9.

Aber bevor wir dahin kommen, müssen wir über den Orgasmus sprechen.

Noch einmal kurz zusammengefasst:

- Manche Menschen empfinden spontanes Verlangen - sie wollen Sex aus heiterem Himmel. Manche erleben Verlangen als responsiv - sie wollen nur Sex, wenn schon etwas ziemlich Erotisches passiert. Der Rest, etwa die Hälfte der Frauen, erlebt es je nach Kontext als eine Kombination von beidem.
- Wenn Partner verschiedene Level von sexuellem Verlangen haben, hat der Partner mit höherem Verlangen nicht die »richtige« Menge an Verlangen und der Partner mit geringerem Verlangen nicht die »falsche« Menge an Verlangen und umgekehrt. Menschen unterscheiden sich.

- Wenn spontanes Verlangen weggeht, ist das, weil sich der Kontext verändert hat, nicht weil Menschen »gebrochen« sind. Um spontanes Verlangen zurückzubringen, ändern Sie den Kontext.
- Die wichtigste Sache, die Sie über Verlangen wissen müssen, ist, dass es nicht das ist, worauf es ankommt. Lust ist, worauf es ankommt. Wenn Sie einen Kontext erschaffen, der es Ihrem Gehirn erlaubt, die Welt als sicheren, spaßigen und angenehmen Ort zu interpretieren, werden Sie Sex erzeugen, der es wert ist, ihn zu wollen.

TEIL 4

Ekstase für alle

8.
Orgasmus: Lust ist das Maß

Spectatoring *oder Selbstbeobachtung ist die Kunst, sich beim Sex über Ihren Körper und Ihr sexuelles Funktionieren Sorgen zu machen, und Merritt war eine Meisterin darin. Anstatt auf die schönen, kribbeligen Empfindungen ihres Körpers zu achten, war ihr Kopf voll mit besorgten Überlegungen, wie ihre Brüste sich bewegten, dass sie beim letzten Mal keinen Orgasmus gehabt hatte oder was es für sie als sexuellen Menschen bedeutete, dass sie unfähig war, sich auf die Lust zu konzentrieren. Sie machte sich Sorgen über den Sex, den sie gerade hatte, anstatt ihn zu* mögen. *Und Sorge ist das Gegenteil von Lust. Sorge tritt auf die Bremsen.*

Und mit angezogenen Bremsen gibt es keinen Orgasmus.

Weshalb Merritt die Orgasmen zählen konnte, die sie in zwanzig Jahren mit Carol gehabt hatte.

Und weshalb sie entschied, dass der Orgasmus perfekt war, um die Lust – plus das dafür notwendige Selbstvertrauen – zu üben, von der sie mehr in ihrem Leben wollte.

»Okay, erklär's mir«, sagte sie. »Wie kriege ich es hin, einen Orgasmus zu haben?«

»Ähm, du kriegst es nicht hin. Du lässt es zu«, sagte ich.

Sie nickte – und schüttelte dann den Kopf. »Ich weiß nicht, was das bedeutet.«

Ich empfahl ihr Gelöst im Orgasmus *von Julia Heiman und Joseph LoPiccolo. Es wurde eigentlich für Frauen geschrieben, die nie einen Orgasmus gehabt hatten, aber es ist wirklich ein Standardwerk für alle Frauen, die damit Probleme haben. Merritt kaufte das Buch, las es und machte ein paar Übungen … und dann tat sie wieder etwas Bemerkenswertes. Sie beschloss, nicht einmal mehr zu versuchen, mit Carol Orgasmen zu haben.*

»Sex zu haben, bis ich einen Orgasmus habe, wäre für mich, wie zu joggen, bis ich abnehme. So funktioniert das einfach nicht. Also versuche ich es gar nicht mehr.«

Einmal die Woche tauschten sie und Carol Massagen und Küsse und Oralsex. Sie spielten einfach, achteten darauf, wie es sich anfühlte, und waren überhaupt nicht auf ein Ziel orientiert.

Und raten Sie, was passierte.

Genau.

Dieses Kapitel handelt vom Orgasmus, der gesamten Palette orgasmischer Erfahrung, die Frauen zur Verfügung steht, und den Hindernissen, die zwischen Frauen und ekstatischer Lust stehen. Durch Merritts empfindliche Bremsen war es schwer, einen Orgasmus zu bekommen – vor allem mit einer anderen Person. Sie nutzte die wissenschaftlichen Erkenntnisse aus diesem Kapitel, um die Abturner abzuschalten, und fand ihren Weg zu einer Orgasmuserfahrung, die tiefer ging, als sie je geglaubt hatte empfinden zu können.

Vor ein paar Jahren stand ich einer Freundin zur Seite, die ihre erste sexuelle Beziehung hatte. Sie hatte nie masturbiert, geschweige denn einen Orgasmus gehabt. Sie stellte mir ab und zu Fragen, und eine davon war: »Woher weiß ich, dass ich einen Orgasmus hatte?«

Ich sagte ihr, dass Orgasmen sich für jeden anders anfühlen

und dass sie sich voneinander unterscheiden, abhängig von der Art der Stimulierung, davon, ob man mit einem Partner/einer Partnerin zusammen ist, und vielleicht sogar davon, wo man gerade im Monatszyklus ist – es gibt alle möglichen Faktoren. Manchmal fühlen Frauen ein rhythmisches Pulsieren im Muskel um ihre Vagina, manchmal nicht. Was die meisten Frauen am häufigsten beschreiben, ist das Gefühl, »fertig« zu sein, das Gefühl, eine Schwelle überschritten zu haben, und dass etwas abgeschlossen ist. Häufig gibt es einen Höhepunkt der Spannung, auf dem die Muskeln sich anspannen und das Herz klopft. Orgasmen sind irgendwie wie Kunst, sagte ich ihr. Man erkennt sie, wenn man sie sieht. Vielleicht ist es nicht, was man erwartet, aber es ist anders als alles andere.

Sie nickte eifrig und sagte: »Ich glaube, das hatte ich!«

Und dann kam sie mir eines Tages entgegen, grinste von einem Ohr zum anderen und sagte: »Es war nicht, was ich erwartet hatte, aber du hattest recht. Es war unverkennbar.«

Aufgrund dieser großen Vielfalt und Veränderlichkeit ist es fast unmöglich, Orgasmus zu definieren – obwohl Wissenschaftler mit Tausenden von Worten darüber gerätselt haben. Aber wenn man es auf die allgemeinen Essentials beschränkt, bekommt man etwa das: Orgasmus ist die plötzliche, unwillkürliche Lösung sexueller Spannung.[165]

Beachten Sie, was in dieser Definition alles nicht vorkommt: Genitalien, Muskelkontraktionen, Sexualverhalten, Lust oder auch eine genauere Beschreibung, wie es sich anfühlt oder wie es dazu kommt. Orgasmen sind unterschiedlich – von Frau zu Frau und von Kontext zu Kontext. Sie treten ein, wenn Sie mit jemandem schlafen – oder auch nicht. Sie treten ein, wenn Sie masturbieren – oder auch nicht. Sie können bei klitoraler Stimulierung, vaginaler Stimulierung, Schenkelstimulierung, analer Stimulierung, Bruststimulierung, Ohrläppchenstimulierung oder mentaler Stimulierung ohne jeden Körperkontakt eintreten – oder eben auch nicht. Sie können Ihnen im Schlaf passieren oder beim Sport oder während einer Vielzahl anderer überhaupt nicht sexueller Situationen. Sie können köstlich sein, langweilig, spirituell, nervig, ekstatisch, lustig oder frustrierend. Manchmal sind sie fantastisch. Manchmal nicht. Manchmal wollen Sie einen Orgasmus. Manchmal nicht.

In diesem Kapitel erforschen wir die breite Landschaft orgasmischer Erfahrungen auf der Suche nach dem geheimen Garten in ihrem Zentrum. Zuerst erkläre ich Ihnen, was ein Orgasmus nicht ist: Er ist keine genitale Reaktion und nicht »Lust«, er steckt in keinen hierarchischen Strukturen und ist auch keine evolutionäre Anpassung. Ich werde einen roten Teppich von Statistiken ausrollen und eine jubelnde Menge von Berichten von Frauen bestellen, um Ihre Erfahrung von Orgasmus (oder ihr Fehlen) zu normalisieren. Dann werde ich erklären, wie man Orgasmusschwierigkeiten überwinden kann, egal, ob man lernen will, überhaupt einen ersten Orgasmus zu haben oder in anderen Kontexten einen Orgasmus zu haben. Und ich erkläre Ihnen, wie Sie in sich auf die Sorte Orgasmus stoßen, bei der die Sterne explodieren und sich in schimmernde Regenbogen verwandeln.

Ich möchte Ihnen zeigen, dass Ihre Orgasmen, egal, wie sie sind (oder nicht), normal sind, und ich möchte Ihnen die Fähigkeit vermitteln, die tiefsten und intensivsten Orgasmen zu erleben, die Ihnen möglich sind, Orgasmen, die das Innerste des Universums nach außen kehren. Das kann jeder, wie ich glaube, aber nur, wenn man all das loslässt, was ein Orgasmus nicht ist.

Was tun, wenn Sie sich beim *Spectatoring* ertappen

Menschen, anders als jede andere Spezies, können ihre Gehirne kontrollieren, anstatt von ihren Gehirnen kontrolliert zu werden. Wir können wahrnehmen, was wir denken oder fühlen, und wir können etwas dagegen tun. Das ist die Voraussetzung, um mit allen möglichen Formen von Leistungsangst umzugehen, einschließlich dem *Spectatoring:* Nehmen Sie wahr, worauf Sie achten, und richten Sie Ihre Aufmerksamkeit dann auf den Gegenstand, auf den Sie achten wollen.

Am Anfang ist das leichter gesagt als getan, aber mit etwas Übung ist es irgendwann leichter getan als gesagt! Es geht so:

Sagen wir, Sie stehen in einem Gemüseladen in der Schlange oder sitzen im Bus. Nehmen Sie Ihre Atmung wahr. Ein. Pause. Aus. Pause. Ein. Pause. Aus. Pause. Zwei Atemzüge, einfach so. Nehmen Sie sie wahr und lächeln Sie. Nehmen Sie sie etwa fünf Mal täglich wahr.

Und nehmen Sie vor allem wahr, wenn Ihre Aufmerksamkeit während dieser zwei Atemzüge wandert – was sie tun wird, das ist normal. Sobald Sie bemerken, dass Ihr Geist abschweift, lächeln Sie diesen anderen Gedanken zu, lassen Sie sie ziehen und richten Sie Ihre Aufmerksamkeit wieder auf Ihren Atem. Wie man das nennt? Das ist Achtsamkeit. Wahrzunehmen, wann Ihre Aufmerksamkeit von dem Gegenstand abschweift, auf den Sie achten wollen, ist eine Fähigkeit, durch die Sie mit dem *Spectatoring* aufhören können, weil Sie lernen, das *Spectatoring* wahrzunehmen und Ihre Aufmerksamkeit wieder auf die Empfindungen Ihres Körpers zu richten.

Nichtübereinstimmung – jetzt auch beim Orgasmus!

Zuerst: Orgasmus ist *keine* genitale Reaktion.

In Kapitel 2 bin ich auf die Forschung von Masters und Johnson eingegangen, die den physiologischen Zyklus der sexuellen Reaktion untersuchten. Damals nutzte die Forschung bestimmte Vorgänge als Indikatoren für einen Orgasmus, vor allem die Kontraktion des Beckenbodenmuskels am Eingang der Vagina.

Tja. So einfach ist es leider nicht.

Holen Sie sich die Nichtübereinstimmung aus Kapitel 6 ins Gedächtnis zurück – was Ihre Genitalien tun, stimmt nicht notwendigerweise mit Ihrer Wahrnehmung überein. Es gibt Erkenntnisse, dass das auch auf den Orgasmus zutrifft – zumindest bei Frauen, die fähig sind, in einem Labor zu kommen, während ihre genitale Reaktion gemessen wird.

In einer Studie wurden die Probandinnen zum Beispiel gebeten, im Labor bis zum Orgasmus zu masturbieren und ihren Orgasmus dann auf einer Skala von 1 (schwach oder dürftig) bis 5 (sehr stark oder großartig) zu »benoten«.[166] Ergebnis? Es gab keinen Bezug zwischen den Noten, den die Frauen ihren Orgasmen gaben, und den genitalen Reaktionen, die traditionell als Orgasmusindikatoren galten, wie etwa die Anzahl der Kontraktionen der Beckenbodenmuskulatur.

Diese rhythmischen, unwillkürlichen Kontraktionen sind vielleicht die allgemeingültigsten Indikatoren für Orgasmus – aber selbst darauf kann man sich nicht immer verlassen. Es gab eine Studie, in der zwei von elf Frauen überhaupt keine vaginalen Muskelkontraktionen beim Orgasmus hatten.[167] Und in einer anderen Studie hatten einige Frauen solche Muskelkontraktionen auch ohne Orgasmus.[168]

Mit anderen Worten, die genitalen, physiologischen Indikatoren für Orgasmus korrelieren bei Frauen nicht immer mit dem subjektiven Erleben desselben. Was absolut Sinn ergibt, wenn man anerkennt, dass Orgasmus – wie Erregung – nicht in Ihren Genitalien passiert, sondern in Ihrem Gehirn.[169]

Jede(r) ist anders

Was uns zu der zweiten Sache bringt, die Orgasmus nicht ist: »ein Gipfel der Lust«.

Orgasmus ist ziemlich ähnlich, wie gekitzelt zu werden (darum ging es bereits in Kapitel 3). Manchmal macht es Spaß, andere Male ist es nervig, und manchmal fühlt es sich nach gar nichts an. Lust ist die *Wahrnehmung* einer Empfindung, und Wahrnehmung ist kontextabhängig. Das gilt genauso für Orgasmus wie für Kitzeln. Allerdings fragt mich nie jemand: »Wie kommt es, dass es sich meistens, wenn mein Partner mich kitzelt, angenehm und lustig anfühlt, andere Male aber überhaupt nicht?« Wir alle wissen intuitiv, dass die Wahrnehmung von Kitzelempfindungen kontextabhängig ist. Fürs Kitzeln gibt es einen richtigen Ort und eine richtige Zeit.

Nach Orgasmen werde ich aber ständig gefragt. »Warum sind meine Orgasmen manchmal großartig und manchmal gar nicht?« Als würden Orgasmen sich irgendwie von anderen Empfindungen unterscheiden, als müssten sie sich auf eine ganz bestimmte Weise anfühlen, egal in welchem Kontext.

Alle Orgasmen sind die plötzliche Lösung sexueller Spannung. Wie diese Lösung sich anfühlt, hängt vom Kontext ab. Und aus diesem Grund fühlen sich manche Orgasmen wahnsinnig toll an und andere eher nicht. Eine Handvoll Beispiele:

- Eine Frau erzählte mir mit rotem Gesicht, sie habe während eines Sportkurses einen Orgasmus gehabt, ihn jedoch nicht genossen – und sie war erstens verwirrt, weil sie einen Orgasmus hatte, und zweitens, weil es nicht lustvoll gewesen war.[170]

- Eine Freundin mit einer starken Depression sagte, sie könnte Orgasmen haben, empfände aber keine Lust dabei. Ich sagte ihr, dass das normal sei, dass Lust vom Kontext abhänge und ihr Kontext grau und schal sei. Normal bei einer Depression.
- Eine Studentin wurde während meines Gastvortrags über sexuelle Gewalt blasser und blasser. Ich hatte nebenbei erwähnt, dass Frauen bei einer Vergewaltigung manchmal einen Orgasmus hätten, dass das aber im Prinzip nur ein Reflex sei und nichts mit Lust oder Einverständnis zu tun habe. Hinterher kam sie zu mir und sagte, ich hätte mit diesem einen Satz ihr Leben verändert.[171]
- Eine Frau hatte regelmäßig Orgasmen im Schlaf und wachte mitten im Orgasmus auf, manchmal aus einem Traum, manchmal nicht, aber immer verwundert wegen der Wärme und des Pulsierens, das nicht notwendigerweise von besonderem Vergnügen begleitet war.[172]

Orgasmen unterscheiden sich voneinander, weil ihr Kontext unterschiedlich ist. Die Qualität eines Orgasmus ist nicht vom Orgasmus selbst abhängig, sondern vom Kontext, in dem er sich ereignet.

Lauter gleiche Teile …

Das Dritte, was Orgasmen nicht sind: in eine Hierarchie einzuordnen. Alle Orgasmen sind unterschiedlich, und es gibt keine »richtige« oder »bessere« Art des Orgasmus. Eigentlich kann man sogar kaum behaupten, dass es unterschiedliche Arten von Orgasmen gäbe – denn sie sind alle aus den gleichen elementaren Teilen gemacht (plötzliche Lösung sexueller Spannung), nur anders zusammengesetzt. Anstatt über die »Art« des Orgasmus nachzudenken, können wir über unterschiedliche Wege nachdenken, einen Orgasmus zu bekommen. Hier ist eine kleine Auswahl sehr lustvoller Orgasmen, von denen Frauen mir berichtet haben.

- Orgasmus durch klitorale Stimulierung.
- Orgasmus durch vaginale Stimulierung.
- Orgasmus nur durch Stimulierung der Brüste.
- Orgasmus, als an ihren Zehen gesaugt wurde.
- Orgasmus, als ihr Partner ihren (gut befeuchteten) Anus mit einem Finger penetrierte, während er sie am Haar auf der Matratze festhielt. Das Erotischste daran, erklärte sie genauer, war seine warme Handfläche, die sanft auf ihren Pobacken lag.
- Orgasmus, als ihr Partner langsam und sanft mit den Fingerspitzen an den äußeren Labien aufwärts streichelte … wieder … und wieder … und wieder. »Was als Appetithäppchen anfing, war plötzlich der Hauptgang«, sagte sie.
- Orgasmus ohne jede genitale Stimulierung, während sie ihren Partner oral befriedigte. Sie hatte sich so sehr auf seine Erregung fokussiert, dass sie mit ihm kam.

Sind das klitorale Orgasmen, vaginale Orgasmen, Brustorgasmen, Zehorgasmen, Pobackenorgasmen, Labienorgasmen und orale Orgasmen?

Nee. Trotz eifriger Bemühungen von Frauenzeitschriften und sogar Wissenschaftlern, die verschiedenen uns möglichen Orgasmusarten zu identifizieren und etikettieren – G-Punkt-Orgasmus, gemischter Orgasmus, uteriner Orgasmus, Vulvaorgasmus und der ganze Rest[173] – kann es nur einen geben. (Wie *Highlander.*) Es gibt nur die plötzliche Lösung sexueller Spannung, die auf unterschiedliche Art und Weise herbeigeführt werden kann. Anatomisch, physiologisch, selbst evolutionär gesehen ist es ziemlicher Unsinn, Orgasmusarten danach zu klassifizieren, welche Körperteile stimuliert werden.[174]

Es stimmt, dass sich Orgasmen, die durch klitorale Stimulierung entstehen, oft anders anfühlen als durch vaginale Stimulierung herbeigeführte Orgasmen. Aber es stimmt auch, dass sich Orgasmen durch vaginale Stimulierung nicht alle gleich anfühlen und dass sich Orgasmen durch klitorale Stimulierung ebenfalls nicht alle gleich anfühlen. Orgasmen mit Partner können sich anders anfühlen als Orgasmen ohne Partner, und Orgasmen mit einem bestimmten Partner können sich anders anfühlen als Orgasmen mit einem anderen Partner, und Orgasmen mit immer demselben Partner können sich bei jeder sexuellen Begegnung anders anfühlen. Wenn wir Orgasmen danach kategorisieren wollten, wie sie sich anfühlen, dann brauchten wir für jeden einzelnen Orgasmus einer Frau eine Kategorie.

Genau wie jede Vulva normal und gesund ist, wie sie ist, ist auch jeder Orgasmus normal und gesund, ungeachtet der Art der Stimulierung, die ihn erzeugt hat, oder wie er sich anfühlt. Sein Wert rührt nicht daher, ob er auf eine bestimmte Weise entstanden ist oder irgendwelche willkürlichen Kriterien erfüllt, sondern daher, ob Sie ihn mochten und wollten.

Es läuft darauf hinaus: *Lust ist das Maß*. Lust ist das Maß für Ihren Orgasmus – nicht, welche Art von Stimulation ihn erzeugt hat, nicht, wie lange es dauert, zu kommen, nicht, wie lange er anhält oder wie stark Ihr Beckenbodenmuskel sich zusammenzieht. Das einzige Maß für Ihren Orgasmus ist, wie sehr Sie ihn genießen.

Orgasmen waren nicht Lauries Problem. Wenn sie einmal in Gang gekommen war, hatte sie ziemlich zuverlässig auch einen Orgasmus. Nein, Lauries Problem war, dass der Stress in ihrem Alltag eine hohe Mauer zwischen ihr und jeder Form von sexueller Lust gebaut hatte. Sie und Johnny lernten, diese Mauer durch Kontextveränderungen einzureißen … aber nach ihrem »Can You Feel the Love Tonight?«-Erfolg wurde Johnny übermütig. Er forderte sein Glück heraus. Er fing an zu bitten, zu drängen, ihr nachzustellen, und Laurie fühlte sich immer mehr unter Druck gesetzt und nahm ihm bald übel, dass er ständig wollte, vor allem, da er ja wusste – wirklich wusste –, dass ihr Interesse an Sex sich in Luft auflöste, wenn sie sich unter Druck gesetzt fühlte. Es war, als wollte er alles kaputt machen.

Es wäre absolut normal und auch verlockend für Laurie gewesen zu sagen: »Hör zu, mein Leben ist aus dem Gleichgewicht, deshalb ist mein Interesse an Sex aus dem Gleichgewicht. Sei's drum. Kein Sex für mich.« Viele Frauen denken das jeden Tag und warten, bis ihr Leben besser wird, um ihr Sexleben wieder ins Gleichgewicht zu bringen. Es ist eine Frage der Priorität. Und der Hauptgrund, weshalb Laurie weiter versuchte, mehr Sex zu wollen, war nicht, dass sie wirklich Sex wollen wollte, sondern dass Johnny wollte, dass sie es wollte.

Frustriert warf sie ihn raus und schickte ihn mit Trevor in die Bücherei, damit sie den Luxus genießen konnte, das Haus für sich zu haben, Wäsche zu waschen, ein bisschen zu arbeiten und mit etwas Glück sogar ein Nickerchen zu machen.

Und sobald die beiden weg waren, vermisste Laurie sie.

Das Beste am Tag war oft, wenn ihr Sohn badete – sie fand es überhaupt nicht anstrengend oder aufwendig, sondern liebte es, mit ihm zu spielen und zu planschen. Und jetzt stellte sie fest, dass sie sich auf die Rückkehr der beiden freute, weil Trevor dann baden würde!

Sie verglich ihre Gefühle zu Spaß an Sex mit den Gefühlen zu Spaß am Muttersein. »Es ist nicht egoistisch, dass es mir Spaß macht, Zeit mit meinem Kind zu verbringen – dadurch bin ich eine bessere Mutter! Wie kommt es also, dass ich mir diesen Spaß erlaube, mir aber jede andere Art von Spaß verweigere?«, dachte sie.

Etwas machte klick. Ihr fielen alle möglichen Dinge ein. Man hatte ihr beigebracht, Mutter zu sein wäre das Beste am Frausein, Sex zu haben war aber eigentlich nicht okay, und der Spaß an leckerem Essen wurde einem durch das schlechte Gewissen wegen der Pfunde verdorben. Lauter solche Sachen. Aber am Ende machte einfach etwas klick, und sie konnte ganz viel loslassen. Sie fragte sich, ob sie Sex vielleicht einfach zum Vergnügen haben konnte, nicht so sehr »für Johnny«.

Laurie erinnerte sich an etwas, das Johnny gesagt hatte. »Vielleicht geht es darum, wie es sich anfühlt, nicht darum, wo wir sind oder was wir tun.« Vielleicht sollte sie das mal versuchen. Darauf achten, wie es sich anfühlte, egal was passierte.

Ihre Vagina ist okay, so oder so

Ziemlich häufig werde ich zum Orgasmus bei Vaginalverkehr befragt, nehmen wir uns also ein wenig Zeit dafür. Wie in Kapitel 1 beschrieben, ist die Klitoris die Grand Central Station der erotischen Empfindungen. Die Bedeutung der Klitoris für den Orgasmus der Frau erklärt, warum 80 bis 90 Prozent der masturbierenden Frauen die Vagina bei der Masturbation meist kaum oder gar nicht penetrieren, selbst wenn sie einen Vibrator benutzen.[175]

Sie kennen vielleicht den Spruch: Es ist nicht die Größe des Boots, es sind die Wogen des Ozeans.

Damit soll die Weisheit vermittelt werden, dass es nicht auf die Größe des Penis ankommt, der die Vagina penetriert, sondern auf die gegenseitige Stimulierung der Partner (oder das Geschick des einen oder anderen »Seemanns«), die der Frau beim Geschlechtsverkehr Lust bereitet und zum Orgasmus führt.

Und es ist tatsächlich nicht die Größe des Boots, aber es sind auch nicht die Wogen des Ozeans. Frauen sind einfach unterschiedlich. Trotz allem, was Sie aus Filmen, Liebesromanen und Pornos gelernt haben, in Wirklichkeit haben weniger als ein Drittel der Frauen zuverlässig einen Orgasmus allein durch vaginale Penetration. Die übrigen zwei Drittel haben manchmal, selten oder nie einen Orgasmus nur bei Vaginalverkehr.[176]

Trotzdem fragen Frauen mich ständig: »Warum habe ich keinen Orgasmus beim Geschlechtsverkehr?« Der Grund dafür ist höchstwahrscheinlich der gleiche, aus dem das bei den meisten Frauen so ist: Bei Vaginalverkehr wird die Klitoris nicht effektiv stimuliert, und Klitorisstimulierung ist der üblichste Weg zum Orgasmus. Ein guter Grund, weshalb Frauen unterschiedlich zuverlässig beim Geschlechtsverkehr einen Orgasmus haben, ist der Abstand zwischen Klitoris und Harnröhreneingang.[177] Im Prinzip ist es also ein anatomisches Konstruktionsproblem.

In Wirklichkeit lautet die Frage also gar nicht, warum manche Frauen bei vaginaler Penetration keinen Orgasmus haben, sondern warum manche Frauen *einen haben!* Es gibt ein paar Hypothesen, aber wahrscheinlich sind diese beiden die besten Kandidaten: (a) Stimulation des Paraurethralgewebes zwischen Harnröhre und Vaginalwand (»Prostata feminina«, in der ursprünglich der G-Punkt vermutet wurde) durch die Vorderwand der Vagina oder (b) Stimulation der Vorhofschwellkörper, die sich von der Spitze der Klitoris bis zur Vaginalöffnung erstrecken. Am Ende lautet die Antwort jedoch: Menschen sind unterschiedlich.[178] Die Genitalien der Menschen sind unterschiedlich gestaltet, und sie haben unterschiedlich empfindliches Gewebe. Ich schätze, beide Hypothesen haben etwas für sich, aber Sie können sich wahrscheinlich vorstellen, wie schwer es ist, Forschung zum weiblichen Orgasmus finanziert zu bekommen. Es wird wohl eine Weile dauern, bis wir es mit Sicherheit wissen.

Wenn nun aber Orgasmen durch Penetration so vergleichsweise selten sind, warum fragen Frauen so oft danach? Warum wird dies so oft als der »richtige Weg zum Orgasmus« angesehen?

Natürlich ist die Antwort: »Uh, Patriarchat.« Mal wieder der männliche Standard. Jahrhundertelang behaupteten männliche Ärzte und Wissenschaftler – Freud wird hier zu Recht oft als Hauptschuldiger genannt –, dass Orgasmen durch vaginale Stimulierung die richtigen, guten und normalen seien, klitorale Orgasmen dagegen »unreif«.

Aber hier funktioniert der Mann-als-Standard-Mythos noch mal anders als bei Erregung und Verlangen. Gesellschaftlich gilt spontanes Verlangen als »übliche« Form von Verlangen, weil Männer Verlangen so erleben, und übereinstimmende Erregung gilt als übliche Form von Erregung, weil Männer Erregung so erleben. Aber wenn die übliche Form von Orgasmus bei Frauen so sein soll, wie Männer ihn erleben, dann müsste er eigentlich durch Klitorisstimulierung erzeugt werden, da die Klitoris das Homologon des Penis ist. Von Frauen zu erwarten, Orgasmen bei vaginaler Penetration zu haben, wäre, anatomisch gesehen, wie von Männern zu erwarten, Orgasmen durch Stimulation von Prostata oder Perineum zu haben.

Natürlich *können* Männer durch solch eine Stimulation zum Orgasmus kommen. Aber falls es nicht so ist, verurteilen wir sie nicht, und in der Regel glauben sie dann auch nicht, mit ihnen könnte etwas nicht stimmen.

Anscheinend sollen Frauen dem kulturellen Mythos zufolge wie Männer sein – mit übereinstimmender Erregung und spontanem Verlangen –, aber nur, bis es wirklich zum Verkehr kommt. Dann sollen wir bitte ausschließlich weiblich funktionieren und bei einem Verhalten einen Orgasmus haben, bei dem Männer zufällig sehr zuverlässig kommen. Die männliche Lust ist die vorgegebene Lust.

Camilla mit ihrem relativ unempfindlichen sexuellen Gaspedal hat immer lange bis zum Orgasmus gebraucht und war nicht unbedingt interessiert, mehr davon zu haben. Meistens bedeute-

ten sie viel Arbeit, und es lohnte sich nicht genügend, um sich groß ins Zeug zu legen. Camilla hatte nur selten masturbiert, eher aus Neugier als aufgrund von Verlangen. Und wenn sie Sex mit Henry hatte, war sie häufig auch nicht allzu sehr an einem Orgasmus interessiert.

Henry, Gentleman, der er ist, setzte das ziemlich zu.

»Wenn du keinen Orgasmus hast, woher soll ich dann wissen, ob ich dich befriedigt habe?«, fragte er.

»Du kannst es wissen, weil ich sage, dass ich befriedigt bin! Wenn ich weniger Pizza esse als du und sage, dass ich satt bin, stellst du das ja auch nicht in Frage. Wenn ich nach zwei Gläsern Wein so beschwipst bin, wie ich will, sollte ich dann daran arbeiten, mehr zu vertragen? Wenn ich einen Roman lese, aber keine Lust auf die Fortsetzung habe, ist das dann ein Problem?«

»Natürlich nicht«, war die Antwort auf diese Fragen.

»Und warum«, sagte Camilla, »soll ich dann einen körperlichen Reflex erleben, um das Gefühl zu haben, dass ich eine supertolle Zeit hatte?«

»Weil ich durch diesen Reflex weiß, dass du befriedigt bist!«

Es war einer dieser Streits, bei der jeder seine Perspektive so klar und eindeutig findet, die des anderen aber so fremd, dass sie nicht wussten, wo sie anfangen sollten. Ihre Strategie, das Problem zu lösen, zeigte mir, dass sie noch lange zusammenbleiben würden. Sie wechselten buchstäblich die Seiten – tauschten die Sitzplätze und übernahmen die Perspektive des jeweils anderen. Camilla argumentierte für Henry, er argumentierte für sie.

»Wenn du keinen Orgasmus hast, kann ich nicht sicher sein, dass du den Sex, den wir hatten, wirklich mochtest und wolltest«, sagte Camilla.

»Wenn ich keinen Orgasmus habe, heißt das nur, dass ich so viel Pizza hatte, wie ich wollte, dass es super war und ich jetzt völlig zufrieden bin«, sagte Henry.

Und dann sagte er: »Oh.«

»Aber Pizza ist nicht dasselbe wie Sex«, fuhr Camilla fort. »Sex hat ein Ziel, eine Bestimmung, ein ›Finales, Echtes Ultimatives Dings‹, und wenn du das nicht hast, dann habe ich dich enttäuscht!«

Und dann sagte sie: »Oh.«

»Du enttäuschst mich nur, wenn du mich nicht akzeptieren kannst, wie ich bin«, sagte Henry.

»Dein Orgasmus sagt mir, *dass du akzeptierst, wie* ich *bin«, sagte Camilla.*

Und beide sagten: »Oh.«

Und dann setzte Camilla sich neben Henry und legte ihm die Hand auf die Schulter. »Bedeutet dir mein Orgasmus wirklich so viel?«, fragte sie.

Henry antwortete: »Wenn ich dir eine ganz besondere Pizza mache und du ein einziges Stück isst, wie kann ich mich dann nicht fragen, ob du sie vielleicht nicht mochtest?«

»Hm. Wir werden nach einer logischen Lösung suchen müssen«, sagte Camilla.

Das tun sie in Kapitel 9.

Orgasmusschwierigkeiten

An einem Herbstnachmittag, ich hatte gerade erst mit dem Masterstudium begonnen, saß ich mit zwei Mitstudentinnen zusammen und wir sprachen über Sex – was sonst? Eine von ihnen hatte vor Kurzem geheiratet, ein Orgasmus mit ihrem neuen Ehemann stand noch aus.

»Mit mir selbst habe ich Orgasmen, aber wenn er mit mir zusammen ist, komme ich da irgendwie nicht hin«, sagte sie mit traurigem, verwirrtem Gesicht. »Ich weiß, dass er es persönlich nimmt und sich zurückgewiesen fühlt, aber ich liebe ihn, ich *will* einen Orgasmus mit ihm haben. Ich kann nur nicht.«

Sie gab sich die Schuld. Ihr Mann gab sich die Schuld. Beide schämten sich, dachten, etwas stimme nicht mit ihnen, und fürchteten, nie »normalen« Sex zu haben.

Damals hatte ich noch keine Ahnung, aber kurz darauf machte ich ein klinisches Praktikum und lernte, dass solche Schwierigkeiten ziemlich verbreitet und sehr gut lösbar sind.

Schwierigkeiten mit dem Orgasmus sind (nach dem Verlangen) der zweithäufigste Grund dafür, dass Menschen sich wegen sexueller Probleme behandeln lassen. Das trifft auf 5 bis 15 Prozent der Frauen zu.[179] Nur schwer oder in manchen Kontexten gar nicht zum Orgasmus zu kommen ist sehr verbreitet. Zum Beispiel gaben nur 11 Prozent der Collegestudentinnen bei einer Umfrage an, beim ersten Mal mit einem neuen Partner einen Orgasmus zu haben, verglichen mit den 67 Prozent, die im Rahmen einer länger als sechs Monate andauernden Beziehung Sex haben.[180] Etwa 12 Prozent der Frauen haben im Alter von 28 noch keinen Orgasmus gehabt oder sind sich unsicher, ob sie einen hatten.[181] Und wahrscheinlich gibt es Frauen, die nie Orgasmen haben – die Forschung spricht von etwa 5 bis 10 Prozent.[182] In Boston habe ich eine Frau getroffen, die mir erzählt hat, dass sie den ersten Orgasmus ihres Lebens in ihren Siebzigern hatte. Daher bin ich überzeugt, dass jeder einen Orgasmus haben kann, auch wenn es für manche Menschen einfach den richtigen Kontext braucht, um ihn möglich zu machen. Orgasmus ist in gewisser Weise wie Fahrradfahren – manche Leute tun sich leichter damit als andere, und wenn sie nicht motiviert genug sind, es weiter zu versuchen, bis sie es können, werden sie es nie lernen. Und es kommt sehr selten vor, dass jemand wirklich lernen muss, Fahrrad zu fahren.

Die meisten Orgasmusprobleme liegen an zu starker Stimulation der Bremsen, zu viele Sorgen, zu viel Stress, Angst, Scham oder Depression, einschließlich Stress, Angst, Scham oder Depression wegen des Orgasmus.[183] Ist Ihr Interesse an einem Orgasmus groß genug, sollten Sie es mit der richtigen Stimulation und einem Kontext, der die Abturner abschaltet, auch schaffen. Und wenn Sie dann in einem idealen Kontext einen Orgasmus haben können, schaffen Sie es wahrscheinlich auch in einem neuen und anderen positiven Kontext – zum Beispiel mit Ihrem Partner.

Hatte nie einen Orgasmus … soweit sie weiß

Studentinnen lachen, wenn ich »soweit sie weiß« hinzufüge, aber oft, wenn ich über Formen kindlicher Masturbation bis zum Orgasmus gesprochen habe – die Beine um die Stange einer Schaukel zusammenpressen, die Vulva an einem Stofftier reiben oder auch die Genitalien mit der Hand berühren oder das Becken gegen die Matratze pressen –, haben Leute gesagt: »Oh! Das habe ich also gemacht!« Die Orgasmen in der Kindheit sind oft eher wie Orgasmen im Schlaf oder beim Sport, nicht besonders erotisch. Sie haben keine sexuellen Fantasien, um Ihr Gaspedal anzuheizen, aber auch nicht zehn oder mehr Jahre gesellschaftlich vermittelter Scham, die Ihre Bremsen aktivieren.

Das Wort, das Frauen am häufigsten benutzen, um ihren Kampf mit dem Orgasmus zu beschreiben, ist »frustriert«.[184]

Wie funktioniert Frustration?

Stellen Sie sich eine kleine Beobachterin vor, eine Art Gutachterin, die neben Ihrem emotionalen »Einen Ring« im Gehirn sitzt.[185] Diese Beobachterin hat zwei Aufgaben:

1. Sie beobachtet und prüft, ob die Welt sich entsprechend Ihren Erwartungen verhält (Erwartungen, die durch Ihre vorherigen Erfahrungen mit der Welt festgelegt wurden).

2. Sie stellt Recherchen an, falls es zwischen Ihren Erwartungen und der Welt eine Diskrepanz gibt.

Wenn die Welt Ihren Erwartungen entspricht, ist die Beobachterin zufrieden. Es fehlt an nichts. Aber manchmal gibt es eine Kluft zwischen der Welt und den Erwartungen – eine Ambiguität muss beseitigt werden, eine Neuartigkeit muss untersucht werden, um herauszufinden, wie sie in die erwartungsgemäße Ordnung der Dinge passt, oder es ist notwendig, sich einem sehr ansprechenden Anreiz zu nähern und ihn zu bekommen.[186] Wenn das geschieht, geht die kleine Beobachterin in den Kommandomodus und macht die *Verringerung der Diskrepanz* zu ihrer Lebensaufgabe. Ihre ganze Welt besteht aus drei Dingen:

- den Zielzustand, also das Schließen der Kluft, zu erreichen – etwa die Beseitigung der Ambiguität, das Untersuchen der Neuartigkeit, das Zugehen auf den Anreiz oder einfach die Erledigung der Aufgabe,
- der Mühe, die Sie auf das Erreichen des Zielzustands verwenden – die Aufmerksamkeit, die Ressourcen und die Zeit, die Sie dafür zur Verfügung stellen,
- dem Fortschritt, den Sie in Richtung Zielzustand machen.

Die kleine Beobachterin achtet also darauf, wie viel Fortschritte Sie im Verhältnis zur aufgewandten Mühe machen. Sie berechnet Ihre Mühe-zu-Fortschritt-Ratio und hat eine klare Vorstellung davon, wie diese Ratio auszusehen hat. Man nennt das Kriteriumsgeschwindigkeit.[187] Und jetzt wird es richtig interessant.

Wenn die Beobachterin findet, dass Sie gut vorankommen – wenn Sie die Kriteriumsgeschwindigkeit also erreichen oder übertreffen –, ist sie zufrieden, motiviert, willig. Aber wenn die Beobachterin findet, dass Sie keine ausreichenden Fortschritte machen, ist sie frustriert und veranlasst Sie, Ihre Mühen zu steigern. Wenn Sie dann immer noch nicht genügend Fortschritte machen, um die kleine Beobachterin zufriedenzustellen, wird sie wütend … und dann zornig! Und irgendwann, wenn Sie die Kriteriumsgeschwindigkeit weiter nicht erreichen, gibt die kleine Beobachterin auf und schubst Sie von einer emotionalen Klippe in die »Grube der Verzweiflung«, da sie inzwischen nicht mehr glaubt, dass Sie das Ziel jemals erreichen werden. Hoffnungslos geben Sie auf.

Wenn Sie laufend dabei scheitern, dem verlockenden Partner näherzukommen, der den sexuellen Anreiz darstellt, ist Ihre kleine Beobachterin zuerst frustriert, dann wütend und irgendwann verzweifelt.

Wenn ich im Unterricht von der kleinen Beobachterin erzähle, weiten sich die Augen meiner Studentinnen, und ihre Kinnlade klappt herunter. Die kleine Beobachterin ist ein entscheidender Teil unseres sexuellen Wohlbefindens, aber sie taucht in fast jedem Lebensbereich auf. Wenn Sie einmal den Nervenkitzel gespürt haben, bei einem Spiel oder einem Rennen zu gewinnen, dann war das Ihre kleine Beobachterin, die mit der Kriteriumsgeschwindigkeit zufrieden war – Mühe-zu-Fortschritt-Ratio erreicht oder übertroffen! Wenn Sie einmal aggressiv Auto gefahren sind, war das wahrscheinlich Ihre kleine Beobachterin, deren Kriteriumsgeschwindigkeit (wie lange die Fahrt dauern durfte) nicht erreicht wurde – Mühe-zu-Fortschritt-Ratio eher zu hoch! Wenn Sie jemals bei einem Misserfolg zu einem Häufchen Elend zusammengebrochen sind, dann war das Ihre kleine Beobachterin, die ein Ziel als unerreichbar neu eingestuft hat. Die kleine Beobachterin und ihre Vorstellung davon, wie viel Mühe Dinge kosten dürfen, ist die Basis für ein breites Spektrum von Frustrationen und Befriedigungen, nicht zuletzt im Bereich des sexuellen Verlangens.

Ungeduldige kleine Beobachterinnen

Unsere Kultur und Gesellschaft lehren uns durchaus, ungeduldige kleine Beobachterinnen zu haben, deren Kriteriumsgeschwindigkeit so hoch wie möglich eingestellt ist, so dass viele von uns leicht enttäuscht sind, wütend werden und irgendwann verzweifeln, wenn wir nicht bekommen, was wir wollen – Sex eingeschlossen. Wir können das auch darauf ausweiten, wie Leute mit responsivem Verlangen ihren »Mangel« an Verlangen empfinden: Wenn Sie das Gefühl haben, Sex wollen zu müssen, es aber nicht tun, dann sind Sie frustriert … und ist es wahrscheinlich, dass Sie in frustriertem Zustand mehr Sex wollen?

Wohl eher im Gegenteil.

Die kleine Beobachterin steckt voller Ironie.

Anders als den »Einen Ring« und die Bremsen und das Gaspedal können wir die kleine Beobachterin absichtlich verändern. Die Menschen sind vielleicht die einzige Spezies, die bewusst etwas gegen diese Art von Frustration tun kann, und ich wette, wenn Sie eine Minute lang gründlich darüber nachdenken, kommen Sie selbst darauf, wie es geht.

Es gibt drei mögliche Ansatzpunkte für eine Veränderung, oder?[188]

- Ist das Ziel für mich das richtige?
- Bemühe ich mich in der richtigen Weise und auch im richtigen Umfang?
- Ist meine Erwartung, wie viel Mühe dieses Ziel kosten sollte, realistisch?

Nehmen wir an, das Ziel ist ein Orgasmus in zehn Minuten oder ein Orgasmus durch vaginalen Geschlechtsverkehr. Wenn der Orgasmus nicht so schnell einsetzt oder durch diese Stimulation – was er für die meisten Frauen nicht tut –, wird Ihre Beobachterin beginnen, frustriert zu sein.

Und tritt Frustration auf Ihr Gaspedal … oder auf die Bremse?

Jepp. Bremse.

Ein zentraler Ansatz bei Orgasmusschwierigkeiten ist, Lust zum Ziel zu machen, nicht den Orgasmus. Sobald Sie anfangen, sich frustriert zu fühlen, denken Sie daran, dass das nur Ihre kleine Beobachterin ist, die findet, Sie machten nicht genügend Fortschritte in Richtung Orgasmus. Sie sollten sich sofort daran erinnern, dass Sie bereits am Ziel sind, wenn Sie Lust empfinden.

Nicht Orgasmus ist das Ziel. Lust ist das Ziel.

Für Frauen, die sich manchmal (oder immer) mit dem Orgasmus schwertun, gibt es eine Schritt-für-Schritt-Anleitung. Damit können Sie die Fähigkeit trainieren, sich auf die Lust zu konzentrieren und das Ziel loszulassen, man kann das Training auch anpassen, wenn man lernen will, mit Partner/Partnerin Orgasmen zu haben (siehe Anhang 1).

Vibratoren

Etwa die Hälfte der Frauen in den USA hat schon einmal einen Vibrator benutzt, und diese Frauen geben mit größerer Wahrscheinlichkeit bessere Erregung, bessere Orgasmen und besseres Verlangen an.[189] 80 bis 90 Prozent dieser Frauen geben keine Nebenwirkungen an, und bei denen, die von Nebenwirkungen wie Taubheitsgefühlen oder Reizung berichteten, dauerten diese in fast allen Fällen weniger als einen Tag.

Eine kleine Studie über Frauen, die Vibratoren im Rahmen einer Sexualtherapie benutzten, fand heraus, dass Frauen sehr unterschiedlich auf die Vibratoren reagierten und dass die Erfahrung von einer großen Bandbreite von Gefühlen begleitet wurde.[190] Anfänglicher Widerstand – »Ich sollte fähig sein, auch ohne ein ›Gerät‹ einen Orgasmus zu haben« – und Bedenken, dass das Benutzen eines Vibrators irgendwie die sexuelle Verbindung mit dem Partner kappen könnte – »Betrüge ich ihn damit?« –, machten häufig Platz für ein Gefühl von Freiheit und Entdeckerfreude. Auch wenn es, selbst bei einer Stichprobe von nur 17 Frauen, große Unterschiede gab, wurde die Vibratornutzung doch insgesamt als neue Form der Lust wahrgenommen, die Perspektiven der sexuellen Autonomie eröffnete.

Die Bedenken, es sei nicht »natürlich«, werden Sie als den moralischen Grundsatz der Unantastbarkeit wiedererkennen, den ich in Kapitel 5 beschrieben habe. Die Vorstellung, dass es einen reinen, guten und natürlichen Weg gibt, einen Orgasmus zu haben, und einen falschen, schlechten und unnatürlichen Weg, entspricht gesellschaftlichen Kategorien, die von diesen drei Botschaften definiert werden: der moralischen, der medizinischen und der medialen.

Die Furcht, die Leute mir gegenüber am häufigsten in Bezug auf Vibratoren äußern, ist, dass sie »süchtig« nach ihnen werden, aber das passiert nicht. Folgendes passiert: Mit einem Vibrator bekommen viele Frauen wegen der hochintensiven Stimulierung sehr schnell einen Orgasmus. Und manche Frauen gewöhnen sich daran, schnell einen Orgasmus zu haben, und vergessen, wie lang sie ohne gebraucht haben. Und wenn sie frustriert sind, weil es so lange dauert, brauchen sie durch diese Frustration noch länger. An diesem Punkt wissen Sie wahrscheinlich schon die Antwort auf dieses Problem: Frustration = ungeduldige kleine Beobachterin. Ändern Sie also das Ziel, ändern Sie Ihre Mühen, ändern Sie die

Kriteriumsgeschwindigkeit. Lust, nicht Orgasmus, ist das Ziel. Wenn Sie fünf Minuten brauchen, sind das fünf lustvolle Minuten. Hurra! Wenn Sie dreißig Minuten brauchen, sind es dreißig lustvolle Minuten! Auch hurra!

Ekstatischer Orgasmus: Sie sind ein Schwarm!

Orgasmen können sich natürlich auch in nicht idealen oder ungünstigen Kontexten ereignen – aber eine bestimmte Art von hirnschmelzenden, vulkanausbruchartigen, die Sterne in Regenbogen verwandelnden Orgasmen gibt es nur in einem spektakulär guten Kontext.

Und wie genau sieht so ein Kontext aus?

Die Antwort auf diese Frage beantwortet auch die folgende Frage: Warum hat man leichter einen Orgasmus, wenn man Socken trägt?

Zwei Studentinnen fragten mich das, als wir zusammen zu Mittag aßen. Brittany, Tiffany und ich unterhielten uns wie immer über Sexualwissenschaft.

»Hä?«, sagte ich, den Mund voll mit Salat.

»Ich habe es im Internet gelesen. Mit Socken hat man leichter einen Orgasmus«, sagte Brittany.

»Oh! Na, wenn Sie es im Internet gelesen haben, muss es ja stimmen«, witzelte ich.

»Nein, ich habe es auch gelesen!«, sagte Tiffany. »Ich glaube, es war was Ernstzunehmendes. Ich suche es heraus und schicke Ihnen den Link.«

Das tat sie, und es stimmte … sozusagen. Anscheinend kamen Versuchspersonen, die in einem MRT masturbierten, leichter zum Orgasmus, wenn sie Socken trugen.

Man fragt sich, warum. Sind die Teilnehmer an bildgebenden Sexstudien heimliche Fußfetischisten? Hat es etwas mit der Durchblutung der Genitalien zu tun?

Es war gar nicht so geheimnisvoll. Der Leiter der Studie Gert Holstege sagte, die Probanden hätten »kalte Füße gehabt und sich nicht wohl gefühlt«.[191]

Socken anziehen, warme Füße haben, leichter zum Orgasmus kommen. Selbst im unerotischen Setting eines Forschungslabors kann eine so kleine Veränderung wichtig sein.

Und genau diese Art der Veränderung ist der Schlüssel, um die sehr netten Orgasmen hinter sich zu lassen und zu preisgekrönten Orgasmen zu gelangen. Hier sind die wissenschaftlichen Erkenntnisse, die Ihnen erklären, wie das geht:

All Ihre inneren Zustände – körperliches Behagen, Hunger, Durst, Müdigkeit, Einsamkeit, Frustration etc. – interagieren tief im emotionalen »Einen Ring« Ihres Gehirns und beeinflussen sich gegenseitig in einem Prozess, den man »Integration« nennt.[192] Wenn ein Zustand – wie kalte Füße – einen anderen Zustand – wie sexuelle Erregung – stört, dann ist das »subtraktive Integration«.

Und wenn ein Zustand einen anderen aktiv verstärkt, heißt es »additive Integration«. Das hatten Laurie und Johnny erlebt, als sie eine Weile keinen Sex haben wollten, aber Johnny ihr die Gründe aufzählte, warum er es liebte, mit ihr zu schlafen. Das Suchen nach Nähe ihres Bindungsmechanismus vermischte sich mit ihrer sexuellen Motivation, und beide verstärkten sich.

Additive Integration kann für Ihre sexuelle Erfahrung unglaublich nützlich sein … aber manchmal kann additive Integration Sie auch in eine ungesunde Dynamik hineinziehen. Olivias Neigung, sich zum Orgasmus »getrieben« zu fühlen, wenn sie gestresst ist, ist ein Beispiel dafür. Der Stress trägt auf ungesunde Weise zu ihrer sexuellen Motivation bei. Und die Frauen in John Gottmans Studie, die intensiven Sex erlebten, nachdem ihre

Partner körperliche Gewalt ausgeübt hatten, verdankten das ebenfalls der additiven Integration: Die Bedrohung ihrer Bindung machte eine Verbindung mit ihrem Partner wichtig. Sex ist ein wichtiges Bindungsverhalten für erwachsene Menschen, die beiden Zustände – Trennungsangst und sexuelle Stimulierung – verstärkten einander also, und das führte zu einer zwar intensiven, letztendlich jedoch gefährlichen und ungesunden sexuellen Erfahrung.

Sie können diesen Effekt der Integration visualisieren, indem Sie sich Ihr Gehirn als einen Vogelschwarm vorstellen.

Wissen Sie, wie ein Schwarm funktioniert? Es gibt keinen Anführer, kein Individuum, das die Gruppe kontrolliert und sagt: »Hey, Leute, lasst uns hier lang fliegen!« Stattdessen folgt jeder Vogel einem Satz Regeln, so etwa wie: »Meide Raubtiere, fliege auf den magnetischen Pol zu und bleib in der Nähe deiner Nachbarn.« Wenn alle Vögel diesen Regeln folgen, bildet sich ein Schwarm, ohne dass jemand die Führung übernehmen muss.

Wenn Sie sich Ihr Gehirn als einen Schwarm vorstellen, dann ist jeder »Vogel« ein anderer Trieb oder eine Anreizmotivation – Stress, Bindung und soziale Zugehörigkeit, Hunger, Neugier und Erkundung, Durst, Schlaf, Zukunftspläne, emotionaler Ballast der Vergangenheit – all Ihre miteinander im Wettstreit liegenden Rollen und Identitäten sind Teil dieses Schwarms. Sie können sich auch Ihr sexuelles Gaspedal und die Bremsen als einzelne Vögel des Schwarms vorstellen.

Letztlich ist das »Ich«, das sich so klar des Umstands bewusst ist, ein »Ich«, ein »Selbst«, ein von anderen Individuen verschiedenes Individuum zu sein, ein zusammengesetztes Ich, ein Hologramm aus all den vielen motivationalen und kognitiven Prozessen, die mit der Umwelt und miteinander in einem lauten, chaotischen, multidirektionalen Tauziehen in Verbindung stehen. Sie sind ein Mensch, der fähig ist, mehrere Dinge gleichzeitig zu begehren – Essen, Schlaf, Sex, Wärme, nicht allein zu sein etc. –, und deshalb ein *Kollektiv von Begehren*. Ein Schwarm.

In einem Schwarm können komplexe Dinge passieren, weil es keinen konkreten Anführer gibt. Wenn ein Vogel ein Raubtier bemerkt, fliegt er davon (er befolgt die Regel »Meide Raubtiere«), und dann folgen alle Vögel um ihn herum, wie von einer magnetischen Kraft angezogen, nicht wegen des Raubtiers, sondern wegen der Regel »Bleib bei deinen Nachbarn«.

Wenn Ihr Gehirn ein Schwarm ist, dann ist der Orgasmus ein Ziel, auf das der Schwarm zufliegen kann – ein magnetischer Pol –, und die sexuelle Lust ist *der Schwarm selbst*. Sexuelle Lust entsteht wie das Schwarmverhalten durch die Interaktion all der einzelnen Vögel.

Je mehr Vögel Richtung Orgasmus fliegen, desto größer ist die Lust, die Sie empfinden. Wenn nur ein paar Vögel Richtung Orgasmus fliegen, aber andere versuchen, ein anderes Ziel zu erreichen – zum Beispiel wenn Sie masturbieren, aber kalte Füße haben –, bewegt sich der »Schwarm« Ihres Gehirns nicht gleichzeitig in dieselbe Richtung. Einige der Vögel kommen beim Orgasmus an, aber die Wahrnehmung ist nicht die gleiche, wie wenn alle Vögel angekommen wären.

»Subtraktive Integration« passiert, wenn Vögel, die Richtung warme Füße fliegen, aktiv andere Vögel mitziehen, die sonst Richtung Orgasmus fliegen würden. Behalten Sie die Socken an, und diese Vögel sind frei und können sich Richtung Orgasmus bewegen. »Additive Integration« passiert, wenn Vögel, die auf ein Bindungsobjekt (Ihren Sexualpartner) zufliegen, ihre Nachbarn mitziehen, so dass sie schneller und begeisterter fliegen. Verlieben Sie sich wahnsinnig, und Ihr Schwarm rast bei der leisesten Aufforderung Richtung Orgasmus.

Fachsprachlich ausgedrückt ist sexuelle Lust eine emergente Eigenschaft eines komplexen dynamischen Systems. Sie müssen jedoch nur wissen, dass sexuelle Lust ihren höchsten Punkt erreicht, wenn das gesamte Kollektiv zusammenarbeitet, wenn alle Vögel in dieselbe Richtung fliegen, wenn all ihre Motivationssysteme so koordiniert und auf die Umgebung eingestellt sind, dass jedes System in Richtung Orgasmus fliegt. Schalten Sie alle Anturner an und alle Abturner ab. Schütteln Sie die Raubtiere ab und stapeln Sie verschiedene Anreize auf dem magnetischen Pol: Bindung, Stressabbau, Neugier, ausgedehnte Lust – alles, was ein Orgasmus erfüllen kann. Je mehr sich das ganze System in die gleiche Richtung bewegt, desto mehr kann der Orgasmus Ihre ganze Achtsamkeit in Beschlag nehmen, und jede Zelle Ihres Körpers ist auf das Gleiche fokussiert: Lust. Sexuelle Lust auf ihrem Höhepunkt braucht *Sie ganz.*

Die lustvollsten Orgasmen geschehen, wenn jeder Teil von Ihnen präsent ist und kollaboriert, um das gemeinsame Ziel zu erlangen: Ekstase.

Falls Sie es noch nicht selbst bemerkt haben, Olivia – die Marathonläuferin, die intensive, getriebene Frau mit dem empfindlichen Gaspedal – ist eine Perfektionistin. Das hier sagte sie, als sie von der kleinen Beobachterin erfuhr:

»Tja, das erklärt … irgendwie mein ganzes Leben.«

Perfektionisten setzen sich unmögliche Ziele – und wenn sie es irgendwie schaffen, ein Ziel zu erreichen, glauben sie, dass dieses Ziel nichts wert sei, und setzen sich ein neues, noch unmöglicheres Ziel. Was sie in einen Zustand ständiger Unzufriedenheit versetzt.

»Und außerdem bin ich mein eigener Löwe, immer«, sagte Olivia. »Und wenn man die gesellschaftliche Gehirnwäsche dazunimmt, die mich beim Sex in diese Außer-Kontrolle-Ecke packt.«

»Herr im Himmel«, fügte sie noch hinzu.

Die Erfahrung, sich an Patricks langsameren Rhythmus anzupassen, zeigte ihr, welches Potenzial darin lag, langsamer vorzugehen und mehr von sich selbst auf das Ziel der Wahrnehmung sexueller Lust auszurichten – Kontrolle über die kleine Beobachte-

rin zu gewinnen, damit die kleine Beobachterin nicht die Kontrolle über sie bekam.

An einem Samstagnachmittag machte Olivia ein Experiment und versuchte zu meditieren, während sie Patrick eine erotische Massage gab. Sie übte, ihren Geist ruhig zu halten, und konzentrierte sich auf den Augenblick. Immer wenn ein verirrter Gedanke hochkam, nahm sie ihn flüchtig wahr, ließ ihn ziehen und richtete ihre Aufmerksamkeit wieder darauf, die Haut ihres Partners zu spüren. Sie wurde erregt und bemerkte, dass ihre Gedanken immer mehr mit dem Orgasmus zu tun hatten, da ihre kleine Beobachterin voller Ungeduld das Ziel erreichen wollte. Aber immer wenn Olivia sich Richtung Orgasmus gedrängt fühlte, atmete sie langsam ein und richtete ihre Aufmerksamkeit wieder auf Patrick.

Sie trat nicht auf die Bremse, sie nahm nur den Fuß vom Gas.

Nach Patricks Orgasmus tauschten sie, und Olivia richtete ihre Aufmerksamkeit jetzt auf die Empfindungen ihres eigenen Körpers. Als ihre Erregung wuchs, atmete sie tief und langsam weiter und passte auf, dass ihre Bauchmuskeln sich nicht allzu stark anspannten.

Das Ergebnis war ein Orgasmus, der mehrere Minuten andauerte, während ihr Körper erzitterte und erbebte und Patrick sie hielt und küsste und die Finger gegen ihre Vulva presste. Es endete mit Freudentränen und übersprudelndem Geplapper, was Olivias normalem postorgasmischem Selbst so gar nicht ähnlich sah. Sie fühlte sich offen und nackt und liebevoll.

Später erzählte sie mir davon. »Es war, als wäre ich weit draußen auf dem Ozean, anstatt wie sonst immer in der Nähe der Küste zu surfen. Größer und langsamer … und irgendwie auch unheimlicher. Ich war völlig offen. Ich musste jede Kontrolle loslassen. Ich habe immer geglaubt, ich wäre ein erotisches Kraftpaket, weil ich viele Orgasmen haben konnte und häufig Sex wollte. Aber jetzt stellt sich heraus, dass die wirkliche erotische Kraft erst hochkam, als ich aufhörte, Richtung Orgasmus zu drängen, und der Lust einfach erlaubte, ohne sich zu bewegen, in mir zu sein.«

Nicht jede Frau möchte durch ihre Sexualität eine so radikale Verletzlichkeit erleben. Nicht jede Frau vertraut ihrem Partner genügend, um sich so voll und ganz gehen zu lassen. Nicht jede Frau hat ein Leben, das ihr die nötige Zeit – für die meisten Menschen etwa eine Stunde – und Entspannung gibt, um dorthin zu gelangen.

Aber ich glaube, im richtigen Kontext ist jede Frau dazu fähig und, meine Meinung, verdient eine Gelegenheit, es zu versuchen. Selbst wenn Sie keine minutenlange ozeanische Ekstase erleben, ist es doch sinnvoll genutzte Lebenszeit!

Medikamente für einen Schwarm?

Der trashige Kultfilm *Barbarella* von 1968 entwirft ein 41. Jahrhundert, in dem Menschen »Verzückungsübertragungspillen« einnehmen. Damit sparen sie sich den Ärger mit dem Sex und haben trotzdem einen Orgasmus. Sie nehmen die Pille, setzen sich neben ihren Partner, legen die Handflächen aneinander, und innerhalb einer Minute pulsiert ihr Körper, und ihr Haar kräuselt sich. Boom. Fertig.

Sicher sehen Sie den Reiz daran. Auch ich möchte, dass man Ekstase so einfach und unmittelbar haben kann wie eine Pille. Viele von uns führen ein Leben unter ständiger Anspannung, mit Zweifeln, Zwängen und Mühen. Könnte nicht wenigstens Lust einfach zu bekommen sein, ohne dass wir daran arbeiten müssen?

Im 21. Jahrhundert kommen wir dem wohl am nächsten durch einen Vibrator. Der richtige Vibrator sorgt für eine so intensive Stimulation Ihres Gaspedals, es wäre einfach nicht möglich, das durch nichtmechanische Stimulierung zu replizieren. Selbst wenn Ihre Bremsen noch aktiviert sind – wenn Sie gestresst, besorgt, traurig oder frustriert sind –, ist ein Vibrator häufig intensiv genug, um sehr viel schneller zum Orgasmus zu führen als Stimulation mit der Hand.

Ein Vibrator überzeugt nicht notwendigerweise alle Vögel davon, in dieselbe Richtung zu fliegen. Er bietet hochintensive Stimulation für die Teile Ihres Gehirns, die auf mit Sex verknüpfte Reize reagieren. Er kann die Anturner anschalten wie sonst nichts auf der Welt, aber er schaltet die Abturner nicht ab.

Die Vorstellung von Lust als emergente Eigenschaft der Interaktionen eines Kollektivs vieler Begehren (Schwarm) macht die medikamentöse Behandlung von Lust, Erregung, Verlangen und Orgasmus so schwierig. Ein Medikament müsste nicht nur Gaspedal und Bremsen drehen, sondern auch am Stress, an der Liebe, dem Körperbild, der traumatischen Vorgeschichte, dem Vertrauen in die Beziehung und all den anderen Dingen, von denen man weiß, dass sie das weibliche sexuelle Wohlbefinden beeinflussen. Es wird uns nicht helfen, einen einzigen Vogel Richtung Orgasmus zu lenken, wenn alle anderen Vögel damit beschäftigt sind, Raubtiere zu meiden.

Lust ist eine emergente Eigenschaft der Interaktion multipler Systeme – es ist ein *Prozess*, kein Zustand, eine *Interaktion*, keine konkrete Region im Gehirn oder im Körper. Lust ist der ganze Schwarm. Lust ist Sie als Ganzes.

Der Ekstase entgegen

Die Wissenschaft kann uns dies geben: Um mehr und bessere Orgasmen zu haben, müssen Sie alle Abturner abschalten und die Anturner nur langsam anschalten. Lassen Sie Ihr ganzes Gehirn auf den Orgasmuszug aufspringen.

Aber was die Wissenschaft uns nicht geben kann, ist die *Erlaubnis*, ekstatische Lust zu empfinden. Und das ist letztendlich der Schlüssel zu spektakulären Orgasmen. Die Erlaubnis können Sie sich nur selbst erteilen. Die Wissenschaft kann Ihnen nicht sagen, welche Gefühle Sie zu Ihren Orgasmen haben sollen. Die Wissenschaft kann Ihnen nur sagen, dass Ihre Orgasmen sich ändern, wenn Ihre Gefühle dazu sich ändern. Die Wissenschaft kann Ihnen sagen, dass Gefühle wie Scham, Bewertung, Angst und Frustration in Bezug auf den Orgasmus Ihre Orgasmuserfahrung kleiner machen, während Akzeptanz, Annahme, Vertrauen und Freude Ihre Orgasmuserfahrung erweitern. Die Wissenschaft kann Ihnen sagen, dass Ihr Gehirn wie ein Kollektiv vieler Begehren ist, und je besser das Kollektiv zusammenarbeitet, desto mehr von Ihnen kann sich Richtung Ekstase bewegen.

Aber nicht ein einziges Wort dieser Wissenschaft kann Ihnen das Recht auf die Lust geben, die Sie mit Ihrer Haut, Ihrem Verstand und Ihrem Herzen erfahren können. Ihre Orgasmen gehören Ihnen, und keine Wissenschaft der Welt kann dafür sorgen, dass Sie mehr Freude daran haben oder mehr Angst davor oder dass Sie neugieriger auf sie sind. Die Wissenschaft kann das nicht. Das können nur Sie.

Sie haben von Geburt an das Recht auf alle Lust, die Ihr Körper empfinden kann. Sie haben von Geburt an das Recht auf Lust, die Ihr Körper auf jede beliebige Weise empfängt, in jedem beliebigen dafür notwendigen Kontext und so viel Sie davon wollen. Ihre Lust gehört Ihnen, Sie können sie teilen oder behalten, erkunden oder nicht erkunden, akzeptieren oder meiden, was immer Sie wollen.

Wie finden Sie also Ihren Weg zur Ekstase, wenn Sie das wollen? Wie schaffen Sie es, dass alle Vögel gemeinsam in dieselbe Richtung fliegen?

Geduld, Übung und ein sexpositiver Kontext.

Wie Sie es anstellen, einen sexpositiven Kontext zu schaffen, wissen Sie ja schon – die Arbeitsblätter aus den Kapiteln 3, 4 und 7 haben Ihnen dabei geholfen. Und Sie haben begriffen, wie Sie Ihre Geduld stärken können – indem Sie Ihre kleine Beobachterin trainieren, darauf zu achten, dass Sie das richtige Ziel haben, die richtige Art und Menge an Mühe aufwenden und die richtige Kriteriumsgeschwindigkeit ansetzen.

Und damit kommen wir zum »Übungsteil«.

Was für Übungen?

Sie sollen üben, wie Sie die Abturner abschalten können. Und zwar so:

Nehmen Sie die Gehirnzustände ernst, die Teile Ihres Schwarms vom Orgasmus abziehen – Stress, Sorgen, *Spectatoring*, die chronische Unsicherheit, ob Ihr Kind gleich an die Tür klopft, oder einfach nur echte kalte Füße oder sonst ein anderes körperliches Unbehagen. Kümmern Sie sich um die Bedürfnisse dahinter. Es ist wichtig, diese Gehirnzustände zu respektieren und wie den schlafenden Igel aus Kapitel 4 zu behandeln.

Seien Sie nett und freundlich zu Ihren Abturnern. Fragen Sie, was sie brauchen, um zufrieden zu sein, und geben Sie es ihnen. Sehen Sie sich noch einmal die Arbeitsblätter zum Kontext an: Was tritt auf Ihre Bremse? Betrachten Sie Ihre Umgebung und auch Ihre eigenen Gedanken und Gefühle. Welchen Kontext brauchen Sie, um die Abturner abzuschalten?

Bei Frauen haben die meisten Abturner *nichts mit Sex zu tun*, und für viele von ihnen gibt es einfache, pragmatische Lösungen.

Chronisch gestresst? Vollenden Sie den Zyklus. Weinen Sie sich einmal richtig aus, schreien Sie, machen Sie einen zügigen Spaziergang oder reagieren Sie sich anders körperlich ab, wie in Kapitel 4 beschrieben. Geben Sie sich gute zwanzig bis sechzig Minuten, um sich vom Stress des Tages zu erholen, mit egal welchen dabei hilfreichen Ritualen und Praktiken. Bäder, Spaziergänge, Sport, Kochen, Meditation, Yoga, ein Glas Wein, was auch immer funktioniert.

Lauschen Sie ständig auf die Schritte im Flur? Suchen Sie sich eine Zeit aus, wenn sonst niemand zu Hause ist.

Müde? Machen Sie ein Nickerchen oder ruhen Sie sich einfach für zwanzig Minuten aus. Angenervt wegen Sand im Bett? Beziehen Sie es neu! Kalte Füße? Ziehen Sie Socken an! Manchmal ist es wirklich so einfach.

Andere, komplexere Abturner, die ich weiter oben angesprochen habe, benötigen längerfristige Lösungen. Hier geht es um selbstkritische Gedanken oder andere Probleme mit dem Körperbild, mangelndes Vertrauen in die Beziehung, eine traumatische Vorgeschichte, Ekel vor Sex. Der Garten, den Sie zurzeit haben, wurde über Jahrzehnte bepflanzt und gepflegt. Er wird sich nicht über Nacht verändern. Erlauben Sie sich, langsam Fortschritte zu machen, und feiern Sie jede kleine Entwicklung in die richtige Richtung.

Und die wichtigste Übung, um Ihre Abturner abzuschalten: Seien Sie freundlich zu sich selbst. Viel zu häufig werden Frauen an ihrem sexuellen Wachstum gehindert, weil sie nicht aufhören zu denken, dass irgendwelche Dinge ihre Bremsen nicht aktivieren »sollten«. Es sollte sie nicht abturnen, das Licht anzulassen, sie sollten nicht ständig an ihre Körper denken. Bei »sollten« geht es immer nur darum, was sie »falsch machen.«

Quizfrage: Aktiviert die Überzeugung, beim Sex etwas falsch zu machen, das Gaspedal oder die Bremsen?

Eben!

Wenn also etwas die Bremsen aktiviert, was tun Sie? Sie nehmen es ernst. Hören zu. Sind freundlich wie zu einem schlafenden Igel. Selbst wenn Sie sich sehnlichst wünschen, dass so etwas wie das Licht anzulassen Ihre Bremsen nicht aktivieren würde, ist es doch eine Tatsache, und das ist okay. Es ist auch okay, sich zu wünschen, es wäre anders. Aber zu glauben, dass es anders sein sollte, würde die Bremsen nur noch stärker aktivieren. Wenn Sie das anerkennen, gibt es Ihnen die Freiheit, etwas dagegen zu unternehmen – Sie könnten ein oder zwei Wochen lang Sex mit unangezündeten Kerzen im Zimmer haben, dann mit einer angezündeten Kerze, dann zwei, dann drei …

Wissen Sie, Sex ist nicht kontextabhängig – Sex kann man mehr oder weniger überall haben. *Lust* ist kontextabhängig. Schaffen Sie einen Kontext, in dem Sie Lust erleben können, und die sexuelle Ekstase wird folgen, mit Zeit, Übung und guten Lösungen, um die Abturner abzuschalten.

Anhang 2 ist eine Anleitung, um zur Ekstase zu gelangen. Probieren Sie es aus! Vergessen Sie nicht: Jedes Mitglied des Schwarms hat seine eigenen Bedürfnisse und Motive. Schalten Sie alle Abturner ab und alle Anturner an.

Ihr ganzes Leben lang hatte Merritt geglaubt, es wäre leicht, einen Orgasmus zu haben, und sie sei ein Freak, weil es ihr so schwerfiel. Sie glaubte, man müsse etwas Bestimmtes empfinden und dadurch eine bestimmte Wirkung erzielen. Aber sie wollte lernen, sich selbst zu vertrauen, um die Tür der Lust weit öffnen zu können. Deshalb hörte sie auf, ihre Wahrnehmung mit ihren Erwartungen zu vergleichen, und ließ ihre Wahrnehmung einfach zu, wie sie war. Sie genoss den Sex, den sie hatte, anstatt sich Gedanken darüber zu machen, ob es der Sex war, den sie »haben sollte«. Sie schuf tolerante Rahmenbedingungen, damit die Teile ihres Verstands, die sich Sorgen machen oder etwas Schlimmes verhindern mussten, sich stattdessen auf etwas Gutes zubewegen konnten. Sie brauchte Zeit. Und Übung. Und positives Nicht-Urteilen.

Hat es funktioniert? Für sie schon.

Merritt ist Schriftstellerin, und sie wurde religiös erzogen, was vielleicht die E-Mail erklärt, die sie mir gegen Ende ihrer Kein-Orgasmus-mit-Carol-Erfahrung schickte. Vielleicht aber auch nicht. Viele Menschen reden von Gott oder spirituellen Erfahrungen, wenn sie ihren Weg zur Ekstase finden. Die Sprache der alltäglichen menschlichen Erfahrung, der Anatomie, Physiologie, selbst der Beziehungen kommt einem zu klein vor, um es zu beschreiben.

Das jedenfalls hat sie geschrieben:

No storm can shake my inmost calm,
While to that rock I'm clinging.
Since love is lord of heaven and earth,
How can I keep from singing?

Kein Sturm erschüttert meine innerste Ruhe,
Wenn ich mich an diesem Felsen festhalte.
Seit die Liebe über Himmel und Erde herrscht,
Wie könnte ich aufhören zu singen?

Es ist aus dem Kirchenlied »How Can I Keep From singing?«. Pete Seeger und Enya und viele andere haben es aufgenommen. Es handelt davon, was passiert, wenn Sie Verbindung mit dem Frieden im innersten Kern Ihres Selbst aufnehmen, der derselbe Frieden im innersten Kern des Universums ist. Er hallt in Ihnen wider, als wären Sie eine Glocke.

Das passiert, wenn Sie alle Abturner abschalten und allen Anturnern erlauben, sich auf ein gemeinsames Ziel zu konzentrieren: Lust.

Noch einmal kurz zusammengefasst:

- Orgasmen passieren in Ihrem Gehirn, nicht in Ihren Genitalien.
- Weniger als ein Drittel der Frauen hat zuverlässig einen Orgasmus allein bei Vaginalverkehr. Die übrigen 70 Prozent (und mehr) haben manchmal, selten oder nie Orgasmen allein bei Penetration. Der üblichste Weg für Frauen, einen Orgasmus zu haben, ist durch klitorale Stimulation. Und wir sind alle normal.
- Alle Orgasmen entstehen gleich. Es spielt keine Rolle, welche Stimulation ihn erzeugt, die Qualität eines Orgasmus kann nur davon bestimmt werden, wie sehr Sie ihn genießen.
- Um bessere, größere Orgasmen zu haben, müssen Sie mehr Abturner abschalten und die Anturner behutsamer anschalten.

9.
Lieben Sie das, was richtig ist: der ultimative sexpositive Kontext

Laurie und Johnny hatten es mit allen Tricks versucht. Aber am Ende war entscheidend, dass Laurie sich für die Lust entschied – für ihre eigene.

Fest entschlossen, zunächst einfach mal darauf zu achten, wie es sich anfühlt, brach Laurie zu einem Wochenende der Achtsamkeit und Besinnung auf, das sinngemäß hieß: Das weiblich Göttliche erwecken. Dort praktizierte sie Yoga und schlief nachts neun Stunden. Sie aß bewusst. Sie atmete bewusst. Sie teilte Fremden ihre Gefühle mit, schloss neue Freundschaften und erkannte erneut, dass sie in ihrem Kampf nicht allein dastand. Und lassen Sie mich das noch einmal betonen, weil es Laurie so wollen würde: Sie schlief nachts neun Stunden am Stück.

Einundzwanzig Stunden lang (also in der ganzen Zeit, während deren sie nicht schlief) konzentrierte sie sich darauf, wie es sich anfühlte, lebendig zu sein und sich in der Welt zu bewegen.

Und sie kehrte als eine neue Frau zurück.

»Ich kann kein Quell der Freude im Leben der Menschen sein, die ich liebe, wenn es mir nicht einmal gelingt, ein Quell der Freude für mich selbst zu sein«, erklärte sie. »Und mehr als alles

andere möchte ich schließlich ein Quell der Freude im Leben der Menschen sein, die ich liebe.«

»Moment mal, Johnny und ich und alle anderen, denen du am Herzen liegst, sagen dir genau das schon seit Monaten«, meinte ich. »Was haben die an diesem Wochenende denn mit dir gemacht?«

»Ich stand unter dem göttlichen Blick von Lakshmi, der Göttin des Glücks, und spürte meine eigene Kraft und Schönheit«, erinnerte sie sich mit ernster Miene. Dann musste sie grinsen und sagte: »Wahrscheinlich erklärst du mir jetzt gleich, das sei nur eine Metapher dafür, irgendwas in meinem mesolimbischen Was-auch-immer zu aktivieren, aber das Wissenschaftliche daran ist mir total egal. Es hat einfach verdammt noch mal funktioniert.«

Damit sind wir nun also im letzten Kapitel. Inzwischen haben wir erfahren, dass in mehrerlei und wichtiger Hinsicht Ihre sexuelle Reaktion möglicherweise nicht den allgemeingültigen Vorstellungen der Sexualfunktion folgt.

- Vielleicht haben Sie mehr oder weniger empfindliche Bremsen und ein mehr oder weniger empfindliches Gaspedal.
- Ihre genitale Reaktion sagt vielleicht nicht Ihre subjektive Erfahrung vorher, wie es ist, »angeturnt« zu sein.
- Ihre sexuelle Lust entsteht vielleicht in Reaktion auf Verlangen anstatt in Erwartung des Verlangens.

All das mag die 10 bis 20 Prozent der Frauen überraschen, deren sexuelle Reaktion dem vermeintlichen Standard entspricht. Wir haben auch erfahren, dass Menschen und insbesondere Frauen sich untereinander stark unterscheiden und sich im Laufe ihres Lebens noch dazu massiv ändern können.

Was mich zu Selbstvertrauen und Freude bringt.

»Selbstvertrauen und Freude« ist ein Ausdruck, den ich seit einigen Jahren verwende, der aber nicht der Kern meiner Arbeit war, bis in einem Semester eine Studentin in der Mitte der Vorlesung ihre Hand hob und sagte: »Warten Sie, Emily. Könnten Sie diese Begriffe bitte definieren? Was sind Selbstvertrauen und Freude?«

»Ähm … «, sagte ich. »Ich komme darauf zurück.«

Und ich ging nach Hause und dachte eine Woche darüber nach. Ich las viel in der Wissenschaft nach. Ich las viele meiner Blogposts erneut. Ich beobachtete meine Hunde dabei, wie sie im Hof herumtobten. Und als ich in der darauffolgenden Woche in meine Klasse kam, erzählte ich meinen Studierenden Folgendes:

Selbstvertrauen bedeutet, zu wissen, was richtig ist für Ihren Körper, Ihre Psyche, Ihre Sexualität und Ihr Leben. Zu wissen, dass Ihre Genitalien aus denselben Teilen gemacht sind wie die von jedem anderen, auf eine einzigartige Weise zusammengesetzt. Kenntnis über die Bremsen und das Gaspedal zu haben. Kenntnis über den Kontext und die Unterschiede zwischen *Mögen, Wollen und Lernen*. Kenntnis über die Nichtübereinstimmung von Erregung und über responsives Verlangen. Zu wissen, was wirklich richtig ist, auch wenn es nicht das ist, was Ihnen beigebracht wurde, was richtig sein »sollte«. Zu wissen, was richtig ist, auch wenn es nicht das ist, von dem Sie sich wünschen würden, dass es richtig ist.

Freude bedeutet zu lieben, was richtig ist für Ihren Körper, Ihre Psyche, Ihre Sexualität und Ihr Leben. Ihre Genitalien, Ihre Bremsen und Ihr Gaspedal zu lieben und die Weise, wie Ihr Gehirn auf Kontext reagiert. Den Kontext selbst zu lieben. Die Nichtübereinstimmung von Erregung und responsivem Verlangen zu lieben. Zu lieben, was richtig ist, auch wenn es nicht das ist, was Ihnen beigebracht wurde, was richtig sein »sollte«. Zu lieben, was richtig ist, auch wenn es nicht das ist, von dem Sie sich wünschen würden, dass es richtig ist.

Ich sagte all das zu meinen Kursteilnehmern, und die Studentin, die mich ursprünglich gebeten hatte, die Begriffe zu definieren, hob wieder ihre Hand.

Sie sagte: »Freude ist der schwierige Teil.«

In den folgenden Jahren waren sich Studierende und Workshop-Teilnehmende darin einig: Freude ist der schwierige Teil.

Zum Glück zeigt die Forschung uns ein Verfahren, das uns beibringen kann, nun ja … wie man Freude hat. Dieses Kapitel handelt von diesem Verfahren. Wir werden damit beginnen, warum Selbstvertrauen alleine nicht genug ist, dann den Prozess des »Realitätschecks« beschreiben, um von Selbstvertrauen eine Brücke zu Freude zu schlagen. Wir werden mit einer Untersuchung von »Nicht-Urteilen« abschließen, die Schlüsselqualifikation, die die Brücke von Freude zu … lang anhaltendem, nachhaltigem Zugang zu Ekstase schlägt.

Warum Selbstvertrauen alleine nicht genug ist

Betrachten wir Ms. B. an, deren Geschichte einem Artikel über Sexualmedizin für Frauen vorangestellt war:

Seit Ms. B. die vierzig überschritten hat, sagt sie, sei Sex eher Schall und Rauch als Blitz und Donner. Sie ist selten, wenn überhaupt, jemals interessiert genug, um ihn ihrem Partner, mit dem sie seit zehn Jahren zusammen ist, vorzuschlagen. Beim Verkehr selbst kommt sie nicht zum Höhepunkt. Sie wünschte, es wäre anders.[193]

Wenn Sie schon bis hierher gelesen haben, werden Sie erkennen, dass Ms. B.s Verlangen eher responsiv oder kontextabhängig ist als spontan. Und offenbar kommt sie beim Geschlechtsverkehr nicht zuverlässig zum Orgasmus. In beiderlei Hinsicht gehört sie zur Mehrheit.

Und sie wünscht sich, es wäre anders.

Was nur zu verständlich ist. Ich stelle mir vor, dass sie (wie die meisten von uns) gelernt hat, spontanes Verlangen und Orgasmus bei der Penetration seien normal. Und da sie das selbst so nicht erlebt, hält sie sich für abnormal. Etwas stimmt nicht. Kaputt. Würde ich mich für abnormal halten, würde ich mir ebenfalls wünschen, dass es anders wäre.

Doch sie ist nicht kaputt, sie ist normal – genau genommen ist sie sogar typisch. Und welchen Effekt hat der Wunsch, ihre normale Sexualität wäre anders, auf ihr sexuelles Wohlbefinden? Aktiviert er das Gaspedal, oder haut er auf die Bremsen?

Der Effekt ist, dass sie sich selbst als »sexuell tot« beschreibt.

Und schlimmer kann es ja wohl nicht kommen.

Für jemanden, der sich so schlecht fühlt gegenüber seiner normalen Sexualität, greift Wissen alleine (und das Vertrauen, das damit einhergeht) oft zu kurz.

Auf mindestens drei verschiedene Weisen habe ich schon beobachtet, wie Vertrauen zu kurz gegriffen hat. Erstens: Sie wissen vielleicht, was richtig ist, aber glauben immer noch zu scheitern. Eine Leserin meines Blogs hatte über responsives Verlangen gelernt, aber kommentierte: »Ich denke, Sie bemänteln die Tatsache, dass ›responsives Verlangen‹ ein geringeres Verlangen als (spontanes) Verlangen ist.«

Die meisten Frauen haben »ein geringeres Verlangen«. Autsch.

Die Aussage, wonach responsives Verlangen »geringer« ist, gibt natürlich keine Tatsache wieder, sondern ist ein Werturteil, eine Meinung. Es sollte mich nicht so viel Mühe kosten, denken Sie, Verlangen sollte einfach passieren. Und hinter dem Gedanken steckt das Gefühl: Ich sollte nicht so sein. Ich bin unzureichend.

Und wird das Gefühl »Ich bin unzureichend« eher das Gaspedal aktivieren oder die Bremse?

Ganz genau.

Eine zweite Möglichkeit, wann Selbstvertrauen alleine zu kurz greift: Manchmal ist sexuelles Selbstvertrauen wie Körperakzeptanz. Sie heißen es enthusiastisch willkommen, wenn Sie darüber lernen, und dann versuchen Sie, es in die Praxis umzusetzen. Sie sehen sich Ihren Körper im Spiegel an und schreiben alles auf, was Sie am Gesehenen mögen … aber dann gehen Sie raus in die Welt, und irgendein frauenfeindliches Arschloch grinst Sie höhnisch an und flüstert etwas Garstiges. Egal wie viel Sie üben, Ihrem Körper mit Freundlichkeit und Mitgefühl zu begegnen, ein Teil dieser Welt wird Ihnen immer noch erzählen, dass Sie gebrochen sind. Und vielleicht ist dieser Teil der Welt Ihr Partner, oder es sind Ihre Freunde oder Ihre Familie oder sogar Ihre Ärzte. Es ist schwer, daran festzuhalten, was Sie wissen, wenn jeder um Sie herum Ihnen sagt, dass Sie falschliegen.

Und eine dritte Möglichkeit, wann Selbstvertrauen alleine zu kurz greift: Es sind nicht nur Stimmen von außerhalb, die beteuern, dass Sie gebrochen sind. Sie haben Jahrzehnte verbracht, die moralische, die medizinische und die mediale Message zu verinnerlichen über die Weisen, in denen Sie beschädigt, unzureichend und krank sind. Ein Teil von Ihnen ist vielleicht überzeugt worden, dass Sie ein abstoßender Versager sind, der nie jemandem das wahre sexuelle Selbst zeigen kann. Sie wissen vielleicht, dass es nicht wahr ist, aber ein kleiner Teil von Ihnen, in einer Ecke Ihrer Psyche kauernd, kann nicht überzeugt werden durch irgendeine Menge an Wissenschaft.

Wenn Sie wissen, dass etwas richtig ist, aber Sie es übel nehmen oder verurteilen oder hassen oder sich beschämt fühlen, kann es Ihr sexuelles Wohlbefinden nicht erhöhen. Wenn Sie wissen, dass es richtig ist, aber wichtige Menschen in Ihrem Leben widersprechen, kann Selbstvertrauen Ihnen wie Seife im Bad aus der Hand rutschen. Und wenn Sie wissen, dass etwas richtig ist, aber ein Teil von Ihnen so verletzt wurde, dass Wis-

sen alleine es nicht heilen kann, dann kann Selbstvertrauen allein nicht der Zugang zu Ekstase sein. Sie brauchen auch Freude. Sie müssen lieben, was richtig ist.
Der erste Schritt, um vom Wissen, was richtig ist, zum Lieben, was richtig ist, zu kommen, ist, zu erweitern, was »wissen, was richtig ist«, bedeutet.

Schritt 1: Ihre Gefühle sind immer richtig

Jenseits der Tatsachen Ihrer Sexualität sind die Tatsachen Ihrer Gefühle über Ihre Sexualität.

Achten Sie darauf, wie Sie sich fühlen.

Wenn einfach zu wissen, dass etwas richtig ist, nicht genug ist, um Sie von den Mythen und Lügen zu befreien, können Sie zu der kleinen Beobachterin zurückkehren, die für Ihre Frustration und Befriedigung zuständig ist. Wenn Sie Ihre Sexualität in der Art und Weise erleben, wie Ihre Beobachterin es erwartet, fühlt sie sich gut. Wenn Sie Ihre Sexualität auf eine Art und Weise erleben, die eine Diskrepanz zwischen Ihrer Erwartung und den Erwartungen der Beobachterin schafft, wird die Beobachterin allmählich frustriert … und dann wütend. Schließlich schmeißt sie Sie von einer emotionalen Klippe in die Grube der Verzweiflung, indem sie aufgibt und sich dazu entscheidet, dass Sie Ihr Ziel nicht erreichen können.

Wir haben in Kapitel 8 gesehen, dass es drei Arten gibt, wie Sie die Kluft zwischen dort, wo sie sind, und dort, wo sie erwarten zu sein, ansprechen können. Sie können sich selbst fragen: »Ist das Ziel für mich das richtige?« »Bemühe ich mich in der richtigen Weise und auch im richtigen Umfang?« »Ist meine Erwartung, wie viel Mühe dieses Ziel kosten sollte, realistisch?« Diese Realitätschecks haben wir schon überall in diesem Buch gesehen:

In Kapitel 5, als Laurie versuchte aufzuhören, Sex mit Johnny auch nur zu versuchen, indem sie es sich selbst verbot, da schloss sie die Lücke zwischen dort, wo sie sich befand, und da, wo sie hinwollte. Dadurch öffnete sich die Tür zu Zuneigung ohne Leistungsdruck. Im 8. Kapitel, als Olivia sich zu einem ausgedehnten Orgasmus meditierte, praktizierte sie, so präsent zu sein, wie sie bereits war, anstatt sich in Richtung irgendeines Ziels zu pushen. Sie behielt zwar dasselbe Ziel – Ekstase – im Auge, aber sie änderte die Mühe, die sie darauf verwandte. In Kapitel 7 versuchte Merritt nicht, die angestrebte Identität einer Frau anzunehmen, die Sex liebt, sondern ließ sich auf die Identität einer Frau ein, die keinen Sex will; das veränderte ihre Einschätzung der Form von Anstrengung, die erforderlich war, um ihr Ziel zu erreichen: Vertrauen zu sich selbst. Das Ergebnis war nicht, dass sie für immer in einen Zustand versank, in dem sie Sex ablehnte – sondern das Gegenteil! Dass sie sich selbst gestattete, zu sein, wo sie war, öffnete die Tür dorthin, wo sie hinwollte.

Im Unterschied dazu ist Ms. B.s kleine Beobachterin zutiefst unzufrieden, überzeugt von der riesigen Schlucht zwischen ihrem gegenwärtigen Standort und der Stelle, wo sie eigentlich sein sollte. Und noch dazu fühlt sie sich vollkommen hilflos, irgendetwas dagegen zu unternehmen. Sie befindet sich in einem Loch der Verzweiflung. Sie ist in hoffnungslose Trauer verfallen, die sich einstellt, wenn die kleine Beobachterin davon überzeugt ist, dass ein bestimmter angestrebter Zustand unerreichbar ist. Hat sie versucht, eine Veränderung herbeizuführen, und ist gescheitert, hat sie es erneut probiert und ist wieder gescheitert? Oder hat ihr Körper, als ihre Sexualität unter ein bestimmtes Niveau (das von gesellschaftlichen Normen vorgegeben wird, die völlig realitätsfern sind) fiel, einfach dichtgemacht? Ich weiß es nicht. Aber ich weiß, dass die kleine Beobachterin lernfähig ist. Und dass Ms. B. ihr etwas beibringen kann – wenn sie sich dazu entschließt. Sie kann ihr Ziel verändern, ihre Anstrengung oder ihre Erwartungen.

Nehmen wir an, Sie kommen beim Geschlechtsverkehr nicht zuverlässig zum Orgasmus. Das ist normal. Falls Sie Kapitel 8 gelesen haben, wissen Sie, dass es noch viele andere Strategien gibt, um Orgasmen zu erreichen, insbesondere die Stimulation der Klitoris. Wissen! Aber was ist, wenn Ihr Mangel an Orgasmen beim Verkehr Sie frustriert? Oder beschämt? Oder Ablehnung gegen Sie selbst erzeugt? Wird es dann leichter oder schwerer, neue Wege zu beschreiten und so ans Ziel zu gelangen? Genau. Das ist der Punkt, an dem es Zeit für einen Realitätscheck ist. Was ist Ihr Ziel? Wie viel Anstrengung wenden Sie auf? Was sind Ihre Erwartungen, wie viel Mühe es erfordert, dieses bestimmte Ziel zu erreichen?

Für viele von uns sind die angestrebten Ziele – etwa spontanes Verlangen oder Orgasmen beim Geschlechtsverkehr – nichts, was wir uns bewusst ausgesucht haben. Wir haben sie in Form sexueller Skripte von der Gesellschaft vermittelt bekommen. Diese liefern die Struktur für die Ansichten, auf deren Basis wir Sexualität interpretieren. Und diese Skripte sind oft auch die Barriere zwischen uns und dem Glück.

In den letzten Jahrzehnten wurde wissenschaftlich erforscht, wie sich die sexuellen Skripte in der westlichen Gesellschaft verändert haben. Zu den aktuellen Versionen gehören folgende Statements: »Männliche Sexualität ist simpel, weibliche komplex«, »Frauen besitzen keinen so starken Sexualtrieb wie Männer«, »Ein Orgasmus ist für eine positive sexuelle Begegnung entscheidend«.[194]

Die Skripte werden schon früh in Ihr Gehirn »geschrieben«, von Ihrer Familie und der Gesellschaft. Erinnern Sie sich an die moralische, die medizinische und die mediale Message aus Kapitel 5?

In den Skripten geht es allerdings nicht um das, was wir von unserem Intellekt her für wahr halten. Sie fungieren als Vorlage für unseren emotionalen »Einen Ring« und für unsere kleine Beobachterin, um Information zu filtern und zu organisieren. Sie können zwar anderer Meinung sein als das Skript und sich dennoch ihm gemäß verhalten und Ihre Erfahrung nach seinen Maßstäben interpretieren.

Der Terminus technicus für diesen Vorgang ist »generatives Wahrscheinlichkeitsmodell« (probabilistic generative model). Das bedeutet: Information – alles, was Sie sehen, hören, riechen, fühlen oder schmecken – wandert zuerst in Ihr emotionales Gehirn, wo frühes Lernen (ob über Zitronengeruch oder kleine Rattenjäckchen, ob über Körperbild oder sexuellen Ekel) und Ihr gegenwärtiger Gehirnzustand (geprägt von Stress, Liebe, Selbstkritik, Widerwille usw.) zusammenwirken, um die ersten Entscheidungen darüber zu treffen, ob Sie sich auf diese Information zu- oder von ihr wegbewegen. Diese erste Entscheidung bestimmt über eine Reihe von Erwartungen in Bezug darauf, was sonst noch richtig sein könnte und was als Nächstes passiert.
Ein einfacherer Weg, um das zu verstehen, sind wohl die Begriffe »Landkarte« versus »Terrain«.

Die Landkarte und das Terrain: ein Werkzeug für den Realitätscheck

Eine Karte ist eine abstrakte Darstellung von etwas, das in der Realität existiert. Es ist ein vereinfachtes Bild eines wirklich existierenden Ortes. Ein Ort, der nicht wie die Karte aussieht. Wenn wir uns unser sexuelles Skript wie eine »Karte« vorstellen, können wir anfangen, es mit dem Terrain zu vergleichen – die wirkliche Sache, die tatsächlich existiert, welche die Karte repräsentieren soll. Sie versuchen, sich durch die sexuelle Welt zu navigieren, indem Sie der Karte folgen.

Wenn die Karte nicht mit dem Terrain übereinstimmt, ist dann das Terrain falsch?

Nein. Die Karte ist das Problem. Die Kartenersteller haben einen Fehler gemacht oder stützten die Karte auf eine andere Karte, die sie sahen, anstelle auf das Terrain selbst oder wollten Sie vielleicht sogar bewusst irreführen. Karten können falsch sein, und das hinterlässt Sie mit dem Gefühl der Verlorenheit, von der Karte zum Terrain und dann wieder zur Karte schauend.

Leider sind die Karten der meisten Leute unzuverlässig. Man könnte uns mit Brendan Fraser aus dem Film *Eve und der letzte Gentleman* vergleichen. Seine Eltern haben ihn in einem Bunker aufgezogen, weil sie fälschlicherweise glaubten, es habe 1962 einen Atomangriff gegeben. Als er schließlich nach 35 Jahren in die Welt zurückkehrt, bewegt er sich in einer Umgebung, die fast nichts mehr damit gemein hat, was er gelernt hat. Wie er haben wir diese Karte in unseren Köpfen und betreten das Terrain in der Erwartung, einen Pfad an einer bestimmten Stelle zu finden, doch stattdessen verirren wir uns sofort.

Wie wir in Kapitel 5 gesehen haben, können auf unseren Karten Orte verzeichnet sein, die schon deutlich länger als 35 Jahre überholt sind.

Aber die vielleicht größte Herausforderung ist, dass unser Gehirn, wenn Karte und Terrain nicht übereinstimmen, versucht, weiter an der Karte als richtig festzuhalten und unsere Erfahrung in Übereinstimmung mit der Karte zu bringen. »Doch, doch, das ist der Weg«, reden wir uns ein, während wir durchs Dickicht stolpern, »auf der Karte ist er hier eingezeichnet.«

Vor ein paar Jahren unterhielt ich mich mit einer jungen Frau, die das meiste, was sie über Sex wusste – oder eher zu wissen meinte –, aus dem Anschauen von Pornos gelernt hatte. Sie war ehrlich erstaunt, als bei ihren ersten sexuellen Begegnungen nichts so passierte, wie sie es erwartet hatte. Sie dachte, Orgasmen kämen häufig und ganz leicht. Sie dachte, direkte Stimulation der Klitoris würde immer bewirken, dass sie Sternchen sieht. Da lag sie falsch. Aber sie gab sich Mühe, ihre Erlebnisse an die Karte anzupassen. Sie benahm sich weiterhin so wie die Leute in den Filmen. Dabei redete sie sich ein, weil sie sich verhielt, wie sie sollte, müsse das Gefühl, das sie dabei empfand, Lust sein.

Es dauerte Monate, bis ihr die Diskrepanz zwischen dem, was sie erwartete zu empfinden, und ihrer wirklichen Empfindung klar wurde. Da suchte sie mich auf, weil sie überzeugt war, dass etwas nicht mit ihr stimme.

Als ich ihr erzählte, dass Frauen mit großer Wahrscheinlichkeit erst im Verlauf einer Beziehung zum Höhepunkt kommen und nicht unbedingt beim ersten Sex mit einem neuen Partner, da glaubte sie mir zunächst nicht. So überzeugt war sie davon, dass ihre Karte korrekt und ihr Terrain – also ihr Körper – falsch sei.

Ich erklärte ihr auch, dass Lust vom Kontext abhängt, weshalb sich sogar klitorale Stimulation nicht gut anfühlt, wenn der Kontext nicht stimmt. »Das ist wie beim Kitzeln«, nannte ich ihr mein bewährtes Beispiel. »Wenn es sich nicht gut anfühlt, dann bedeutet das nur, die Atmosphäre passt nicht. Wenn die Stimulation der Klitoris nicht angenehm ist, heißt das also nicht, dass Ihre Klitoris abnormal ist, sondern in der Regel sind Sie einfach noch nicht erregt genug.«

Der erste Schritt Richtung Glück ist, die Nichtübereinstimmung zwischen Landkarte und Terrain zu erkennen, mit dem Wissen, dass das Terrain immer richtig ist.

Olivia ist »ein großes Ja«, wenn es um Sex geht, der das Potenzial für echte Ekstase hat … oder echte Selbstzweifel und Verunsicherung. Von der Drängeldynamik ganz zu schweigen. Und all das hängt von ihrem Gefühl hinsichtlich ihrer Fähigkeit zum »Ja« ab.

Ganz zu Beginn des ersten Kapitels stellte Olivia fest, dass ihre »Landkarte« nicht stimmte – die Geschichte, die sie sich selbst einredete und wonach Hormone der Grund für ihren Wunsch nach Sex wären. Das Ganze war nur eine Metapher, mit der sie sich vor gesellschaftlichen Botschaften schützte, die ihr vorgeworfen hätten, sie sei eine Dränglerin und Nervensäge.

Doch sie zeichnete sich eine neue Karte – auf wissenschaftlichen Erkenntnissen basierend und auf der vorurteilsfreien Beobachtung ihrer eigenen Erfahrung. Dabei wurde ihr klar, dass ihr sensibles Gaspedal sich mit ihrer kleinen Beobachterin zusammentun konnte, um entweder dieses Außer-Kontrolle-Gefühl oder um freudige Lust zu erzeugen. Sie verspürte das Außer-Kontrolle-Gefühl, wenn sie die Spirale aus Stress/Selbstkritik/Stress eskalieren ließ. Freudige Lust empfand sie, nachdem sie gelernt hatte zu deeskalieren, indem sie dem Stress seinen Lauf ließ, ohne auf die Bremse oder das Gaspedal zu steigen.

»Nimm Tempo raus, bleib ruhig.« So lautet Olivias Rat an alle Partner mit mehr Verlangen. »Kein Drängeln, Drücken oder Ziehen. Sei wie der Spieler mit dem Besen in einem Curlingteam. Mach den Weg zum Sex frei.«

Wenn es keinen Leistungsdruck gibt, dann erweist sich Patrick als kreativ, neugierig, verspielt und ausgesprochen experimentierfreudig. Er weiß, was für ein Geschenk Olivias sensibles Gaspedal sein kann, und er ist sich aber auch der Herausforderung bewusst, die es darstellt.

Nachdem Olivia ihren Masterabschluss gemacht hatte, überraschte er sie mit einer Art sinnlicher Schatzsuche. Dafür verwendete er den Großteil ihrer Toys, zwei Sorten Gleitmittel und mindestens eine Gelegenheit, sie nackt, mit Handschellen und verbundenen Augen über den Flur in ein anderes Apartment in ihrem Gebäude zu tragen. Außerdem waren auch noch einige ihrer engsten Freunde beteiligt. (Eine der besten »Die Wissenschaft hat mein Sexleben verbessert«-Geschichten, finde ich.)

Als Olivia danach bei einem gigantischen Festessen von Endorphinen und Oxytozin überschwemmt war, fragte sie Patrick, ob er sie heiraten wolle – halb im Scherz.

Aber nur halb.

Olivia ist »ein großes Ja«. Das ist ein Geschenk. Und eine Herausforderung. Sie maximiert ihr sexuelles Potenzial, indem sie ihrer sexuellen Reaktion erlaubt, sich frei zu entfalten, ohne in eine bestimmte Richtung zu drängen.

Nimm Tempo raus, bleib ruhig. Kein Drücken oder Ziehen. Gestatte deiner Empfindung, zu übernehmen.

Die beste Quelle für Erkenntnisse über Ihre Sexualität ist Ihre eigene Erfahrung. Wenn Sie eine Diskrepanz zwischen dem, was Sie erleben, und dem, was Ihre Erwartungen davon sind, was Sie erleben »sollten«, wahrnehmen – was jedem irgendwann mal passiert –, gehen Sie immer davon aus, dass Ihr Körper recht hat.

Sie können auch annehmen, dass die Erfahrung von jedem anderen sich von Ihrer unterscheidet – genauso wie die Vorstellungen von allem, wie Ihre Erfahrungen sein »sollten«. Das Terrain und die Karte sind bei jedem Menschen individuell verschieden. Wenn die Karte nicht zum Gelände passt, dann ist die Karte falsch, nicht das Terrain.

Ich habe im Verlauf dieses Buchs schon ein paarmal hypothetische Zwillinge bemüht, aber diesmal kann ich wirklich existierende Zwillinge heranziehen, um meinen Standpunkt zu verdeutlichen. Meine Schwester Amelia und ich sind eineiige Zwillinge. Wir besitzen dieselbe DNA. Wir kamen im Abstand von zehn Minuten zur Welt, wuchsen im selben Haus auf, besuchten dieselben Schulen, sahen uns dieselben Sendungen im Fernsehen an und lasen oft dieselben Bücher. Und dennoch hatten wir beide sehr unterschiedliche Karten in unseren Köpfen, als unser jeweiliges Sexualleben begann.

Ich hatte meine eigene einzigartige Version der Medien-Message in meinem Kopf. Ich glaubte, die Ideale Sexuelle Frau sei abenteuerlustig, neugierig und wegen ihrer Fähigkeiten und ihrer Begeisterung von den Männern heiß begehrt. Sie käme – selbstverständlich! – durch Penetration leicht zum Orgasmus, empfände spontanes Verlangen, und ihre Vagina wäre so was von nass. Jede Frau, die nichts Neues ausprobieren wollte, war in meinen Augen prüde, hoffnungslos angeknackst und neurotisch.

Man beachte, dass die Idealfrau nicht notwendigerweise besonders große Lust empfindet, sie wirkt nur so. So sollte eine sexy Frau sein, zumindest hatte mein gesellschaftliches Umfeld mich das gelehrt, und daran hielt ich mich. Als ich meine erste sexuelle Beziehung einging, war ich ein Sexprodukt, verarbeitet und verpackt, um anderen Lust zu bereiten.

Diese Landkarte war so mächtig und überzeugend, dass ich nicht in der Lage war, das, was ich meinte, erleben zu sollen, von dem zu trennen, was ich wirklich erlebte. So träumte ich mit achtzehn, in meiner ersten sexuellen Beziehung – zu einem Mann, der später zum Stalker wurde und drohte, mich umzubringen –, dass mein Partner mich verletzte, und in meinem Traum lachte ich darüber. Ich lachte, bis ich nicht einmal mehr wusste, ob es mir gefiel, dass er mir wehtat.

Damals hatte ich keinen Schimmer davon, wie krank das war.

Es war gegen Ende dieser Beziehung (die damit endete, dass ich die Polizei rief), als ich erstmals meine Vulva betrachtete und in Tränen ausbrach.

Ich hatte das unwahrscheinliche Glück, dass meine Ausbildung zur Sexualberaterin im selben Semester erfolgte, in dem ich in diese missbrauchende Beziehung geriet. Während ich mich als Sexprodukt vermarktete, wie ich es aus Frauenzeitschriften, Liebesromanen und Pornos gelernt hatte, erfuhr ich gleichzeitig die Wahrheit über sexuelles Wohlbefinden. Im folgenden Jahrzehnt gewann ich eine riesige Menge Wissen, aber was noch wichtiger war: Ich eignete mir einen radikal gesünderen Standpunkt an, nämlich dass der Körper und die Lust einer Frau ihr selbst gehören und niemandem sonst; dass es möglich ist, Nein zum Geschlechtsverkehr zu sagen, ohne zugleich auch all die anderen damit verbundenen Dinge abzulehnen – die Liebe und Zuneigung, das Vergnügen und Spiel; und dass meine eigene Erfahrung ein legitimer Führer ist, um zu wissen, ob ich etwas ausprobieren will oder nicht.

Das vielleicht Tollste von allem war jedoch, dass mir klar wurde, wie normal es ist, dass meine Erfahrungen manchmal widersprüchlich waren (ich bin ein Schwarm). Und je sanftmütiger und geduldiger ich auf das ganze Ausmaß meiner persönlichen Erfahrung achtete – vor allem auf die unangenehmen Gefühle –, desto größer wurden Selbstvertrauen und Lust.

Amelia hatte dagegen ihre eigene Version der moralischen Message in ihrem Kopf, als wir erwachsen wurden. Kluge Frauen wollen keinen Sex, glaubte sie. Kluge Mädchen interessierten sich für den Geist, nicht für den Körper; nur dumme Gänschen ließen sich von ihren »niederen, animalischen Instinkten« leiten. Das ist eine klassische Einstellung der viktorianischen Mittelschicht. Amelia hielt die Ideale Sexuelle Frau für mehr oder weniger asexuell. Ihr eigenes mangelndes Interesse an Sex diente ihr als Beweis für Intelligenz.

Und dann begann sie, Sex zu haben und sogar Spaß daran zu finden! Also erschloss sie neues Gelände auf der Karte und erforschte neues Territorium. Sie schuf sich Raum für die Idee von Sex als Erholung, als etwas Lustiges, das man Freitagabend macht, bevor *Akte X* anfängt. Sie zeichnete ihre Karte neu, so dass sie ihr gestattete, klug zu sein und Sex als Quelle der Freude zu genießen, aber sie bewegte sich dabei immer noch auf einem ziemlich schmalen Geländestreifen.

Erst als sie den Mann kennenlernte, den sie später heiraten

würde, begann sie Sex als etwas zu erfahren, durch das sie menschliche Bindung und eine tiefere Lust spüren konnte, die über bloße Unterhaltung hinausging, eine Lust, die mit ihrer Persönlichkeit zusammenhing.[195] Das bedeutete eine ganz neue Karte, auf der auch Gelände verzeichnet war, von dessen Existenz sie nichts gewusst hatte – obwohl es schon die ganze Zeit da gewesen war, unerforscht.

Seit fünfzehn Jahren ist sie mit demselben Partner zusammen und hat dabei eine Menge von den Freuden und Mühen erlebt, die so viele Frauen in Langzeitbeziehungen erfahren. Und während ich das große Glück hatte, Sexualberaterin zu werden, hatte sie das große Glück, eine Schwester zu haben, die Sexualberaterin ist. Denn so gehörte sie zu den Frauen, die mich anriefen oder mailten, um zu fragen: »Ist das normal?« Ihr geht es wie der Mehrzahl der Frauen – kontextsensibles Verlangen und nichtübereinstimmende Erregung. Daher schickt sie, wie so viele Frauen, meine Blogposts an ihren Mann und sagt: »Bitte schön! Siehst du?«

Wir sind ein Beispiel dafür, dass sich selbst genetisch identische Gärten mit sehr ähnlicher Saat trotzdem zu sehr unterschiedlichen Terrains entwickeln. Wie es aussieht, hat sie eine etwas sensiblere Bremse als ich; dafür besitze ich ein etwas empfindlicheres Gaspedal. Also passte die Medien-Message vielleicht ein wenig besser zu meiner angeborenen Sexualität und die moralische Message ein wenig besser zu Amelias. Jedenfalls schlugen verschiedene Ideen Wurzeln und wuchsen heran.

Für uns beide gilt: Sobald wir begannen, mit Partnern Sex zu haben, hatten wir auch feste Vorstellungen davon, wie diese Erfahrung auszusehen hatte. Und wir durchlebten beide, wie fast alle Frauen, eine Phase, in der uns bewusst wurde, wie schlecht vorbereitet wir waren, und in der wir neu lernten, was es bedeutet, eine sexuell aktive Frau zu sein.

Uns beiden halfen Informationen über die Wissenschaft des

sexuellen Wohlbefindens, Karten zu zeichnen, die unserem sexuellen Terrain viel eher entsprachen und uns zugleich erlaubten, mit unseren Partnern wirkungsvoller über unser sexuelles Wohlbefinden zu sprechen. Das Ganze half uns auch, nicht länger über andere Frauen zu urteilen, die Erfahrungen machten, die im Gegensatz zu unseren eigenen standen – einfach weil klar wurde, dass jeder Mensch wirklich anders ist. Aber es war unsere Bereitschaft, unserer eigenen inneren Erfahrung zu glauben, auch wenn sie nicht mit dem zusammenpasst, von dem wir dachten, dass wir es erleben »sollten«, die uns bestärkte, diese Wissenschaft anzunehmen – die Wissenschaft in diesem Buch.

Zu lernen, was richtig ist, und die Karte neu zu zeichnen, das war nicht der schwierige Teil – für keine von uns, nicht für die Frau, die das meiste über Sex aus Pornos gelernt hatte, und auch nicht für die meisten Frauen, mit denen ich spreche.

Nachdem sie erfahren haben, dass sie normal sind, fühlen sich viele Frauen sofort befreit und mit ihrer Sexualität zufrieden, wie sie es zuvor nie empfunden haben. Das Licht geht an und sie sagen: »Meine Karte war schon immer falsch, und in Wirklichkeit bin ich normal!« Aber einige Frauen können zwar akzeptieren, dass ihr responsives Verlangen oder ihre Orgasmen ohne Penetration normal sind, aber sie können sich nicht zubilligen, dass diese neue Form der Normalität auch einen Wert darstellt. Zu wissen, wie die eigene Sexualität funktioniert, ist wichtig. Die eigene Sexualität anzunehmen, so, wie sie ist, ohne zu urteilen oder sich zu genieren, das ist noch wichtiger. Und genau das ist für viele Frauen der schwierigere Part.

Und wenn es so ist, ist das der Punkt, wo das Nicht-Urteilen ins Spiel kommt.

Schritt 2: Der schwierige Teil (oder »Wie man nicht urteilt«)

Falls Sie wegen Ihrer Sexualität verunsichert sind, wütend auf sich selbst, weil Sie auf eine bestimmte Weise empfinden (oder auch nicht empfinden), oder falls Sie sich genieren, dann passiert es oft, dass Sie diese Empfindung bezüglich Ihrer Sexualität in eine Schachtel packen und diese irgendwo tief in Ihrem Inneren verstecken. Und das Gefühl liegt dann in dieser Schachtel und wartet darauf, seinen Zyklus zu vollenden. Sie sind es ja nicht losgeworden, sondern haben es nur aufgeschoben. Aber letztendlich muss er seinen Zyklus vollenden.

Nehmen wir mal an, anstatt es in eine Schachtel zu stecken, werden Sie sich des Gefühls hinsichtlich Ihrer Sexualität bewusst und sind neugierig darauf oder begegnen ihm mit sanfter Zuneigung. So, wie Sie es bei einem weinenden Neugeborenen oder einem verängstigten Kätzchen tun würden, oder Sie beobachten es einfach neutral, vom Rand Ihrer eigenen Erfahrung aus. Diese Formen von mitfühlendem Selbst-Bewusstsein erzeugen einen Kontext, der nicht auf die Bremsen tritt, sondern stattdessen Ihrem inneren Zustand erlaubt, seinen Zyklus zu vollenden.

Früher dachte ich, entscheidend sei das Bewusstsein Ihrer inneren Verfassung, aber in einer Studie nach der anderen erwies sich, dass »Beobachtung« der Verfassung kein bedeutendes Anzeichen für Wohlbefinden war. Nein, das beste metaemotionale Anzeichen von Wohlbefinden ist eine Variable namens »Nicht-Urteilen«.[196]

Leute, die beim Nicht-Urteilen schwach abschneiden, stimmen Äußerungen zu wie »Ich sage mir selbst, dass ich nicht so denken sollte, wie ich es tue« und »Wenn mich Gedanken oder Bilder quälen, dann beurteile ich mich selbst als gut oder schlecht, je nachdem, was der Gedanke oder das Bild beinhaltet«. Diejenigen, die im Nicht-Urteilen gut sind, sagen das

Gegenteil: Wenn sie quälende Gedanken plagen, dann stellen sie einfach nur fest, was gerade passiert, ohne es (und damit sich selbst) als gut oder schlecht, richtig oder falsch zu werten. Mit anderen Worten: Nicht-Urteilen erlaubt Ihnen zu fühlen, was Sie fühlen, egal, ob es Ihnen sinnvoll erscheint oder nicht, egal, ob es angenehm ist oder nicht, egal, ob es das ist, was Sie Ihrer Ansicht nach fühlen sollten oder nicht. Nicht-Urteilen ist die neutrale Kenntnisnahme Ihrer inneren Verfassung. Beim Nicht-Urteilen spielt es keine Rolle, wie Sie sich fühlen; es ist wichtig, wie Sie darüber fühlen, wie Sie sich fühlen. Und der Weg, der am stärksten Wohlbefinden befördert, ist, neutral zu fühlen.

Ich werde das mit meinem Lieblingsforschungspapier zum Thema illustrieren, einer neueren kleinen Studie, die sich mit der Rolle von Achtsamkeit bei der Erfahrung von Menschen mit allgemeiner Angststörung befasst.[197] Die Wissenschaftler maßen unter anderem die Angstsymptome der Teilnehmer und das Ausmaß, in dem diese Symptome deren Alltag beeinträchtigten, sowie die Antworten der Teilnehmer auf den Fünf-Faktoren-Achtsamkeitfragebogen *(Five Factor Mindfulness Questionnaire)*. Zwei der fünf Faktoren sind »beobachten« – also die innere Erfahrung wahrnehmen – und »nicht urteilen« – also die innere Erfahrung weder als gut noch als schlecht bewerten.

Und nun geben Sie sich Folgendes: Die Teilnehmer, die weniger unter ihren Symptomen litten, waren nicht diejenigen, die diese Symptome seltener oder weniger heftig erlebten, und es waren auch nicht diejenigen, die sich ihrer inneren Verfassung besonders bewusst waren – also der Beobachtungsfaktor. Nichts da. Die Leute, denen die Symptome weniger zu schaffen machten, waren die, die stärker nicht urteilten! Mit anderen Worten: Nicht die Symptome erlauben eine Vorhersage darüber, wie sehr Ängste das Leben eines Menschen beeinträchtigen, sondern das Gefühl dieses Menschen hinsichtlich der Symptome. Es geht also nicht darum, wie Sie sich fühlen – nicht einmal darum, ob

Ihnen bewusst ist, wie Sie sich fühlen. Es geht um das Gefühl hinsichtlich des Gefühls. Und Leute, die über ihre Gefühle nicht urteilen, kommen besser klar.

Die Forschung, die speziell Nicht-Urteilen in Bezug auf die Sexualfunktion misst, ist noch klein, aber im Wachsen begriffen. In einer winzigen Studie über sensomotorische Sexualtherapie berichteten Frauen in der Behandlungsgruppe, dass die Therapie ihnen half, sich weniger zu fühlen, als »sollten« sie etwas Bestimmtes erleben. Außerdem waren sie eher in der Lage, nachsichtig und verzeihend mit sich selbst zu sein.[198] (Klingt das wie etwas aus, sagen wir mal, Kapitel 5? Erinnern Sie sich an Selbstmitgefühl?)

Aber der wirkliche Gewinn in der neuesten Forschung über Nicht-Urteilen und Sex ist die Entwicklung der »Sexual Mindfulness Measure« (Sexuelle Achtsamkeitsmessung), basierend auf dem FFMQ (»Face Facet Mindfulness Questionaire«, Fünf-Facetten-Achtsamkeits-Fragebogen). Diese Entwicklung stellt fest, dass sexuelle Achtsamkeit – nicht-urteilendes Bewusstsein – sexuelle Befriedigung vortäuschte, besonders bei Frauen.[199] Beachten Sie aber: Es ist nicht Bewusstsein per se, das die Unterschiede macht. Zum Beispiel: Ganzkörperbewusstsein beeinflusst nicht die Nichtübereinstimmung von Erregung – es ist nicht so, dass Menschen sich »unbewusst« sind, dass ihre Körper etwas tun.[200] Es ist so, dass Menschen sich bewusst sein können und nicht urteilen oder sie können sich bewusst sein und urteilen, ängstlich, beschämt, frustriert, verbittert oder verzweifelt sein. Es ist das Nicht-Urteilen, das den Unterschied macht.[201]

Lassen Sie uns fünf Situationen betrachten, bei denen Nicht-Urteilen helfen kann: Gefühle, die ohne bestimmten Grund einsetzen, Traumata heilen, Schmerz lösen, Lust erhöhen und betrauern, »was man tun sollte«.

Was sagt Ihnen deutlicher »Du bist fantastisch im Bett!« als der Orgasmus Ihres Partners/Ihrer Partnerin?

Wenn Ihr Partner/Ihre Partnerin gar nicht anders kann, als zum Höhepunkt zu kommen – vor allem falls dieser Partner/diese Partnerin ein leicht widerspenstiges Gaspedal besitzt.

Camilla ging an das Problem »Stell dir vor, ich backe dir eine Pizza, und du isst nur ein Stückchen davon. Wie fühle ich mich dann?« logisch heran und kam zu einer cleveren Schlussfolgerung: Sie stellten die Regel auf, dass sie keinen Orgasmus haben dürfe.

Sie konnten ansonsten tun, was sie wollten, nur durfte Camilla keinesfalls zum Höhepunkt kommen. Das ist ein Trick aus der Psychologie, von dem Sie vielleicht nicht glauben, dass er wirklich funktioniert – »Du willst keinen Orgasmus? Na schön. Du darfst auch keinen haben!« –, doch genau so ist es.

Diese Regel bewirkte zweierlei. Erstens befreite sie schon mal Camilla vom Leistungsdruck und Henry von enttäuschten Erwartungen. Beide konnten sich entspannen und das Thema vergessen, wodurch sie sich gleich besser fühlten.

Es gab jedoch noch eine andere Auswirkung. Henry hatte bereits seine Einstellung zum Vorspiel geändert und betrachtete ihre gesamte Beziehung als Gelegenheit, um Camillas Sparflamme anzufachen. Die neue Regel gab diesem Bemühen eine neue Dimension.

Den Orgasmus von der Agenda zu nehmen, brachte Camillas kleine Beobachterin in eine verwirrende Lage. Sagen wir, wenn Henry sie oral befriedigte und sie sich so erregt fühlte, dass sie meinte, möglicherweise zu kommen, dann erinnerte sie sich selbst daran, dass sie das nicht durfte. Daraufhin verglich die kleine Beobachterin kontinuierlich ihr Erregungsniveau mit dem angestrebten Zustand – kein Orgasmus –, so dass die Beobachterin ununterbrochen an den Höhepunkt dachte und daran, wie nahe sie ihm war.

Der Gedanke »Kriege keinen Orgasmus« enthält auch »Kriege

einen Orgasmus«. Und wenn Ihnen jemand sagt: »Denk nicht an einen Bären«, was passiert dann als Nächstes?

Sexuelle Höhepunkte sind nicht so automatisiert wie Gedanken, aber wenn Sie im richtigen, sexpositiven Kontext Orgasmus verbieten und dann der betreffenden Person eine Menge Zeit geben, um zu versuchen, keinen Orgasmus zu haben … Ich sage nur so viel: Es ist ein lustiges Spiel, und vielleicht sollten Sie es einfach mal ausprobieren.

Aber zurück zum Orgasmus, den Ihr Partner sich nicht verkneifen kann.

Henry ist ungefähr genauso clever wie Camilla. Das weiß ich, weil er mich eines Tages anrief und erklärte, er habe sich eher an ihre Vereinbarung gehalten als sie – er hatte sie mit einem Vibrator verwöhnt, und sie war nahe dran gewesen und hatte wirklich einen Orgasmus haben wollen. Doch er hörte auf, bevor es dazu kam.

Sie war frustriert. Und sogar ein bisschen angepisst. Aber hey, die Regel war ihre Idee gewesen. Er hatte sich nur wie ein Gentleman benommen.

Das machte er noch zweimal – sie fast bis zum Höhepunkt bringen und dann abbrechen.

Weil er eben ein Gentleman war.

Schließlich hatte er sie so nah gebracht, dass sie nicht mehr anders konnte als kommen. Ein wirklich netter Trick – Frauen haben, was den Orgasmus betrifft, keinen »Point of no Return« wie Männer bei der Ejakulation. Um eine Frau dahin zu bringen, dass sie nicht mehr anders kann, braucht es schon ein hohes Niveau konstanter Erregung.

Und ja, ich kann es nur wiederholen, Sexualtherapeutin ist der beste Job der Welt, wenn einem die Leute solche Geschichten erzählen.

Nicht urteilen 1: »Kein guter Grund«

Hier ist eine Sache, die ich oft zu hören bekomme: »Wenn es für ein unangenehmes Gefühl keine Lösung gibt, bringt es auch nichts, es zu empfinden.«

Sicher tut es das!

Der Sinn darin, ein Gefühl zu empfinden, gegen das Sie nichts tun können, besteht darin, es sich entladen und seinen Zyklus vollenden zu lassen, damit es danach aufhören kann.

Als ich mit meiner Kollegin Jan über die Nicht-Urteilen-Forschung sprach, erzählte sie mir von einem relevanten Erlebnis am vergangenen Wochenende. Da war ihr aufgefallen, dass sie sich unverhältnismäßig über eine Kleinigkeit aufgeregt hatte: Sie hatte eine Briefmarke verlegt, die sie gebraucht hätte, um einen Brief zu frankieren und aufzugeben. Später war sie dahintergekommen, dass sie sich eigentlich gar nicht über die Briefmarke echauffiert hatte. Die Wut war am Abend vorher ausgelöst worden, als sie einen Film über einen frauenverachtenden Mistkerl sah. Das hatte ihre eigene Geschichte mit einem frauenverachtenden Mistkerl vor zwanzig Jahren getriggert.

»Und was hast du dann mit der Wut gemacht?«, fragte ich.

»Ich habe mir selbst gesagt, dass ich nicht wütend sein brauche, weil der Mistkerl inzwischen aus meinem Leben verschwunden ist.«

»Du hast geurteilt? Bist auf die Bremse gestiegen?«

»Was hätte ich denn sonst tun sollen? Wütend auf einen Typen sein, den ich seit zwanzig Jahren nicht gesehen habe?«

Die Bedrohung – der frauenverachtende Mistkerl – war nicht mehr da, um gegen ihn zu kämpfen oder vor ihm zu fliehen … und trotzdem hatte sie diese Gefühle. Was konnte sie mit ihnen anfangen?

Sie hätte den Zyklus vollenden können. Diese starke Gefühlsbewegung existierte in ihrem Körper auch ohne Bezug zu dem Mistkerl, den sie erfolgreich hinter sich gelassen hatte.

Aber diese Gewohnheit entwickeln die meisten von uns nicht von klein auf, und so müssen wir sie üben. Wenn wir Gefühle haben, gegen die wir nicht wirklich etwas unternehmen können und von denen wir nicht wissen, wie wir sie einfach empfinden sollen, ohne etwas zu tun, dann sucht unser Gehirn nach irgendeiner Situation, in der es etwas tun kann, und versucht, die Gefühle auf diese Situation zu übertragen.

Seien Sie also nicht wütend auf den längst Verflossenen. Erlauben Sie der Wut, durch Sie hindurchzugehen. Es spielt keine Rolle, worum es geht, es ist eine zufällige Gefühlsbewegung, ein Überbleibsel aus der Vergangenheit, das ausagiert werden muss. Drücken Sie nicht aufs Gaspedal, aber treten Sie auch nicht auf die Bremse. Nehmen Sie die Wut zur Kenntnis und lassen Sie sie zu. Lassen Sie sich nicht in Unruhe versetzen und lassen Sie es wie einen heißen Wüstenwind oder einen Taifun durch Sie hindurchwehen.

Nicht urteilen 2: Traumata heilen

Wenn man ein Trauma erleidet, dann ist das so, als hätte sich jemand in den Garten geschlichen und alle Pflanzen herausgerissen, die man dort mit so viel Fürsorge und Aufmerksamkeit kultiviert hat. Besonders schrecklich ist das dann, wenn die Person, die alles zerstört, kein Fremder war, sondern jemand, dem man vertraut hat. Dann bleiben Wut und ein Gefühl von Verrat zurück sowie Trauer um den Garten, wie er war, und die Befürchtung, dass das alles nie mehr nachwächst.

Aber es wird nachwachsen. Das liegt in der Natur von Gärten.

Und Sie erleichtern sein Wachstum, indem Sie ihm erlauben,

das zu sein, was er ist, im Werden, und weniger als das, was er war, oder das, was Sie sich für die Zukunft wünschen. Und wie? Durch Selbstmitgefühl: Selbstliebe, generelle Menschlichkeit und Achtsamkeit. Geduld. Es in Ordnung finden, nicht in Ordnung zu sein.

Heilen tut weh. Wenn Sie sich das Bein brechen, dann gibt es kein Stadium im Heilungsprozess, in dem sich Ihr Bein besser anfühlt als nach der Heilung. Da plagen einen Schmerz, Juckreiz und der Verlust an Kraft. Von dem Augenblick an, wenn Sie sich das Bein brechen, fühlt es sich schlecht an … bis, ja, bis es sich nach und nach weniger schlecht anfühlt. Es ist angemessen, dass es wehtut.

Wenn Sie körperlichen Schmerz betäuben, kann die Heilung trotzdem stattfinden. Wenn wir jedoch versuchen, emotionalen Schmerz zu betäuben, setzt der Schmerz vielleicht zeitweise aus … aber die Heilung wird ebenfalls unterbrochen. Menschen, die in ihrer Entwicklung schon weiter sind als ich, können Gefühle wie Trauer und Panik, ohne zu leiden, durchleben, aber für die meisten von uns gibt es keine Heilung ohne Leid. Sorry.

Ich arbeitete mit einem Opfer sexueller Gewalt, das noch am Anfang seines Heilungsprozesses stand. Die Frau war abwechselnd wütend, verzweifelt und erstarrt – und sie hatte permanent Angst. Obwohl sie schon seit langem meditierte, empfand sie die Intensität ihrer Gefühle als zu groß, um ihnen zu erlauben, durch sie hindurchzugehen, also blieben sie in ihr stecken. Sie empfand Panik und war in ihrem Schmerz gefangen. Sie wollte wissen, was sie mit all diesen Gefühlen tun und wie sie sie heilen sollte. Sie wollte wissen, wie sie den Schmerz beenden konnte und wann das sein würde.

»Ich kann Ihnen nur sagen«, erklärte ich ihr, »dass alles, was Sie gerade durchmachen, all die widerstreitenden Gefühle und all der Schmerz, normale Bestandteile des Heilungsprozesses sind. Jeder erlebt diesen anders, und man kann nicht wissen, wie lange er dauert. Für eine Weile ist es furchtbar, und dann wird es schrittweise besser. Aber eines kann ich Ihnen versichern: Jede einzelne Frau, die ich bisher kennengelernt habe, ist damit fertiggeworden.«

Wir saßen eine Weile schweigend da, während sie die Informationen verdaute: nicht zu wissen, wann der Schmerz aufhören würde, und darauf vertrauen zu müssen, dass ihr Körper und ihr Herz im für sie angemessenen Tempo heilten. Schließlich sagte sie: »Das ist, als … als säße ein Vogel, der gegen eine Scheibe geflogen ist, auf meiner Handfläche. Wenn ich mich verspanne und versuche, ihn anzutreiben, bleibt er starr. Aber wenn ich lange genug ruhig und geduldig bin, wird der Vogel wieder zu sich kommen und fortfliegen.«

Genau so.

Nicht urteilen 3: Schmerz

Es gibt nur zwei sexuelle Erfahrungen, die ich bereit bin, »abnormal« zu nennen: fehlendes Einverständnis und ungewollter Schmerz. Wenn jeder, der involviert ist, froh ist, dabei zu sein und frei zu gehen, wann immer er oder sie möchte, dann ist alles, was sie tun normal. Und wenn jeder Gefühle erlebt, die er oder sie will und mag, dann ist alles, was sie tun normal. Aber ungewollter Schmerz beim Sex – Schmerz bei Penetration, Schmerz beim genitalen Kontakt, jeder ungewollte Schmerz – ist nicht normal.

Und ein Schlüssel, um solchen Schmerz zu behandeln, ist ein nicht urteilendes Bewusstsein für solche Gefühle.

Das ist etwas knifflig, denn einerseits ist nicht urteilendes Bewusstsein ein Schlüssel, um sexuellen Schmerz zu heilen, aber andererseits wurde vielen Frauen ihr ganzes Leben erzählt, dass Schmerz beim Sex normal ist, es einfach ein Teil des Lebens ist – nimm dir ein Glas Wein, warum beschwerst du dich, komm darüber hinweg. Können wir uns unseres Schmerzes bewusst sein, ohne zu urteilen, und diesen auch ernster nehmen, als unsere Gesellschaft uns glauben gemacht hat, dass wir »sollten«?

Ich hatte Gelegenheit, mich darüber mit Caroline Pukall zu unterhalten, der Co-Autorin von *When Sex Hurts: A Woman's Guide to Banishing Sexual Pain*. Sie wies mich darauf hin, dass manche Frauen Schmerz beim Sex tolerieren, »einfach weil sie glauben, dass ›man mit ein bisschen Schmerz wohl rechnen muss‹.«

Sie führte weiter aus: »Es hat damit zu tun, dass Frauen Schmerz länger als nötig ertragen«, vielleicht auch in anderen Lebensbereichen. Sie tolerieren ihn, weil sie glauben, das sei ihre einzige Option, effektive Gegenmittel seien nicht verfügbar (sind sie doch!) oder die Mühe, für eine Behandlung zu sorgen, lohne den potenziellen Nutzen nicht (tut sie aber!). Mediziner verstärken diese Tendenz manchmal noch, indem sie den Schmerz nicht ernst nehmen oder vermuten, wenn es keine Entzündung oder Verletzung gibt, müsse er »ausschließlich in ihrem Kopf existieren«.

Hätten Frauen (und unsere betreuenden Mediziner) bei Schmerzen im Genitalbereich von Frauen dieselbe Kriteriumsgeschwindigkeit wie bei Schmerzen im Genitalbereich von Männern, dann würden Frauen niemals zögern, eine Behandlung zu versuchen. Unsere Bereitschaft, größere Mühe – in diesem Fall in Form von Schmerz – in Kauf zu nehmen, ist erlernt. Und sie lässt sich ändern, einfach indem man sich ihrer bewusst wird und die Möglichkeit in Betracht zieht, dass es auch anders sein könnte.

Dies ist die Art von Geschichten, die mich richtig wütend machen. Eine Frau in einem Rollstuhl kam nach einer öffentlichen Veranstaltung auf mich zu. Sie erzählte mir, dass sie im Rahmen meiner Präsentation zum ersten Mal davon gehört habe, dass es effektive Behandlungsmöglichkeiten bei Vaginismus gebe, also der chronischen Verspannung der Beckenbodenmuskulatur, die das Eindringen in die Vagina entweder ganz verhindert oder sehr schmerzhaft macht. Ihre Ärzte hatten ihr gegenüber nie erwähnt, dass ihr Vaginismus behandelbar sein könnte.

Warum hatten sie es ihr nicht gesagt? Etwa weil die Mediziner es selbst nicht wussten? Oder weil es ihnen unangenehm war, mit Frauen um die zwanzig über Sex zu sprechen? Oder kam es ihnen einfach nicht in den Sinn, dass eine Frau im Rollstuhl das gleiche Recht auf ein befriedigendes Sexualleben hat wie jede andere Frau? Ich weiß es nicht. Aber ich frage mich doch, ob diese Ärzte auch die Beschwerden über sexuelle Dysfunktion und Schmerzen bei einem Mann von Mitte zwanzig, der im Rollstuhl sitzt, ignoriert hätten.

Hier ist eine ganz kurze Einführung in die Natur von Schmerz:

Jeder Schmerz wird im Gehirn erzeugt, in Reaktion auf die Signale des Körpers, dass es eine Art von Bedrohung gibt.[202]

Schmerz ist ein Signal, das Ihnen mitteilt, dass Ihr Gehirn eine Bedrohung erkennt und Sie vermutlich Hilfe brauchen. Wenn Sie sich als genaueste Quelle hinsichtlich des Wissens zum Thema Sex eher auf Ihre eigene Erfahrung verlassen als auf die gesellschaftlich vorgegebene Kriteriumsgeschwindigkeit, dann können Sie das Signal hören, mit dem Ihr Gehirn um Hilfe ruft, und Sie werden es entsprechend ernst nehmen.

Teil davon, was unser Verständnis von sexuellem Schmerz bei Frauen verkompliziert, ist, dass es so viele verschiedene mögliche »Bedrohungen« gibt, von wohlverstandenen Gewebeschäden wie Rissen während der Geburt oder allergische Kontaktdermatitis bis hin zu weniger verstandenen hormonellen Veränderungen während der Menopause, die zu Trockenheit und Abbau führen, zu neueren Studienbereichen wie Hypersensitivität des zentralen Nervensystems in Reaktion auf Misshandlung oder Vernachlässigung in der Kindheit.[203]

Und auch hier gilt: Es geht nicht darum, was Sie fühlen (in diesem Fall Schmerz). Es geht darum, wie Sie hinsichtlich dieses Gefühls empfinden (tolerant oder eben nicht). Nicht-Urteilen bedeutet nicht Resignation. Es bedeutet, sich dem, was richtig ist, mit Freundlichkeit, ohne Selbstkritik zuzuwenden. Beim Nicht-Urteilen können Sie um Hilfe bitten.

Nicht urteilen 4: Lust

Wir haben darüber gesprochen, das Nicht-Urteilen mit Erfahrungen wie Frustration, Schmerz und Trauma zu üben. Aber für manche von uns ist Lust die schwierigste zu akzeptierende Erfahrung – und je größer die Lust, desto mehr schalten wir sie ab durch das, »was man tun sollte«.

Erinnern Sie sich an die Salatbar-Metapher aus Kapitel 5? Dass Sie sich nehmen können, was Sie mögen, und den Rest lassen und jeder mit einem anderen Teller zum Tisch kommen wird? Zu viele Frauen treffen ihre Entscheidungen nicht auf Basis davon, was sie mögen, sondern was sie glauben, dass ihre Partner mögen, oder was ihnen gesagt wurde, dass sie mögen »sollten«. Sie sollten Grünkohl und fettfreies Dressing mögen, aber nicht die kandierten Nüsse. Und wenn Sie einen Teller voller Tabu-Essen bringen, wird über Sie geurteilt. Also werden Sie sich selbst die Dinge, die Ihnen Lust bereiten, vorbeugend verweigern. Und wenn Sie als Folge leiden, nun ja … heben Sie die Hand, wenn Ihre Familie oder Gesellschaft Ihnen beigebracht hat, dass leiden irgendwie eine Tugend ist.

Leiden ist keine Tugend, und Lust ist keine Sünde. Wir wurden alle unser ganzes Leben lang angelogen. Meiner Erfahrung nach kämpfen Frauen damit, über Lust nicht zu urteilen, mehr als damit, über Unwohlsein nicht zu urteilen. Wir schalten Lust so intuitiv ab, dass wir nicht einmal bemerken, dass wir es getan haben. Vor vielen Jahren hatte ich eine Studentin, die gerade aus einigen Monaten der Depression herauskam, am Beginn Momente der Freude im Sonnenschein, mit Freunden und im Unterricht erlangte.

»Es fühlt sich falsch an«, sagte sie. »Es scheint nicht richtig zu sein, sich gut zu fühlen, wenn in der Welt so viel Chaos ist.«

Ich erinnerte sie an die Gespräche, die wir geführt hatten, über Nicht-Urteilen als Möglichkeit, mit der Depression zurechtzukommen. »Diese Fähigkeit gilt auch für Lust. Urteile nicht darüber. Sie ist nicht richtig oder falsch, es ist einfach das, was in deinem Körper gerade passiert. Du musst dich nicht dafür schämen, du musst dich nicht sorgen, dass sie nicht zurückkommt, wenn sie vorbeigeht; du musst nichts tun, außer ›Hi‹ sagen und sie sein lassen, was sie ist.«

Sie schaute mich skeptisch an, und als wir ein paar Wochen später wieder sprachen, sagte sie: »Also, ich habe versucht, über Lust und Freude nicht zu urteilen und, ach –«

Sie biss sich auf die Lippe, und ihre Augen füllten sich mit Tränen. Ich wartete.

Nach langer Stille schniefte sie und sagte: »Wenn man nicht darüber urteilt, wächst sie.«

Das ist eine seltsame Wahrheit über das Nicht-Urteilen. Wenn Sie dem Leiden mit Nicht-Urteilen begegnen, nimmt das Leiden ab, während Wunden heilen. Wenn Sie der Lust mit Nicht-Urteilen begegnen, dehnt sie sich aus, um den Raum zu füllen, den das Urteilen zuvor füllte. Ich weiß nicht, warum das wahr ist, aber es ist eine wesentliche Tatsache über Nicht-Urteilen.

»Sie haben mich nicht davor gewarnt«, beklagte sie.

»Wenn ich Sie gewarnt hätte, hätten Sie es ausprobiert?«

»Oh, nein«, stimmte sie zu. »Aber … ich mag es auch.«

»Und wie fühlen Sie sich angesichts der Tatsache, dass Sie Lust mögen?«, forderte ich sie auf.

Sie verdrehte die Augen – ob über sich selbst oder mich, weiß ich bis heute nicht –, und sie sagte: »Gut, wenn Sie es so formulieren, klingt es ziemlich normal.«

Es ist normal. Aber das heißt nicht, dass es einfach oder leicht ist. Vielen von uns wurde beigebracht, dass es selbstbezogen, sündhaft, Zeitverschwendung oder etwas, für das wir uns schämen sollten, ist. Wie können wir es wagen, uns darum zu kümmern, was sich gut anfühlt, wenn wir uns um die Bedürfnisse anderer Menschen kümmern sollten oder um unseren Partner oder darum, sicherzustellen, dass wir die Erwartungen anderer Menschen treffen?

Aber hier ist die Wahrheit: Lust ist der Zugang, um zu Ihrer vollsten, wahrsten Persönlichkeit zu gelangen. Lust ist, wo Sie vorbehaltlose Verbindung mit sich selbst und denen, die sie am meisten lieben, finden. Warum? Weil Lust nur in einem Kontext stattfindet, wo Ihr Gehirn sich sicher genug fühlt, um ganz und vollständig Sie selbst zu sein, ohne Scham oder soziale Leistung oder »man sollte«. Ekstase kommt zu uns, wenn wir alles hinter uns lassen, was uns nicht begeistert oder nicht unsere Neugierde entfacht. Ekstase kommt, wenn wir uns der Lust ohne Vorbehalt überlassen. Sie dürfen Lust mögen. Und der erste Schritt in diese Richtung ist, sie einfach wahrzunehmen, ohne zu urteilen.

Merritt ist die Königin von »anders, als man denkt«. Sie begann sich selbst zu vertrauen, nicht in dem Moment, als sie sich Lust bereiten konnte, sondern erst, als es ihr gelang, das für Ihre Partnerin zu tun. Sie nahm sich selbst erst als sexy Frau an … als sie sich erlaubte, nicht sexy zu sein. Sie versank in intensiver Lust … nachdem sie aufgehört hatte zu versuchen, Lust zu erfahren.

»Das ist so, wie Finger sich anfühlen, wenn man aus der Kälte

ins Warme kommt. Erst tut es ein bisschen weh, aber dann werden sie warm.« So beschrieb sie ihre Erfahrung, die Sexualität aufzugeben, die sie meinte haben zu müssen – womit sie erst Raum schuf für die Sexualität, die sie tatsächlich besaß. »Man möchte ja meinen, dass eine lesbische Frau mittleren Alters es besser weiß und nicht das hinnimmt, was die Welt über die Funktionsweise weiblicher Sexualität zu wissen meint. Aber all das hinter mir zu lassen war schwer.«

»Du hast eine sensible Bremse«, erklärte ich ihr, »und die hast du wahrscheinlich schon länger als deine feministische Weltanschauung.«

Und noch eine letzte Anekdote:

Merritt und Carol heirateten, kurz nachdem ihre Tochter die Highschool abgeschlossen hatte. Dieses Mädchen – an ihrer Highschool übrigens Sexualberaterin für ihre Mitschüler – organisierte eine Brautparty für ihre Mütter. Außer eher pragmatischen Geschenken wie Gutscheinen fürs Gartencenter und neuen Handtüchern bekamen die beiden von ihrer Tochter ein Set aus Prosecco, Duftkerzen und Massageöl in einem hübschen Korb mit Schleife.

»Ich kann nicht glauben, dass meine Tochter ihren Eltern die Ausrüstung für einen romantischen Abend schenkt«, sagte Merritt dazu.

»Also bitte. Ich habe euch ja keinen Dildo und keine Peitsche eingepackt!«

Da wurden Merritt und Carol beide rot, mussten lachen und versuchten, ihre Tochter in die Küche zu schicken.

Doch das Mädchen beharrte: »Ich meine, ich bitte euch, wir leben im 21. Jahrhundert. Ihr seid hier, ihr seid lesbisch, manchmal zieht ihr euch gemeinsam aus, weil ihr euch liebt. Gewöhnt euch langsam dran.«

Und genau das tut Merritt seither, und zwar mit Carol an ihrer Seite.

Nicht urteilen 5: Sich davon befreien und bedauern, »wie es sein sollte«

Zu wissen, was richtig ist, ist für manche Menschen genug, um sich von den alten, bedrückenden Mythen frei zu machen. Andere Menschen müssen wissen, was wahr ist, und ebenso ihre urteilenden Gefühle über das, was richtig ist, beachten. Wenn sie bemerken, dass sie Urteil über sich selbst beherbergen, können sie sich von diesen Einstellungen befreien und neutralere oder sogar positive Gefühle über das, was richtig ist, annehmen.

Und für manche Menschen ist es nicht so einfach, sich von diesen Einstellungen einfach zu befreien. Sie wissen, was richtig ist. Sie bemerken ihr Urteil über das, was richtig ist. Und ihre Körper, Gedanken und Herzen scheinen sich verzweifelt an dieses Urteil zu klammern und lehnen es ab, die alten Ideen aufzugeben und heißen das, was richtig ist, willkommen.

Warum?

Unsere Drehbücher oder Karten umfassen klare Vorstellungen davon, wie Ziel, Aufwand und Zeitachsen unserer Sexualität aussehen »sollten« – leicht zum Orgasmus kommen, spontanes Verlangen empfinden, all diese Mythen. Und was bedeutet es, wenn wir nicht so funktionieren, wie wir es »sollten«? Das bedeutet, dass wir gebrochen sind. Manchmal, für manche Menschen, bedeutet, eine Sexualität zu haben, die nicht mit der Karte übereinstimmt, nicht einfach, dass man anders ist, es heißt, dass man ein Versager ist. Ein Freak. »Abnormal.« Krank, widerlich, ungeeignet, all diese schrecklichen Wörter, die bedeuten, dass wir nicht normal sind. Wir binden unsere Identität an unsere Sexualität, unser Gefühl dafür, ob wir eine »gute Frau« oder ein »gutes Mädchen« sind. Wenn Sie so sind, fühlt sich, die Mythen loszulassen, vielleicht so an wie Selbstkritik loszulassen, wie ich in Kapitel 5 beschrieben habe. Auf einem bestimmten Level fühlen wir, dass diese Ziele loszulassen, bedeutet, Hoffnung aufzugeben; es fühlt sich wie Versagen an. Das ist ebenso richtig für Ziele, die mit Sex verknüpft sind, wie Verlangen, Orgasmus und Lust, wie es für Ziele im Rest Ihres Lebens ist – eine Beziehung beenden, zu entscheiden, einen Abschluss oder eine Weiterbildung nicht zu machen, zu akzeptieren, dass Ihre Körperform nicht mit dem gesellschaftlichen Ideal übereinstimmt.

Das »man sollte« loszulassen – Gefühle und Gedanken wie: »Ich sollte nicht so sein« und »Ich wünschte, meine Sexualität wäre anders« – erfordert, dass Ihre kleine Beobachterin erkennt, dass Ihr früheres Ziel unerreichbar ist, und dann … in die Grube der Verzweiflung zu fallen, auf die wir stoßen, wenn unsere Beobachterin sich entscheidet, ein Ziel nicht zu erreichen. Kurz: Es erfordert eine Form von »Versagen«, zu akzeptieren, dass Sie wahrscheinlich nie die sexuelle Person sein werden, die zu sein man Sie Ihr Leben lang gelehrt hat.

Und genau das kann es so schwer machen, Ihre Landkarte zu ändern, und es ist vielleicht das größte Hindernis, das zwischen Frauen und ihrem optimalen sexuellen Wohlbefinden steht. Lust willkommen zu heißen, erfordert vielleicht, dass wir Verlangen, Neugier und Gefühle anerkennen, über die wir unser Leben lang beigebracht bekommen haben, dass sie beschämend sind. Responsives Verlangen willkommen zu heißen, erfordert vielleicht, dass wir alle Hoffnung aufgeben, dass wir irgendwann mit dem Modell von sexueller Beziehung übereinstimmen, das wir immer für das eine und einzig »richtige« gehalten haben. Sobald Sie wissen, was richtig ist, können Sie dann loslassen, was falsch ist? Können Sie die Ziele aufgeben, an die Sie Aspekte Ihrer Identität gebunden haben? Es bedarf einer kleinen Reise durchs Tal der Verzweiflung und Trauer darüber, dass die Karte falsch war und Sie folglich viele Orte verpasst haben.

Der Weg, es durchzustehen, ist, stillzuhalten, alle Aspekte Ihrer Identität wahrzunehmen, die an die Lügen gebunden waren, die Ihnen erzählt wurden; all die Trauer wahrzunehmen, die Sie beim Loslassen des Selbst, das Sie Ihr Leben lang versucht haben zu sein, fühlen. Nehmen Sie auch die Wut wahr, die Sie darüber fühlen, dass Sie so lange belogen wurden. Nehmen Sie all das wahr, ohne zu urteilen. Erlauben Sie, dass das richtig ist.

Wie wir in Kapitel 4 gesehen haben, Emotionen sind wie Tunnel: Sie müssen durch die Dunkelheit, um am Ende ins Licht zu kommen. Manchmal ist das relativ einfach, aber manchmal schmerzt es höllisch. Manchmal fühlt sich das Aufgeben eines bestimmten Ziels an, als müssten Sie Ihre gesamte Identität aufgeben. Es ist kein einfacher Prozess; Teile von Ihnen sind regelrecht unbequem. Aber es ist es so sehr wert, denn am Ende des Tunnels ist die ultimative Belohnung: Sie selbst.

Sich »normal« vorkommen

Kehren wir zurück zu Ms. B. vom Anfang des Kapitels. Was, glauben Sie, ist ihr Ziel? Ist es Lust? Die Bindung mit ihrem Partner? Selbsterkenntnis?

Da wir nur so wenig über sie wissen (und von dem ausgehend, was wir darüber wissen, wie Frauen beim Thema Sex sozialisiert sind), scheint es wahrscheinlich, dass ihr unbewusstes Ziel darin besteht, das erwartete Ideal zu bestätigen. Also spontanes Verlangen zu empfinden und während der Penetration zum Orgasmus zu kommen. Kurz gesagt, sich »normal« zu fühlen.

Wir wissen inzwischen, dass es normal eigentlich nicht gibt – oder besser: dass wir alle normal sind. Wir bestehen alle aus den gleichen Teilen, die nur auf einzigartige Weise zusammengesetzt sind. Jede(r) ist anders.

Und doch wollen die meisten von uns sich normal fühlen.

(Tatsächlich ist es einer der ganz normalen Vorgänge im

Zusammenhang mit Ihrer Sexualität, dass Sie sich manchmal Sorgen darüber machen, ob Sie normal sind. Ja, sich zu sorgen, ob man normal ist, das ist … normal.)

Aber warum ist »normal« das Ziel? Was möchten die Leute wirklich, wenn sie normal sein wollen?

Ich habe keinen direkten wissenschaftlichen Beweis für das, was ich sagen werde – ich bin mir nicht einmal sicher, wie der Beweis aussehen würde –, aber ich erzähle Ihnen, was ich weiß auf Basis jahrzehntelanger Interaktion mit Studierenden, Medizinern, Journalisten und Menschen aus der ganzen Welt: Ich denke, sich normal zu fühlen, ist dasselbe wie sich *zugehörig* zu fühlen. Erinnern wir uns daran, was Camilla im 1. Kapitel sagt: *»Und wir versuchen ja alle nur, irgendwie dazuzugehören.«* Wir möchten wissen, dass wir innerhalb der gemeinsamen menschlichen Erfahrung in Sicherheit sind, dass das, was sich auf unserer Karte befindet, auch das ist, was auf denen anderer Menschen zu sehen ist.

Wenn wir uns an einem Ort wiederfinden, den wir auf unserer Karte nicht entdecken können – also wenn wir etwas erleben, wofür wir keinen Referenzrahmen, kein Drehbuch besitzen –, dann fühlen wir uns verloren. Unbekanntes Terrain fühlt sich gefährlich, unsicher an – erinnern Sie sich an Kapitel 4: »Ich bin verloren/Ich bin zu Hause.« Auf unbekanntem Gebiet spüren wir: »Ich bin in Gefahr!« Unsere Stressreaktion setzt ein, und es ergeht uns wie dieser Iggy-Pop-Ratte: Alles wirkt wie eine potenzielle Bedrohung.

Aber dann kommt jemand daher und sagt: »Du bist okay – schau mal, ich habe diese Stelle hier auf meiner Landkarte. Das ist definitiv ein Teil des Terrains«, dann können wir uns entspannen. Wir wissen, dass wir immer noch zu Hause sind, sicher innerhalb der Grenzen. Wir gehören hierher.

Wenn mich jemand fragt: »Bin ich normal?«, fragt er eigentlich: »Gehöre ich dazu?«

Die Antwort lautet: Ja. Sie gehören in Ihren Körper. Sie gehören in diese Welt. Sie gehören seit dem Tag Ihrer Geburt dazu, dies ist Ihr Zuhause. Sie müssen es sich nicht verdienen, indem Sie sich an irgendeinen von außen auferlegten sexuellen Standard anpassen.

Wenn Sie Ihr Ziel ändern in »Wo auch immer ich hingehöre«, dann werden Sie immer Erfolg haben, weil Sie ja bereits dort sind.

Viele Jahre behielt ich an meiner Bürotür eine kleine Karikatur hängen. Darauf sitzt ein alter neben einem jungen buddhistischen Mönch. Der alte sagt: »Als Nächstes passiert nichts. Das ist es.«

Weil ich eher Nerd als Nonne bin, betrachte ich das Bild als Kommentar zur Verringerung der Diskrepanz reduzierenden Feedbackschleife und zur Kriteriumsgeschwindigkeit, als Kommentar dazu, wie wichtig es ist, die kleine Beobachterin darauf zu trainieren, dass sie eher die Gegenwart genießt, als ständig in die Zukunft zu drängen. Was wäre, wenn … das ist jetzt eine radikale Vorstellung, aber lassen Sie sich doch einfach mal darauf ein: Was wäre, wenn Sie sich diese Einstellung – »Das ist es« – in Bezug auf Ihre Sexualfunktion zu eigen machen würden? Wenn die Sexualität, die Sie jetzt im Moment besitzen, alles ist, was Sie bekommen? Wenn es das ist?

Jedes Mal, wenn ich diese Frage stelle, bekomme ich von Frauen eine unglaublich breite Palette von Reaktionen: von strahlendem Lächeln bis hin zu verzweifeltem Schluchzen.

Falls Sie zu denen gehören, die bei der Vorstellung strahlen, dass es bei der Sexualität, wie Sie sie jetzt erleben, bleiben wird – fantastisch. Dann hoffe ich, die wissenschaftlichen Informationen in diesem Buch werden Ihnen helfen, Ihr sexuelles Wohlbefinden noch zu vergrößern und auszuleben.

Würden Sie dagegen Trauer, Scham, Verzweiflung, Wut, Verunsicherung, Frust oder Furcht empfinden, wenn die Sexualität, die Sie heute haben, für Sie alles wäre, könnte es sein, dass Sie, bevor Sie Ihre eigene Sexualität mit Freude erkunden können, erst Furcht oder Wut oder Trauer überwinden müssen, die zwischen Ihnen und diesem warmen Licht des Mitgefühls stehen. Und das ist nicht einfach. Aber es ist möglich – und ich glaube, dass es das wert ist. Erinnern Sie sich immer an Folgendes:

Ab dem Tag Ihrer Geburt hatte die Welt die Wahl, was sie Sie hinsichtlich Ihres Körpers lehren sollte. Sie hätte Ihnen beibringen können, voller Selbstvertrauen und Freude in Ihrem Körper zu leben. Sie hätte Ihnen vermitteln können, welch wunderbare Gaben Ihr Körper und Ihre Sexualität sind. Aber stattdessen hat die Welt Sie gelehrt, kritisch und unzufrieden mit Ihrer Sexualität und Ihrem Körper zu sein. Sie haben gelernt, etwas von Ihrer Sexualität zu erwarten, das mit den tatsächlichen Gegebenheiten nicht übereinstimmt. Man hat Ihnen ein Märchen darüber erzählt, was in Ihrem Sex- und Liebesleben passieren würde, und dieses Märchen war falsch. Man hat Sie belogen. Ich bin für Sie wegen dieser Lüge stinksauer auf die Welt. Und ich arbeite dafür, eine Welt zu schaffen, die Frauen in Bezug auf ihre Körper nichts mehr vorlügt.

Ich kann die Verletzung, die die Welt Ihnen zugefügt hat, nicht ungeschehen machen, und das können Sie auch nicht.

Was Sie aber können, ist: heilen.

Genauso perfekt und schön, wie Ihre Genitalien sind, ist auch Ihre Sexualität. So, wie sie ist. Sie sind normal. Und schön. Wenn Sie also feststellen, dass Sie mit Ihrer Sexualität unzufrieden sind, wenn Sie Scham, Frust oder Trauer erleben, dann gestatten Sie sich, diese Gefühle von sich wegzulenken, und richten Sie sie lieber auf die Gesellschaft, die Ihnen die falsche Geschichte erzählt hat. Seien Sie nicht auf sich selbst wütend, sondern auf die Gesellschaft, die Sie belogen hat. Trauern Sie nicht um Ihre Abweichung von einem falschen »Ideal«, das bestenfalls willkürlich und schlimmstenfalls Ergebnis von Unterdrückung und

Gewalt ist. Trauern Sie lieber um die mitfühlende Umwelt, die Sie von Geburt an verdient hätten … und nicht bekommen haben.

Sie sollen sich diese tiefen Gefühlsbewegungen nicht erlauben, um in der Welt da draußen irgendwas zu ändern. Fühlen Sie diese Dinge, damit sie sich entladen, frei werden und Platz für etwas Neues in Ihrem Inneren schaffen können. Wenn Sie dieser Trauer gestatten, durch Sie hindurchzuziehen, dann lösen Sie sich von der sexuellen Person, von der man Ihnen gesagt hat, die sollten Sie sein. Dieses Phantom-Selbst hat viel zu lange Raum in Ihrem Kopf eingenommen. Indem Sie sich von diesem Phantom lösen, entsteht Platz für die sexuelle Person, die Sie wirklich sind. Und wenn wir das alle, einer nach dem anderen, praktizieren, dann verändert sich die Welt.

Die Sexualität, die Sie im Moment besitzen, ist es. Und sie ist schön, selbst – oder gerade dann – wenn sie nicht das ist, was man Ihnen als erstrebenswert beigebracht hat.

Ich weiß nicht, ob Sie eher wie Olivia, Camilla, Merritt oder Laurie sind oder vielleicht auch mit keiner Frau, die mir je begegnet ist, vergleichbar. Ich weiß nicht, wie leicht es Ihnen fällt, Kontexte zu entdecken und zu kreieren, die Lust und Verlangen erzeugen. Ich weiß nicht, wie sehr Sie sich in Ihrer Sexualität, in Ihrem eigenen, ganz privaten Garten zu Hause fühlen. Aber ich weiß, dass Sie die Gärtnerin sind. Und ich weiß, je mehr Sie *mit* den angeborenen Besonderheiten Ihres Gartens arbeiten, desto gesünder und üppiger wird er gedeihen. Ich weiß, Sie sind schön, so, wie Sie gerade sind, absolut in der Lage zu selbstbewusstem, freudvollem Sex. Ich weiß, dass Sie normal sind.

Laurie und Johnny lebten übrigens glücklich bis ans Ende ihrer Tage – oder zumindest die meiste Zeit davon. Das Leben ist nun mal kompliziert, und Laurie hat immer noch Tage, an denen sie sich von Erschöpfung überwältigt fühlt und ihr Körper sich scheinbar allen denkbaren Quellen der Lust verschließt. Aber drei Dinge haben sich dauerhaft geändert.

Erstens übte sie, nichturteilende Aufmerksamkeit für Empfindungen aufzubringen, was sie lehrte, mit sich selbst ebenso freundlich und großzügig umzugehen wie mit allen anderen, die sie liebte. Sie lernte, Lust und Freude zu registrieren und zu feiern, indem sie sich die Erlaubnis gab, sich gut zu fühlen.

Zweitens: Obwohl sie nicht viel tun konnte, um die vorhandenen Stressoren in ihrem Leben zu reduzieren, verminderte sie ihren Stress, indem sie gezielt versuchte, die Stress-Reaktions-Zyklen, die das Leben aktivierte, zu entzerren und zu vollenden. Sie ließ sich weinen. Sie duschte langsamer, achtete darauf, wie das Wasser sich auf ihrer Haut anfühlte, und anstatt sich die Bodylotion draufzuklatschen, als würde sie ein Backblech einfetten, achtete sie darauf, wie schön sich das anfühlte und wie gesund ihre Haut war. Beim Sport visualisierte sie ihren Stress als das orangefarbene Monster aus den Bugs-Bunny-Cartoons – das, das Bugs manikürt – und stellte sich vor, wie sie vor diesem Monster davonläuft. Zur Haustür hinaus und in Johnnys Arme. Sie begann, das Entladen von Stress als lustvoll zu empfinden – oder zumindest nicht als Quelle von Leid.

Und schließlich wurde sie sanftmütiger mit sich selbst, wenn sie bemerkte, dass sie kritisch mit ihrem Körper war oder wegen eines Vergnügens Schuldgefühle bekam. Dabei sagte sie nicht: »Lass das!«, sondern dachte nur: »Aha. Da sind diese selbstkritischen Gedanken wieder.« Sie übte sich im Nicht-Urteilen.

Vielleicht wären diese drei Veränderungen nicht von Dauer gewesen, wenn Johnny nicht erkannt hätte, welche Chance darin bestand.

Sobald er begriffen hatte, wie er ihre Abturner abschalten konnte, begann er mehr und mehr Dinge zu entdecken, mit denen er Laurie helfen konnte, ihre Bremsen zu lösen. Manchmal war es etwas Einfaches, etwa den Abwasch erledigen und die Arbeitsplatten in der Küche abwischen. Manchmal bestand es darin zu sagen: »Lass uns heute mal Pause davon machen, dass wir uns Gedanken machen, ob wir Sex haben werden. Lass uns einfach nur beieinanderliegen und reden.« Manchmal organisierte er aber auch ein richtiges Date für sie beide und gab ihr dabei viel Zeit zum Runterkommen und Entspannen.

Partner mit größerem Verlangen könnten sich denken: »Sie sollte einfach in der Lage sein, es genauso zu wollen wie ich!« Sie haben negative Emotionen hinsichtlich der sexuellen Gefühle ihrer Partnerin. Aber Johnny erkannte, dass es nicht nur darum geht, Sex zu wollen, sondern darum, einen Kontext zu erzeugen – eigentlich geht es darum, ein Leben zu kreieren –, in dem Raum für die Bedürfnisse von zwei Menschen ist. Er begegnete der Herausforderung, die Abturner abzuschalten, mit einer gewissen Neugier. Und er staunte darüber, wie es Lauries Sexualität gelang, aus einem brachliegenden Winterboden hervorzubrechen und zu erblühen. Geradezu ehrfürchtig beobachtete er, wie ekstatisch ihre Leidenschaft im liebevollen warmen Regen und Sonnenschein des richtigen Kontexts über die Gartenmauern hinaus wuchs und gedieh.

Freude ist der schwierige Teil. Tatsächlich war sogar der schwierigste Teil beim Schreiben dieses Buches, dieses Kapitel über Freude zu schreiben. Freude ist nicht offensichtlich oder einfach. Es ist kein Zielort, an dem man ankommt, und es ist nicht »die Reise«. Es geht darum, wie Sie über Ihre Reise zu Ihrem wahrsten erotischen Selbst empfinden. Sie dürfen Ihre Sexualität lieben, so wie sie gerade ist, auch – besonders – wenn es nicht so ist, wie jemand anderes sagt, dass es sein »sollte«.

Ich bin ein Geschöpf von Beweis und Methode; ich möchte den Gehirnmechanismus verstehen, der Freude zugrunde liegt – und ich habe Wissenschaft dazu gefunden, verstehen Sie mich nicht falsch. Wenn Sie auch Beweise brauchen, ich habe alles dafür getan, sie hier zu bieten. Aber die Wissenschaft kann uns nur bis zum Rand dessen führen, was bekannt ist. Was ich in 25 Jahren als Sexpädagogin gelernt habe, ist, dass Freude das ist, was passiert, wenn du vom Rand dessen springst, was bekannt ist, hinein ins Abenteuer davon, was richtig ist.

Ich habe es in diesem Buch immer und immer wieder gesagt: Vertrauen Sie Ihrem Körper. Vertrauen Sie darauf so völlig, dass Sie bereit sind, damit ins Unbekannte zu springen. Dieser Sprung ist Freude.

Noch einmal kurz zusammengefasst:

- Das Wichtigste, was Sie für ein tolles Sexleben tun können, ist, Ihre Sexualität so zu begrüßen, wie sie im Moment gerade ist – selbst wenn sie nicht das ist, was Sie sich wünschen oder von ihr erwarten würden.
- Alte, falsche gesellschaftliche Maßstäbe aufzugeben, das erfordert einen Trauerprozess. Dabei muss die kleine Beobachterin durch die Höhle der Verzweiflung.
- Um sich dieses Loslassen zu erleichtern, sollten Sie die Fähigkeit des »Nicht-Urteilens« entwickeln.
- Wenn Sie sich selbst erlauben, zu sein und zu fühlen, was auch immer Sie sind und fühlen, dann kann Ihr Körper den Zyklus vollenden, den Tunnel durchwandern und am Ende ins Licht gelangen.

Fazit: Sie selbst sind die geheimnisvolle Ingredienz

Was haben wir also gelernt?

Wir haben gelernt, dass wir alle aus den gleichen Teilen bestehen, die nur in unterschiedlicher Weise zusammengesetzt sind – so dass es keine zwei identischen gibt. Dass sexuelle Erregung der Prozess ist, bei dem die Anturner an- und die Abturner abgeschaltet werden. Dass der Kontext – Ihre Umgebung und Ihre mentale Verfassung – beeinflusst, wie und wann die An- und Abturner aktiviert werden.

Wir haben gelernt, dass genitale Reaktion und »angeturnt sein« nicht unbedingt dasselbe sind. Dass Verlangen spontan oder responsiv sein kann und beides normal ist. Dass manche Frauen ziemlich zuverlässig beim Geschlechtsverkehr zum Orgasmus kommen, die meisten jedoch nicht, dass beides normal ist und keine große Sache, es sei denn, Sie machen eine draus.

Vor allem aber haben wir gelernt, dass nicht das Funktionieren Ihrer Sexualität darüber entscheidet, ob Ihr Liebesleben von Sorgen und Kummer geprägt ist … oder von Selbstvertrauen und Freude. Es ist Ihre Fähigkeit, Ihre Sexualität so willkommen zu heißen, wie sie im Augenblick ist.

Um zu diesen Erkenntnissen zu gelangen, haben wir Ausflüge in Anatomie, Physiologie, Verhaltenspsychologie, komparative Kasuistik, Evolutionspsychologie, Gesundheitspsychologie, Moralpsychologie, Gender Studies, Medienstudien und viele Gebiete mehr unternommen. Ich habe mich vieler Metaphern und Fallgeschichten bedient, meiner 25 Jahre Erfahrung als Sexualberaterin und gut hundert Jahre wissenschaftlicher Forschung.

Die Tiefe und Komplexität der weiblichen Sexualität erfordern all das und noch mehr.

Warum ich dieses Buch geschrieben habe

Wie so viele von Ihnen habe ich als Jugendliche all die falschen Dinge gelernt. Sobald ich erwachsen war, machte ich all die Fehler. Und danach geriet ich viele Jahre lang durch unbeschreibliches Glück an Orte, wo ich lernen konnte, das alles »in Ordnung« zu bringen – etwa das Kinsey Institute und einen der ganz wenigen Promotionsstudiengänge, die sich offiziell auf die menschliche Sexualität konzentrieren.

Ich schrieb dieses Buch, um mit anderen zu teilen, was ich gelernt habe – was mir geholfen hat und was, wie ich sehen konnte, anderen Frauen geholfen hat. Ich schrieb es für meine Schwester und meine Mutter, für die Stieftöchter meiner Schwester, für meine Nichten und an erster Stelle für meine Studentinnen. Ich habe es geschrieben, weil ich es satthabe, in einer Welt zu leben, in der Frauen in Bezug auf ihren Körper belogen werden; in der Frauen Objekt sexueller Begierde sind anstatt Subjekte sexueller Lust; in der Sex als Waffe gegen Frauen verwendet wird, und in der Frauen glauben, mit ihrem Körper stimme etwas nicht, nur weil er kein männlicher Körper ist. Und ich bin es leid, in einer Welt zu leben, in der Frauen von Geburt an lernen, ihren Körper als Feind zu betrachten.

Mit diesem Buch möchte ich Frauen lehren, voller Selbstvertrauen und Freude zu leben.

Selbst wenn Sie nur eine einzige der Erkenntnisse aus diesem Buch mitnehmen – es gibt keine zwei identischen Individuen, Bremse und Gaspedal, Kontext, nichtübereinstimmende Erregung, responsives Verlangen, irgendwas davon – und sie nutzen, um das Verhältnis zu Ihrer eigenen Sexualität zu verbessern, helfen Sie mir dabei, mein Ziel zu erreichen. Und falls Sie irgendeine der Ideen aus diesem Buch auch nur mit einer einzigen anderen Person teilen, dann vergrößern Sie damit den weltweiten Raum, in dem Frauen voller Selbstvertrauen und Freude leben können.

Einerseits ist das ein bescheidenes Ziel. Ich versuche ja nicht, Krebs zu verhindern, das Klimaproblem zu lösen oder Frieden im Nahen Osten zu schaffen. Ich versuche lediglich, Menschen dabei zu helfen, voller Selbstvertrauen und Freude in ihren Körpern zu leben. Und vielleicht, nur vielleicht, können wir, sofern genügend Menschen lernen, mit Selbstvertrauen und Freude zu leben, am Ende in einer Welt leben, in der die sexuelle Autonomie jedes Einzelnen respektiert wird.

Ob ich glaube, dass ein Leben voller Selbstvertrauen und Freude sowie mit Respekt vor der sexuellen Autonomie jedes Einzelnen eine Rolle dabei spielen könnte, Krebs zu verhindern, das Klimaproblem zu lösen und Frieden im Nahen Osten zu schaffen? Ja, das tue ich tatsächlich, doch das ist eine andere Geschichte.

Wo Sie weitere Antworten finden

Ich bin nicht im Besitz aller Antworten – ich kenne ja nicht einmal die Hälfte aller Fragen. Die Wissenschaft wächst und expandiert beständig, dadurch wird es zu mehr Erkenntnis und Klarheit kommen. In diesem Buch habe ich einige der Antworten präsentiert, von denen ich miterlebt habe, dass sie Frauen helfen. Und ich hoffe, dies auf eine Weise getan zu haben, die Ihre Sexualität heilt, erneuert und erweitert.

Wir sind alle fortwährend damit beschäftigt, unsere Gärten zu kultivieren – Unkraut zu entfernen und die Pflanzen zu hegen und zu pflegen, die nach unserem Wunsch gedeihen sollen. Oft ist das eine erfreuliche Erfahrung, manchmal auch eine schmerzhafte, und immer ist es eine zutiefst private Angelegenheit. Und während wir uns um unsere Gärten kümmern, schauen wir allesamt über unsere Gartenmauern hinaus und suchen nach Bestätigung dafür, dass unsere Erfahrungen normal sind. Sind wir beunruhigt, suchen wir in unserer vertrauten Umgebung nach Zuspruch. Wo wir selbst keine Antworten wissen, erhoffen wir sie uns von Experten. Das tut jeder, vom Kleinkind, das beim Laufenlernen hinfällt, bis zur erfahrenen Meditationsexpertin, die versucht, die Folgen eines sexuellen Übergriffs zu verwinden. Wir gehen alle von unserer persönlichen Erfahrung aus, schauen in die Welt und sagen: »Das hat wehgetan. Bin ich okay? Mache ich das richtig?«

(Sie machen es richtig. Sie sind okay. Wenn es wehgetan hat, wird es heilen.)

Und genau wie unsere körperliche Stressreaktion sehr sinnvoll war, als unsere typischen Stressoren noch scharfe Zähne und Klauen hatten, genauso ist diese Gewohnheit, uns umzuschauen, damit jemand von außen bestätigt, dass wir okay sind, sinnvoll. Das Ganze war allerdings leichter, als das Umschauen nach Bestätigung von außen sich auf Menschen aus unserer direkten Umgebung bezog, die wir tatsächlich kannten, anstatt auf Leute, die uns nur aus den Medien vertraut sind.

Heute leben wir in einer Welt der »fünf besten Tipps«, wo es jeden Monat zwölf neue atemberaubende Techniken für Wahnsinnsfellatio gibt sowie sechs sexy neue Positionen, die er schon immer mal ausprobieren wollte. Diese Welt ist voller witziger, aufregender, unterhaltsamer Dinge, die unsere Aufmerksamkeit auf sich ziehen und fesseln.

Doch die Wahrheit ist leiser, langsamer, persönlicher und um so vieles interessanter als bloße Unterhaltung. Und sie lebt exklusiv in Ihrem Inneren. In den stillen Momenten der Freude, den schrillen Momenten der Sorge, in den quälenden Momenten, wenn der Schwarm, der Sie sind, versucht, simultan weg von einer Bedrohung und hin zu einem Vergnügen zu fliegen.

Wenn Sie also etwas Unerwartetes in Ihrem Inneren entdecken und um sich blicken, weil Sie kontrollieren wollen, ob Sie in Ordnung sind, dann erinnern Sie sich an meine Worte: *Sie sind okay*. Lassen Sie dieses Buch ein Spiegel sein: Sobald Sie aufschauen, sehen Sie sich selbst. Und Sie sind wunderschön.

Vertrauen Sie Ihrem Körper.

Hören Sie auf die leise Stimme in Ihrem Inneren, die sagt: »Ja! Mehr!«, Oder: »Nein. Stopp!« Hören Sie insbesondere hin, wenn diese Stimme beides gleichzeitig sagt. Haben Sie, falls das passiert, Mitgefühl mit sich selbst. Lassen Sie sich Zeit.

Wenn Sie sich umschauen, werden Sie Inspiration, Unterhaltung, erstaunliche wissenschaftliche Erkenntnisse und auch Unterstützung finden. Die Wahrheit über Ihr eigenes sexuelles Wohlbefinden ist dort allerdings nicht zu sehen. Was *Sie* wollen, was *Sie* mögen, was *Sie* brauchen, das entdecken Sie nur in sich selbst.

Oft denke ich mir, dass Leute Workshops wie die meinen besuchen oder auch ein Buch wie dieses lesen in der Hoffnung, die »geheimnisvolle Ingredienz« zu finden, das verborgene allmächtige Etwas. Um damit eine Art sinnvolle Ordnung in das offensichtliche Chaos ihres Sexuallebens zu bringen.

Worin besteht also die Ingredienz?

Nun ja.

Haben Sie zufällig den Film *Kung Fu Panda* gesehen?

Es ist ein Zeichentrickfilm über einen Pandabären namens Po, der zum Kung-Fu-Meister wird, und zwar durch eifriges Bemühen, die Unterstützung seines Lehrers und die Weisheit der Drachenrolle, die »das Geheimnis zu grenzenloser Macht« enthält – mit anderen Worten: die geheimnisvolle Ingredienz.

Als Po sich die Rolle zum ersten Mal ansieht, ist er enttäuscht, weil nichts darin geschrieben steht. Sie ist ein Spiegel und reflektiert sein eigenes Gesicht.

Und dann passiert seine Erleuchtung: »Es gibt keine geheime Zutat. Das bist du.«

Also noch einmal, zum Mitschreiben:

Ja, Sie sind normal. Genau genommen sind Sie nicht nur normal. Sie sind außergewöhnlich. Bezaubernd. Couragiert. Deliziös. Und immer so weiter – bis yummy und zauberhaft. Ihr Körper ist *schön* und Ihr Verlangen *perfekt,* alles so, wie es ist.

Die geheimnisvolle Ingredienz sind *Sie.*

Das ist wissenschaftlich fundiert.

Und jetzt können Sie es beweisen.

Anhang 1: Therapeutische Selbstbefriedigung

Ich möchte Ihnen diese Anleitung anbieten, wenn das Thema Orgasmus Sie frustriert – weil Sie lernen möchten zu kommen, weil Sie lernen möchten, mit einem Partner/einer Partnerin zu kommen, oder weil Sie lernen möchten, mehr Kontrolle über Ihre Orgasmen zu haben.

1. Finden Sie Ihre Klitoris (genauere Anleitung in Kapitel 1).
2. Sorgen Sie für einen tollen Kontext. Sie können dafür die Fragebogen aus Kapitel 3 zu Hilfe nehmen. Grundsätzlich sollte es ein Kontext sein, in dem Sie sich sicher sein können, etwa dreißig Minuten lang nicht gestört zu werden, wo Sie sich sicher fühlen und ganz für sich sind und durch keine Ablenkung von außen behelligt werden.
3. Berühren Sie Ihren Körper und beobachten Sie, wie sich das anfühlt. Berühren Sie Ihre Füße und Beine, Ihre Arme und Hände, Hals und Kopfhaut.

   Wenn Sie erst lernen, zum Orgasmus zu kommen, hören Sie zunächst hier auf. Verbringen Sie dreißig Minuten nur damit. Machen Sie das ein paar Wochen lang mehrmals pro Woche. Nach und nach beziehen Sie auch Ihre Brüste, Ihren Bauch und die Innenseiten Ihrer Oberschenkel mit ein.

4. Stimulieren Sie als Nächstes Ihre Klitoris indirekt. Die indirekteste Stimulation ist das bloße Denken an Ihre Klitoris. Schenken Sie ihr einfach stille, liebevolle Aufmerksamkeit. Versuchen Sie, mit Ihren Hüften zu schaukeln oder zu rotieren, um die Aufmerksamkeit auf Ihr Becken zu lenken. Vielleicht kommen bestimmte Gefühle hoch, wenn Sie Ihre Klitoris so beachten. Das ist normal. Lassen Sie jede Gefühle zu und üben Sie, liebevoll und mitfühlend sich selbst, Ihren Genitalien und all diesen Gefühlen gegenüber zu empfinden. Sobald Sie sich bereit fühlen (und das kann Tage oder Wochen dauern, was in Ordnung ist), gehen Sie zur distalen, also indirekten Stimulation rundherum über. Probieren Sie Folgendes aus oder auch alles andere, was sich richtig anfühlt:
   - Nehmen Sie Ihre Labien vorsichtig zwischen Daumen und Zeigefinger, dehnen und ziehen Sie sie ein wenig hin und her. Das erzeugt sehr indirekten Druck auf die Klitoris und bewegt die Haut über der Klitoris (die Klitorisvorhaut).
   - Drücken Sie mit der Handfläche sanft auf den Venushügel und ziehen Sie ihn leicht nach oben Richtung Bauch. Auch das übt sanften Druck auf die Klitoris aus und bewegt die Haut in diesem Bereich. Probieren Sie es mit unterschiedlich starkem Druck aus, unterschiedlichem Tempo (ein langes, langsames Ziehen, danach ein paar kurze Bewegungen) oder bewegen Sie Ihre Handfläche kreisförmig.
   - Legen Sie die Handflächen an die Innenseiten Ihrer Oberschenkel, so dass die Ränder Ihrer Daumen gegen die Labien pressen und sie möglichst zusammendrücken. Schaukeln Sie mit den Hüften gegen den Druck Ihrer Hände.

Manche bevorzugen indirekte statt direkte Stimulation. Wenn Sie diese Techniken ausprobieren, stellen Sie möglicherweise eine Verspannung in den Muskeln Ihrer Arme, Beine, Ihres Pos und/oder Ihres Bauchs fest. Das ist ein normaler Bestandteil des körperlichen Erregungsprozesses. Vielleicht stellen Sie sogar fest, dass Sie mit einer bestimmten Stimulation gar nicht mehr aufhören wollen. Ich bitte Sie inständig, auf Ihren Instinkt zu vertrauen – hören Sie nicht auf. Machen Sie einfach so lange weiter, wie es sich gut anfühlt. Achten Sie dabei nur beständig auf die lustvollen Empfindungen, ohne zu versuchen, sie zu ändern oder gar zu verstehen.

5. Probieren Sie direkte Stimulation aus. Die meisten empfinden das nur als angenehm, wenn schon eine gewisse Erregung vorhanden ist. Experimentieren Sie also, sobald es sich einigermaßen lustvoll und warm anfühlt, mit einer der folgenden Techniken:
   - Berühren Sie mit dem flachen Ballen von ein, zwei oder drei Fingerspitzen ganz zart die Spitze der Klitoris in einer gleichbleibenden Vor-und-zurück-Bewegung. Probieren Sie es langsam, schnell und in jedem Tempo dazwischen, das sich gut anfühlt. Mit einer leichten, flüchtigen Bewegung oder mit kräftigem Druck … versuchen Sie unterschiedliche Kombinationen aus Tempo und Druck.
   - Streichen Sie mit so vielen Fingerspitzen, wie Sie möchten, kreisförmig direkt über Ihre Klitoris – schnell oder langsam, flüchtig oder fest oder alles dazwischen.
   - Wieder mit einer beliebigen Anzahl von Fingern, mit verschiedenem Tempo und Druck streichen Sie von der Klitoris bzw. der Klitorisvorhaut aus nach oben.
   - In einer beliebigen Variation aus Fingern, Tempo und Druck schnipsen Sie die Klitorisspitze nach oben.

Nehmen Sie wahr, was mit Ihrem Körper passiert, während sich Ihr Erregungsniveau ändert. Versuchen Sie nicht, es willkürlich zu beeinflussen. Falls Sie bemerken, dass Ihre Aufmerksamkeit beginnt, in Richtung Verunsicherung und Ängste abzuschwirren, nehmen Sie auch das zur Kenntnis. In dem Wissen, dass Sie sich um all das auch später kümmern können, entlassen Sie diese Gedanken und richten Sie Ihre Aufmerksamkeit wieder auf die Empfindungen in Ihrem Körper.

6. Atmen Sie weiter. Während Sie sexuelle Lust verspüren, werden Ihre Muskeln sich anspannen, und oft merkt man, dass man die Luft anhält oder beginnt, flacher zu atmen. Kontrollieren Sie daher in regelmäßigen Abständen Ihre Atmung, entspannen Sie bewusst Ihre Bauchmuskeln und gestatten Sie sich selbst ausdrücklich zu atmen.

   Versuchen Sie nicht, irgendetwas zu erzwingen, sondern erlauben Sie sich einfach festzustellen, wie es sich anfühlt, und Ihren Körper machen zu lassen, was er will. Falls Sie sich sorgen, die Kontrolle über Ihren Körper zu verlieren, begegnen Sie dieser Furcht entspannt; versichern Sie sich selbst, dass Ihnen nichts passieren kann, weil Sie jederzeit aufhören können. Und natürlich auch falls es Ihnen irgendwann zu viel wird, nehmen Sie sich die Freiheit, einfach aufzuhören. Je länger Sie weitermachen, desto intensiver werden Lust und Anspannung sich in Ihrem Körper ausbreiten, dann wird die Lust eine Schwelle der Intensität überschreiten und explodieren … irgendwann.

Falls Sie lernen möchten, mit einem Partner/einer Partnerin zum Orgasmus zu kommen, dann absolvieren Sie das hier eine Woche lang (oder auch drei) allein, dann mit einem Foto Ihres Partners/Ihrer Partnerin neben sich. Auch das tun Sie eine Woche lang (oder drei). Anschließend mit ihm/ihr, vielleicht am Telefon oder im Zimmer nebenan. Danach mit ihm im selben Zimmer, allerdings möglichst weit entfernt, im Dunkeln, mit verbundenen Augen und abgewandtem Gesicht. Nach und nach steigern Sie Nähe und Helligkeit.

Sobald Sie so weit sind, dass Sie zum Orgasmus kommen, während sich Ihr Partner neben Ihnen im oder auf dem Bett befindet, fangen Sie an, ihm zu zeigen, was sich für Sie gut anfühlt – Sie können dafür sogar eine Variation der Übung verwenden, wo es um Paare mit unterschiedlichem Verlangen ging. Führen Sie die Hände des Partners über Ihren Körper, um zu zeigen, was Ihnen gefällt.

Achten Sie immer darauf, sich nicht frustrieren zu lassen, und denken Sie daran, dass Sie den Zielstatus bereits erreicht haben: Lust.

Anhang 2: Ausgedehnter Orgasmus

Ihre Orgasmen auszudehnen und zu verlängern ist eine Art Meditation. Falls Sie noch nie meditiert haben, fällt es Ihnen vielleicht am leichtesten, wenn Sie es zu Beginn ohne sexuellen Kontext üben. Und zwar so.

Fangen Sie mit einer einfachen Atemübung an, wie ich sie in Kapitel 8 zu Spectatoring beschrieben habe.

Atmen Sie fünf Sekunden lang durch die Nase ein.

Dann atmen Sie zehn Sekunden lang durch den Mund wieder aus.

Machen Sie beides acht Mal, insgesamt zwei Minuten lang.

Während Sie atmen, werden Ihre Gedanken schweifen. Das ist normal und gesund! Es geht auch nicht darum, die Gedanken vom Schweifen abzuhalten, sondern darum wahrzunehmen, wenn das passiert. Lassen Sie diese Gedanken einen Moment lang zu und lenken Sie Ihre Aufmerksamkeit dann behutsam wieder auf den Atem.

Das bewusste Atmen tut Ihnen gut, aber die entscheidende Fähigkeit besteht darin, das Abschweifen der Gedanken zu bemerken und die Aufmerksamkeit zur Atmung zurückzuholen.

Üben Sie jeden Tag, und Sie werden nach und nach bemerken, dass Ihre Gedanken die ganze Zeit darauf ausgerichtet sind.

Sobald das spontan passiert, sind Sie bereit, mit dem Anstreben des ausgedehnten Orgasmus zu beginnen.

Sorgen Sie für einen Kontext, in dem Sie viel Zeit für sich allein (oder mit einem Partner, dem Sie vertrauen) haben und weder unterbrochen noch abgelenkt werden. Sie werden eine oder zwei Stunden brauchen – und falls Sie jetzt denken: »Ich habe doch keine ein oder zwei Stunden für einen Orgasmus«, dann ist das total berechtigt! Ein ausgedehnter Orgasmus ist das sexuelle Äquivalent zu einem Marathon. Sie können kerngesund sein und trotzdem nie einen Marathon laufen. Dann joggen Sie eben nur ein paarmal die Woche, und alles ist bestens! Aber manchmal bietet sich einem die Gelegenheit zu einem ehrgeizigen Ziel, und dann widmen Sie ihm die entsprechende Zeit und Aufmerksamkeit. Ob das ein Marathon oder Ekstase ist, immer geht es um eine bewusste Entscheidung, die davon abhängt, was gerade zu Ihren Lebensumständen passt.

Also. Erzeugen Sie einen Kontext und beginnen Sie zwei Minuten lang mit der Atemübung. Üben Sie dabei, Ihre Aufmerksamkeit zurückzuholen, wenn Sie abschweifen.

Dann fangen Sie mit einer kleinen sinnlichen Erkundung an und achten darauf, wie sich Ihr Körper dabei anfühlt: Nutzen Sie alle Methoden aus der therapeutischen Masturbation (Anhang 1).

Stellen Sie sich vor, dass Erregung auf einer Skala von 0 bis 10 stattfindet, wo 0 keine Erregung und 10 Orgasmus bedeutet. Beginnen Sie bei 0 und erlauben Sie Ihrer Erregung, sich bis 5 zu steigern, was schon ziemlich angeturnt und interessiert ist.

Dann kehren Sie zu 1 zurück. Lassen Sie die Anspannung Ihrer Muskeln zurückgehen.

Gehen Sie wieder hinauf bis zur 6 und zurück zu 2.

Während dieses Vorgangs beachten Sie, ob Ihre Gedanken zu schweifen beginnen; lassen Sie sie ziehen und richten Sie Ihre

Aufmerksamkeit wieder zu den Empfindungen Ihres Körpers zurück. Und vergessen Sie nicht zu atmen.

Rauf bis zur 7, runter auf 3.

7 ist schon ziemlich erregt. Wenn Sie bis zur 7 gehen, dann widerstrebt es Ihrem Körper vielleicht schon, nicht weiter auf den Orgasmus zuzusteuern. Hier ist dann die entscheidende Fähigkeit gefragt, nämlich den Fuß vom Gaspedal zu nehmen, ohne gleich auf die Bremse zu treten. Schalten Sie also nur die Anturner ab, ohne die Abturner zu aktivieren. Gönnen Sie Ihren Muskeln Entspannung und lassen Sie die Erregung sanft abebben.

Rauf auf die 8, runter auf 4.

Rauf auf die 9, runter auf 5.

9 ist ein sehr, sehr hohes Erregungsniveau und Ihr Körper an diesem Punkt schon sehr in Fahrt. Er möchte sich auf sein Ziel zubewegen. Es mag daher bei den ersten Versuchen schwierig sein, Ihre Bauch-, Oberschenkel- und Pomuskeln genug zu entspannen, um die Erregung abflauen zu lassen. Während Sie das tun, verspüren Sie möglicherweise eine sich ausbreitende Wärme oder ein Kribbeln. Während schnelle Orgasmen sich meist auf die Genitalien konzentrieren, breiten sich diese langsameren Orgasmen im ganzen Körper aus. Lassen Sie das geschehen.

Achten Sie immer noch darauf, ob Ihre Gedanken abschweifen, und holen Sie die Aufmerksamkeit zurück zu den Empfindungen Ihres Körpers.

Rauf auf 9½ und wieder runter auf 6.

9½ ist das bittersüße Aufgewühltsein ganz kurz vor dem Orgasmus. Anfangs mag es schwerfallen, dann noch den Druck vom Gaspedal zu nehmen. Nehmen Sie sich die Freiheit, es bei den ersten paar Malen auch einfach nicht zu tun – das Schlimmste, was passieren kann, ist, dass Sie einen Orgasmus haben!

Aber sobald Sie die Technik raushaben, reduzieren Sie Ihre Erregung bis zur 6, gehen wieder rauf bis 9½ und dann erneut runter auf 7.

Es wird Sie einige Mühe kosten, die Spannung in Ihren Bauch-, Po- und Oberschenkelmuskeln zu lockern, weil diese Anspannung Sie kommen lassen kann. Während Sie sich entspannen, werden Sie spüren, wie sich die Erregung von Ihren Genitalien aus im ganzen übrigen Körper ausbreitet.

Zurück zu 9½, runter auf 8.

Zurück zu 9½, runter auf 9. Inzwischen schweben Sie schon ständig nah am Orgasmus und halten sich am Höhepunkt der sexuellen Spannung, die Ihr Körper bewahren kann. Das ist ein ausgedehnter Orgasmus. Glückwunsch! Mit etwas Übung können Sie in diesem Zustand bleiben, so lange, wie Sie wollen, und so lange, wie Ihr Körper das aushält, wobei Sie immer darauf achten, worauf sich Ihre Aufmerksamkeit richtet, und diese sanft auf Ihre körperlichen Empfindungen lenken. In diesem Moment ähneln Sie ein wenig einer Badewanne, in die exakt die gleiche Menge Spannung tröpfelt wie aus ihr abfließt. Wenn nur ein klein wenig mehr hineintropft als abfließt, überschreiten Sie die Schwelle und lassen los. Beginnt jedoch mehr abzufließen als hinzukommt, entfernen Sie sich wieder vom Höhepunkt. Scheitern gibt es in diesem Bereich nicht, nur unterschiedliche Formen von Erfolg, weil alles intensive Lust bedeutet.

Dieser ganze Vorgang kann 45 Minuten oder eine Stunde dauern, und zweifellos wird es tiefe Gefühle geben. Selbst wenn Sie keinen ausgedehnten Orgasmus erleben sollten, werden Sie eine Menge Lust empfinden!

Das Tolle an ekstatischer Lust ist, dass sie nicht mit Scham, Stress, Wut, Verbitterung, Zorn oder Erschöpfung koexistieren kann. Ekstase zu praktizieren bedeutet also, ohne all das zu leben und zu lernen, wie man sich davon befreit. Das ist so gut für Sie wie frisches Gemüse, Joggen, Schlaf und Atmen.

Dank

Mein Dank gebührt an erster Stelle all den Frauen, die mit mir über ihr Sexleben gesprochen haben und deren Geschichten in die Fälle von Camilla, Olivia, Merritt und Laurie und Beispiele im ganzen Buch eingegangen sind. Ich hoffe, ich bin euren Erfahrungen gerecht geworden.

Dank schulde ich auch den Wissenschaftlern, Therapeuten und Beratern, die sich mit mir unterhalten, Teile des Buchs gelesen und mir versichert haben, dass ich nicht verrückt bin, dass ich verrückt bin, und/oder mitfühlend nickten, als ich um Verständnis warb für den Unterschied zwischen wissenschaftlichem Schreiben und dem Schreiben über Wissenschaft für ein breites Publikum. In alphabetischer Reihenfolge: Kent Berridge, Charles Carver, Kristen Chamberlin, Meredith Chivers, Cynthia Graham, Robin Milhausen, Caroline Pukall und Kelly Suchinsky. Ich möchte festhalten, dass alle wissenschaftlichen Fehler dem präzisen und klaren Feedback dieser tollen Leute zum Trotz allein meine Schuld sind.

Dankbar bin ich auch Ms. Erika Moen, die die Genitalien so schön gezeichnet hat.

Ebenso wie den Testlesern, insbesondere Andrew Wilson und Sabrina Golonka, Patrick Kinsman, Ruth Cohen, Anna Cook und Jan Morris.

Ich danke außerdem der Leserschaft meines Blogs, die frühe Entwürfe des Buchs gelesen und über vier Jahre hinweg in Posts kommentiert hat. Sie hat für meine intellektuelle und emotionale Aufrichtigkeit gesorgt und dafür, dass ich immer wieder in Frage gestellt habe, was ich vermeintlich schon wusste, um eine bessere Autorin zu sein.

Dankbar bin ich meinen Studentinnen am Smith College, die mir Fragen stellten, auf die ich nie gekommen wäre (»Was ist der evolutionäre Ursprung des Hymens?«), und mich ständig zu einem tieferen Verständnis meines Stoffes nötigten, um eine bessere Dozentin zu sein.

Euch allen: Danke.

Und dann gibt es da noch diese Dankbarkeit, die sich mit Worten nicht ausdrücken lässt. Die man nur als einen Druck auf dem Herzen spürt und die unaussprechlich ist. Kennen Sie dieses Gefühl? Wenn man diesen Menschen am liebsten aufsuchen, vor ihm auf die Knie fallen und die Hände vors Gesicht schlagen möchte. Dankbar, demütig, verbunden.

Ich bin mir jedoch ziemlich sicher, dass jeder Mensch, für den ich so empfinde, es sehr, sehr befremdlich fände, wenn ich das wirklich täte. Deshalb hier einfach eine Auflistung.

In ungefährer chronologischer Ordnung die Menschen, die mir auf eine Art und Weise geholfen haben, für die ich keine Worte habe:

Nancy Nutt-Chase
Cynthia Graham und John Bancroft
Erick Janssen
David Lohrmann
Richard Stevens
Lindsay Edgecombe
Sarah Knight
Julie Ohotnicky
Amelia Nagoski
Stephen Crowley

Dankbar, demütig, verbunden. Danke.

Quellen

Abler, Birgit, Henrik Walter, Susanne Erk, Hannes Kammerer und Manfred Spitzer: »Prediction Error as a Linear Function of Reward Probability Is Coded in Human Nucleus Accumbens.« *NeuroImage* 31, no. 2 (2006): 790 – 95. doi:10.1016/j.neuroimage.2006.01.001.

Acevedo, Bianca P., Arthur Aron, Helen E. Fisher und Lucy L. Brown: »Neural Correlates of Long-Term Intense Romantic Love.« *Social Cognitive and Affective Neuroscience,* 2011. doi:10.1093/scan/nsq092.

Adams, Rebecca: »For Sexual Dysfunction, ›Men Get a Pill and Women Need Therapy.‹ What Gives?« Huffington Post, 3. Juni 2015. zugegriffen am 22. Juni 2020. https://www.huffpost.com/entry/sexual-dysfunction-pill_n_6677502.

Alzate, H., B. Useche und M. Villegas: »Heart Rate Change as Evidence for Vaginally Elicited Orgasm and Orgasm Intensity.« *Annals of Sex Research* 2 (1989): 345 – 57.

Angier, Natalie. »Conversations/Ellen T. M. Laan; Science Is Finding Out What Women Really Want.« *New York Times,* 13. August 1995. www.nytimes.com/1995/08/13/weekinreview/conversations-ellen-tm-laan-science-is-finding-out-what-women-really-want.html.

Ariely, Dan: *Denken hilft zwar, nützt aber nichts. Warum wir immer wieder unvernünftige Entscheidungen treffen.* München: Knaur, 2008.

Aristotle [pseud.]: *The Complete Master-Piece of Aristotle the Famous Philosopher, Displaying the Secrets of Nature in the Generation of Man,* bearbeitet von Nicholas Culpepper. 1814. https://archive.org/details/101206393.nim.nih.gov.

Armstrong, Elizabeth A., Paula England und Alison C. K. Fogarty: »Accounting for Women's Orgasms and Sexual Enjoyment in College Hookups and Relationships.« *American Sociological Review* 77, no. 3 (2012): 435 – 62. doi:10.1177/0003122412445802.

Arnow, B. A., L. Millheiser, A. Garrett, M. Lake Polan, G. H. Glover, K. R. Hill, A. Lightbody, et al.: »Women With Hypoactive Sexual Desire Disorder Compared to Normal Females: A Functional Magnetic Resonance Imaging Study.« *Neuroscience* 158, no. 2 (2009): 484 – 502. doi: 10.1016/j.neuroscience.2008.09.044.

Aubrey, Allison: »Feeling a Little Blue May Mask Our Ability to TasteFat.« *National Public Radio*, June 6, 2013. www.npr.org/blogs/thesalt/2013/06/04/188706043/feeling-a-little-blue-may-mask-our-ability-to-taste-fat?ft=1&f=1007&utm_source=twitterfeed&utm_medium=twitter&utm_campaign=nprscience.

Bacon, Linda: »The HAES Manifesto.« Aus *Health at Every Size: The Surprising Truth About Your Weight.* Dallas: BenBella Books, 2010. lindabacon.org/HAESbook/pdf_files/HAES_Manifesto.pdf.

Baer, Ruth A.: »Construct Validity of the Five Facet Mindfulness Questionnaire in Mediating and Nonmediating Samples.« *Assessment* 15, no. 3 (2008): 329 – 42. doi: 10.1177/1073191107313003.

Baer, Ruth A., Gregory T. Smith, Jaclyn Hopkins, Jennifer Krietemeyer und Leslie Toney: »Using Self-Report Assessment Methods to Explore Facets of Mindfulness.« *Assessment* 13, no. 1 (2006): 27 – 45. doi:10.1177/1073191105283504.

Baliki, Marwan N., Paul Y. Geha, Howard L. Fields und A. Vania Apkarian: »Predicting Value of Pain and Analgesia: Nucleus Accumbens Response to Noxious Stimuli Changes in the Presence of Chronic Pain.« *Neuron* 66, no. 1 (2010): 149 – 60. doi: 10.1016/j.neuron.2010.03.002.

Bancroft, John und Cynthia A. Graham.: »The Varied Nature of Women's Sexuality: Unresolved Issues and a Theoretical Approach.« *Hormones and Behavior* 59, no. 5 (2011): 717 – 29. http://dx.doi.org/10.1016/j.yhbeh.2011.01.005.

Bancroft, John, Jeni Loftus und J. Scott Long: »Distress About Sex: A National Survey of Women in Heterosexual Relationships.« *Archives of Sexual Behavior* 32, no. 3 (2003): 193 – 208.

Basson, Rosemary: »Biopsychosocial Models of Women's Sexual Response: Applications to Management of ›Desire Disorders.‹« *Sexual and Relationship Therapy* 18, no. 1 (2003): 107 – 15. doi: 10.1080/1468199031000061308.

———: »Hormones and Sexuality: Current Complexities and Future Directions.« *Maturitas* 57, no. 1 (2007): 66 – 70. doi: 10.1016/j.maturitas.2007.02.018.

BBC News: »Words Can Change What We Smell.« 26. September 2005. news.bbc.co.uk/2/hi/health/4558075.stm.

Beach, Frank A.: »Characteristics of Masculine ›Sex Drive.‹« *Nebraska Symposium on Motivation*, vol. 4. Lincoln: University of Nebraska Press, 1956, 1 – 32.

Beck, J. Gayle, Alan W. Bozman und Tina Qualtrough: »The Experience of Sexual Desire: Psychological Correlates in a College Sample.« *Journal of Sex Research* 28, no. 3 (1991): 443 – 56.

Becker, Anne E.: *Body, Self, and Society: The View from Fiji.* Philadelphia: University of Pennsylvania Press, 1995.

Becker, Anne E., Rebecca A. Burwell, David B. Herzog, Paul Hamburg und Stephen E. Gilman.: »Eating Behaviours and Attitudes Following Prolonged Exposure to Television Among Ethnic Fijian Adolescent Girls.« *British Journal of Psychology* 180 (2002): 509 – 14. doi: 10.1192/bjp.180.6.509.

Becker, Anne E., Jennifer J. Thomas, Asenaca Bainivualiku, Lauren Richards, Kesaia Navara, Andrea L. Roberts, Stephen E. Gilman und Ruth H. Striegel-Moore: »Validity and Reliability of a Fijian Translation and Adaptation of the Eating Disorder Examination Questionnaire.« *International Journal of Eating Disorders* 43, no. 2 (2010): 171 – 78. doi: 10.1002/eat.20675.

Benedek, Mathias und Christian Kaernbach: »Physiological Correlates and Emotional Specificity of Human Piloerection.« *Biological Psychology* 86, no. 3 (2011): 320 – 29.

Bergner, Daniel: *Die versteckte Lust der Frauen. Ein Forschungsbericht.* München: Knaus, 2014.

———: »Women Who Want to Want.« *New York Times*, 24. November 2009. www.nytimes.com/2009/11/29/magazine/29sex-t.html?pagewanted=all&_r=0.

Berridge, Kent: *The Mechanisms of Self-Control: Lessons from Addiction.* Video, The Science Network, 13. Mai 2010. thesciencenetwork.org/search?program=The+Mechanisms+of+Self-Control%3A+Lessons+from+Addiction.

Berridge, Kent, Richie Davidson und Daniel Gilbert: *The Neuroscience of Happiness.* Video, Aspen Ideas Festival, 2011. www.aspenideas.org/session/new-neuroscience-happiness.

Berridge, Kent C. und Morten L. Kringelbach: »Neuroscience of Affect: Brain Mechanisms of Pleasure and Displeasure.« *Current Opinion in Neurobiology* 23, no. 3 (2013): 294 – 303. http://dx.doi.org/10.1016/j.conb.2013.01.017.

Berridge, Kent und Piotr Winkielman: »What Is an Unconscious Emotion? (The Case for Unconscious ›Liking‹).« *Cognition & Emotion* 17, no. 2 (2003): 181 – 211.

Berry, Lisa-Marie und Ben Laskey: »A Review of Obsessive Intrusive Thoughts in the General Population.« *Journal of Obsessive-Compulsive and Related Disorders 1*, no. 2 (2012): 125 – 32.

Besser, Avi, Gordon L. Flett und Richard A. Davis: »Self-Criticism, Dependency, Silencing the Self, and Loneliness: A Test of a Mediational Model.« *Personality and Individual Differences* 35, no. 8 (2003): 1735 – 52. http://dx.doi.org/10.1016/S0191-8869(02)00403-8.

Bianchi-Demicheli, Francesco und Stéphanie Ortigue: »Toward an Understanding of the Cerebral Substrates of Woman's Orgasm.« *Neuropsychologia* 45, no. 12 (2007): 2645 – 59. http://dx.doi.org/10.1016/j.neuropsychologia.2007.04.016.

Bifulco, A., P. M. Moran, C. Ball und O. Bernazzani: »Adult Attachment Style. I: Its Relationship to Clinical Depression.« *Social Psychiatry and Psychiatric Epidemiology* 37 (2002): 50 – 59.

Birnbaum, Gurit E., Harry T. Reis, Mario Mikulincer, Omri Gillath und Ayala Orpaz: »When Sex Is More Than Just Sex: Attachment Orientations, Sexual Experience, and Relationship Quality.« *Journal of Personality and Social Psychology* 91, no. 5 (2006): 929 – 43. doi: 10.1037/0022-3514.91.5.929.

Bloemers, Jos, Jeroen Gerritsen, Richard Bults, Hans Koppeschaar, Walter Everaerd, Berend Olivier und Adriaan Tuiten: »Induction of Sexual Arousal in Women Under Conditions of Institutional and Ambulatory Laboratory Circumstances: A Comparative Study.« *Journal of Sexual Medicine* 7, no. 3 (2010): 1160 – 76. doi: 10.1111/j.1743-6109.2009.01660.x.

Bohlen, Joseph G., James P. Held, Margaret Olwen Sanderson und Andrew Ahlgren: »The Female Orgasm: Pelvic Contraction.« *Archives of Sexual Behavior* 11, no. 5 (1982): 367 – 86.

Borg, Charmaine, und Peter J. de Jong: »Feelings of Disgust and Disgust-Induced Avoidance Weaken Following Induced Sexual Arousal in Women.« *PLoS ONE*, 2012. doi: 10.1371/journal.pone.0044111.

Borg, Charmaine, Peter J. de Jong und Willibrord Weijmar Schultz: »Vaginismus and Dyspareunia: Relationship with General and Sex-Related Moral Standards.« *Journal of Sexual Medicine* 8, no. 1 (2011): 223 – 31. doi: 10.1111/j.1743-6109.2010.02080.x.

Both, Stephanie, Walter Everaerd und Ellen Laan: »Modulation of Spinal Reflexes by Aversive and Sexually Appetitive Stimuli.« *Psychophysiology* 40, no. 2 (2003): 174 – 83. doi: 10.1111/1469-8986.00019.

Bradford, Andrea und Cindy Meston: »The Impact of Anxiety on Sexual Arousal in Women.« *Behaviour Research and Therapy* 44, no. 8 (2006): 1067 – 77. doi: 10.1016/j.brat.2005.08.006.

Briganti, Paul, dir.: *Adam Ruins Everything.* Season 1, episode 10, »Adam Ruins Sex.« Geschrieben von Caldwell Tanner. Aired December 8, 2015, on truTV.

Britton, Lauren E., Denise M. Martz, Doris G. Bazzini, Lisa A. Curtin und Anni LeaShomb: »Fat Talk and Self-Presentation of Body Image: Is There a Social Norm for Women to Self-Degrade?« *Body Image* 3, no. 3 (2006): 247 – 54.

Brotto, Lori A., A. John Petkau, Fernand Labrie und Rosemary Basson: »Predictors of Sexual Desire Disorders in Women.« *Journal of Sexual Medicine* 8 (2011): 742 – 53. doi: 10.1111/j.1743-6109.2010.02146.x.

Cain, Virginia S., Catherine B. Johannes, Nancy E. Avis, Beth Mohr, Miriam Schocken, Joan Skurnick und Marcia Ory: »Sexual Functioning and Practices in a Multi-Ethnic Study of Midlife Women: Baseline Results from Swan.« *Journal of Sex Research* 40, no. 3 (2003): 266 – 76.

Cantazaro, Amy und Meifen Wie: »Adult Attachment, Dependence, Self-Criticism, and Depressive Symptoms: A Test of a Mediational Model.« *Journal of Personality* 78, no. 4 (2010): 1135 – 62. wei.public.iastate.edu/manuscript/attachment dependence self-criticism.pdf.

Carpenter, Deanna L., Cynthia Graham, Erick Janssen, Harrie Vorst und Jelte Wicherts: »The Dual Control Model: Gender, Sexual Problems, and Prevalence of Sexual Excitation and Inhibition Profiles.« www.slideserve.com/phoebe/the-dual-control-model-gender-sexual-problems-and-prevalence-of-sexual-excitation-and-inhibition-profiles.

Carpenter, Deanna, Erick Janssen, Cynthia Graham, Harrie Vorst und Jelte Wicherts: »Women's Scores on the Sexual Inhibition/Sexual Excitation Scales (SIS/SES): Gender Similarities and Differences.« *Journal of Sex Research* 45, no. 1 (2008): 36 – 48. doi: 10.1080/00224490701808076.

Carvalheira, Ana A., Lori A. Brotto und Isabel Leal: »Women's Motivations for Sex: Exploring the Diagnostic and Statistical Manual, Fourth Edition, Text Revision Criteria for Hypoactive Sexual Desire and Female Sexual Arousal Disorders.« *Journal of Sexual Medicine* 7, no. 4 (2010): 1454–63. doi: 10.1111/j.1743-6109.2009.01693.x.

Carvalheira, Ana und Isabel Leal: »Masturbation Among Women: Associated Factors and Sexual Response in a Portuguese Community Sample.« *Journal of Sex & Marital Therapy* 39, no. 4 (2013): 347–67. doi: 10.1080/0092623X.2011.628440.

Carver, Charles S.: »Pleasure as a Sign You Can Attend to Something Else: Placing Positive Feelings Within a General Model of Affect.« *Cognition & Emotion* 17, no. 2 (2003): 241–61.

Carver, Charles S. und Michael F. Scheier: »Cybernetic Control Processes and the Self-Regulation of Behavior.« In *The Oxford Handbook of Human Motivation*, Richard M. Ryan (Herausgeber), 28–42. New York: Oxford University Press, 2012.

———: »Self-Regulation of Action and Affect.« In *Handbook of Self-Regulation: Research, Theory, and Applications*, 2. Auflage, Kathleen D. Vohs und Roy F. Baumeister (Herausgeber), 3–21. New York: Guilford Press, 2013.

Cathey, Angela J. und Chad T. Wetterneck: »Stigma and Disclosure of Intrusive Thoughts about Sexual Themes.« *Journal of Obsessive-Compulsive and Related Disorders 2*, no. 4 (2013): 439–43.

Childress, Anna Rose, et al.: »Prelude to Passion: Limbic Activation by ›Unseen‹ Drug and Sexual Cues.« *PLoS ONE* 1 (2008). doi: 10.1371/journal.pone.0001506.

Clayton, Anita H., Irwin Goldstein, Noel N. Kim, Stanley E. Althof, Stephanie S. Faubion, Brooke M. Faught, Sharon J. Parish, et al.: »The International Society for the Study of Women's Sexual Health Process of Care for Management of Hypoactive Sexual Desire Disorder in Women.« In *Mayo Clinic Proceedings 93*, no. 4, pp. 467–87. Amsterdam: Elsevier, 2018.

Cooper, Lynne M., Mark Pioli, Ash Levitt, Amelia E. Talley, Lada Micheas und Nancy L. Collins: »Attachment Styles, Sex Motives, and Sexual Behavior: Evidence for Gender-Specific Expressions of Attachment Dynamics.« In *Dynamics of Romantic Love: Attachment, Caregiving, and Sex*, Mario Mikulincer und Gail S. Goodman (Herausgeber), 243–74. New York: Guilford Press, 2006.

David, Daryn H. und Karlen Lyons-Ruth: »Differential Attachment Responses of Male and Female Infants to Frightening Maternal Behavior: Tend or Befriend Versus Fight or Flight?« *Infant Mental Health Journal* 26, no. 1 (2005): 1–18. doi: 10.1002/imhj.20033.

Davila, Joanne, Dorli Burge und Constance Hammen: »Why Does Attachment Style Change?« *Journal of Personality and Social Psychology* 73, no. 4 (1997): 826–38. 10.1037/0022-3514.73.4.826.

Davis, Clive M., Joani Blank, Hung-Yu Lin und Consuelo Bonillas: »Characteristics of Vibrator Use among Women.« *Journal of Sex Research* 33, no. 4 (1996): 313–20.

de Jong, Peter J., Mark van Overveld und Charmaine Borg: »Giving in to Arousal or Staying Stuck in Disgust? Disgust-Based Mechanisms in Sex and Sexual Dysfunction.« *Journal of Sex Research* 50, no. 3 (2013). doi: 10.1080/00224499.2012.746280.

de Jong, Peter J., Mark van Overveld, Willibrord Weijmar Schultz, Madelon L. Peters und Femke M. Buwalda: »Disgust and Contamination Sensitivity in Vaginismus and Dyspareunia.« *Archives of Sexual Behavior* 38, no. 2 (2009): 244–52. www.ncbi.nlm.nih.gov/pubmed/17909958.

Dewitte, Marieke: »Different Perspectives on the Sex-Attachment Link: Towards an Emotion-Motivational Account.« *Journal of Sex Research* 49, no. 2–3 (2012): 105–24.

Dewitte, Marieke, Joana Carvalho, Giovanni Corona, Erika Limoncin, Patricia Pascoal, Yacov Reisman, und Aleksandar Štulhofer: »Sexual Desire Discrepancy: A Position Statement of the European Society for Sexual Medicine.« *Sexual Medicine 8*, no. 2 (2020): 121–31.

Dickerson, S. S. und M. E. Kemeny: »Acute Stressors and Cortisol Response: A Theoretical Integration and Synthesis of Laboratory Research.« *Psychological Bulletin* 130, no. 3 (2004): 335–91.

Dixson, Alan F.: *Sexual Selection and the Origins of Human Mating Systems.* Oxford: Oxford University Press, 2009.

Dreger, Alice Domurat: »Why ›Disorders of Sex Development‹? (On Language and Life).« 17. November 2007. http://alicedreger.com/dsd.html.

Drysdale, Kirsten, Ali Russell und Andrew Glover: »Labiaplasty: Hungry Beast.« ABC TV Australia, 2010. http://vimeo.com/10883108.

Duffey, Eliza Bisbee: *The Relations of the Sexes.* 1876. New York: Arno Press, 1974.

Dunkley, Cara R., Silvain S. Dang, Sabrina C. H. Chang und Boris B. Gorzalka: »Sexual Functioning in Young Women and Men: Role of Attachment Orientation.« *Journal of Sex & Marital Therapy 42*, no. 5 (2016): 413–30.

Dwyer, Kate und Mahboob Sobhan: »Statistical Review and Evaluation of Application Number: 022526Orig1s000.« Zugegriffen am 11. September 2020. https://www.accessdata.fda.gov/drugsatfda_docs/nda/2015/022526Orig1s000StatR.pdf.

Eichelberger, Erika: »Todd Akin Not Sorry for His Insane Rape Comments.« *Mother Jones*, 10. Juli 2014, zugegriffen am 27. Juli 2014, http://www.motherjones.com/mojo/2014/07/todd-akin-book-legitimate-rape.

Ekman, Paul: *Gefühle lesen. Wie Sie Emotionen erkennen und richtig interpretieren.* 2. Auflage. Heidelberg: Spektrum, 2010.

Ellin, Abby: »More Women Look Over the Counter for a Libido Fix.« *New York Times*, 2. Juli 2012. http://www.nytimes.com/2012/07/03/health/more-women-seek-over-the-counter-sexual-remedies.html.

Emhardt, E., J. Siegel und L. Hoffman: »Anatomic Variation and Orgasm: Could Variations in Anatomy Explain Differences in Orgasmic Success?« *Clinical Anatomy 29*, no. 5 (2016): 665–72.

Erekson, Elisabeth A., Deanna K. Martin, Kejia Zhu, Maria M. Ciarleglio,

Divya A. Patel, Marsha K. Guess und Elena S. Ratner: »Sexual Function in Older Women After Oophorectomy.« *Obstetrics and Gynecology* 120, no. 4 (2012): 833–42. doi: 10.1097/AOG.0b013e31826afd1.

Fahs, Breanne und Rebecca Plante: »On ›Good Sex‹ and Other Dangerous Ideas: Women Narrate Their Joyous and Happy Sexual Encounters.« *Journal of Gender Studies 26*, no. 1 (2017): 33–44.

Fausto-Sterling, Anne: *Sexing the Body: Gender Politics and the Construction of Sexuality.* New York: Basic Books, 2000.

Feeney, Judith A. und Patricia Noller: »Attachment Style as a Predictor of Adult Romantic Relationships.« *Journal of Personality and Social Psychology* 58, no. 2 (1990): 281–91. doi: 0022-3514/90/SO0.75.

Feeney, Nolan: »Living Myths About Virginity.« *Atlantic*, 7. Februar 2014. www.theatlantic.com/health/archive/2014/02/living-myths-about-virginity/283628.

Fernández de la Cruz, Lorena, Faye Barrow, Koen Bolhuis, Georgina Krebs, Chloe Volz, Eriko Nakatani, Isobel Heyman und David Mataix-Cols: »Sexual Obsessions in Pediatric Obsessive-Compulsive Disorder: Clinical Characteristics and Treatment Outcomes.« *Depression and Anxiety 30*, no. 8 (2013): 732–40.

Filipovic, Jill: »Can 1 Little Pill Save Female Desire?« *Cosmopolitan*, 24. Februar 2015, zugegriffen am 22. Juni 2020. https://www.cosmopolitan.com/sex-love/news/a36745/can-a-pill-save-female-desire/.

Flaten, Magne Arve, Terje Simonsen und Harald Olsen: »Drug-Related Information Generates Placebo and Nocebo Responses That Modify the Drug Response.« *Psychosomatic Medicine* 61, no. 2 (1999): 250–55. www.psychosomaticmedicine.org/content/61/2/250.full.

Foster, William Trufant: *The Social Emergency: Studies in Sex Hygiene and Morals.* Boston: Houghton Mifflin, 1914.

Fraley, R. Chris, Neils G. Waller und Kelly A. Brennan: »An Item-Response Theory Analysis of Self-Report Measures of Adult Attachment.« *Journal of Personality and Social Psychology* 78, no. 2 (2000): 350–65. doi: 10.1037/0022-3514.78.2.350.

Gaffney, D.: »Established and Emerging PTSD Treatments.« *Mental Health Clinician* 2, no. 7 (2013): 35.

Gangestad, Steven W., Randy Thornhill und Christine E. Garver: »Changes in Women's Sexual Interests and Their Partner's Mate-Retention Tactics across the Menstrual Cycle: Evidence for Shifting Conflicts of Interest.« *Proceedings of the Royal Society of London.* Series B: Biological Sciences 269, no. 1494 (2002): 975–82.

Gans, Margery: »What's It All About? Attending to the Meaning of Eating Disorders.« Paper presented at the Collaborative Ways to Address Disordered Eating on Campus: It Takes a Village conference. Cambridge, MA, 17–18. April 2009.

Garde, K. und I. Lunde: »Female Sexual Behavior: A Study in a Random Sample of 40-Year-Old Women.« *Maturitas* 2 (1980): 240–55.

Georgiadis, J. R. und Rudie Kortekaas: »The Sweetest Taboo: Functional Neurobiology of Human Sexuality in Relation to Pleasure.« In *Pleasures of the Brain*, Morten L. Kringelbach und Kent. C. Berridge (Herausgeber), 178 – 201. New York: Oxford University Press, 2010.

Germer, Christopher K.: *Der achtsame Weg zur Selbstliebe. Wie man sich von destruktiven Gedanken und Gefühlen befreit.* Freiburg: Arbor, 2010.

Glass, Ira und Deborah Blum: »317: Unconditional Love Transcript.« *This American Life*, Chicago Public Media. 15. September 2006. www.thisamericanlife.org/radio-archives/episode/317/transcript.

Goldacre, Ben: »Ben Goldacre at Nerdstock.« YouTube-Video, 2009. www.youtube.com/watch?v=O1Q3jZw4FGs.

Goldstein, Andrew, Caroline F. Pukall und Irwin Goldstein: *When Sex Hurts: A Woman's Guide to Banishing Sexual Pain.* Boston: Da Capo Press, 2011.

Goldstein, Irwin, Noel N. Kim, Anita H. Clayton, Leonard R. DeRogatis, Annamaria Giraldi, Sharon J. Parish, James Pfaus, et al.: »Hypoactive Sexual Desire Disorder: International Society for the Study of Women's Sexual Health (ISSWSH) Expert Consensus Panel Review.« *In Mayo Clinic Proceedings 92*, no. 1, pp. 114 – 28. Amsterdam: Elsevier, 2017.

Gottman, John M.: *The Science of Trust: Emotional Attunement for Couples.* New York: W. W. Norton, 2011.

Gottman, John und Nan Silver: *Die Vermessung der Liebe. Vertrauen und Betrug in Paarbeziehungen.* Stuttgart: Klett-Cotta, 2014.

Graham, Cynthia A.: »The DSM Diagnostic Criteria for Female Orgasmic Disorder.« *Archives of Sexual Behavior* 39 (2010): 256 – 70. doi: 10.1007/s10508-009-9542-2.

Graham, Cynthia A., Stephanie A. Sanders und Robin R. Milhausen: »The Sexual Excitation/Sexual Inhibition Inventory for Women: Psychometric Properties.« *Archives of Sexual Behavior* 35, no. 4 (2006): 397 – 409.

Graham, Cynthia A., Stephanie A. Sanders, Robin R. Milhausen und Kimberly R. McBride: »Turning On and Turning Off: A Focus Group Study of the Factors That Affect Women's Sexual Arousal.« *Archives of Sexual Behavior* 33, no. 6 (2004): 527 – 38.

Granados, Reina, Joana Carvalho, and Juan Carlos Sierra: »Preliminary Evidence on How the Dual Control Model Predicts Female Sexual Response to a Bogus Negative Feedback.« *Psychological Reports* (2020): https://doi.org/10.1177%2F0033294120907310.

Grant, Jon E., Anthony Pinto, Matthew Gunnip, Maria C. Mancebo, Jane L. Eisen, and Steven A. Rasmussen: »Sexual Obsessions and Clinical Correlates in Adults with Obsessive-Compulsive Disorder.« *Comprehensive Psychiatry 47*, no. 5 (2006): 325 – 29.

Gruen, Rand J., Raul Silva, Joshua Ehrlich, Jack W. Schweitzer und Arnold J. Friedhoff: »Vulnerability to Stress: Self-Criticism and Stress-Induced Changes in Biochemistry.« *Journal of Personality* 65, no. 1 (1997): 33 – 47. doi: 10.1111/j.1467-6494.1997.tb00528.x.

Hall, Kathryn S., Yitzchak Binik und Enrico Di Tomasso: »Concordance Between Physiological and Subjective Measures of Sexual Arousal.« *Behaviour Research and Therapy* 23, no. 3 (1985): 297 – 303.

Haller, Madeline: »The 5 Craziest Sex Studies EVER«. Men's Health, 22. September 2012, zugegriffen am 11. September 2020. https://www.menshealth.com/sex-woman/a19534159/the-5-craziest-sex-studies-ever/.

Hamilton, Lisa Dawn und Cindy M. Meston: »Chronic Stress and Sexual Function in Women.« *Journal of Sexual Medicine* 10, no. 10 (2013): 2443–54.

Hawkins, Nicole, P. Scott Richards, H. Mac Granley und David M. Stein: »The Impact of Exposure to the Thin-Ideal Media Image on Women.« *Eating Disorders: The Journal of Treatment and Prevention* 12, no. 1 (2004). doi: 10.1080/10640260490267751.

Hayes, Richard D., Lorraine Dennerstein, Catherine M. Bennet und Christopher K. Fairley: »What Is the ›True‹ Prevalence of Female Sexual Dysfunctions and Does the Way We Assess These Conditions Have an Impact?« *Journal of Sexual Medicine* 5, no. 4 (2008): 777–87.

Hayes, Sharon und Stacey Tantleff-Dunn: »Am I Too Fat to Be a Princess? Examining the Effects of Popular Children's Media on Young Girls' Body Image.« *British Journal of Developmental Psychology* 28, no. 2 (2010): 413–26. doi: 10.1348/026151009X424240.

Hegazy, A. A. und M. O. Al-Rukban: »Hymen: Facts and Conceptions.« *The Health* 3, no. 4 (2012): 109–15.

Heiman, Julia R.: »Psychologic Treatments for Female Sexual Dysfunction: Are They Effective and Do We need Them?« *Archives of Sexual Behavior* 31, no. 5 (2002): 445–50.

Heiman, Julia R. und Donald Pfaff: »Sexual Arousal and Related Concepts: An Introduction.« *Hormones and Behavior* 59, no. 5 (2011): 613–15.

Hendrickx, Lies, Luk Gijs und Paul Enzlin: »Prevalence Rates of Sexual Difficulties and Associated Distress in Heterosexual Men and Women: Results from an Internet Survey in Flanders.« *Journal of Sex Research* 51, no. 1 (2014): 1–12. doi: 10.1080/00224499.2013.819065.

Henson, Donald E., H. B. Rubin und Claudia Henson: »Analysis of the Consistency of Objective Measures of Sexual Arousal in Women.« *Journal of Applied Behavior Analysis* 12, no. 4 (1979): 701–11.

Herbenick, Debby und J. Dennis Fortenberry: »Exercise-Induced Orgasm and Pleasure Among Women.« *Sexual and Relationship Therapy* 26, no. 4 (2011): 373–88. doi: 10.1080/14681994.2011.647902.

Herbenick, Debra, Michael Reece, Stephanie Sanders, Brian Dodge, Annahita Ghassemi und J. Dennis Fortenberry: »Prevalence and Characteristics of Vibrator Use by Women in the United States: Results from a Nationally Representative Study.« *Journal of Sexual Medicine* 6 (2009): 1857–66. www.iu.edu/~kinsey/publications/PDF/Herbenick%20et%20al%20JSM%202009 %20Women's%20Vibe%20Final%20in%20Print.pdf.

Hess, Amanda: »Women Want Sex, but Men Don't Want Them to Know It.« *Slate*, 4. Juni 2013. www.slate.com/articles/double_x/doublex/2013/06/what_do_women_want_sex_according_to_daniel_bergner_s_new_book_on_female.html.

Hitchens, Christopher: *The Hitch. Geständnisse eines Unbeugsamen*. München: Blessing, 2011.

Hite, Shere: *Hite-Report. Das sexuelle Erleben der Frau*. München: Bertelsmann, 1976.

Hoge, Elizabeth A., Britta K. Holzel, Luana Marques, Christina A. Metcalf, Narayan Brach, Sara W. Lazar und Naomi M. Simon: »Mindfulness and Self-Compassion in Generalized Anxiety Disorder: Examining Predictors of Disability.« *Evidence-Based Complementary and Alternative Medicine* (2013). http://dx.doi.org/10.1155/2013/576258.

Hollenstein, Tom und Dianna Lanteigne: »Models and Methods of Emotional Concordance.« *Biological Psychology* 98 (2014): 1 – 5. doi: 10.1016/biopsycho.2013.12.012.

ILGA-Europe. »Public Statement.« https://ilga-europe.org/resources/ilga-europe-reports-and-other-materials/protecting-intersex-people-europe-toolkit.

James, E. L. *Shades of Grey*. München: Goldmann, 2012.

Janssen, Erick und John Bancroft: »The Dual Control Model: The Role of Sexual Inhibition and Excitation in Sexual Arousal and Behavior.« In *The Psychophysiology of Sex*, Erick Janssen (Herausgeber), 197. Bloomington: Indiana University Press, 2007.

Janssen, Erick, Deanna Carpenter, Cynthia Graham, Harrie Vorst und Jelte Wicherts: »The Sexual Inhibition/Sexual Excitation Scales – Short Form.« *Handbook of Sexuality-Related Measures, 77*. New York: Routledge, 2019.

Janssen, Erick, Kathryn R. Macapagal und Brian Mustanski: »Individual Differences in the Effects of Mood on Sexuality: The Revised Mood and Sexuality Questionnaire (MSQ-R).« *Journal of Sex Research* 50, no. 7 (2013): 676 – 87.

Johnson, Sue: *Halt mich fest – Sieben Gespräche zu einem mit Liebe erfüllten Leben*. Paderborn: Junfermann, 2011.

———: *Liebe macht Sinn – Revolutionäre Erkenntnisse über das, was Paare zusammenhält*. München: btb, 2014.

Jozkowski, Kristen N., Debby Herbenick, Vanessa Schick, Michael Reece, Stephanie A. Sanders und J. Dennis Fortenberry: »Women's Perceptions About Lubricant Use and Vaginal Wetness During Sexual Activities.« *Journal of Sexual Medicine* 10, no. 2 (2013): 484 – 92. doi: 10.1111/jsm.12022.

Kaplan, Helen Singer: *Sexualtherapie bei Störungen des sexuellen Verlangens*. Stuttgart: Thieme, 2006, S. 11.

Khong, Belinda Siew Luan: »Mindfulness: A Way of Cultivating Deep Respect for Emotions.« *Mindfulness 2*, no. 1 (2011): 27–32. doi:10.1007/s12671-010-0039-9.

Kilimnik, Chelsea D. und Cindy M. Meston: »Role of Body Esteem in the Sexual Excitation and Inhibition Responses of Women with and without a History of Childhood Sexual Abuse.« *Journal of Sexual Medicine 13*, no. 11 (2016): 1718 – 28.

Kingsberg, Sheryl A., Natalia Tkachenko, Johna Lucas, Amy Burbrink, Wayne Kreppner und Jodi B. Dickstein: »Characterization of Orgasmic Difficulties by Women: Focus Group Evaluation.« *Journal of Sexual Medicine* 10, no. 9 (2013): 2242 – 50. doi: 10.1111/jsm.12224.

Kinsale, Laura: *Flowers from the Storm.* New York: Harper, 1992.

Kinsey, Alfred Charles, Wardell Baxter Pomeroy und Clyde E. Martin: *Das sexuelle Verhalten des Mannes.* Berlin: G. B. Fischer, 1955.

Kinsey, Alfred C., Wardell B. Pomeroy, Clyde E. Martin und Paul H. Gebhard: *Das sexuelle Verhalten der Frau.* Berlin: G. B. Fischer, 1954.

Kleinplatz, Peggy J. und A. Dana Ménard: *Magnificent Sex: Lessons from Extraordinary Lovers.* New York: Routledge, 2020.

Kleinplatz, Peggy J., A. Dana Ménard, Marie-Pierre Paquet, Nicolas Paradis, Meghan Campbell, Dino Zuccarino und Lisa Mehak: »The Components of Optimal Sexuality: A Portrait of ›Great Sex.‹« *Canadian Journal of Human Sexuality 18*, no. 1 – 2 (2009): 1 – 13.

Koehler, Sezin: »From the Mouths of Rapists: The Lyrics of Robin Thicke's Blurred Lines.« *The Society Pages*, 17. September 2013. http://thesocietypages.org/socimages/2013/09/17/from-the-mouths-of-rapists-the-lyrics-of-robin-thickes-blurred-lines-and-real-life-rape/.

Komisaruk, Barry R., Beverly Whipple, Audrita Crawford, Sherry Grimes, Wen-Ching Liu, Andrew Kalnin und Kristine Mosier: »Brain Activation During Vaginocervical Self-Stimulation and Orgasm in Women with Complete Spinal Cord Injury: fMRI Evidence of Mediation by the Vagus Nerves.« *Brain Research* 1024 (2004): 77 – 88.

Komisaruk, Barry R., Nan Wise, Eleni Frangos, Wen-Ching Liu, Kachina Allen und Stuart Brody: »Women's Clitoris, Vagina, and Cervix Mapped on the Sensory Cortex: fMRI Evidence.« *Journal of Sexual Medicine* 8, no. 10 (2011): 2822 – 30. doi: 10.1111/j.1743-6109.2011.02388.x.

Kring, Ann M. und Albert H. Gordon: »Sex Differences in Emotion: Expression, Experience, and Physiology.« *Journal of Personality and Social Psychology* 74, no. 3 (1998): 686 – 703.

Laan, Ellen und Stephanie Both: »What Makes Women Experience Desire?« *Feminism & Psychology* 18, no. 4 (2008): 505 – 14.

Laan, Ellen, Walter Everaerd und Andrea Evers: »Assessment of Female Sexual Arousal: Response Specificity and Construct Validity.« *Psychophysiology* 32, no. 5 (1995): 476 – 85.

La Guardia, Jennifer G., Richard M. Ryan, Charles E. Couchman und Edward L. Deci: »Within-Person Variation in Security of Attachment: A Self-Determination Theory Perspective on Attachment, Need Fulfillment, and Well-Being.« *Journal of Personality and Social Psychology* 79, no. 3 (2000): 367 – 84. www.selfdeterminationtheory.org/SDT/documents/2000_LaGuardiaRyanCouchDeci.pdf.

Lalumière, Martin L., Megan L. Sawatsky, Samantha J. Dawson und Kelly D. Suschinsky: »The Empirical Status of the Preparation Hypothesis: Explicating Women's Genital Responses to Sexual Stimuli in the Laboratory.« *Archives of Sexual Behavior 49*, no. 2 (2020): 1 – 20.

Laumann, E. O., A. Nicolosi, D. B. Glasser, A. Paik, C. Gingell, E. Moreira und T. Wang: »Sexual Problems Among Women and Men Aged 40 – 80 y: Prevalence and Correlates Identified in the Global Study of Sexual Attitudes and Behaviors.« *International Journal of Impotence Research* 17 (2005): 39–57. doi:10.1038z/sj.ijir.3901250.

Leavitt, Chelom E., Eva S. Lefkowitz und Emily A. Waterman: »The Role of Sexual Mindfulness in Sexual Wellbeing, Relational Wellbeing, and Self-Esteem.« *Journal of Sex & Marital Therapy* 45, no. 6 (2019): 497–509.

Levin, Roy J.: »The Human Female Orgasm: A Critical Evaluation of Its Proposed Reproductive Functions.« *Sexual and Relationship Therapy* 26, no. 4 (2011): 301–14. doi: 10.1080/14681994.2011.649692.

Levin, Roy J. und Willy van Berlo: »Sexual Arousal and Orgasm in Subjects Who Experience Forced or Non-Consensual Sexual Stimulation – A Review.« *Journal of Clinical Forensic Medicine* 11, no. 2 (2004): 82–88. http://dx.doi.org/10.1016/j.jcfm.2003.10.008.

Levin, Roy J. und Gorm Wagner: »Orgasm in Women in the Laboratory – Quantitative Studies on Duration, Intensity, Latency, and Vaginal Blood Flow.« *Archives of Sexual Behavior* 14, no. 5 (1985): 439–49.

Levine, Peter: *Sprache ohne Worte. Wie unser Körper Trauma verarbeitet und uns in die innere Balance zurückführt.* München: Kösel, 2011.

———: *Trauma-Heilung. Das Erwachen des Tigers; unsere Fähigkeit, traumatische Erfahrungen zu transformieren.* Essen: Synthesis, 1998.

Lisak, David und Paul M. Miller: »Repeat Rape and Multiple Offending Among Undetected Rapists.« *Violence and Victims* 17, no. 1 (2002).

Lloyd, Elisabeth A.: *The Case of the Female Orgasm: Bias in the Science of Evolution.* Cambridge, MA: Harvard University Press, 2005.

Longe, Olivia, Frances A. Maratos, Paul Gilbert, Gaynor Evans, Faye Volker, Helen Rockliff und Gina Rippon: »Having a Word with Yourself: Neural Correlates of Self-Criticism and Self-Reassurance.« *NeuroImage* 49, no. 2 (2010): 1849–56. doi: 10.1016/j.neuroimage.2009.09.019.

LoPiccolo, Joseph und Leslie LoPiccolo (Herausgeber): *Handbook of Sex Therapy.* New York: Plenum, 1978.

Lykins, Amy D., Erick Janssen und Cynthia A. Graham: »The Relationship Between Negative Mood and Sexuality in Heterosexual College Women and Men.« *Journal of Sex Research* 43, no. 2 (2006): 136–43.

Magnanti, Brooke: *The Sex Myth: Why Everything We're Told Is Wrong.* London: Weidenfeld & Nicolson, 2012.

Mah, Kenneth und Yitzchak M. Binik: »The Nature of Human Orgasm: A Critical Review of Major Trends.« *Clinical Psychology Review* 21, no. 6 (2001): 823–56.

Manne, Kate: *Down Girl: The Logic of Misogyny.* Oxford: Oxford University Press, 2017.

Manne, Kate: *Entitled: How Male Privilege Hurts Women.* New York: Crown, 2020.

Marcus, Bat Sheva: »Changes in a Woman's Sexual Experience and Expectations Following the Introduction of Electric Vibrator Assistance.« *Journal of Sexual Medicine* 8, no. 12 (2011): 3398–3406. doi: 10.1111/j.1743-6109.2010.02132.x.

Mark, Kristen P. und Julie A. Lasslo: »Maintaining Sexual Desire in Long-

Term Relationships: A Systematic Review and Conceptual Model.« *Journal of Sex Research 55*, no. 4–5 (2018): 563–81.
Masters, William H. und Virginia E. Johnson: *Die sexuelle Reaktion*. Frankfurt: Akademische Verlagsgesellschaft, 1967.
Mazloomdoost, Donna und Rachel N. Pauls: »A Comprehensive Review of the Clitoris and Its Role in Female Sexual Function.« *Sexual Medicine Reviews 3*, no. 4 (2015): 245–63.
McCall, Katie und Cindy Meston: »Cues Resulting in Desire for Sexual Activity in Women.« *Journal of Sexual Medicine* 3, no. 5 (2006): 838–52. doi:10.1111/j.1743-6109.2006.00301.x.
———: »Differences Between Pre- and Postmenopausal Women in Cues for Sexual Desire.« *Journal of Sexual Medicine 4* no. 2 (2007): 364–71. doi:10.1111/j.1743-6109.2006.00421.x.
McDowell, Margaret A., Cheryl D. Fryar, Cynthia L. Ogden und Katherine M. Flegal: »Anthropometric Reference Data for Children and Adults: United States, 2003–2006.« *National Health Statistics Report* no. 10 (October 2008).
Mesquita, Batja: »Emoting: A Contextualized Process.« In *The Mind in Context*, Batja Mesquita, Lisa Feldman Barrett und Eliot R. Smith (Herausgeber), 83–104. New York: Guilford Press, 2010.
Meston, Cindy M. und David M. Buss: »Why Humans Have Sex.« *Archives of Sexual Behavior 36*, no. 4 (2007): 477–507.
Meston, Cindy M. und Amelia M. Stanton: »Desynchrony between Subjective and Genital Sexual Arousal in Women: Theoretically Interesting but Clinically Irrelevant.« *Current Sexual Health Reports 10*, no. 3 (2018): 73–75.
Michael, Robert T., John H. Gagnon, Edward O. Laumann und Gina Kolata: *Sex in America: A Definitive Survey.* Boston: Little, Brown, 1994.
Milhausen, Robin R., Cynthia A. Graham, Stephanie A. Sanders, William L. Yarber und Scott B. Maitland: »Validation of the Sexual Excitation/Sexual Inhibition Inventory for Women and Men.« *Archives of Sexual Behavior* 39, no. 5 (2010): 1091–1104.
Mitchell, John Cameron und Stephen Trask: »The Origin of Love« aus *Hedwig and the Angry Inch: Original Cast Recording.* Atlantic Compact Disc 13766. 1999.
Mitchell, Kirstin Rebecca, Michael King, Irwin Nazareth und Kaye Wellings: »Managing Sexual Difficulties: A Qualitative Investigation of Coping Strategies.« *Journal of Sex Research 48*, no. 4 (2011): 325–33.
Mize, Sara J. S. und Alex Iantaffi: »The Place of Mindfulness in a Sensorimotor Psychotherapy Intervention to Improve Women's Sexual Health.« *Sexual and Relationship Therapy* 28, no. 1 (2013): 63–76. doi: 10.1080/14681994.2013.770144.
Moore, Lori: »Rep. Todd Akin: The Statement and the Reaction.« *New York Times*, 20. August 2012. www.nytimes.com/2012/08/21/us/politics/rep-todd-akin-legitimate-rape-statement-and-reaction.html?_r=0.
Moran, C. und C. Lee: »What's Normal? Influencing Women's Perceptions of

Normal Genitalia: An Experiment Involving Exposure to Modified and Nonmodified Images.« *BJOG: An International Journal of Obstetrics & Gynaecology* (2013). doi: 10.1111/1471-0528.12578.

Morokoff, Patricia J. und Julia R. Heiman: »Effects of Erotic Stimuli on Sexually Functional and Dysfunctional Women: Multiple Measures Before and After Sex Therapy.« *Behaviour Research and Therapy* 18, no. 2 (1980): 127–37.

Moseley, G. Lorimer und David S. Butler: *Explain Pain Supercharged.* Adelaide, Australia: NOI, 2017.

Nagoski, Emily: »I'm Sorry You're Lonely but It's Not My Job to Help You: The Science of Incels.« *Medium*, May 5, 2018. Accessed June 23, 2020. https://medium.com/@enagoski/im-sorry-you-re-lonely-but-it-s-not-my-job-to-help-you-the-science-of-incels-25bf83e2aaa0.

———: »The Definitive Answer to the Question, ›Does the G-Spot Exist?‹« Medium, 6. Juli 2014, zugegriffen am 11. September 2020. https://medium.com/@enagoski/the-definitive-answer-to-the-question-does-the-g-spot-exist-5d962de0c34c.

———: »The Truth about Unwanted Arousal.« Gefilmt am 13. April 2018, in Vancouver, Ontario. TED video, 15:08. http://go.ted.com/emilynagoski.

———: »The World Cup of Women's Sexual Desire.« *Medium*, 11. August 2015, zugegriffen am 23. Juni 2020. https://medium.com@enagoski/the-world-cup-of-women-s-sexual-desire-9a085617495e.

Nakamura, J. und M. Csikszentmihalyi: »Flow Theory and Research.« In *The Handbook of Positive Psychology*, C. R. Snyder und S. J. Lopez (Herausgeber), 195–206. Oxford: Oxford University Press, 2009.

Neff, Kristin D.: »Self-Compassion, Self-Esteem, and Well-Being.« *Social and Personality Psychology Compass* 1 (2011): 1–12. doi: 10.1111/j.1751-9004.2010.00330.x.

Ng, Theresa: »Risk Assessment and Risk Mitigation Review(s) Application Number 210557Orig1s000.« Zugegriffen am 22. Juni 2020. https://www.ac-cess data.fda.gov/drugsatfda_docs/nda/2019/210557Orig1s000RiskR.pdf.

Ogden, Pat, Kekuni Minton und Clare Pain: *Trauma und Körper. Ein sensomotorisch orientierter psychotherapeutischer Ansatz.* Paderborn: Junfermann, 2010.

Panksepp, Jaak: »What Is an Emotional Feeling? Lessons about Affective Origins from Cross-Species Neuroscience.« *Motivation and Emotion* 36, no. 1 (2012): 4–15.

Panksepp, Jaak und Lucy Bevin: *The Archaeology of Mind: Neuroevolutionary Origins of Human Emotions.* New York: W. W. Norton, 2012.

Pazmany, Els, Sophie Bergeron, Lukas van Oudenhove, Johan Verhaeghe und Paul Enzlin: »Body Image and Genital Self-Image in Pre-Menopausal Women with Dyspareunia.« *Archives of Sexual Behavior* 42, no. 6 (2013): 999–1010. doi: 10.1007/s10508-013-0102-4.

Perel, Esther: *Mating in Captivity: Unlocking Erotic Intelligence.* New York: Harper, 2006.

———: »The Secret to Desire in a Long-Term Relationship.« TED-Video, Februar 2013. www.ted.com/talks/esther_perel_the_secret_to_desire_in_a_long_term_relationship.

Peterson, Zoe D., Erick Janssen und Ellen Laan: »Women's Sexual Responses to Heterosexual and Lesbian Erotica: The Role of Stimulus Intensity, Affective Reaction, and Sexual History.« *Archives of Sexual Behavior* 39 (2010): 880–97. doi: 10.1007/s10508-009-9546-y.

Pfaus, James G. »Neurobiology of Sexual Behavior.« *Current Opinion in Neurobiology* 9 (1999): 751–58. http://66.199.228.237/boundary/addiction/boundary/neuralbiology_of_sexual_behavior.pdf.

Pfaus, James G., Tod E. Kippin und Genaro Coria-Avila: »What Can Animal Models Tell Us About Human Sexual Response?« *Annual Review of Sex Research* 14 (2003): 1–63.

Pfaus, James G. und Mark F. Wilkins: »A Novel Environment Disrupts Dopulation in Sexually Naive but Not Experienced Male Rats: Reversal with Naloxone.« *Physiology & Behavior* 57, no. 6 (1995): 1045–49.

Pierce, Angela N., Janelle M. Ryals, Ruipeng Wang und Julie A. Christianson: »Vaginal Hypersensitivity and Hypothalamic-Pituitary-Adrenal Axis Dysfunction as a Result of Neonatal Maternal Separation in Female Mice.« *Neuroscience 263* (2014): 216–30.

Porges, Stephen: *Die Polyvagal-Theorie. Neurophysiologische Grundlagen der Therapie. Emotionen, Bindung, Kommunikation und ihre Entstehung.* Paderborn: Junfermann, 2010.

———: »Reciprocal Influences Between Body and Brain in the Perception and Expression of Affect.« In *The Healing Power of Emotion*, Diana Fosha, Daniel J. Siegel und Marion Solomon (Herausgeber), 27–54. New York: W. W. Norton, 2009.

Powers, Theodore A., David C. Zuroff und Raluca A. Topciu: »Covert and Overt Expressions of Self-Criticism and Perfectionism and Their Relation to Depression.« *European Journal of Personality* 18, no. 1 (2004): 61–72. doi: 10.1002/per.499.

Prause, Nicole und Cynthia A. Graham: »Asexuality: Classification and Characterization.« *Archives of Sexual Behavior* 36 (2007): 341–56. doi: 10.1007/s10508-006-9142-3.

Radomsky, Adam S., Gillian M. Alcolado, Jonathan S. Abramowitz, Pino Alonso, Amparo Belloch, Martine Bouvard, David A. Clark, et al.: »Part 1 – You Can Run but You Can't Hide: Intrusive Thoughts on Six Continents.« *Journal of Obsessive-Compulsive and Related Disorders 3*, no. 3 (2014): 269–79

Read, Simon, Michael King und James Watson: »Sexual Dysfunction in Primary Medical Care: Prevalence, Characteristics and Detection by the General Practitioner.« *Journal of Public Health Medicine* 19, no. 4 (1997): 387–91. http://jpubhealth.oxfordjournals.org/content/19/4/387.full.pdf.

Reichl, Corinna, Johann F. Schneider und Frank M. Spinath: »Relation of Self-Talk Frequency to Loneliness, Need to Belong, and Health in German Adults.« *Personality and Individual Differences* 54, no. 2 (2013): 241–45. http://dx.doi.org/10.1016/j.paid.2012.09.003.

Rettenberger, Martin, Verena Klein und Peer Briken: »The Relationship between Hypersexual Behavior, Sexual Excitation, Sexual Inhibition, and Personality Traits.« *Archives of Sexual Behavior* 45, no. 1 (2016): 219–33.

Reynolds, Sheila M. und Kent C. Berridge: »Emotional Environments Retune the Valence of Appetitive Versus Fearful Functions in Nucleus Accumbens.« *Nature Neuroscience* 11 (2008): 423–25. doi:10.1038/nn2061.

Rosen, Lianne: »How Do Women Survivors of Childhood Sexual Abuse Experience ›Good Sex‹ Later in Life? A Mixed-Methods Investigation.« PhD diss., University of Victoria, 2018.

Rowland, Katherine: *The Pleasure Gap: American Women and the Unfinished Sexual Revolution.* London: Hachette UK, 2020.

Rumi, Mevlana Jalaludin: *Teachings of Rumi (The Masnavi): The Spiritual Couplets of Jalaludin Rumi.* Übersetzt von E. M. Whinfield. London: Octagon Press, 1994.

Ryan, Christopher und Cacilda Jethá: *Sex at Dawn: The Prehistoric Origins of Modern Sexuality.* New York: Harper, 2010.

Ryan, Rebecca: »Women's Lived Experiences Seeking and Using Adaptation Strategies Aimed at Improving Subjective Low Sexual Desire with Their Current Male Sexual Partner.« PhD diss., Indiana University Bloomington, 2019. ProQuest Dissertations Publishing (13814724).

Sakaluk, John K., Leah M. Todd, Robin Milhausen, Nathan J. Lachowsky und Undergraduate Research Group in Sexuality: »Dominant Heterosexual Sexual Scripts in Emerging Adulthood: Conceptualization and Measurement.« *Journal of Sex Research* (2013). doi: 10.1080/00224499.2012.745473.

Sanders, Stephanie A., Cynthia A. Graham, Jennifer L. Bass und John Bancroft: »A Prospective Study of the Effects of Oral Contraceptives on Sexuality and Well-Being and Their Relationship to Discontinuation.« *Kinsey Institute*, www.kinseyinstitute.org/publications/PDF/A prospective study of the effects of oral contraceptives on sexuality and well.htm.

Schwartz, Gary E., Serena-Lynn Brown und Geoffrey L. Ahern: »Facial Muscle Patterning and Subjective Experience During Affective Imagery: Sex Differences.« *Psychophysiology* 17, no. 1 (1980): 75–82.

Schwarzer, Ralf und Peter A. Frensch (Herausgeber): *Personality, Human Development, and Culture.* New York: Psychology Press, 2010.

Shenhav, A. und W. B. Mendes: »Aiming for the Stomach and Hitting the Heart: Dissociable Triggers and Sources for Disgust Reactions.« *Emotion* (2013). www.ncbi.nlm.nih.gov/pubmed/24219399.

Silverstein, R. Gina, Anne-Catharine H. Brown, Harold D. Roth und Willoughby B. Britton: »Effects of Mindfulness Training on Body Awareness to Sexual Stimuli: Implications for Female Sexual Dysfunction.« *Psychosomatic Medicine* 73, no. 9 (2011): 817–25.

Simons, Jeffrey und Michael P. Carey: »Prevalence of Sexual Dysfunctions.« *Archives of Sexual Behavior* 30, no. 2 (2001): 177–219. www.ncbi.nlm.nih.gov/pmc/articles/PMC2426773/.

Sole-Smith, Virginia: »Pleasure in a Pill?« *Marie Claire*, 16. September 2015, zugegriffen am 22. Juni 2020. http://www.marieclaire.com/sex-love/advice/a11640/pleasure-in-a-pill-female-viagra/.

Stefanou, Christina und Marita P. McCabe: »Adult Attachment and Sexual Functioning: A Review of Past Research.« *Journal of Sexual Medicine* 9, no. 10 (2012): 2499–2507. doi: 10.1111/j.1743-6109.2012.02843.x.

Stein, Rob: »Female Libido Pill Fires Up Debate about Women and Sex.« *All Things Considered*, NPR, 16. Februar 2015, zugegriffen am 22. Juni 2020. https://www.npr.org/sections/health-shots/2015/02/16/384043661/female-libido-pill-fires-up-debate-about-women-and-sex.

Stice, Eric, Paul Rohde und Heather Shaw: *The Body Project: A Dissonance-Based Eating Disorder Prevention Intervention.* New York: Oxford University Press, 2013.

Stopes, Marie: *Married Love.* 1918. Oxford: Oxford University Press, 2008.

Stroupe, Natalie N.: *How Difficult Is Too Difficult? The Relationships Among Women's Sexual Experience and Attitudes, Difficulty with Orgasm, and Perception of Themselves as Orgasmic or Anorgasmic.* Masterarbeit, University of Kansas, 2008. http://kuscholarworks.ku.edu/dspace/handle/1808/4517.

Štulhofer, Aleksandar, Ana Alexandra Carvalheira und Bente Træen: »Is Responsive Sexual Desire for Partnered Sex Problematic Among Men? Insights from a Two-Country Study.« *Sexual and Relationship Therapy* 28, no. 3 (2013): 246–58. doi: 10.1080/14681994.2012.756137.

Suhler, Christopher L. und Patricia Churchland: »Can Innate, Modular ›Foundations‹ Explain Morality? Challenges for Haidt's Moral Foundations Theory.« *Journal of Cognitive Neuroscience* 23, no. 9 (2011): 2103–16. doi:10.1162/jocn.2011.21637.

Suschinsky, Kelly D., Samantha J. Dawson und Meredith L. Chivers: »Assessing the Relationship between Sexual Concordance, Sexual Attractions, and Sexual Identity in Women.« *Archives of Sexual Behavior 46*, no. 1 (2017): 179–92.

Suschinsky, Kelly D., Jackie S. Huberman, Larah Maunder, Lori A. Brotto, Tom Hollenstein und Meredith L. Chivers: »The Relationship between Sexual Functioning and Sexual Concordance in Women.« *Journal of Sex & Marital Therapy 45*, no. 3 (2019): 230–46.

Suschinsky, Kelly D. und Martin L. Lalumière: »Is Sexual Concordance Related to Awareness of Physiological States?« *Archives of Sexual Behavior 41*, no. 1 (2012): 199–208.

Suschinsky, Kelly D., Martin L. Lalumière und Meredith L. Chivers: »Sex Differences in Patterns of Genital Sexual Arousal: Measurement Artifacts or True Phenomena?« *Archives of Sexual Behavior* 38, no. 4 (2009): 559–73. doi: 10.1007/s10508-008-9339-8.

Taylor, Shelley E. und Sarah L. Master: »Social Responses to Stress: The Tend-and-Befriend Model.« In *The Handbook of Stress Science: Biology, Psychology, and Health*, Richard J. Contrada und Andrew Baum (Herausgeber), 101–11. New York: Springer, 2011.

ter Kuile, Moniek M., Daan Vigeveno und Ellen Laan: »Preliminary Evidence That Acute and Chronic Daily Psychological Stress Affect Sexual Arousal in

Sexually Functional Women.« *Behaviour Research and Therapy* 45, no. 9 (2007): 2078 – 89. http://dx.doi.org/10.1016/j.brat.2007.03.006.

Thomas, J. J., R. D. Crosby, S. A. Wonderlich, R. H. Striegel-Moore und A. E. Becker: »A Latent Profile Analysis of the Typology of Bulimic Symptoms in an Indigenous Pacific Population: Evidence of Cross-Cultural Variation in Phenomenology.« *Psychological Medicine* 41, no. 1 (2011): 195 – 206. http://dx.doi.org/10.1017/S0033291710000255.

Tiefer, Leonore: »Sex Therapy as a Humanistic Enterprise.« *Sexual and Relationship Therapy* 21, no. 3 (2006): 359 – 75. doi: 10.1080/14681990600740723.

Toates, Frederick: *Biological Psychology*. 3. Auflage. New York: Prentice Hall/Pearson, 2011.

———: *How Sexual Desire Works: The Enigmatic Urge*. Cambridge University Press, 2014.

———: *Motivational Systems*. New York: Cambridge University Press, 1986, 151 – 59.

Tolman, Deborah L.: *Dilemmas of Desire: Teenage Girls Talk About Sexuality*. Cambridge, MA: Harvard University Press, 2002.

Tompkins, K. Brooke, Denise M. Martz, Courtney A. Rocheleau und Doris G. Bazzini: »Social Likeability, Conformity, and Body Talk: Does Fat Talk Have a Normative Rival in Female Body Image Conversations?« *Body Image* 6, no. 4 (2009): 292 – 98.

Toulalan, Sarah: *Imaging Sex: Pornography and Bodies in Seventeenth-Century England*. New York: Oxford University Press, 2007.

Tracey, Irene: »Getting the Pain You Expect: Mechanisms of Placebo, Nocebo and Reappraisal Effects in Humans.« *Nature Medicine* 16 (2010): 1277 – 83. doi:10.1038/nm.2229.

Tybur, Joshua M., Debra Lieberman und Vladas Griskevicius: »Microbes, Mating, and Morality: Individual Differences in Three Functional Domains of Disgust.« *Journal of Personality and Social Psychology* 97, no. 1 (2009): 103 – 22. doi: 10.1037/a0015474.

UN-Menschenrechtsrat: *Report of the Special Rapporteur on Torture and Other Cruel, Inhuman or Degrading Treatment or Punishment*. 1. Februar 2013. A/HRC/22/53.

US-Justizministerium: *Full Report of the Prevalence, Incidence, and Consequences of Violence Against Women*. November 2000. www.ncjrs.gov/pdffiles1/nij/183781.pdf.

Van Dam, Nicholas T., Mitch Earleywine und Sharon Danoff-Burg: »Differential Item Function Across Mediators and Non-Mediators on the Five Facet Mindfulness Questionnaire.« *Personality and Individual Differences* 47, no. 5 (2009): 516 – 21.

Van Dam, Nicholas T., Sean C. Sheppard, John P. Forsyth und Mitch Earleywine: »Self-compassion is a better predictor than mindfulness of symptom severity and quality of life in mixed anxiety and depression.« *Journal of Anxiety Disorders* 25, no. 1 (2011): 123 – 130.

Van de Velde, T. H.: *Die vollkommene Ehe. Eine Studie über ihre Physiologie und Technik*. Gütersloh: Buchgemeinschafts-Ausgabe, 1967.

Velten, Julia und Lori A. Brotto: »Interoception and Sexual Response in Women with Low Sexual Desire.« *PloS ONE 12*, no. 10 (2017).

Velten, Julia, Meredith L. Chivers und Lori A. Brotto: »Does Repeated Testing Impact Concordance between Genital and Self-Reported Sexual Arousal in Women?« *Archives of Sexual Behavior 47*, no. 3 (2018): 651–60.

Velten, Julia, Samantha J. Dawson, Kelly Suschinsky, Lori A. Brotto und Meredith L. Chivers: (2020) »Development and Validation of a Measure of Responsive Sexual Desire.« *Journal of Sex & Marital Therapy 46*, no. 2 (2020): 122–40. doi:10.1080/0092623X.2019.1654580.

Velten, Julia, Saskia Scholten, Cynthia A. Graham, Dirk Adolph und Jürgen Margraf: »Investigating Female Sexual Concordance: Do Sexual Excitation and Sexual Inhibition Moderate the Agreement of Genital and Subjective Sexual Arousal in Women?« *Archives of Sexual Behavior 45*, no. 8 (2016): 1957–71.

Velten, Julia, Saskia Scholten, Cynthia A. Graham und Jürgen Margraf: »Sexual Excitation and Sexual Inhibition as Predictors of Sexual Function in Women: A Cross-Sectional and Longitudinal Study.« *Journal of Sex & Marital Therapy 43*, no. 2 (2017): 95–109.

Velten, Julia, Lisa Zahler, Saskia Scholten und Jürgen Margraf: »Temporal Stability of Sexual Excitation and Sexual Inhibition in Women.« *Archives of Sexual Behavior 48*, no. 3 (2019): 881–89.

Vieira-Baptista, Pedro, Gutemberg Almeida, Fabrizio Bogliatto, Tanja Gizela Bohl, Matthé Burger, Bina Cohen-Sacher, Karen Gibbon, et al.: »International Society for the Study of Vulvovaginal Disease Recommendations regarding Female Cosmetic Genital Surgery.« *Journal of Lower Genital Tract Disease 22*, no. 4 (2018): 415–34.

Vowels, Laura M. und Kristen P. Mark: »Strategies for Mitigating Sexual Desire Discrepancy in Relationships.« *Archives of Sexual Behavior 49*, no. 3 (2020): 1017–28.

Wallen, Kim und Elisabeth A. Lloyd: »Female Sexual Arousal: Genital Anatomy and Orgasm in Intercourse.« *Hormones and Behavior* 59, no. 5 (2011): 780–92. doi: 10.1016/j.yhbeh.2010.12.004.

Warber, Katie M. und Tara M. Emmers-Sommer: »The Relationships among Sex, Gender and Attachment.« *Language and Communications Quarterly* 1 (2012): 60–81.

Weltgesundheitsorganisation: »Violence against Women: Intimate Partner and Sexual Violence against Women.« Fact sheet. 29. November 2017. https:// www.who.int/news-room/fact-sheets/detail/.

Wickman, D: »Plasticity of the Skene's Gland in Women Who Report Fluid Ejaculation with Orgasm.« *Journal of Sexual Medicine 14*, no. 1 (2017): S67.

Witting, K., P. Santtila, F. Rijsdijk, M. Varjonen, P. Jern, A. Johansson, B. von der Pahlen, K. Alanko und N. K. Sandnabba: »Correlated Genetic and Non-Shared Environmental Influences Account for the Co-Morbidity Between Female Sexual Dysfunctions.« *Psychological Medicine* 39, no. 1 (2009): 115–27.

Woertman, Liesbeth und Femke van den Brink: »Body Image and Female Sexual Functioning and Behavior: A Review.« *Journal of Sex Research* 49, no. 2 (2012): 184 – 211. doi: 10.1080/00224499.2012.658586.

Wrosch, Carsten, Michael F. Scheier, Charles S. Carver und Richard Schulz: »The Importance of Goal Disengagement in Adaptive Self-Regulation: When Giving Up Is Beneficial.« *Self and Identity* 2 (2003): 1 – 20.

Yeshe, Lama Thubten: *Introduction to Tantra: The Transformation of Desire.* ReadHowYouWant.com, 2010.

Anmerkungen

Teil 1

1 Wallen und Lloyd, »Female Sexual Arousal«. Siehe auch Emhardt, Siegel und Hoffman, »Anatomic Variation and Orgasm«, und Mazloomdoost und Pauls, »Comprehensive Review of the Clitoris«. Es ist faszinierende und wichtige Forschung, aber ich unterrichte darüber nur selten, weil viele (nicht alle) solcher Studien (die zweite Literaturangabe inbegriffen) geraten in die Falle, dass sie eine mythenbasierte Erzählung über Sexualfunktion (z. B. dass Orgasmus durch vaginale Stimulation »orgasmischer Erfolg« ist) in reduktionistische Beschreibungen von anatomischer Größe, Form und Position verwandeln. Tatsächlich kommentierte ein Lektor 2014 hier: »Also was ist ›besser‹? Größerer Abstand oder kleinerer?« Das ist genau die Art von Frage, von der ich durch Hilfe vermeiden möchte, dass Menschen sie nicht stellen. Weit davon entfernt, Frauen zu helfen, mit Selbstvertrauen und Freude zu leben, führen solche fehlgeleiteten Analysen nur dazu, dass Menschen sich sorgen, dass ihre Genitalien falsch sind. Menschen wurden schon genug wertende Sachen über ihre Genitalien gelehrt. Indem ich diese Konversation hier am Anfang des Buchs nacherzähle, ist es mein Ziel, zu zeigen, wie ich den Fehler gemacht habe, zu sehr an der Wissenschaft und nicht genug an der Person mir gegenüber interessiert zu sein. Das Thema dieses Kapitels und des ganzen Buchs ist: »Wir sind alle aus den gleichen Teilen gemacht, sie sind nur anders zusammengesetzt.« Keine dieser Zusammensetzungen ist besser oder schlechter: sie sind nur verschieden. Aber sogar die Wissenschaft versucht manchmal, manche Formen der Genitalien als »besser« darzustellen; uns kann vergeben werden, dass wir damit kämpfen, über unsere eigenen Genitalien nicht zu urteilen.

2 Aristoteles, *Aristotle's Masterpiece*, S. 60.

3 Drysdale, Russel, Glover, »Labiaplasty«.

4 Moran und Lee, »What's Normal?«.

5 Die tatsächliche Realität des Hymens wird endlich im Mainstream in Form

von Dokumentarfilmen wie »How to Lose Your Virginity« und der Berichterstattung darüber diskutiert (Feeney, »Living Myths About Virginity«) und ein Segment der Video-Serie *Adam Ruins Everything*.

6 Hegazy, Al-Rukban, »Hymen: Facts and Conceptions«.

7 Das war in Talbot House im Herbstsemester 2012. Hi Talbot!

8 Wickman, »Plasticity of the Skene's Gland.«

9 Nicht jeder fühlt sich mit dem Begriff »intersexuell« wohl. Manche ziehen »unbestimmtes Geschlecht« vor, und manche tendieren zu »Sexualdifferenzierungsstörungen« (engl. »disorders of sexual development« oder DSD). Ich benutze hier »intersexuell«, weil es mir im nichtmedizinischen Kontext am angemessensten erscheint.

10 Fausto-Sterling, *Sexing the Body*, 2000.

11 So offensichtlich diese Vorstellung im Bezugsrahmen der »gleichen Teile« erscheint, ist es doch eine radikale Idee. Aktivisten aus Intersexualitätszusammenhängen haben jahrzehntelang hart dafür gekämpft, sie bekannter zu machen. Es ist die einzige biologisch sinnvolle Sichtweise, und, ich wiederhole es noch einmal, nur aus einer kulturellen Perspektive könnte jemand anders denken. Trotzdem ist es an viel zu vielen Orten gängige medizinische Praxis, die Genitalien operativ zu »normalisieren« (ILGA-Europe, »Public Statement«). Beachten Sie, dass der UN-Sonderberichterstatter zu Folter solche Operationen in seinem »Bericht über Folter und andere grausame, unmenschliche oder erniedrigende Behandlung oder Strafe« von 2013 mit aufnimmt. Der Bericht verurteilt medizinisch unnötige »normalisierende« Operationen, da sie »Vernarbungen, den Verlust sexueller Empfindungen, Schmerzen, Inkontinenz und lebenslange Depression verursachen können und zudem als unwissenschaftlich, möglicherweise gefährlich und auf Stigmatisierung beruhend kritisiert wurden« (UN Human Rights Council, *Report of the Special Rapporteur*, S. 18).

12 McDowell, Fryar, Ogden, Flegal, »Anthropometric Reference Data«.

13 Sie hat der International Society for the Study of Vulvovaginal Disease zufolge recht. Vieira-Baptista et al., »International Society for the Study of Vulvovaginal Disease Recommendations«.

14 »Operation Beautiful« ist für diesen großartigen Satz verantwortlich, www.operationbeautiful.com/.

15 Masters und Johnson, *Human Sexual Response*.

16 Kaplan, »Hypoactive Sexual Desire«.

17 Janssen, Bancroft, »The Dual Control Model«, S. 197.

18 Goldstein et al., »Hypoactive Sexual Desire«, 117.

19 Velten et al., »Temporal Stability of Sexual Excitation«.

20 Velten et al., »Sexual Excitation and Sexual Inhibition«, und Rettenberger, Klein und Briken, »Relationship between Hypersexual Behavior«. Siehe auch Granados, Carvalho und Sierra, »How the Dual Control Model Predicts Female Sexual Response«.

21 Ein nicht so empfindliches Gaspedal, unabhängig von Bremsen, ist ein Prädiktor für Asexualität – Menschen, die keinen sexuellen Kontakt wünschen (keine sogenannten »Stones«, die nur ihre Partner/Partnerinnen berühren und nicht selbst berührt werden wollen). In einer Handvoll Studien über Menschen, die sich selbst als asexuell definieren, stellte sich heraus, dass sie

ein signifikant weniger empfindliches Gaspedal haben als ihre sexuellen Pendants (Prause und Graham, »Asexuality«). Bei den Bremsen gibt es allerdings keinen Unterschied. Einer der Gründe für Asexualität als sexuelle Orientierung könnte also sein, dass die Gehirne der betroffenen Frauen sexuell relevante Reize kaum wahrnehmen. Natürlich ist das nicht die ganze Geschichte, da Asexuelle nur etwa 1 Prozent der Gesamtbevölkerung ausmachen und etwa 5 bis 10 Prozent der Frauen einen niedrigen SES-Wert haben. Was auch hier gilt: alles ist in Ordnung und nichts ist falsch. Die sexuellen Reaktionsmechanismen von asexuellen Personen sind aus den gleichen Materialien wie die von sexuellen Personen, sie sind nur anders zusammengesetzt.

22 Carpenter et al., »Women's Scores«; Carpenter et al., »Dual Control Model.«

23 Übernommen und bearbeitet von Milhausen et al., »Validation of the Sexual Excitation/Sexual Inhibition Inventory«, und Janssen et al., »The Sexual Inhibition/Sexual Excitation Scales – Short Form«.

24 Carpenter et al., »Dual Control Model«.

25 Einfluss der psychischen Verfassung auf das sexuelle Interesse:

	Steigerung (%)	**Keine Veränderung** (%)	**Rückgang** (%)
Depression			
Männer	10	55	35
Frauen	9,5	40	50,5
Angst			
Männer	25	58	17
Frauen	23	43	34

Aus: Lykins, Janssen und Graham, »Relationship Between Negative Mood and Sexuality«. Siehe auch Janssen, Macapagal und Mustanski, »Effects of Mood on Sexuality«.

26 Pfaus, »Neurobiology of Sexual Behavior«.

27 Pfaus, Kippin und Coria-Avila, »Animal Models«.

28 Pfaus und Wilkins, »A Novel Environment«.

29 Velten et al., »Temporal Stability of Sexual Excitation.«

30 4 Prozent nach Carpenter et al., »Sexual Excitation and Inhibition Profiles«, und 8 Prozent nach meinen sehr viel weniger wissenschaftlichen Erfahrungswerten aus meinem Blog und meinem Unterricht.

31 McCall und Meston, »Cues Resulting in Desire« und »Differences Between Pre- and Postmenopausal Women«.

32 Graham, Sanders, Milhausen und McBride, »Turning On and Turning Off«.

33 Gottman, *The Science of Trust*, S. 254.

34 Bergner, *Die versteckte Lust der Frauen*, S. 87–92

35 Graham, Sanders und Milhausen, »Sexual Excitation/Sexual Inhibition Inventory«.

36 BBC News, »Words Can Change What We Smell«.

37 Aubrey, »Feeling a Little Blue«.

38 Ariely, *Denken hilft zwar, nützt aber nichts.*
39 Nakamura und Csikszentmihalyi, »Flow Theory and Research«, S. 195–206.
40 Flaten, Simonsen und Olsen, »Drug-Related Information«. Dank an Goldacre, »Nerdstock«.
41 Reynolds und Berridge, »Emotional Environments«.
42 Gottman, *The* Science *of Trust*, S. 192.
43 Es gibt zunehmend Belege, dass der *Kontext* auf verschiedenartige Weise sowohl bei Ratten als auch bei Menschen beeinflusst, wie das Mittelhirn auf Reize reagiert. Bildgebungsstudien des menschlichen Gehirns haben gezeigt, dass Unsicherheit und Gefahr die Reaktion des Nucleus accumbens beeinflussen können (Abler et al., »Prediction Error«), und dass der NAc von Menschen mit chronischen Rückenschmerzen im Vergleich zu schmerzfreien Menschen anders auf »schädliche Wärmestimulierung« (d.h. Verbrennungen) reagiert (Baliki et al., »Predicting Value of Pain«). Besonders interessant in der Studie zur Gehirnfunktion von Menschen mit chronischen Rückenschmerzen: Wenn sie ihre Aufmerksamkeit auf das brennende Gefühl auf der Haut am Rücken richteten, gaben sie an, dass die Hitze wehtat. Wenn sie ihre Aufmerksamkeit auf die Schmerzen in den Rückenmuskeln richteten, gaben sie an, dass die Hitze sich gut anfühlte. Der Fokus unserer Aufmerksamkeit ist Teil des Kontexts.
44 Berridge und Kringelbach, »Neuroscience of Affect«, S. 295.
45 Jaak Panksepp und Lucy Biven *(Archeology of Mind)* erfassen in ihrer Taxonomie des limbischen Gehirns SUCHEN, WUT, ANGST, LUST, FÜRSORGE, PANIK/TRAUER und SPIEL. Frederick Toates erfasst neben Stress und Sex auch soziales Verhalten, Aggression und Erkundung *(Biological Psychology)*. Paul Ekman benennt anhand der Forschung zu universellen Gesichtsausdrücken die grundlegenden emotionalen Kategorien von Zorn, Abscheu, Furcht, Freude, Trauer und Überraschung *(Gefühle lesen)*. Es sagt einiges, dass es bis jetzt kein allgemein anerkanntes System für den Aufbau unserer grundlegendsten emotionalen Systeme gibt. Und es gibt auch keine allgemein anerkannte Definition, was Emotionen oder Motivationen überhaupt sind und ob sie dasselbe sind oder nicht – obwohl meine Literaturhinweise meine Tendenz dazu verraten (Berridge und Winkielman, »What is an unconscious emotion?«, und Panksepp, »What is an emotional feeling?«).
46 Berridge, *Mechanisms of Self-Control*. Der Harvard-Psychologe Daniel Gilbert nennt Berridge »einen der besten Neurowissenschaftler der Welt« (Berridge et al., *The Neuroscience of Happiness*), aber ich würde ihn noch in anderer Hinsicht vom Rest der Neurowissenschaftler hervorheben wollen: Von ihm stammen die Rattenstudie mit Iggy Pop und die Metapher des Einen Rings, und er ist absolut der einzige Autor von Rattengehirnstudien, der mich echt zum Lachen gebracht hat.
47 Autoren greifen auf Anführungszeichen (Berridges »wanting« und »liking«) und Großbuchstaben (Panksepps und Bivens SUCHEN etc. aus *Archeology of Mind*) zurück, um die Unterscheidung von bewusstem Wollen, Mögen und Lernen und dem mesolimbischen *Wollen*, *Mögen* und *Lernen* deutlicher hervorzuheben. In diesem Buch benutze ich dazu einfach eine Metapher: Wenn ich im bewussten Sinn über Motivation, Lernen, Lust oder Leiden spreche (so wie Leute beschreiben, was sie wollen, wissen oder fühlen),

schreibe ich »Sie wollen/wissen/fühlen.« Wenn ich im unbewussten Sinn über Motivation, Lernen und Gefühle (*Wollen*, *Mögen* und *Lernen*) spreche, schreibe ich »Ihr Gehirn will/weiß/fühlt«.

48 Childress et al., »Prelude to Passion«.

Teil 2

49 Porges, »Reciprocal Influences Between Body and Brain«.

50 Levine, *In an Unspoken Voice*, S. 55–56.

51 Lykins, Janssen und Graham, »Relationship Between Negative Mood and Sexuality«; ter Kuile, Vigeveno und Laan, »Acute and Chronic Daily Psychological Stress«; Laumann et al., »Sexual Problems Among Women and Men«.

52 Hamilton und Meston, »Chronic Stress and Sexual Function«.

53 Levine, *In an Unspoken Voice*, S. 8.

54 Natürlich ist es in Wirklichkeit komplizierter. In einem gesunden Nervensystem gibt es eine Bremse, die mit dem vegetativen Gaspedal verbunden ist, damit, wenn das Leben aufs Gaspedal tritt, die Bremse gelöst wird und, sobald das Leben vom Gaspedal steigt, die Bremse wieder aktiv wird. Das ist der Säugetier-Vagus oder die »vagale Bremse«, wie Stephen Porges sie nennt. Sie steht im Gegensatz zum Reptilienvagus, der den Herzschlag verlangsamt und die Bremse beim »Erstarren« ist (Porges, *The Polyvagal Theory*, S. 92–93).

55 Man sieht das immer wieder, in der Realität wie in der Fiktion. Etwa bei Forrest Gumps berühmtem Ausspruch »Ich hatte einfach Lust zu laufen« und besonders denkwürdig in P. G. Wodehouse' *Performing Flea:* »Der Welpe wurde gestern von einem Motorrad angefahren und kam völlig unverletzt, aber ein bisschen erregt davon. Wir mussten ihn durch halb London jagen, bevor er sich beruhigte. Er fing einfach an zu laufen und lief immer weiter, bis er sich besser fühlte.«

56 Falls Sie etwas über Forschung auf diesem Gebiet wissen, schreiben Sie mir bitte eine E-Mail! enagoski@gmail.com

57 Fast jeder hat sie (Radomsky et al., »Part 1 – You Can Run but You Can't Hide«, und Berry and Laskey, »Review of Obsessive Intrusive Thoughts«). Ein Viertel der Personen mit Zwangsstörung berichtet über sexuelle Intrusionen (Grant et al., »Sexual Obsessions and Clinical Correlates«), einschließlich unter Kindern und Jugendlichen mit Zwangsstörung OCD (Fernández de la Cruz et al., »Sexual Obsessions in Pediatric«). Das Widerstreben der Menschen, ihre sexuellen Intrusionen offenzulegen, gründet leider auf realem Stigma und gesellschaftlicher Ablehnung in Reaktion auf solche Offenlegung.

58 Die Weltgesundheitsorganisation berichtet, dass »weltweit 35 Prozent der Frauen im Laufe ihres Lebens entweder Gewalt in der Partnerschaft oder sexuelle Gewalt außerhalb einer Partnerschaft erfahren« (WHO-Merkblatt »Violence Against Women«). Die US National Criminal Justice Reference

Services berichten, dass etwa 18 Prozent der Frauen in Amerika im Laufe ihres Lebens vergewaltigt werden; etwa 25 Prozent werden in der Partnerschaft vergewaltigt, angegriffen oder auf andere Weise körperlich missbraucht. Die Zahl der Männer liegt bei 8 Prozent (US Justizministerium, *Full Report*).

59 US Department of Education, Office for Civil Rights, Boston, »Title IX and Sexual Assault: Exploring New Paradigms for Prevention and Response«, March 24–25, 2011.

60 Lisak und Miller, »Repeat Rape and Multiple Offending«.

61 Für die klinische Version dieser Kategorisierung siehe Gaffney, »Established and Emerging PTSD Treatments«.

62 Sensomotorische Körpertherapie: Ogden, Minton und Pain, *Trauma und Körper*. Körperliche Erfahrung: Levine, *Waking the Tiger* und *In an Unspoken Voice*.

63 Siew und Khong, »Mindfulness«.

64 Mitchell und Trask, »The Origin of Love«.

65 Hitchens, *Hitch-22*.

66 Acevedo et al. »Neural Correlates«.

67 Glass und Blum, 317: »Unconditional Love Transcript«.

68 Für einen umfassenden Überblick zur Verknüpfung von Sex und Bindung siehe Dewitte, Marieke, »Different perspectives on the sex-attachment link«.

69 Johnson, *Halt mich fest*.

70 Kinsale, *Flower from the Storm*, S. 431, S. 362.

71 Johnson, *Love Sense*, S. 121.

72 Feeney und Noller, »Attachment Style«; Bifulco et al., »Adult Attachment Style«.

73 Mit Genehmigung dem Fragebogen »Experiences in Close Relationships« entnommen (Fraley, Waller und Brennan, »Self-report measures of adult attachment«).

74 Warber und Emmers-Sommer, »Relationships among Sex, Gender and Attachment « und Dunkley et al., »Sexual Functioning in Young Women and Men«.

75 Stefanou und McCabe, »Adult Attachment and Sexual Functioning«; siehe auch Birnbaum et al., »When Sex Is More Than Just Sex«, Cooper et al., »Attachment Styles, Sex Motives, and Sexual Behaviour« und La Guardia et al., »Within-Person Variation in Security of Attachment«.

76 Davila, Burge und Hammen, »Why Does Attachment Style Change?«

77 Taylor und Master, »Social Responses to Stress«.

78 David und Lyons-Ruth, »Differential Attachment Responses«.

79 Rumi, *Teachings of Rumi*.

80 Ebenda.

81 Van de Velde, *Die vollkommene Ehe*, S. 155.

82 Hite, *Hite Report*, S. 476/477.

83 Britton et al., »Fat Talk«.

84 Ändert sich das vielleicht langsam? In einer Studie gaben Collegestudentinnen (die meisten davon Weiße) an, dass sie eine Frau sympathischer fänden, die sich positiv über ihren eigenen Körper äußert, anstatt ihn zu kritisieren. Allerdings vermuteten sie zugleich, dass andere Frauen einer selbstkritischen

Geschlechtsgenossin den Vorzug geben würden (Tompkins et al., »Social Likeability«).

85 Woertman und van den Brink, »Body Image«.

86 Pazmany et al., »Body Image and Genital Self-Image«.

87 Kilimnik und Meston, »Role of Body Esteem«.

88 Longe et al., »Having a Word with Yourself«.

89 Powers, Zuroff und Topciu, »Covert and Overt Expressions of Self-Criticism«.

90 Gruen et al., »Vulnerability to Stress«.

91 Dickerson und Kemeny, »Acute Stressors and Cortisol Response«.

92 Besser, Flett und Davis, »Self-Criticism, Dependency«; Cantazaro und Wie, »Adult Attachment, Dependence«; Reichl, Schneider und Spinath, »Relation of Self-Talk«.

93 Hayes und Tantleff-Dunn, »Am I Too Fat to Be a Princess?«

94 Auf einer Konferenz über Essstörungen im Jahr 2009 besuchte ich einen Vortrag über die kulturellen Ursprünge des »Dünn-Ideals« (Gans, »What's It All About?«) und habe dabei Folgendes erfahren: Es geht immer nur um gesellschaftlichen Status – und zwar um den der Männer. Das »Dünn-Ideal« in der westlichen Gesellschaft hat seine Wurzeln in der Auffassung von Frauen als Eigentum und Statussymbole.

Im 17. Jahrhundert galt ein weicherer, rundlicher, pummeliger Typ als weibliches Ideal, weil sich nur reiche Frauen gehaltvolles Essen mit reichlich Butter und Mehl sowie den geruhsamen Lebensstil leisten konnten, die zu üppigen Kurven führten, wie man sie auf den Gemälden von Rubens sieht. Um die Mitte des 19. Jahrhunderts, gleichzeitig mit Industrieller Revolution und Aufstieg der Mittelklasse, wurde es für die Männer Mode, ihren Reichtum zur Schau zu stellen, indem sie Frauen heirateten, die sichtlich zu schwach zum Arbeiten waren. Eine Frau, so klein, dünn und zart, dass sie kaum in der Lage war, anmutig durchs Haus zu stöckeln, und die nicht nur nichts zum Haushaltseinkommen beitrug, sondern das gar nicht gekonnt hätte, war damals ein Statussymbol. Das steht im Widerspruch zu allem, was die Evolution aus der Frau gemacht hat: eine widerstandsfähige, gesunde, kräftige, große Person, in der Lage, mehrere Nachkommen zu empfangen, auszutragen, zu gebären und zu stillen.

Im 21. Jahrhundert ist die Figur nach wie vor ein Zeichen des gesellschaftlichen Status – reiche Frauen können sich frisches Essen leisten (und keinen vorfabrizierten Müll) und haben genug freie Zeit, um Sport zu treiben. Aber immer geht es bei den Moden der angestrebten weiblichen Figur um die soziale Klasse. Das Ganze hat nichts mit Fruchtbarkeit zu tun (eher im Gegenteil), auch nicht mit einer »entwickelten Vorliebe«, außer insofern, als wir eine entwickelte Vorliebe für höheren gesellschaftlichen Status haben. Und schon gar nicht steht es im Zusammenhang mit der Förderung weiblicher Gesundheit.

Können Sie also dem vertrauen, was Ihre Gesellschaft Sie gelehrt hat, wie Ihr Körper aussehen sollte?

95 Bacon, »The HAES Manifesto«.

96 Haidts Webseite moralfoundations.org beschreibt die Grundlagen noch detaillierter. Eine wichtige Kritik daran liefern Suhler und Churchland, »Can Innate, Modular ›Foundations‹ Explain Morality?«.

97 Sehen Sie sich für den Anfang nur Yeshe, *Introduction to Tantra* an.

98 Sie ist jedoch nicht identisch. Es gibt verschiedene Kategorien von Stimuli, etwa »Verletzung körperlicher Grenzen«, bei der es um Schaden der Körperhülle geht und die oft mit Blut und physischem Schmerz verbunden ist, und »inneren Ekel«, der eher mit der Verdauung zu tun hat. Diese zwei Formen von Widerwillen erzeugen unterscheidbare Reaktionen (Shehav und Mendes, »Aiming for the Stomach«).

99 Mesquita, »Emoting: A Contextualized Process«.

100 Borg und de Jong, »Feelings of Disgust«.

101 Tybur, Lieberman und Griskevicius, »Microbes, Mating, and Morality«.

102 Graham, Sanders und Milhausen, »Sexual Excitation/Sexual Inhibition Ineventory«.

103 De Jong et al., »Disgust and Contamination Sensitivity«; Borg, de Jong und Schultz, »Vaginismus and Dyspareunia«; einen Überblick bietet: de Jong, Overveld und Borg, »Giving in to Arousal«.

104 Neff, »Self-Compassion, Self-Esteem, and Well-Being«.

105 Übernommen von: www.self-compassion.org/self_compassion_exercise.pdf. Unter diesem Link finden Sie auch noch weitere Vorschläge.

106 Stice, Rohde und Shaw, *Body Project*, S. 95.

107 Germer, *Der achtsame Weg zur Selbstliebe: Wie man sich von destruktiven Gedanken und Gefühlen befreit*.

108 Hawkins et al., »Thin-Ideal Media Image«.

109 Becker et al., »Eating Behaviours and Attitudes«.

110 Becker, *Body, Self, and Society*, S. 56.

111 In Becker et al., »Validity and Reliability«, gaben 35 Prozent der Studienteilnehmerinnen an, in den letzten 28 Tagen ein traditionelles pflanzliches Abführmittel verwendet zu haben. Bei Thomas et al., »Latent Profile Analysis«, gaben allerdings nur 74 Prozent derjenigen, die das traditionelle Abführmittel verwendeten, an, es extra wegen des Gewichtsverlusts eingenommen zu haben und nicht etwa aus medizinischen Gründen.

112 Die Lebendigkeit des gleichzeitigen Drucks von moralischem und medialem Vorbild ist am Fortbestand der Konstruktion »Madonna/Hure« in der weiblichen Sexualität abzulesen. Wer sich für die Auswirkungen auf die Sexualität junger Frauen interessiert, dem empfehle ich Tolmans *Dilemmas of Desire* (2009).

Teil 3

113 Suschinsky, Lalumiére und Chivers, »Sex Differences in Patterns of Genital Sexual Arousal«; Bradford und Meston, »Impact of Anxiety on Sexual Arousal«.

114 Peterson, Janssen und Laan, »Women's Sexual Responses to Heterosexual and Lesbian Erotica«. Warum unterscheiden sich Männer und Frauen? Die beste vorhandene Hypothese, obwohl noch nicht belegt, ist die »preparation

hypothesis«, die nahelegt, dass weibliche Genitalien auf mehr oder weniger jeden mit Sex verknüpften Reiz reagieren, um für sexuelle Aktivität vorbereitet zu sein, so dass Verletzungen vorgebeugt werden kann. Während die Erektion des Penis besser bedient wird, indem sie in Reaktion auf spezifischere Reize auftritt (Lalumière et al., »Preparation Hypothesis«).

115 Wenn Sie das gleiche Experiment statt mit einem Photoplethysmographen mit einem Temperaturfühler machen (ein kleiner Clip, der an den inneren Labien befestigt wird und als Indikator für die Durchblutung die Temperatur misst), ergibt sich eine etwas höhere Überschneidung (Henson, Rubin und Henson, »Consistency of Objective measures«). Wenn Sie für eine besonders genaue Erfassung der Beckendurchblutung eine Magnetresonanztomographie (MRT) nutzen, bekommen Sie eine leicht geringere Überschneidung (Hall, Binik und Di Tomasso, »Concordance Between Physiological and Subjective Measures«). Und wenn Sie total hightechmäßig nicht nur die vaginale Durchblutung und die subjektive Erregung messen, sondern dazu noch die Gehirnaktivität mittels eines funktionellen MRT, dann stellen Sie fest, dass sich die genitale Reaktion bei Frauen nicht mit der Gehirnaktivität deckt (Arnow et al., »Women with Hypoactive Sexual Desire Disorder«).

116 Bergner, »Women Who Want to Want«; Bergner, *Die versteckte Lust der Frauen*; Ryan und Jethá, *Sex at Dawn*, S. 272–73, 278; Magnanti, *The Sex Myth*, S. 14.

117 Angier, »Conversations/Ellen T. M. Laan«.

118 Both, Everaerd und Laan, »Modulation of Spinal Reflexes«; Laan, Everaerd und Evers, »Assessment of Female Sexual Arousal«.

119 Suschinsky, Lalumière und Chivers, »Patterns of Genital Sexual Arousal«. Dank an Kelly Suschinsky und Meredith Chivers, die sich mit mir hingesetzt und mir die Clips gezeigt haben. Und die Szene aus *Eine Klasse für sich* ist echt traurig.

120 Velten, Chivers und Brotto, »Does Repeated Testing«.

121 Velten et al., »Investigating Female Sexual Concordance«.

122 Suschinsky, Dawson und Chivers, »Assessing the Relationship«.

123 Es wird zunehmend deutlich, dass Frauen, die sich einem Grad von »Gynäphilie« zuordnen lassen – das heißt, diejenigen, die sich als etwas anderes als heterosexuell identifizieren –, eine größere Übereinstimmung als heterosexuelle Frauen haben (ebd.).

124 Eine Sonderausgabe von *Biological Psychology* widmete sich der Forschung zu Übereinstimmung, aber in keinem der Artikel ging es um Sex (Hollenstein und Lanteigne, »Models and Methods of Emotional Concordance«).

125 Benedek und Kaernbach, »Physiological Correlates«.

126 Kring und Gordon, »Sex Differences in Emotion«; Schwartz, Brown und Ahern, »Facial Muscle Patterning«.

127 Gottman und Silver, *What Makes Love Last?*

128 Hess, »Women Want Sex«.

129 James, *Shades of Grey*, S. 313.

130 Ibid., S. 314.

131 Ibid., S. 336.

132 Koehler, »From the Mouths of Rapists«.

133 Toulalan, *Imagining Sex*.

134 Moore, »Rep. Todd Akin«. Akin hatte sich zunächst für seine Aussage entschuldigt, schrieb aber 2014, dass er die Entschuldigung bedauere, da Stress – den Vergewaltigung mit Sicherheit auslöst – die Fruchtbarkeit beeinträchtige, und das habe er mit »das Ganze verhindern« gemeint (Erika Eichelberger, »Todd Akin is not sorry for his insane rape comments«). Um es klar zu sagen: Er, ein ehemaliger (und möglicherweise künftiger) Abgeordneter, meint, eine Frau, die keine Fehlgeburt hat, sei nicht »wirklich« vergewaltigt worden.

135 Das ist in den letzten zwanzig Jahren repliziert worden, den ersten Beleg lieferten jedoch Morokoff und Heiman, »Effects of Erotic Stimuli on Sexually Functional and Dysfunctional Women« und wurde detaillierter untersucht von Velten und Brotto, »Interoception and Sexual Response«. Für eine zentrale Erläuterung siehe Meston und Stanton, »Desynchrony between Subjective and Genital«. In einer nichtklinischen Bevölkerung sagte sexuelle Not höhere Übereinstimmung voraus (Suschinsky et al., »Relationship between Sexual Functioning and Sexual Concordance«).

136 Bobby Henderson, Kirche des Fliegenden Spaghettimonsters, »Offener Brief an das Kansas School Board«, www.venganza.org/about/open-letter/.

137 Bloemers et al., »Inductions of Sexual Arousal in Women«.

138 Velten et al., »Investigating Female Sexual Concordance«.

139 Jozkowski et al., »Women's Perceptions About Lubricant Use«.

140 Welcher Teil der Menschen hat welche Art von Verlangen?

Es kann sein, dass es einem kleinen Teil der Menschen – z. B. laut einer Studie etwa 6 Prozent der Frauen (Hendrickx, Gijs und Enzlin, »Prevalence Rates of Sexual Difficulties«) – sowohl an spontanem als auch responsivem Verlangen fehlt. Darüber hinaus muss ich erst noch hilfreiche Statistiken darüber finden, wer welche Art von Verlangen hat. Es wäre hilfreich, Zahlen dazu zu haben, da Menschen es beruhigend finden, zu hören: »X Prozent der Menschen hat responsives Verlangen«. Aber die Wissenschaft hat keine Antwort, trotz zahlreicher Studien, die unter verschiedenen Bevölkerungsgruppen, unter Anwendung einer Vielzahl von Methoden, über viele Jahrzehnte gemacht wurden (Garde und Lunde, »Female Sexual Behaviour«; Michael et al., *Sex in America;* Beck, Bozman und Qualtrough, »Experience of Sexual Desire«; Bancroft, Loftus und Long, »Distress about Sex«; Cain et al., »Sexual Functioning«; Carvalheira, Brotto und Leal, »Women's Motivations for Sex«; Stulhofer, Carvalheira, and Træen, »Insights from a Two-Country Study«).

Aufgrund dessen, was verfügbar ist, kann ich nur eine bestmögliche Schätzung anbieten, dass etwa ein Drittel der Frauen hauptsächlich oder ausschließlich responsives Verlangen erlebt.

Ich weiß von zwei neuen Forschungsrichtungen, die vielleicht ein offizielles Maß für responsives Verlangen vorlegen. Der erste Versuch (Velten et al., »Development and Validation«) ist leider eine Überarbeitung einer Skala, die entwickelt wurde, um Veränderungen in den »Paarungstaktiken« von Frauen über den Monatszyklus (Gangestad, Thornhill und Garver, »Changes in Women's Sexual Interests«) zu studieren. Das ist ein Bestreben, das in der Primatologie zugunsten eines Modells abgelehnt wurde, das auf sexueller Bereitschaft, Empfänglichkeit und Anziehung basiert (Dixson, *Sexual Selection*, Kap. 6). Da es auf einem falschen Verständnis der menschlichen Sexualfunktion von Frauen gründet, scheint es unwahrscheinlich, dass diese Serie von Befragungen zu klarer Erkenntnis führt. Die zweite Serie von Befragungen (Mark und Lasslo, »Maintaining Sexual Desire«) ist stärker klinisch orientiert und bietet keine Statistiken dazu, wer welche Art von Verlangen erlebt. Es ist eher ein Rahmen, um die Prädiktoren von befriedigendem sexuellem Verlangen in Langzeitbeziehungen zu verstehen. Das bildet die Grundlage für eine wachsende Erarbeitung der Ansätze von Paaren, mit Verlangen unterschiedlich umzugehen (Vowels und Mark, »Strategies for Mitigating«). Aber ohne Berücksichtigung der Defizite (als welche ich sie sehe) in der Forschung, die responsives Verlangen beurteilt: Je mehr Forschug ich lese und mit je mehr Menschen ich über Verlangen spreche, desto mehr denke ich, dass das grundlegene Konzept von Verlangen (wenn nicht völlig verworfen) sicherlich als marginaler Faktor abgestellt werden sollte für das Verstehen und Entwickeln von sexuellem Vertrauen und Freude von Individuuen und Beziehungen. Meine Ziele sind es, die Vielzahl von Erfahrungen, die Menschen mit sexuellem Verlangen haben, zu normalisieren und die Motivation von Lesern zu erhöhen, per se Lust über Verlangen zu priorisieren.

Diese Ziele scheinen besser auf eine europäische als auf eine nordamerikanische Annäherung an sexuelles Verlangen abgestimmt. Die Stellungnahme der Europäischen Gesellschaft für Sexualmedizin zur Diskrepanz von sexuellem Verlangen beinhaltet als u. a. folgende Vorschläge: Vielfalt von sexuellem Verlangen zu normalisieren und zu entpathologisieren; den Mythos von spontanem sexuellem Verlangen zu hinterfragen sowie Beziehungsprobleme und unerfüllte Beziehungsbedürfnisse zu behandeln (Dewitte et al., »Sexual Desire Discrepancy«).

Noch einmal kurz zusammengefasst: Welcher Teil der Menschen hat welche Art von Verlangen? Wen kümmert das? Es ist, als würde man fragen, welcher Teil der Menschen innere Labien hat, die über die äußeren Labien ausweiten. Es ist nicht vorhersagbar für irgendeinen Bereich von sexueller Zufriedenheit; es zeigt nur, wer mit dem Ideal übereinstimmt, das von der Gesellschaft konstruiert wurde.

141 In der Forschung finden Sie das als »arousal first, then desire« (zuerst die Erregung, dann das Verlangen) beschrieben, und die erste Ausgabe von *Komm, wie du willst* verwendete diese Sprache. Aber viele Journalisten waren von dieser Formulierung irritert und besorgt, da diese Sprache gefährlich nahekommt dem jahrelangen Vergewaltigungsmythos – dass wenn du einfach anfängst, mit einer Frau Sex zu haben, sie sich nicht selbst helfen können wird – und dem Rat, dass Frauen es »einfach tun sollten«, auf der (fehlerhaften) Annahme, dass sie nicht »einfach« nur Sex haben wird, den sie weder will noch mag. Eine Leserin erzählte mir, dass das Verständnis ihres Ehemanns von der »arousal first«-Sprache ihn dazu geführt hat, dass er aus dem Nichts seine Hände runter zu ihrer Unterhose hielt, und wenn sie sagte: »Nein, ich bin nicht angeturnt«, er antwortete: »Aber das wirst du sein.«: Was genau das Gegenteil von dem ist, was ich zu lehren versuche.

Wegen dieser Missverständnisse habe ich (in Monaten der Veröffentlichung von *Komm, wie du willst*) die Art, wie ich gelehrt habe, von »arousal first, then desire« zu »pleasure first, then desire« (zuerst die Lust, dann das Verlangen) geändert. Forschungsorientiere Klinikärzte haben mich gefragt, warum ich diese alternative Ausdrucksweise verwende. Und das ist der Grund. Es ist tatsächlich genauer und weniger einfach misszuverstehen, durch die Linse der »Rape Culture« betrachtet.

142 Natürlich variiert das auch von Individuum zu Individuum. Für jemanden mit einer weniger empfindlich auf Stress reagierenden Bremse könnte Szenario 1 sich spontan anfühlen. Für jemanden mit einem Gaspedal, das stärkere Stimulierung benötigt, bevor die aus der Distanz geschürte Erregung schließlich in Verlangen mündet, könnte Szenario 3 sich responsiv anfühlen. Aber der Prozess ist grundsätzlich bei allen gleich. Erregung plus richtiger Kontext – äußere Umstände und innere Verfassung – ist gleich Verlangen.

143 Ryan, »Women's Lived Experiences Seeking and Using Adaptation Strategies«.

144 In manchen Fällen haben Hormone etwas mit Störungen des Verlangens zu tun, meist wenn medizinische Probleme vorliegen. Frauen, die sich im Alter von unter 45 einer doppelten Ovariektomie (Entfernung der Eierstöcke) unterziehen, haben mit höherer Wahrscheinlichkeit geringeres Verlangen. Und es könnte eine Untergruppe von Frauen geben – ca. 15 Prozent –, deren sexuelle Erregbarkeit von Testosteron abhängig ist, vor allem während der Einnahme hormoneller Empfängnisverhütung. Ihr sexueller Reaktionsmechanismus hat eine geringe Empfindlichkeit gegenüber Testosteron, diese Frauen benötigen also mehr davon, bevor sich sexuelles Interesse einstellt (Bancroft und Graham, »Varied Nature of Women's Sexuality«).
Bei Einnahme der Antibabypille bemerkt etwa ein Drittel der Frauen eine Abnahme ihres sexuellen Interesses, etwa ein Fünftel der Frauen ein Ansteigen ihres sexuellen Interesses und die übrige Hälfte keine besondere Veränderung (Sanders et al., »A Prospective Study«). Falls Ihr Interesse an Sex also gesunken ist, seit Sie hormonell verhüten, und Sie es gern wieder steigern möchten, dann probieren Sie eine andere Pille, die Spirale oder eine ganz andere hormonelle Verhütungsmethode. Jeder Frauenkörper reagiert anders auf verschiedene Hormonkombinationen.
Auch wurde festgestellt, dass der vielbeschworene Rückgang des sexuellen Interesses von Frauen im Alter mit dem Alter selbst zusammenhängt, nicht mit den Hormonen (Erekson et al., »Sexual Function in Older Women«). Es ist kompliziert, und es gibt natürlich Ausnahmen, aber eine Faustregel ist, dass Hormone bei genitalen/peripheren Problemen helfen – Schmerzen, Trockenheit, die Empfindung etc. –, aber nicht bei Gehirn- bzw. zentralen Problemen, und Verlangen ist ein Gehirnproblem. (Basson, »Hormones and Sexuality«).

145 Basson, »Biopsychosocial Models of Women's Sexual Response«; Brotto et al., »Predictors of Sexual Desire Disorders«.

146 Beach, »Characteristics of Masculine ›Sex Drive.‹« Für eine kurze Besprechung der Geschichte der Konzeptualisierung von Sex als Trieb siehe: Heiman und Pfaff, »Sexual Arousal and Related Concepts«.

147 Es ist nicht der sexuelle Trieb, der Menschen panisch werden lässt, wenn ihnen Sex »entzogen« wird. Stattdessen ist es, zumindest zum Teil, Einsamkeit. Verbundenheit *ist* ein Trieb (Nagoski, »I'm Sorry You're Lonely«).

148 Toates, *How Sexual Desire Works*, Kapitel 4.

149 Beachten Sie, dass Neugier und Spiel beim Menschen (und bei anderen sozialen Säugetieren) ebenso angeboren sind wie Hunger oder Durst (Toates,

Biological Psychology). Das ist wichtig, weil die Perspektive von »du brauchst keinen Sex« in der Sexpädagogik (angeboten in der lobenswerten Hoffnung, dass es Frauen vor dem sexuellen Anspruch von Männern beschützen würde) (siehe Manne, *Down Girl* und *Entitled*), leider manchmal ins gegenteilige Extrem kippte, absolute Abstinenz zu befürworten (Duffey, *Relations of the Sexes; Foster, Social Emergency*). Sex ist eine angeborene innere Motivation des Menschen und aus meiner Sicht sind die einzigen Bedingungen die einvernehmliche, freie Einwilligung und das Ausbleiben von ungewolltem Schmerz. Das ist einfacher gesagt als getan, besonders wegen des sexuellen Anspruchs von Männern.

150 Perel, »Das Geheimnis des Begehrens in festen Beziehungen«.

151 Gottman, *The Science of Trust*, S. 257.

152 Charles Carver zufolge könnte Lust ein Signal dafür sein, dass wir eine bestimmte Sache nicht länger beachten müssen und unsere Aufmerksamkeit auf etwas weniger Befriedigendes lenken können (»Pleasure as a Sign«).

153 Dwyer und Sobhan, »Statistical Review and Evaluation«, zugegriffen am 11. September 2020 über https://www.accessdata.fda.gov/drugsatfda_docs/nda/2015/022526Orig1s000StatR.pdf.

154 Ng, »Risk Assessment and Risk Mitigation Review(s).« Die Zahl der »satisfying sexual events« (befriedigenden sexuellen Erlebnisse) ist der zweite wesentliche Endpunkt, und es »failed to meet statistical significance between treatment groups« (p. 8) (scheiterte, statistische Relevanz zwischen Behandlungsgruppen zu treffen).

155 Filipovic, »Can 1 Little Pill Save Female Desire?«

156 Sole-Smith, »Pleasure in a Pill?« (Beachten Sie, dass die Überschrift Lust und Verlangen verschmelzen lässt.)

157 Zum Beispiel: Stein, »Female Libido Pill Fires Up Debate« und Adams, »For Sexual Dysfunction, ›Men Get a Pill and Women Need Therapy‹«. (Beachten Sie, dass die zweite Überschrift die Schwierigkeiten von Frauen mit sexuellem Verlangen mit den Schwierigkeiten von Männern bei Erektion oder Erregung verbindet.)

158 Nagoski, »World Cup of Women's Sexual Desire«.

159 Meston und Buss, »Why Humans Have Sex«.

160 Zum Beispiel: Clayton et al., »International Society for the Study of Women's Sexual Health«, aber für ein Gegenbeispiel siehe: Tiefer, »Sex Therapy as a Humanistic Enterprise«.

161 Kleinplatz et al., »Components of Optimal Sexuality«.

162 Rosen, »How Do Women Survivors«.

163 Fahs und Plante, »On ›Good Sex‹ and Other Dangerous Ideas«.

164 Kleinplatz und Ménard, *Magnificent Sex*, S. 185.

Teil 4

165 Kinsey, Pameroy und Marbin (*Das sexuelle Verhalten des Mannes*, S. 150) definierten Orgasmus als »eine plötzliche Entspannung, die lokale Krämpfe oder ausgedehntere oder allumfassende Konvulsionen hervorruft«. Masters und Johnson (*Die sexuelle Reaktion*, S. 22) beschrieben ihre »Orgasmusphase« als »die wenigen Sekunden [...], in denen die durch sexuelle Reizung bewirkte Vasokongestion [Verengung der Blutgefäße] und Myotonie [Muskelkontraktion] gelöst werden. Dieser unwillkürliche Höhepunkt wird immer dann erreicht, wenn eine maximale Zunahme der sexuellen Erregung vorhanden ist.« Sie werden bemerken, dass diese Definitionen inklusiver sind als der im 21. Jahrhundert vorherrschende »Konsens, dass der Orgasmus einer Frau einen kurzen Höhepunkt intensiver sexueller Lust umfasst, der mit rhythmischen Kontraktionen der Vaginalmuskulatur und oft auch mit Gebärmutter- und Anuskontraktionen einhergeht« (Bianchi-Demicheli und Ortigue, »Toward an Understanding of Cerebral Substrates«, S. 2646). Diese »konsensuelle« Definition steht im Widerspruch zur Nichtübereinstimmungsforschung und zum kontextabhängigen Fehlen von Lust beim Orgasmus.

166 Levin und Wagner: »Orgasm in Women in the Laboratory«.

167 Bohlen et al.: »The Female Orgasm«. Die Forscherin Nicole Prause maß Orgasmus im Labor und fand heraus, dass die Hälte der Frauen, die von einem Orgasmus berichteten, keine physiologischen Anzeichen davon aufwiesen. In einem Interview sagte sie: »This is real: a lot of women think they're having orgasms when they're not« (Rowland, The Pleasure Gap, chapter 2). Ich würde dafür argumentieren, statt mit Frauen Gaslighting zu betreiben und ihnen zu sagen, dass sie ihren eigenen Körper nicht kennen, sollten wir uns fragen, was Orgasmus ist, da es offensichtlich nicht das ist, was wir messen. zu Meine eigene Schlussfolgerung ist, dass Orgasmus das spontane, unfreiwillige Lösen von sexueller Spannung ist (siehe die erste Anmerkung dieses Kapitels).

168 Alzate, Useche und Villegas: »Heart Rate Change«.

169 Und in Ihrem Gehirn passiert ziemlich viel. Für einen Überblick siehe Georgiadis et al., »Sweetest Taboo«.

170 Herbenick und Fortenberry, »Exercise-Induced Orgasm«.

171 Levin und Van Berlo, »Sexual Arousal and Orgasm«. Meine Gastvorlesung war die Grundlage meines TED-Talks (Emily Nagoski, »The Truth about Unwanted Arousal«, gefilmt am 13. April 2018, in Vancouver, Ontario, TED-Video, 15:08, http://go.ted.com/emilynagoski).

172 In der Forschung wurde festgestellt, dass etwa 30 Prozent der Frauen nächtliche Orgasmen haben (Mah und Binik, »The Nature of Human Orgasm«).

173 LoPiccolo und LoPiccolo, *Handbook of Sex Therapy*.

174 Trotzdem stimmt es, dass bei vaginaler Stimulierung andere Teile des Gehirns »aufleuchten« als bei klitoraler Stimulierung (Komisaruk et al., »Women's Clitoris, Vagina, and Cervix«). Unterschiedliche Teile Ihres Gehirn sind mit unterschiedlichen Teilen Ihres Körpers vernetzt. Aber wir sagen trotzdem nicht »Orgasmus des vaginalen somatosensorischen Kortex«

oder »Orgasmus des klitoralen somatosensorischen Kortex«. Frauen mit Rückenmarksverletzungen können die Wirbelsäule sogar überbrücken und Orgasmen durch die Stimulierung eines Schädelnervs erzeugen, der direkt zwischen Zervix und Gehirn verläuft (Komisaruk et al., »Brain Activation«). Aber das sind dann keine »Schädelnervorgasmen«. Es sind Orgasmen, keine genauere Kennzeichnung notwendig.

175 Diese Zahl wurde mehrere Male mit mehreren Methoden in mehreren Studien repliziert, eingeschlossen Kinseys Band zur weiblichen Sexualität und dem *Hite Report*. Die größte Häufigkeit von Penetration bei der Masturbation habe ich in einer Studie von 2007 gesehen, wo Frauen die Aussage »Ich benutze Vibratoren oder führe Objekte in die Vagina ein« vorgelegt wurde. 21,4 Prozent sagten ja, wenigstens manchmal (Carvalheira und Leal, »Masturbation Among Women«). Man beachte, dass Vibratoren normalerweise äußerlich benutzt werden. Davis, Blank, Lin und Bonillas (»Characteristics of Vibrator Use among Women«) haben herausgefunden, dass 3 Prozent (3 von 115) der Frauen mit dem Vibrator »vorrangig« in der Vagina masturbierten und 24 Prozent (36 von 115) den Vibrator an »verschiedenen Stellen der Genitalien« benutzten, was die Vagina mit einschließen kann. 14 Prozent (11 von 79) gaben eine vorrangige »Rein und raus«-Bewegung des Vibrators an. 79 Prozent der Frauen berichteten, dass klitorale Stimulierung mit Vibrator während der Masturbation ohne Partner »normalerweise oder immer zum Orgasmus führte«, 30 Prozent gaben das für vaginale Stimulierung mit Vibrator an.

Außerdem masturbieren, Hite (1976) zufolge, 1,5 Prozent der Frauen ausschließlich durch vaginale Penetration, 5 Prozent der Frauen dringen bei der Masturbation immer auch in die Vagina ein, 1 Prozent penetriert die Vagina beim Orgasmus, während eine Hand auch die Vulva stimuliert. Ein weiteres Prozent dringt in die Vagina ein, um für Lubrikation zu sorgen. Kinsey et al. (*Das sexuelle Verhalten der Frau*, S. 168) weisen jedoch auf eine anatomische Distinktion zwischen Vagina und Vaginalöffnung hin:

»Jedoch haben viele derjenigen, die vom ›Eindringen in die Vagina‹ berichteten, nicht zwischen dem Vorhof der Vagina (der reichlich mit Nervenendigungen versorgt ist) und der nur schwach oder überhaupt nicht innervierten eigentlichen Vagina unterschieden. In vielen Fällen wurde ein Finger nur so weit über den muskulären Ring am Eingang der Vagina (den Introitus) eingeführt, um für die übrige Hand, welche die äußeren Bereiche der Genitalien stimulierte, einen festen Halt zu gewinnen.«

176 Auch diese Zahl wurde mit unterschiedlichen Methoden für den Großteil eines Jahrhunderts repliziert. Einen gründlichen Überblick finden Sie bei Lloyd, *Case of the Female Orgasm*, und Levin, »The Human Female Orgasm«.

177 Wallen und Lloyd, »Female Sexual Arousal«. Aber siehe auch Anmerkung 1 aus Kapitel 1. Diese Arten von Studien können uns dabei helfen, nach und nach etwas über die Evolutionsgeschichte der menschlichen Sexualität zu verstehen. Aber sie bieten absolut keine Einsicht darin, wie wir unsere Sexualität in unserem täglichen Leben erleben »sollten«. Wallen und Lloyd machen diesen Fehler nicht, aber andere Forscher schon. Wenn Sie Studien über anatomische Morphologie lesen, achten Sie auf die Sprache, die

besimmte anatomische Morphologie gleichsetzt mit »Gesundheit«, »Funktionsstörung« oder »Erfolg«, außer wenn sie Infektionen oder ungewollten Schmerz diskutieren.

178 Nagoski: »Definitive Answer«.

179 Graham, »DSM Diagnostic Criteria«. In einer Studie mit einer zufällig ausgewählten Stichprobe von australischen Frauen gaben 8 Prozent »Mühe und Probleme« an (Hayes et al., »›True‹ Prevalence of Female Sexual Dysfunctions«). In einer Studie mit einer großen Stichprobe gaben 10 Prozent der Frauen »Mühe und Probleme« an (Witting et al., »Correlated Genetic and Non-Shared Environmental Influences«). Von 17000 flämischen Frauen gaben 6,5 Prozent »Orgasmusstörungen« an (Hendrickx, Gijs und Enzlin, »Prevalence Rates of Sexual Difficulties«).

180 Armstrong, England und Fogarty, »Accounting for Women's Orgasms«. Was war die beste Art der Stimulierung, um mit einem neuen Partner einen Orgasmus zu haben? Die Klitoris mit der eigenen Hand stimulieren.

181 Stroupe, »How Difficult Is Too Difficult?«

182 Read, King und Watson (»Sexual Dysfunction in Primary Medical Care«) fanden bei einer breiteren klinischen Studie 7 Prozent.

183 Simons und Carey (»Prevalence of Sexual Dysfunctions«) fanden in ihrem Forschungsüberblick 7–10 Prozent. Allerdings werden 80 Prozent der Frauen mit »lebenslanger« Anorgasmie effektiv psychologisch behandelt (Heimann, »Psychologic Treatments for Female Sexual Dysfunction«), einer von mehreren Gründen, weshalb ich vermute, dass die Anzahl der Frauen mit wirklich lebenslanger Anorgasmie wesentlich geringer ist als 5–10 Prozent. Für einen umfassenderen Überblick siehe meinen Blogeintrag unter http://www.thedirtynormal.com/blog/2014/07/17/women-never-orgasm/.

184 Kingsberg et al., »Characterization of Orgasmic Difficulties«.

185 Für eine präzisere und wissenschaftlichere Beschreibung der kleinen Beobachterin (z. B., darüber, dass es eigentlich keine kleine Beobachterin gibt) siehe Carver und Scheier, »Self-Regulation of Action and Affect«. In der Vergleichenden Psychologie wird das Phänomen der Neugier als »Exploration« (Erkundung) studiert (von Toates, *Biological Psychology*, 404–6) oder als »seeking« (Suchen) (von Panksepp und Biven, *Archaeology of Mind*, Kapitel 3).

186 Es könnte auch sein, um etwas zu vermeiden – das sind »Anti-Ziele«, und sie sind die Ziele von Feedbackschleifen, welche die Diskrepanz vergrößern statt verkleinern (Carver and Scheier, »Cybernetic Control Processes«).

187 Schwarzer und Frensch, *Personality, Human Development, and Culture*, Kap. 1.

188 Wrosch et al., »Importance of Goal Disengagement«, S. 370. Das parallelisiert die drei Bewältigungsstrategien aus Mitchell et al., »Managing Sexual Difficulties«: Ziele ändern, um sich den Umständen anzupassen, Umstände ändern, um sich den Zielen anzupassen, und mit der Lücke zwischen Zielen und Umständen leben.

189 Herbenick et al., »Prevalence and Characteristics of Vibrator Use«.

190 Marcus, »Changes in a Woman's Sexual Experience«.

191 Haller, »The 5 Craziest Sex Studies EVER«. Die Hälfte der Forschungsteilnehmer, die keine Socken trugen, erlebte einen Orgasmus. Aber die Zahl stieg auf 80 Prozent, als sie ihre Socken anbehielten.

192 Toates, *Motivational Systems*, S. 151–152.

193 Ellin, »More Woman Look Over the Counters«.

194 Sakaluk et al., »Dominant Heterosexual Sexual Skripts«.

195 Unsere unterschiedlichen Wege, um unsere Sexualität so willkommen zu heißen, wie sie ist, ereignen sich parallel zu den unterschiedlichen »pathways toward magnificent sex« (Wegen zu großartigem Sex), wie sie von Kleinplatz und Ménard skizziert wurden (*Magnificent Sex*, Kapitel 12).

196 Baer, »Construct Validity of the Five Facet Mindfulness Questionnaire«; Van Dam, Earleywine und Danoff-Burg, »Differential Item Function«; Baer et al., »Using Self-Report Assessment Methods«; Silverstein et al., »Effects of Mindfulness Training«. (Dieser letzte Aufsatz schlussfolgert unerklärt, dass Interozeption – Bewusstsein des eigenen Körpers – den Unterschied ausmache, selbst wenn sich der »Beobachtungs«-Faktor nicht signifikant geändert hat und der »Nicht-Urteilen«-Faktor sogar beträchtlich.)

197 Hoge et al., »Mindfulness and Self-Compassion in Generalized Anxiety Disorder«. In einer vergleichbaren Studie über Angst und Depression, bei der die Mindful Attention Awareness Scale (MAAS) und die Self-Compassion Scale, die ich schon in Kapitel 5 erwähnte, verglichen wurden, erwies sich Selbstmitgefühl als besseres Anzeichen als Achtsamkeit – also das Bewusstsein an sich – für Lebensqualität (Van Dam, Sheppard, Forsyth und Earleywine, »Self-compassion is a better predictor«).

198 Mize und Iantaffi, »Place of Mindfulness in a Sensorimotor Psychotherapy Intervention«.

199 Leavitt, Lefkowitz, and Waterman, »Role of Sexual Mindfulness«.

200 Suschinsky und Lalumière, »Is Sexual Concordance Related«.

201 Die Macht des Nicht-Urteilens über Sexualfunktion hilft mir auch, die Verbindung zwischen Problemen mit sexuellem Verlangen und der Nichtübereinstimmung von Erregung zu verstehen. Forscher vermuten, dass Frauen mit stärkeren Sorgen über ihre Sexualfunktion sich wohl mehr über ihre genitalen Empfindungen sorgen, was auch ihre subjektive Erregung und ihre genitale Durchblutung verringern könnte, sogar während sie ihre Aufmerksamkeit für ihre genitale Durchblutung erhöhen (Velten et al., »Investigating Female Sexual Concordance«). Wenn das wahr ist, dann ist Aufmerksamkeit selbst nicht gut oder schelcht; es ist die Beschaffenheit der Aufmerksamkeit, die von Belang ist. Besorgte Aufmerksamkeit kann scheinbar auf die Bremsen treten. Wir können die Empfindlichkeit der Bremsen nicht ändern, aber wir können den Kontext ändern. Wir können besorgte Aufmerksamkeit in nicht urteilende Aufmerksamkeit ändern. Das würde auch erkären, warum größere Aufmerksamkeit für genitale Erregung bei sexuell verzweifelten Frauen mit mehr Übereinstimmung von Erregung verbunden war, wie in Kapitel 6, Anmerkung 23 erwähnt (Suschinshy et al., »The Relationship between Sexual Functioning and Sexual Concordance«).

202 Moseley und Butler, *Explain Pain Supercharged*; Tracey, »Getting the Pain You Expect«.

203 Pierce et al., »Vaginal Hypersensitivity and Hypothalamic-Pituitary-Adrenal Axis Dysfunction«.

Register

Achtsamkeit 70, 163, 173, 175 f., 202, 238, 335, 368, 387 f., 393
Additive Integration 355 ff.
Affen mit mechanischer Mutter 182 f.
Akin, Todd 279
Akute Stressoren 161
American Psychiatric Association 70
Amygdala 117
Anatomie 33–65
– Mittelalter 35
Angst 74, 80, 157 ff., 386 f., 423
Anorgasmie 69
Anreizmotivation 303 ff., 356
Anturner / Abturner 72–76, 89 f., 358, 361 ff., 412
–, angelernte 89 ff., 94 ff., 98
– Arbeitsblatt 131 ff.
– Übungen 364 ff.
Anus 38, 47 f., 69, 339
Appetenzverhalten 113 f.
Arbeitsblätter
– nicht so sexy Kontexte 137 f.
– sexy Kontexte 133 f.
Aristophanes 177 f.
Austen, Jane 212 f.
Aversionsverhalten 113 f.

Backdraft 243
Bacon, Linda 226
Bancroft, John 72 f., 431
Bartholin-Drüsen 51, 68
Beach, Frank 303
Bedrohung 74, 90, 95, 98, 150, 152 f., 195, 220, 298
Beobachterin, kleine 348–352, 358 f., 363 f., 374 f. 389 f., 405, 411
– beeinflussen 363
Bergman, S. Bear, 24
Bergner, Daniel 105, 183, 275
Berridge, Kent 118, 120, 430
Bindung 179–192, 197 ff.
–, ambivalente 190 ff.
– und Sex 182–188
–, sichere 189 ff.
–, unsichere 188 ff.
–, vermeidend 190 ff.
Blum, Deborah 183
Bonobosex 259, 275, 278
Botton, Alain de 278
Bremse, sexuelle 18, 20, 67, 71–80, 86–97, 106 f., 114 ff., 155, 202
– Männer vs. Frauen 262
– medikamentös lösen 75, 110, 262 ff., 309 f., 360 f.
Brochmann, Nina 53
Brotto, Lori 301 f.
Brustwarzen 39 f., 49 f., 53, 68

Camilla 22
– Duschmetapher 127 f.
–, Garten von 62 f., 96, 127, 206
– Kontext 99 ff.
– Medien 215 f.
– Nichtübereinstimmung 289
– Orgasmus 86 ff., 344 f.

- Trauma 170 ff.
- Verlangen 86 ff.
Chamberlin, Kristen 174 f.
Chivers, Meredith 295, 279
Chronische Stressoren 161
cisgender 25
Coffey, Kelly 225
Corpora cavernosa 41
Corpus spongiosum 41
Cowper-Drüsen 51

Dahl, Ellen Støkken 51
Depression 151, 157, 158 f., 176, 220, 225, 302, 338, 347, 398
Dickens, Charles 197
»Discomaus« 53
Dissonanz, kognitive 61, 209, 243 f.
Dopamin 183
Drängeldynamik 124, 262, 296, 299, 313 ff., 379
Drei-Phasen-Modell des sexuellen Reaktionszyklus 70
Duales Kontrollmodell 18, 20, 66 – 98
- Gehirn 90 – 95
–, Theorie des 73 – 78
Duschmetapher 127 ff.
Dysfunktion, sexuelle 69, 281 ff., 396

Eierstöcke 36, 39, 274, 279
»Ein Ring« 99 f., 118 – 121, 151, 155, 230, 237, 261, 298, 348, 351, 355, 377
Einsamkeit 159, 181, 221, 355
Ejakulation 52 ff., 231, 390
–, männliche 53
–, vorzeitige 69
–, weibliche 52 f.
Ekel 118, 208 f., 227 – 230, 232 – 236, 250 f., 320, 364, 377
Ekstase 358 ff., 361 – 375, 399
Emotionen 265 – 268
–, Meta- 386
Emotionsfokussierte Paartherapie (EFT) 192
Enya 368
Erregung 16, 51, 68 – 80, 86, 234, 255 – 287, 344, 370
- und genitale Reaktion 273 – 283
Erregungskontingenz 79
Erstarrung 161 f., 170, 199
Erwarten 113, 121 – 125, 193, 299, 313 f., 344 f., 374 f.
Escher Girl 56, 216
Essstörung 160, 244 f.
Evolution 40, 49

FDA 309, 311 f.
Fehlgeburt 157
Feuchtigkeit, vaginale (Lubrikation) 48 f., 68, 72, 267
- Irrtümer über 269 ff.
Flibanserin 309 – 311
Flucht 149 – 156
Fordyce, James 212
Forschung zu Lügendetektoren 275
Fragebogen sexuelles Temperament 80 – 85
Freud, Sigmund 344
Fruchtbarkeit 51, 157
Frustration 303, 348, 350 ff., 362, 374, 397
Funktionsstörungen, sexuelle 75
Furcht 114, 121 f., 130, 151, 158, 162, 185 f., 194, 207, 353, 405

Gartenmetapher
- Anatomie 62 f.
- Garten teilen 325 ff.
- Gesellschaft 163 ff.
- Mögen / Wollen / Lernen 125 f.
- Trauma 177, 392
Gaspedal, sexuelles 73, 78 – 91, 119, 218, 356
- Männer vs. Frauen 78 f., 91
Gefühlsbewegungen 156, 160, 162, 165, 174, 196 ff., 240, 407
Gehirn
- als Schwarm 356 f.
- Duales Kontrollmodell 18 ff., 90 – 95, 105
Generatives Wahrscheinlichkeitsmodell 377
Genießen 118 ff., 210, 291, 306 f., 340

– und genitale Reaktion 210, 274 – 281, 340 – 385
Genitalien 33 – 65
– embryonale Entwicklung 39 ff.
– Geruch 53 f.
Germer, Christopher 243 f.
Gesellschaft 161 ff., 195 ff., 204 – 209
– über Verlangen 269 ff.
– über weibliche Sexualität 209 – 216
Gesundheit 223 ff., 299
Gewalt, sexuelle 168 – 173, 184, 199, 272 f., 278 f., 323, 392 f.
Gewicht 223 ff., 251
gleiche Teile / unterschiedlich zusammengesetzt 18, 35 f., 38, 42, 54 f., 57 – 60, 64 f., 263, 280, 296, 338, 403, 412
Gleitmittel 227, 247, 268, 288 f.
Gottman, John 105, 113, 182, 268, 305 ff., 324, 355
G-Punkt 339, 343
Graham, Cynthia 103
Gravitationszentrum, steht über dem emotionalen 192 ff.

Haidt, Jonathan 228
Haines, Staci 173
Hanno, Phil 311
Harlow, Harry 182 f.
Harnröhre 41, 52, 69, 77, 343
Health at Every Size (HAES) 224 ff.
Heilung 194 f., 322, 393
Heiman, Julia 332
Hemmung 74, 95, 165, 321
Henderson, Bobby 281
Herausforderungen 201, 317, 378, 380 f., 409
Herzfrequenz 260, 266 f.
Hess, Amanda 275
Hindernisse 184, 402
Hitchens, Christopher 179
Hoden(sack) 36, 38 ff.
Holstege, Gert 355
Homologie 39, 41, 43, 49, 51 f., 54, 59, 344
Hormone 39, 64, 157, 183, 301 f.
Hunger 70, 302 ff., 306, 355 f.
Hymen 48 ff., 53
Hypersexualität 71

Identität, Verbindung zu 317 ff.
Igel, schlafender 192 ff., 317, 363 f.
Integration 355 ff.
Intrusionen 167
Isolation 238 f.

James, E. L. 276 f.
Janssen, Erick 18, 72 f.
Johnson, Sue 183 ff., 192
Johnson, Virginia 67, 71, 336
Jungfräulichkeit 49 f., 211 f.

Kabat-Zinn, Jon 176
Kahneman, Daniel 73
Kampf 152 – 157
Kaplan, Helen Singer 70 f.
Karpopedalspasmus 69
Kinsale, Laura 184 f.
Kinsey Institute for Research in Sex, Gender, and Reproduction 18, 71
Kitzeln 108 ff., 130, 337, 379
Klitoris 33 ff., 38 – 48, 65, 68 f., 72, 342 ff., 376, 379, 419 ff.
– Anatomie 40 f.
– ansehen / ertasten 33, 43 ff., 65
– Aufgabe 40
– Größe 33 f., 342 f.
– Harnröhrenausgang 34, 38, 52, 343
– Stimulierung 344, 376, 379
Klitoriseichel 40 ff.
Kondom 111, 191, 288
Kontext 77, 95, 99 – 146
– Arbeitsblätter 131 – 145
–, emotionaler 149 – 203
–, Empfindung im 108 – 112
–, gesellschaftlicher 204 – 252
– sexuell relevante Reize 114 f.
–, sozialer 88
–, ultimativer sexpositiver 368 – 411
Körpergröße 58, 88
Krankheit 74, 80, 95, 98, 110 f., 191, 207, 213, 295, 311 f.
Kringelbach, Morten 118

Kriteriumsgeschwindigkeit 349 ff., 363, 395 f., 405
– ändern 363

Laan, Ellen 263
Labien (Schamlippen) 36, 38 f., 42 f., 46 ff., 54, 68 f., 339, 420
Landkarte 377–385
Laurie 22
– Bindung 186 ff.
–, Garten von 201 f.
– Gesellschaft 204 f.
– Kontext 107 f, 283 ff.
– Liebe 248 f.
– Lust 368 f.
– nach der Geburt 59 ff.
– Nichtübereinstimmung 283 ff.
– Orgasmus 340 f.
– Verlangen 66 f., 95 f., 308 f.
Lernen 118–122, 125, 130, 271–273, 276 f., 281, 287, 371
–, explizites / implizites 119
Liebe 100 f., 150 f., 198 f., 201, 203
–, Ursprung der 177 ff.
Liebenswürdigkeit 212 f., 220
Liebesroman 66, 184 f., 215, 256 f., 276, 343, 382
LoPiccolo, Joseph 332
Loslassen 95, 116, 402 f., 411
Lubrikation siehe Feuchtigkeit, vaginale
Lust 16, 117, 152, 159, 202, 210, 220 ff., 269, 274 f., 286 ff., 298 ff., 331–423
Lustzentren des Gehirns 117

Maltz, Wendy 173
Masters, William 67, 71, 336
Masturbation siehe Selbstbefriedigung
McBride, Kimberly 103
McCall, Katie 101 ff.
Mediale Message 208 f., 211, 214, 246, 373, 376, 382, 384
Medien 208 f., 216, 223 ff., 244 ff.
Medikamente für Orgasmus 70 f., 310 f., 361
– gegen sexuelle Funktionsstörungen 70 ff., 96, 262, 309 ff.
Meditation 163 f., 363, 424
Medizinische Message 209 f., 213
Ménard, Dana 321, 323
Menopause 49, 53, 267, 396
Merritt 22
– Ekel 231 ff.
–, Garten von 199 f.
– Klitoris ansehen 45 f.
– Kontext 114 ff.
– Orgasmus 331 f., 365 f.
– sexuelle Gewalt 199 ff.
– Überleben 149 f.
– Vertrauen 230 ff.
– Wut 317 ff.
Mesolimbisches System 116 f., 125, 179, 369
Meston, Cindy 101, 103
Milhausen, Robin 103, 207
Missbrauchsbeziehung 105, 182, 284
Mitchell, John Cameron 178
Mitgefühl 194, 209, 217, 237–240, 373, 393
Mit Sex verknüpfter Reiz 72 f., 78, 84 f., 90, 98, 110, 120, 126, 260–262, 274, 314, 361
Mögen 118, 120 f., 124 f., 128, 130, 180, 185, 272 f., 276 f., 281, 287, 306, 370
Monogamie 296, 299, 304–308
Monstermütter 182 f.
Moral Foundations Theory (MFT) 228
Moralische Message 209–215
Myotonie 69

Nagoski, Amelia 181, 381 ff.
Narkose 156
Neff, Kristin 238
Nervensystem 73, 75, 78, 155, 157, 297, 397
Neugier 65, 86, 114, 288, 303 f., 358, 399, 402
Nichtübereinstimmung 16, 259 ff.
– bei anderen Emotionen 265–268
– bei Männern / Frauen 257 ff.
– beim Orgasmus 336 f.
– messen / definieren 257–262
– von Erregung 261 ff., 267, 269 ff., 274 ff., 281 ff., 267, 269 ff., 274 ff., 281 ff., 286 f.

Nicht-Urteilen 386–400
Noch einmal kurz zusammengefasst 65, 98, 130, 202, 250, 291, 327, 367, 411
Normalität 13–19, 29 f., 47 f., 57, 70, 403–411
Nucleus accumbens (NAc) 75, 113 f., 117, 120

Olivia 22
– »Ein Ring« 123 ff.
–, Garten von 201
– Gesellschaft 64
– Landkarte 380 ff.
– Masturbation 33 f.
– Medikamente 263 f.
– Orgasmus 355, 358 f.
– Selbstkritik 241 ff.
– sexuelles Gehirn 76 f.
– Stress 159 ff.
– Verlangen 292 f., 327
Orgasmus 13 f., 52 f., 331–367
–, ausgedehnter 424 ff.
– Definition 333
–, ekstatischer 354–360
–, fehlender 69
–, gleichzeitiger 213 f.
– Laborstudien 69 ff.
– Lust 337 f., 340
– Nichtübereinstimmung 336 f.
– Phasen 69 ff.
– Schwierigkeiten 79, 334
– beim Vaginalverkehr 343 f.
– Vier-Stufen-Modell 69 ff.
–, Wege zum 338 f.
Oxytozin 183, 381

Pallidum, ventrales 75, 117
Parabrachialkerne des Hirnstamms 117
Patriarchat 270
Pawlows Hunde 119, 261, 276
Peer Sex Educators 165
Penis 35, 38–43, 54 f., 257 f.
– Anatomie 40 ff.
–, beschnittener 47
Peniseichel 38, 40, 42 f.
Perel, Esther 305 ff.
Pfaus, Jim 90
Pharmaunternehmen 312 f.
Placebo 263, 292, 310
Plan 107, 124
Platon 177
Pop, Iggy 112 f., 117, 122, 158, 268, 404
Porges, Stephen 155
Pornos 33, 47, 52, 56, 65, 76, 104, 117, 184, 214, 235, 245, 256, 258–260, 269, 274, 278, 324, 343, 378, 382, 385
Project Unbreakable 279
Prostata 49, 51 f., 344
Pudendum 35, 273
Pukall, Caroline 395

Rattenstudien 90 ff., 112 ff., 119
Relevanz, sexuelle 100, 120 f.
–, angelernte 90 ff., 94 ff., 101
– Kontext 131 f.
– Männer vs. Frauen 94 ff.
Restaurant 263 ff., 273, 275 f., 279
Romney, Mitt 279
Rumi, Mevlana Jalaludin 200

Samenhügel 49
Sanders, Stephanie 103
Scham 35 f., 206 f., 226, 273
Schamlippen siehe Labien
Schlaf 122, 157, 163, 271, 303, 334, 338
Schlampe 64, 211 ff.
Schmerzen 109, 112 f., 194 f., 234, 178, 181, 394–397
– beim Sex 13, 17 f., 65, 112, 157, 191, 218, 268, 276, 288, 301, 394 ff.
Schwangerschaft 213, 230
–, ungewollte 74, 95, 98, 103, 279, 299
Schwarm-Metapher 354 ff., 363, 365
Seeger, Pete 366
Segal, Zindel 176
Sekret 51 ff.
Selbstbefriedigung
– therapeutische 419–423
Selbstkritik 208, 217–222, 226, 236 f., 244
Selbstliebe 237–242

Selbstmitgefühl 237 ff.
Selbstprägung 246–252
Sex, Definitionen von 210 f.
Sex, der es wert ist, ihn zu wollen 296, 319–325
Sexual Attitude Reassessment 235
Sexualität, männliche vs. weibliche 58 f.
sexuell ansprechend (Reiz) 260 f., 267 f., 280, 291
Sicherer Hafen 180, 183
Skene-Drüsen 52 f.
Skript 322 ff., 376 f.
Skrotum 38 f.
Socken 354 f., 357, 364
Somatic Experience (SE) 174
Spectatoring 331, 335, 363, 424
Squirting 52 f.
Steinem, Gloria 318
Stopes, Marie 213
Stress 79, 106, 113 ff., 118 f., 122 ff., 149–170, 175, 195–203, 220 ff., 239, 302, 309 f., 363
– und Bindung 190
– und Sex 157–161
Stressor 152 f., 155, 161 f., 166, 168, 198, 415
Stress-Reaktions-Zyklus 152 ff., 161 f.
–, defekter 161 f.
Studien
– ambulantes Labor 282
– Angststörung 387
– Auslösereize für sexuelles Verlangen 101 ff.
– Iggy Pop 113 f., 117, 122, 158, 268, 404
– Kokainabhängige 125
– Orgasmus 67 ff.
– Ratten 90 ff., 113 ff., 119, 158, 377
– sensomotorische Sexualtherapie 388
Sucht 130, 353
System der sexuellen Exzitation oder Erregung (SES) 73
System der sexuellen Inhibition oder Hemmung (SIS) 74, 79 f.

Tai-Chi 163
Teasdale, John 176
Tend-and-Befriend-Reaktion 180, 195 f.
Terrain 377–404
Testosteron 34, 76, 242
Therapie 69, 192, 388
–, kognitive 70, 173
–, körperbasierte 174 f.
– Selbstbefriedigung 361
–, sensomotorische 70, 174
Transgender 24
Trauer 108, 375, 388, 392 f., 405 ff., 411
Trauma 162, 168–177, 200, 202, 302, 361, 364, 388, 392 ff., 397
Tremblay, Tom 169
Trennungsangst 183, 189, 356
Trennungsschmerz 181, 185
Trieb 127, 302 ff., 356, 376
Trostsex 183 ff., 191

Überleben 154, 159, 161 f., 168–172
–, die Gesellschaft 195 ff.
Unantastbarkeit 228 f., 288, 353
Unterwerfung, sexuelle 112

Vagina 38, 40 ff., 48 ff., 68 f., 342 ff.
– Definition 50 f.
– Krämpfe 69
Vaginismus 69
Velde, T. H. van de 210
Venushügel / -berg 43, 50 f., 420
Vergewaltigung 169 ff., 272 f., 278 f., 338
Verhaltenstherapie 70, 173 f.
Verlangen 70 ff., 101 f., 269–271, 292–328
–, fehlendes 320
–, geringes 283, 295, 302, 309, 313
– Hormone 301 f.
–, kontextabhängiges 296–300, 315 ff.
– maximieren 319–324
–, spontanes 16, 295 f., 299, 303, 309, 313, 344
–, responsives 16, 295 f., 309, 313, 372, 385, 402
Verlieben 180 f.
Vertrauen 112, 267 ff., 276, 322 f.

Verzweiflung 28, 158, 162, 350, 374 f., 402, 405, 411
Viagra 70 f.
–, rosa 70, 302
Vibrator 13, 15, 33, 97, 214, 247, 342, 352 ff., 360 f.
Vorhaut 42 f., 420 f.
Vorlieben maximieren 237 – 245
Vulva 41, 43 – 48, 55 ff., 62, 340
– ansehen 33, 43 ff., 61 f., 382
– Definition 50 f.

»Was ist das?«-Verhalten 113 f., 120, 123
»Was zum Teufel ist das?«-Verhalten 113 f., 120, 122 f.
Wasser des Lebens 198 – 201
Williams, Mark 176
Wollen 117 – 130, 183, 185 f., 257, 277 ff., 281, 306, 316 f., 319 – 325
Wut 318 ff., 391 – 395, 403, 405 f.

XX-Chromosomen 37
XY-Chromosomen 37

Yoga 163, 363, 368

Ziel ändern 210, 363, 376, 405
Zuneigung 60, 65, 119, 123, 130, 157, 178, 239, 306, 317, 383, 386
Zurückweisung, emotionale 249
Zwitter 54 ff.

FRANZISKA SCHUTZBACH

Die Erschöpfung der Frauen

Wider die weibliche Verfügbarkeit

Die Ursachen der weiblichen Verausgabung

Frauen haben heute angeblich so viele Möglichkeiten wie nie zuvor. Gleichzeitig sind sie so erschöpft wie nie zuvor. Nach wie vor wird von Frauen verlangt, permanent verfügbar zu sein – familiär, beruflich, sexuell, gesellschaftlich. Die Geschlechterforscherin Franziska Schutzbach legt den Finger in die Wunde eines Systems, das von Frauen alles erwartet, aber nichts zurückgibt. Und sie erklärt, wie Frauen sich dagegen auflehnen und damit alles verändern: ihr Leben und die Gesellschaft. Ein kluger und fundierter Beitrag zu einer anhaltend aktuellen Debatte.

»Franziska Schutzbachs großes Buch über die heimliche Grundlage unseres Kapitalismus: die schamlose Ausbeutung weiblicher Ressourcen.«

SÜDDEUTSCHE ZEITUNG

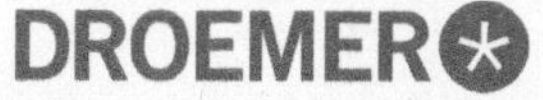

MAREN URNER

Raus aus der ewigen Dauerkrise

Mit dem Denken von morgen die Probleme von heute lösen

Unser Alltag nervt: Wir sollen Privates und Berufliches unter einen Hut bringen, Gutes tun und immer up to date sein. Und als wäre das nicht genug, schwirrt uns der Kopf vor lauter Krise: Klima, Corona, Finanzen, Wirtschaft, Demokratie …

Wie kommen wir raus aus dieser Endlosschleife?

Indem wir die gewohnten Denkmuster hinter uns lassen, weiß die Neurowissenschaftlerin Maren Urner. Sie bringt die neuesten Erkenntnisse der neurowissenschaftlichen und psychologischen Forschung auf den Punkt und zeigt, wie wir unser Gehirn besser verstehen und nutzen können, um den Krisenmodus zu überwinden.

Ihr Credo: Alles beginnt in unserem Kopf!

»Ein fundiertes, anregendes Buch, das sich zu lesen lohnt.«

DR. EVA WLODAREK

»Sobald mich meine Berufskrankheiten Zorn, Angst oder Verzweiflung befallen, lese ich Maren Urner. Klug und mit frischer Schärfe zeigt sie, was ein verantwortungsvoller Journalismus leisten kann.«

HAJO SCHUMACHER

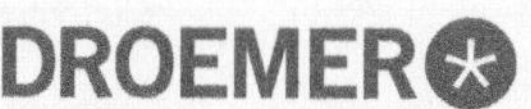